作 者 简 介

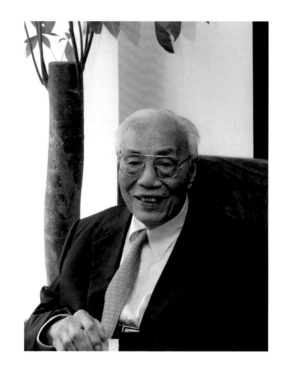

　　颜德馨，男，祖籍山东，生于 1920 年。主任医师，教授，博士生导师，著名中医药学家，国家级非物质文化遗产传统医药项目代表性传承人，全国老中医药专家学术经验继承工作指导老师。历任中国中医药学会理事、国家中医药管理局科技进步奖评审委员会委员、上海师范大学、长春中医学院、成都中医药大学、上海中医药大学特聘教授、博士生导师及上海市中医药工作咨询委员会顾问、上海市医学领先专业专家委员会委员、国家自然科学基金评委等职，现任同济大学中医研究所所长。历年来获得"上海市名中医"、"全国名老中医"、第三届"上海市医学荣誉奖"等多项荣誉称号。2003 年中华中医药学会特授予其终身成就奖，并聘为该会终身理事。2004 年获得中国医师协会首届"中国医师奖"及"中国铁道学会铁道卫生学科带头人"称号，2009 年 5 月当选国家首届"国医大师"。

　　颜德馨教授出生于江苏丹阳中医世家，尊翁颜亦鲁为"孟河医学流派"名中医，幼承家学。1939 年毕业于上海中国医学院，1956 年调入上海铁路中心医院主持中医业务，1992 年创建上海铁路中医技术中心。颜德馨教授长期从事疑难病证的研究，在学术上开拓创新，根据疑难病证的缠绵难愈、证候复杂等特点，以"气为百病之长"、"血为百病之胎"为纲，倡导"久病必有瘀"、"怪病必有瘀"，创立"衡法"治则，为诊治疑难病证建立了一套理论和治疗方法，为医林所瞩目。尤其是运用于心脑血管病领域，颇有成效，并于2001年在上海市卫生局领导下组建上海市中医心脑血管病临床医学中心，中心标志性学术专著《颜德馨中医心脑病学》已经由人民卫生出版社付梓。颜德馨教授多年来从事生命科学研究，主持"瘀血与衰老"科研项目，提出瘀血实邪乃人体衰老之主因的新观点，荣获国家中医药管理局科技进步二等奖。此外如"颜德馨治疗心脑血管病专家系统"、"颜德馨治疗疑难病的经验总结"、"脑梗灵治疗脑梗塞的临床与实验研究"、"衡法新药调节血脂功能的研究"等多项科研成果均获得各级科技进步奖。颜德馨教授历年来发表论文二百余篇，出版著作《餐芝轩医集》、《活血化瘀疗法临床实践》、《医方囊秘》、《气血与长寿》、《中国中医抗衰老秘诀》、《颜德馨医艺荟萃》、《颜德馨诊治疑难病秘笈》、《中医外治法》、《颜德馨临床经验集》、《颜德馨膏方真迹》等多部，并著有《衰老合瘀血》一书英文版在全世界发行。曾多次赴美国、法国、加拿大、泰国、印尼及港、台等地讲学，为中医走向世界作出了贡献。

在非典流行期间，颜德馨教授以84岁高龄，担任上海市中医防治专家组顾问，上海市中医治疗指导组组长及华东地区防治非典首席科学家。因而在"非典"得到初步控制后，颜教授分别被中国科协和中华中医药学会授予"全国防治非典型肺炎优秀科技工作者"、"中医药抗击非典型肺炎特殊贡献奖"，并取得上海市科委关于急性热病的重点资助科研项目。

颜德馨教授热心中医事业的建设，重视下一代中医接班人的培养，于1999年个人捐资设立"颜德馨中医药人才奖励基金"，每2年评选1次以鼓励后学。2004年正式成立上海颜德馨中医药基金会，并担任理事长。

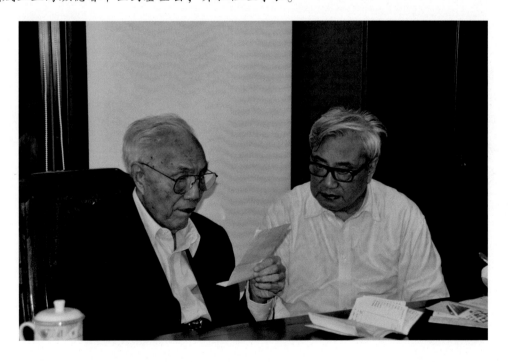

"十二五"国家重点图书出版规划项目

国医大师临床研究

中华中医药学会 组织编写

颜德馨 疑难病临证经验选

孙春霞 主编

科学出版社

北京

内 容 简 介

本书是一部总结"颜氏内科"学术流派最主要的代表人物——国医大师颜德馨教授关于疑难病诊治的学术经验专著。第一篇，提纲挈领介绍了颜老诊治疑难病临证思维特点；第二、三篇，着重介绍颜老创立的"衡法"理论与实践及倡导的"瘀血"学说理论与实践；第四、五、六篇，分别为颜老诊治疑难病的医论、医话及医案选。全书将理论与实践紧密结合起来，内容丰富翔实，充分展示了颜老在诊治疑难病中的临证思维特点及处方用药经验，体现了"衡法"及"瘀血学说"在诊治疑难病方面的优势和独到之处，不仅有学术价值，同时也有很高的临床实用价值。

本书既可作为中医药院校学生的参考书，也是中医、中西医结合临床工作人员、研究人员对中医有浓厚兴趣人士的重要参考书籍。

图书在版编目（CIP）数据

颜德馨疑难病临证经验选／孙春霞主编 . —北京：科学出版社，2015.3
（国医大师临床研究）

国家出版基金项目·"十二五"国家重点图书出版规划项目
ISBN 978-7-03-043717-4

Ⅰ. 颜… Ⅱ. 孙… Ⅲ. 疑难病–中医学–临床医学–经验–中国–现代
Ⅳ. R249.7

中国版本图书馆 CIP 数据核字（2015）第 050436 号

责任编辑：鲍 燕／责任校对：朱光兰
责任印制：徐晓晨／封面设计：黄华斌 陈 敬

斜 学 虫 版 社 出版
北京东黄城根北街 16 号
邮政编码：100717
http://www.sciencep.com

北京虎彩文化传播有限公司印刷
科学出版社发行 各地新华书店经销
*
2015 年 3 月第 一 版 开本：787×1092 1/16
2024 年 4 月第五次印刷 印张：20 插页：1
字数：474 000
定价：**108.00 元**
（如有印装质量问题，我社负责调换）

《国医大师临床研究》丛书编辑委员会

《颜德馨疑难病临证经验选》编委会

主　　编　孙春霞

副主编　陈丽娟　颜乾麟

编　　委　(按姓氏笔画排序)

　　　　　许佳年　刘　珺　孙春霞　陈丽娟

　　　　　胡晓贞　韩天雄　颜琼枝　颜乾麟

《国医大师临床研究》丛书序

2009年5月5日，人力资源和社会保障部、卫生部和国家中医药管理局联合发布了《关于表彰首届国医大师的决定》。30位从事中医临床工作（包括民族医药）的老专家获得了"国医大师"荣誉称号。这是新中国成立以来，中国政府部门第一次在全国范围内评选国家级中医大师。国医大师是我国中医药事业发展宝贵的智力资源和知识财富，在中医药的继承创新中发挥着不可替代的重要作用。将他们的学术思想、临床经验、医德医风传承下来，并不断加以发展创新，发扬光大，是继承发展中医药学，培养造就高层次中医药人才，提升中医药软实力与核心竞争力的重要途径。

为了弘扬中华民族文化，广泛传播和充分利用中医药文化资源，满足中医药人才队伍建设的需要；进一步完善中医药传承制度，将国医大师的学术思想、经验、技能更好地发扬光大。科学出版社精心组织策划了"国医大师临床研究"丛书的选题项目，这个选题首先被新闻出版总署批准为"十二五"国家重点图书出版规划项目，后经科学出版社遴选后申报国家出版基金项目，并在2012年获得了基金的支持。这是国家重视中医药事业发展的重要体现，同时也为中医药学术传承提供良好契机。国家出版基金是国家重大常设基金，是继国家自然科学基金、国家社会科学基金之后的第三大基金，旨在资助"突出体现国家意志，着力打造传世精品"的重大出版工程，在"弘扬中华文化，建设中华民族共有精神家园"方面与中医药事业有着本质和天然的相通性。国家出版基金设立六年来，对中医药事业给予了持续的关注和支持。

作为我国成立最早、规模最大的中医药学术团体，中华中医药学会长期以来为弘扬优秀民族医药文化、促进中医药科学技术的繁荣、发展、普及推广发挥了重要作用。本丛书编辑出版工作得到了中华中医药学会大力支持。国家卫生和计划生育委员会副主任、国家中医药管理局局长、中华中医药学会会长王国强亲自出任丛书主编。

作为中国最大的综合性科技出版机构，60年来科学出版社为中国科技优秀成果的传播发挥了重要作用。科学出版社为本丛书的策划立项、稿件组织、编辑出版倾注了大量心血，为丛书高水平出版起到重要保障作用。

本丛书同时还得到了各位国医大师及国医大师传承工作室和所在单位的大力支持，并得到各位中医药界院士的支持。在此，一并表示感谢！

本丛书从重要论著、临床经验等方面对国医大师临床经验发掘整理，涵盖了中医原创思维与个性诊疗经验两个方面。并专设《国医大师临床研究概览》

分册，总括国医大师临床研究成果，从成才之路、治学方法、学术思想、技术经验、科研成果、学术传承等方面疏理国医大师临床经验和传承研究情况。这既是对国医大师临床研究成果的概览，又是研究国医大师临床经验的文献通鉴，具有永久的收藏和使用价值。

文以载道，以道育人。丛书将带您走进"国医大师"的学术殿堂，领略他们深邃的理论造诣，卓越的学术成就，精湛的临床经验；丛书愿带您开启中医药文化传承创新的智慧之门。

《国医大师临床研究》丛书编辑委员会

2013 年 5 月

前 言

国医大师颜德馨教授从医 70 余年，在长期的临床实践中形成了独树一帜的学术思想。

颜老祖籍山东曲阜，是复圣颜回的后裔，出生于江苏丹阳颜氏老宅。父亲颜亦鲁为当地名医，母亲汪兰珠系出名门。家庭在道德规范上带有浓重的儒家思想，而在思想意识上又接受了西方文明的影响，是典型的诗礼传家和新旧兼容。"无平不陂，无德不复"（颜氏家训语）是颜老生平思想的宗脉，也是医学上形成"衡法"理论的原始。颜老深受其父颜亦鲁先生的影响，早年亲眼目睹了父亲拯救垂危的高明医术，坚定了其一生为中医事业奋斗的决心。1935 年颜老进入上海中国医学院学习，系统接受中医药专业教育，从此博采众家，视野大开，而不局限于一家。在他的医话《医之医》中记录了这样一段往事：新中国成立前私人开业，各自为政，在业务上求一咨询之门不易。当时上海名医程门雪、盛心如被誉为"医之医"，乐为青年学子析疑解难。颜老年轻时曾治一大咯血患者，盈盆盈碗，经投犀角地黄汤而不效，意颇惶惑，思索再三而不得解，遂求教于盛心如。盛先生云：可于方中加生军三钱，当愈。投药果然效如桴鼓。一药之师，感德不忘。从此，颜老认识到要把各家各路的绝技学到手，他孜孜不倦地跟随徐小圃、祝味菊、章次公、秦伯未、盛心如、单养和等各科名医抄方，博采众大家之长，奠定了他后来善任内外大小方脉的基础。在抄方过程中，颜老认为各家各有所长，自成特色，但接受在我，应用在我，变化亦在我，所以他并非单纯、机械的抄方，而是以自身为主体，择善而取之。同时，颜老还广泛阅读与医有关的各种书籍，包括笔记小说、民间传说，无不搜求。至于《内》、《难》等经典著作，刻苦钻研，对于其他古典医著，无论医案、医话也都广泛浏览。古代医学家中，颜老特别推崇张从正、张景岳、叶天士、王清任等数家。张景岳批评朱丹溪的"阴常不足，阳常有余"，而立"阳非有余，阴亦不足"之论，是颜老重视温阳学术思想的源泉。他亦欣赏叶天士十年之内师十七师，创立卫气营血辨证的方法，成为温病学派的一代宗师。颜老甚为赞赏王清任的革新精神，特别在临证中大量吸取了王氏的活血化瘀思想，从而，颜德馨成为当代以善用调气活血化瘀的"衡法"治则治疗疑难病而著称于世的一位著名中医学家。

2012 年，上海市卫生局确定将"颜氏内科"作为海派中医流派之一，进行重点建设。因此，整理"颜氏内科"的学术资料，尤其是发掘"颜氏内科"第二代传承人国医大师颜德馨教授学术思想、经验的整理工作势在必行。为此，我们在颜老历年来的手稿、医话、医案等资料中，将其诊治疑难病的学术经验进行系统整理，编著成《颜德馨疑难病临证经验选》一书，希望这本书的出版，能为中医临床工作者诊治疑难病提供一些思路与方法。

颜氏内科传承流派研究基地
2014 年仲夏

目　　录

《国医大师临床研究》丛书序

前言

第一篇　颜德馨诊治疑难病临证思维特点

第一章　推崇"气为百病之长,血为百病之胎"之说 ………………… 3

第二章　发明"久病必有瘀,怪病必有瘀"的诊治思路 ……………… 5

第三章　创立"衡法"治疗法则 ……………………………………… 6

第四章　"一元论"及"三个倾向性"的临证思维 …………………… 8

第二篇　"衡法"理论与实践

第一章　气血平衡是人体生理的基本条件 ………………………… 13

第二章　气血失衡是人体病理的基本变化 ………………………… 19

第三章　气血辨证 …………………………………………………… 23

　　第一节　气病辨证 …………………………………………… 23

　　第二节　血病辨证 …………………………………………… 35

　　第三节　气血同病辨证 ……………………………………… 46

第四章　衡法——八法之外的治疗原则 …………………………… 52

第五章　衡法学术思想成就概览 …………………………………… 63

第三篇　"瘀血学说"理论与实践

第一章　祖国医学有关瘀血的记载 ………………………………… 73

第二章　瘀血的概念及病因 ………………………………………… 75

第三章　瘀血的诊断 ………………………………………………… 76

第四章　活血化瘀疗法常用药物与方剂 …………………………… 78

第四篇　医　　论

第一章　内科急重症诊治心法 ……………………………………… 93

　　第一节　热证 ………………………………………………… 94

　　第二节　痛证 ………………………………………………… 97

　　第三节　血证 ………………………………………………… 100

第四节　厥证 ……………………………………………………… 103

第二章　心脑血管病诊治心法 ……………………………………… 105

第三章　血液病诊治心法 …………………………………………… 112

　　第一节　再生障碍性贫血 ……………………………………… 114

　　第二节　白血病 ………………………………………………… 115

　　第三节　血小板减少症 ………………………………………… 117

　　第四节　粒细胞缺乏症 ………………………………………… 118

　　第五节　真性红细胞增多症 …………………………………… 118

第四章　老年性痴呆诊治心法 ……………………………………… 120

第五章　糖尿病诊治心法 …………………………………………… 124

第六章　风湿痹证诊治心法 ………………………………………… 127

第七章　失眠诊治心法 ……………………………………………… 129

第五篇　医　　话

第一章　诊疗经验 …………………………………………………… 135

第二章　方药心得 …………………………………………………… 173

第六篇　医　　案

第一章　外感病证 …………………………………………………… 215

第二章　心脑病证 …………………………………………………… 220

第三章　肺系病证 …………………………………………………… 235

第四章　脾胃病证 …………………………………………………… 244

第五章　肝胆病证 …………………………………………………… 251

第六章　肾系病证 …………………………………………………… 258

第七章　气血津液病证 ……………………………………………… 264

第八章　血脉经络肢体病证 ………………………………………… 274

第九章　头面五官肌肤病证 ………………………………………… 284

第十章　妇科病证 …………………………………………………… 301

第一篇 颜德馨诊治疑难病临证思维特点

中医疑难病证的概念目前尚无统一定论，临床一般以其病因复杂，症状怪异多变，病机虚实兼挟、寒热错杂，辨证难明，治疗棘手为主要特点。现代难治病是指一些病因不明而缺乏有效治疗方法的疾病。这些疾病并不取决于个别医家的诊疗水平，也不完全受经济文化生活水平和医疗条件的制约。

中医疑难病证与现代难治病在概念与范围等方面既有联系又有区别，例如古代提出的"风、痨、臌、膈"四大疑难病证多属现代难治病的范围。但由于疑难病证的概念较笼统，它可以因时代、地域、医学体系、医疗条件、医疗水平以及经济文化生活条件的不同而异，有的疑难病证难而不疑，有的疑而不难。就疗效而言，有确属疑难而不能取得较好疗效；也有虽属疑难，但只要论治得当，尚能取得较好疗效。疑难病证应具有以下几个特征：病程漫长，久治不愈；怪病奇症，症状奇异；病机复杂，辨证难明；用药困难，治疗棘手。中医疑难病证的范围较广，现代难治病均应归属于中医疑难病证的范围内，同时，还包括一些病因虽明，但因体质等因素，或失治、误治而引起的宿疾顽症。

颜老诊治疑难病证以"气为百病之长"、"血为百病之胎"为纲，提出"久病必有瘀，怪病必有瘀"的理论，创立"衡法"治则，并提倡"一元论"，形成其诊治疑难病独特的临证思维特点。

第一章 推崇"气为百病之长，血为百病之胎"之说

一、立论于气血学说

（一）人之所有者，血与气耳

气与血是构成人体的基本物质，也是人体生命活动的动力和源泉，它来源于水谷，化生于脏腑，既是脏腑经络功能的动力，又是脏腑功能活动的产物。

气血温煦、濡养脏腑组织，使其能发挥各自的功能，正如《灵枢·脉度篇》所谓："肺气通于鼻，肺和则鼻能知臭香矣；心气通于舌，心和则舌能知五味矣；肝气通于目，肝和则目能辨五色矣；脾气通于口，脾和则口能知五谷矣；肾气通于耳，肾和则耳能闻五音矣。"《素问·五脏生成篇》谓："目受血而能视，足受血而能步，掌受血而能握，指受血而能摄。"因此，可以说气血是人体进行生理活动的最基本的物质，气血失和可直接引起各种病变，人体产生的一切病理变化均与气血相关。

（二）气血以流畅、平衡为贵

气血的流畅和平衡是气血发挥正常生理功能的基础，也是人体健康的基本条件。气血生成有赖于脏腑功能的生化，而脏腑功能的产生皆须气血的温煦和滋润，气血的畅通及相对平衡，有助于保证脏腑功能的正常进行，有利于气血的生化而不已。

每一脏腑的气机运动都有固定规律，包括气机运动的方向、循行部位和升降限度，如脾主升发，肺主肃降，心火下煦，肾水上奉，胃主降浊等，如当升不升，反而下降，或当降不降，反而上逆，皆为病态。同时，脏腑间的气机运动又是相互协调，相互配合，升降相因，互为其用。如五脏贮藏精气宜升，六腑传导化物宜降；就五脏而言，肝从左升，肺从右降，心火下煦于肾水，肾水上奉于心火，脾胃居中，连通上下，升清降浊，为气机升降之枢纽等，唯有这样，体内气机才能出入不已，升降不止。气的条达通畅，以维持机体内外环境的统一，保证机体的物质代谢和能量转换的动态平衡，不致出现气郁、气滞、气逆、气陷等气机紊乱的病理状态。

血循行于血脉之中，由气推动，周流全身，血脉为血液循行的管道，故称为"血府"。血的循环作用永不停留，血的正常流行，一则需要有健全周密的脉管，二则需要气的推动。在某些因素作用下，脉道失于固密，气机出现异常，血就不能正常循行，如血流出脉管，排出体外，则称之为出血；如血运行不畅，受到阻滞，或溢出脉外，郁于体内，称之为瘀血。不论是瘀血还是出血，都是"离经之血"，由于离经之血已离开了脉

管，失去其发挥作用的条件，所以也丧失了血的生理功能，而成为病理产物。

气属阳而生于阴，血属阴而生于阳，血之运行有赖于气的统帅，而气之宁谧温煦，则依靠血的濡润，两者对立统一，相互依存。气血平衡是人体正常生理功能的标志，也是平人所需具备的基本条件。气血的正常平衡不是静止和绝对的，而是必须处在动态的平衡中，这是因为人在生长、发育、壮大、衰老、死亡这个人生过程中，机体内一直进行着一系列复杂的生理活动，不断地进行新陈代谢，为之就需要气一刻不停顿地进行"升降出入"的运动，血一刻不停顿地周而复始地循环流动，以完成人体所需要物质的运输和代谢。气血在不断地运动中，又必须保持相对平衡，这样才能各司其职，各自完成其生理功能，如果气血运行失常，则会影响到脏腑、经络、阴阳等各方面功能的协调平衡，五脏六腑、表里内外、四肢九窍就会出现各种病变。

二、辨病以"气为百病之长"、"血为百病之胎"为纲

颜老指出，气血不和，百病乃变化而生。不论疾病来自何方，首先均干扰气血的正常功能，而使之紊乱，以致阴阳失去平衡协调，经脉瘀阻不通，气血循行失常。这既是常见病的发病过程，也是疑难病证的发病规律，疑难病证虽然表现奇异少见，致病因素错综复杂，但在复杂的病变中大多要涉及气血，再而造成脏腑组织功能紊乱，不论是器质性疾病，还是功能性疾病，均是以气血为枢纽。气血通畅不仅反映机体的精、气、血、津液的充盈健旺，也表明脏腑组织生理功能的正常，气血冲和，百病不生。若一旦气滞血凝，脏腑经脉失其所养，功能失常，疾病即随之而起，因此，在诊治疑难病证中，必须重视气血流畅这个重要环节。若劳倦过度，或情志失调，或六淫外袭，或饮食失节，均可使气机失常，而出现气滞、气逆、气虚、气陷等病理状态。脏腑经络的功能活动无不依赖于气的升降出入，如肺主宣发与肃降，脾主升清，胃主降浊，肝主疏泄等都是气机升降出入运动的具体体现。若气机升降失常，可波及五脏六腑、表里内外、四肢九窍而发生种种病变。同时，气机升降失常也是导致痰饮、瘀血等病理产物内生的根本原因，血的流行有赖于气的推动，即所谓"气为血帅"；津液的输布和排泄，有赖于气的升降出入运动，即所谓"气能行津"。气机一旦失常，即可产生瘀血、痰饮等病理产物，而瘀血、痰饮同时又是致病因素，由此也可导致种种疾病。

邪之伤人也，始则伤气，继而伤血，或因邪盛，或因正虚，或因失治、误治、邪气久恋不去，必然伏于血分。颜老临床主张对痼疾、顽症、劳伤沉疴、累月积年之内伤杂病、疑难重症等慢性病从血论治。

总之，疾病的病情和病理不一，但其大多涉及气血，由于气血失和可产生多种病变，因此可以说气血失和是机体病变和脏腑失调集中的病理反映，它与任何一脏一腑的病理变化都可发生联系，气血失和，循行受阻则会导致脏腑功能紊乱，进而出现功能低下和病理障碍，所以从气血角度辨证，可以把握疾病在机体中的整体病机，通过疏通调和气血就可调整脏腑功能活动，使其从病理状态转至正常生理状态，从而达到治愈疾病目的。

第二章 发明"久病必有瘀，怪病必有瘀"的诊治思路

疑难病证从瘀论治。疑难病证大多表现为寒热错杂，虚实并见，邪正混乱，病程缠绵，病因复杂，症状怪异多变的特点，故颜老提出"久病必有瘀，怪病必有瘀"之论点，无论外感六淫之邪，内伤七情之气，初病气结在经，久病血伤入络，导致气滞血瘀，故瘀血一证，久病多于新病，疑难病多于常见病。

久发、频发之病从瘀。病时轻时重，时发时止，年久不愈的沉疴、顽症、痼疾等疑难病当从瘀论治，初病在气，久病入络是病变发展的规律，疑难病缠延不去，反复发作，导致体内气血流行受阻，脉络中必有瘀凝，清代医家傅山指出："久病不用活血化瘀，何除年深坚固之沉疾、破日久闭结之瘀滞，"其言也善。

奇症怪病从瘀。奇症怪病之证无定候，无病位，忽痛忽痒，时上时下，幻听幻视，或有不可名状之苦，其因不可究，既无色诊可查，又无脉症可辨，皆以怪病从瘀论治。多因六淫七情，引起气机逆乱，气血乖违；或因失治、误治、病久影响生化之源而致血瘀；或因胎孕产后、外伤等原因所致瘀血停滞，气机失宣，郁滞脉络，着而不去，最终形成难治之证。

久虚羸瘦从瘀。五劳七伤，消耗气血引起极度消瘦虚弱的慢性病谓之久虚羸瘦，表现为肌肉消瘦，饮食减少，面色黄白，心悸神疲，四肢乏力，或寒或热，或肌肤甲错，面色黧黑，脉虚大或小弱无力等，多见于消瘅、劳病、干血劳、小儿疳积等慢性消耗性疾病、极度营养不良及恶病质。正气不足，推血无力，体内必有瘀血内潜，可从瘀论治。不论寒积、水积、气积、痰积、湿积，积久则碍气阻血，气血不行，瘀从中生，久积为瘀，久瘀必结，久而为肿为瘤，当从瘀论治。

一些慢性病，或反复发作的疑难病，如心脑血管病、慢性肝炎、慢性肾炎、脉管炎、硬皮病及增生性疾病等，常法论治，百药不效者，当从瘀论治。多由气血乖戾，机体功能紊乱，以致寒热夹杂，虚实互见，故而攻之无效，补之无益，唯有疏其血气，令气血条达，方能奏效。

第三章 创立"衡法"治疗法则

一、论治以"疏其血气，令其条达而致和平"为大法

活血化瘀法是治疗疑难病证行之有效的方法。活血化瘀法能够疏通脏腑血气，使血液畅通，气机升降有度，从而祛除各种致病因子。因此对疑难病证的治疗有着积极意义。

实践证明，活血化瘀法对多种疑难疾病有较为满意的疗效，如慢性肝炎、慢性胃炎、血小板减少性紫癜、血栓性脉管炎、慢性肾炎、尿毒症、红斑性狼疮、偏头痛、肿瘤、新生儿硬肿症及五官、皮肤等科的疑难病证。颜老数十年来应用活血化瘀法治疗多种复杂顽固、久治不愈的疾病，不仅在临床上取得疗效，而且在实验研究上也取得了客观指标的支持，曾对其中565例疑难病证患者作了血液流变学测定，发现均有血瘀阳性指征，经活血化瘀法治疗好转后，实验室指标也相应好转。

二、创立"衡法"学说

清代程国彭《医学心悟》提出了汗、吐、下、和、温、清、消、补八种治疗法则的理论，在当时，对继承总结中医治则起了推动作用。但沿习迄今，中医的治疗学已有很大进展，"八法"已不能包括中医所有的治法。

瘀血是产生气血不和的重要因素，血液循经而行，环流不息，周而复始，濡养全身，若因各种原因（气、寒、热、出血、外伤、久病、生活失宜等）而出现血行不畅，或血液瘀滞，或血不循经而外溢，均可形成血瘀。瘀阻脉道内外，既可影响血液正常流行，又可干扰气机升降出入，以致机体阴阳气血失衡，疾病丛生。颜老认为，活血化瘀法能够疏通气血，调整阴阳，平衡气血，其作用已远远超过"通行血脉，消除瘀血"的含义，既不是"攻法"，又有异于"补法"，所以可以称其为"衡法"。所谓衡者，具有平衡和权衡之义，能较全面反映活血化瘀法的疏通气血，平衡阴阳作用。衡法的组成，以活血化瘀药为主，配以行气、益气等作用的药物组合而成，能够调畅气血，平衡阴阳，发挥扶正祛邪，固本清源的作用，适用于阴、阳、表、里、虚、实、寒、热等多种疾病。

三、治瘀必须治气

活血化瘀法并非单独地应用活血化瘀药物，而应以"必伏其所主，而先其所因"为原则，结合清除形成血瘀的致病因素，配以其他作用的药物与其他法则兼施备用，这样才能充分发挥活血化瘀的治疗作用。可与行气药、补益药、清热药、祛风湿药、利湿药、祛痰药、止血药、开窍药、逐水攻下药等配伍同用，诚如《医学心悟》所谓："盖一法之

中，八法备焉，八法之中，百法备焉。"颜老根据气血相关的理论，指出形成血瘀的病因众多，但最常见的原因是气机失常，而瘀血一旦形成，反过来又可导致或加重气滞，从而形成恶性循环。因此，在治疗上祛瘀必兼理气，治气亦可治瘀。气行则血行，气滞则血瘀，反之，瘀血阻络，又能阻碍气机运行，故在活血化瘀方剂中，必须配以一些理气之品，以增加行血祛瘀作用，如血府逐瘀汤中用柴胡、枳壳，身痛逐瘀汤用香附，膈下逐瘀汤用香附、乌药、枳壳等。同样，治气亦可治瘀，如气虚不能推动血液运行，使血行不畅以至瘀滞，因此，在治疗上，对于气虚瘀阻之证，应采用补气活血法，使气旺而促血行。

第四章 "一元论"及"三个倾向性"的临证思维

一、"一元论"观点

颜老在临床诊疗中，常常提到"一元论"，并据此进行辨证论治，收效显著。颜老认为，这一观点十分重要，因它牵涉到中医方法论的问题，牵涉到如何产生正确的中医临床思维及如何才能做好辨证论治。颜老临床思维渐进的踪迹，基本上先有演绎，再有归纳，其中亘贯着"一元论"思想。一元论思想的根本特点是从现象的不同组合来判断现象系统证候的特异性质，凡病情复杂、隐蔽，或多方面相互牵涉时，必然有一个起决定和影响作用的症状，而其他症状都是随着这一症状的产生而产生，随着这一症状的转变而转变。"候之所始，道之所生"，这里病机分析是为医者提供症状间相互联系和寻找到起决定作用症状的最有效方法。

颜老曾治疗一例上消化道出血病人黄某，入院时神昏谵语，实验室检查蛋白比例倒置，钡餐摄片示食管下端及胃底静脉曲张，诊断明确门脉高压症。经输血、中药治疗，出血遂止。旋即出现高热、浮肿、腹水，并迅速加剧，空腹血糖高至 13.8mmol/L，用保肝、降糖、利尿、引流腹水等综合治疗，病势有增无减，会诊时已腹大如瓮，脐凸足底平，奄奄待毙。总的印象是实不耐攻，虚不受补。用东垣天真丹出入为方，轻补缓攻，立足于助气化、展气机，药后颇合病机，二便畅利，腹筒渐松，精神、胃纳转佳，改从丹溪大温中丸法启脾阳、逐凝聚、宣经气、利腑道，连服 43 剂，腹水消失，血糖初平，肌肉渐充，一改枯索之态。由此可知，每一种症状都有一定临床意义，而真正能反映这许多症状本质的乃是三焦气化失司，而并非脾虚或水湿内停，若一味补气健脾必致壅满更甚，一味逐水又将耗气伤正。从症状到证候的认识是中医系统辨证的结果，症与证本质之间的联系，全靠"一元论"思想统率，攻克主要矛盾，其他便迎刃而解了。

二、三个倾向性

颜老尝读历代名医验案，每叹其独具慧眼和真知灼见，认知上的独特性及思维中的艺术技巧，在相同理论框架中，名医都用自己的风格去塑造，带有鲜明的学术个性。颜老驰骋医坛七十余年，诊治疾病数万千，于临床治疗中摸索出三条思路，可谓驾轻就熟，颇有收获。

其一为"振奋阳气"。颜老早年曾跟随祝味菊、徐小圃等名医学习，受到祝、徐两位近代温阳派大师的影响，推崇《素问·生气通天论》"阳气者若天与日，失其所，则折寿而不彰，故天运当以日光明"之说，临床重视阳气在疾病发生发展中的应用，认为阳气之与人体强弱有密切关系，尤对久治不愈的证候，辄加附子，往往能获取意外效果。曾治一肾小盏结石患者，已服中药数百剂，专科医生认为其结石嵌顿，部位属不易移动处，非手术绝难奏功，但患者体气羸弱，不愿手术。遂一反常法，投以温阳利气、排石行水，用附桂五苓汤加莪术、王不留行，七剂后排出黄豆大结石二枚，复查肾盂积水消失，肾功能恢复，取气化不及州都之义，其效如响斯应。

其二从"血为百病之胎"立法，采用活血化瘀药物攻克疑难杂证，亦多殊功，提出"久病必有瘀，怪病必有瘀"的辨证观点及"衡法"治则。颜老于20世纪50年代后期即研究血液病的中医疗法，并从血液病而深入到对中医气血理论的探讨，对《医林改错》、《血证论》研究有素。王清任称"气通血活，何患不除"，唐容川谓"一切不治之症皆因不善祛瘀之故"，核之临床，认为确有至理。曾治一持续三年不愈之呃逆患者，递用常法不效，投通窍活血汤两剂而瘳。

其三为"脾统四脏"。人体脏腑组织功能活动皆赖脾胃之转输水谷精微，脾荣则四脏皆荣，脾衰则四脏俱衰。颜老的父亲颜亦鲁先生，是江苏省名老中医，推崇脾胃学说，善用苍白二术，人称"苍白术先生"，颜老深受其父影响，临床善于运用"脾统四脏"的学说，疗效卓著。有一老年患者久病内脏下垂、低钾血症、肺气肿，备尝补肾、补肺、补脾，终鲜有效，遂于前医方中加入苍术、升麻、荷叶、粳米，颓象一举而振。于是得出结论：实脾不如健脾，健脾不如运脾，运脾不如醒脾，四季脾旺则不受邪焉。

第二篇 「衡法」理论与实践

国医大师颜德馨教授从事疑难病证的研究，学术上推崇气血学说，诊治疑难病证以"气为百病之长"、"血为百病之胎"为纲，根据疑难病证的缠绵难愈、证候复杂等特点，倡立"久病必有瘀、怪病必有瘀"的理论，并提出"疏其血气，令其条达而致和平"是治疗疑难病证的主要治则，创立"衡法"理论，为诊治疑难病证建立了一整套理论和治疗方法。

第一章　气血平衡是人体生理的基本条件

一、人之有生，全赖此气

"气"在中国哲学史上是一个很重要的范畴，它肇始于道家，道家认为气是构成世界的最基本的物质，宇宙间的一切事物都是气运动变化的结果。气有着极其复杂的含义，大体上有三个方面：一是指普遍实物的气体状态，如空气、蒸气、云烟等；二则泛指一切状态，物质状态是气，精神状态也称为气。孟子所谓的"浩然之气"，以及现代汉语中所谓的"正气"、"邪气"、"风气"等，都是指的精神状态的气；三是作为我国古代哲学范畴，气为构成万物的原始材料。

中医学里的"气"源于我国古代唯物主义哲学。早在《黄帝内经》一书中就将气引用到医学领域中来，形成了中医学中气的基本概念，并成为中医学理论体系中的重要组成部分。中医学认为气是构成世界最基本的元素，是一种运动着的精细的物质实体，从精神现象到物质现象，一切事物都是气运动变化的结果。如《素问·至真要大论》曰："本乎天者，天之气也；本乎地者，地之气也；天地之气合，六节分而万物生化矣。"《素问·六节藏象论》曰："气合而有形，因变以正名。"世界是物质的，人也是物质的，世界是由气构成的，人也是由气构成的。中医学在古代唯物论和辩证法思想影响下，用当时可能达到的科学理论，对生命的起源给予唯物主义说明。如《素问·宝命全形论》曰："人以天地之气生，""人生于地，悬命于天，天地合气，命之曰人。"《难经》曰："气者，人之根本也。"气在人体中经常处于不断自我更新和自我复制的新陈代谢过程中，这种运动变化及其伴随发生的能量转化过程称之为"气化"。气化为形，形化为气的气化过程，包括了人体气、血、精、津、液等物质的生成、转化、利用和排泄的过程。因此张景岳明确指出"人之有生，全赖此气"。

1. 气是人体内流动着的细微物质

气是构成人体的最基本物质，故而《庄子·知北游》谓："人之生也，气之聚也，聚则为生，散则为死"。气是流动着的细微物质，具有不断运动的特性。《灵枢·决气篇》谓："熏肤充身泽毛，若雾露之溉，是谓气。"气对人体生命活动有推动和温煦等作用，是通过脏腑功能活动而表现出来，人们对气的认识是"不见其事而见其功"（《荀子·天论》）。

在人体中，有着各种不同的气，其来源和生成虽略有不同，但概括起来，不外乎肾中精气、水谷精气和吸入自然界的清气三个方面。一为肾中精气：肾中之精气禀受于父母，秘藏于肾，是形成人体的原始物质，称为"先天之气"。一为水谷精气：水谷之气是饮食经脾胃的消化、吸收而来，是后天的精气。《素问·阴阳应象大论》谓："谷气通于脾，"《灵枢·玉版》谓："人之所受气者，谷也。"水谷之气不仅是人出生之后所需营养物质的主要来源，也是其他各种气的物质基础，故《灵枢·五味篇》谓："谷不入，半日则气衰，一日则气少矣。"一为吸入清气：又称天气。是人体本能的呼吸运动所吸入的自然界新鲜空气。《素问·阴阳应象大论》谓："天气通于肺。"肺呼出的是体内的浊气，吸入的是自然界的清气。经肺吸入的清气和脾所化生的水谷之气，统称"后天之气"。

先天之气和后天之气，在人体生命活动过程中，相互化生，是不可分割的整体。没有后天之气的充养，先天之气就要耗竭而消亡；没有先天之气，后天之气也不能化生而存在。由此可见，气的生成，一靠肾中精气，水谷精气和吸入清气供应充足；二靠肺、脾、肾等脏腑功能的正常，其中尤以脾胃更为重要，故《张氏医通》谓："气之源头在乎脾。"

2. 气以脏腑为其运动的场所

（1）宗气居上焦膻中，其敷布在心肺

宗气由肺吸入的清气和脾胃运化的水谷之气结合而成，聚集于上焦膻中。《灵枢·邪客篇》谓："宗气积于胸中，出于喉咙，以贯心脉，而行呼吸。"《素问·平人气象论》谓："左乳下其动应脉，宗气也。其动应衣，宗气泄也，"指出宗气的主要功能，一是推动肺的呼吸，二是贯心脉以行气血。凡语言、声音、呼吸的强弱，心脏的搏动，血液的运行均与宗气盛衰有关。此外，宗气的功能与整个机体功能活动也有关。故《读医随笔》谓："宗气者，动气也，凡呼吸语言声音以及肢体活动，筋骨强弱者，宗气之功用也，虚则短促少气，实则喘喝胀满。"

（2）中气居中焦水谷之海，其转输在脾胃

中气又名胃气，它的来源主要是饮食物，经胃的腐熟，脾的运化而产生。人体各脏腑组织都得到中气的供给，以维持其不同的生理功能。所以《素问·太阴阳明论》谓："四肢皆禀气于胃，而不得至经，必因于脾，乃得禀也。今脾病不能为胃行其津液，四肢不得禀水谷气，气日以衰，脉道不利，筋骨肌肉皆无气以生，故不用焉。"李东垣《脾胃盛衰论》也谓："夫饮食入胃，阳气上行，津液与气入于心，贯于肺，充实皮毛，散于百脉。脾禀气于胃，而浇灌四旁，荣养气血者也，""人受水谷之气以生，故以胃气为本。"由于中气具有腐熟饮食、滋营荣卫、升清降浊、运化四方的作用，故历代把胃气称为后天之本。

（3）元气居下焦命门，其藏纳在肾

元气又称原气、真气，禀受于先天，由先天之精所化生，并经后天之精的充养，秘藏于肾宅之中。元气具有激发和推动各脏腑组织功能活动的作用，是维持人体正常生长和发育的原动力。元气作用于机体的各个部分，是通过三焦系统来完成的。所以《难经·三十八难》谓："三焦有原气之别焉，主持诸气，"《难经·六十六难》谓："三焦者，原气之别使也，主通行三气，经历于五脏六腑。"元气愈充沛，脏腑组织功能愈健旺，身体便健康而少患病；反之，如先天禀赋不足，或因久病损伤元气，则会出现元气衰惫，脏腑虚衰，抗邪无力，机体衰老。

此外，脏腑组织也具有不同功能的气，如肝具生发之气，主疏泄；心具火热之气，主长养；脾具水谷之气，主运化；肺具清肃之气，主治节；肾具至阴之气，主收藏。行于脉管之中，具有化生血液功能的谓营气；行于脉管之外，具有护卫肌表的谓卫气等。

在生理上它们各有着不同功能的特点，因此，当它们发生病变时，则会出现不同的证候。

3. 气的生理功能

（1）气化作用

气化是指气、血、精、津液相互转化和脏腑的功能活动，气、血、精、津液的生成，需要将饮食物转化成为水谷精气，然后再化生成气、血、精、津液等，这就是气化作用的具体表现。气化贯穿于生命的始终，其活动以五脏为中心，六腑为辅助，靠真气的激发，赖元阴为基础。人体的新陈代谢和机能活动，内而循环、消化、吸收、分泌，外而视、听、言、动等，都是气化的作用。

（2）推动作用

人体的生长发育、各脏腑组织的生理活动、血的运行、津液的输布，均靠气的激发和推动。气的这种推动作用，使一切营养物质输布于全身，以维持人体正常的生理活动。如气的推动作用减弱，生长发育就会迟缓，脏腑组织的功能亦随之减退。人体的生长发育衰老及生殖能力，主要靠肾气的推动作用。肾气为人体物质基础和功能活动的发源地，只有肾气充盈，人体生机才能蓬勃发展，才能有生殖繁衍后代的能力。

（3）温煦作用

《难经·二十二难》谓："气主煦之。"气是人体热量的来源，各脏腑经络等组织器官在气的温煦作用下进行正常生理活动。血和津液的液态物质，也靠温煦作用进行正常的循环运行。故《灵枢·本神篇》谓："卫气者，所以温分肉，充肌肤，肥腠理，司开合者也，"如其温煦作用不足，则可导致人体各脏腑功能衰退。

（4）防御作用

气有护卫肌表，防御外邪的作用。《灵枢·本脏》说："卫气者，所以温分肉，充皮肤，肥腠理，司关阖者也。"人体腠理致密，外邪不易入侵，如果外邪侵入人体，气又能与疾病作斗争，驱邪外出，使人恢复健康。

（5）固摄作用

气能控制血液，使其不溢于脉外。气犹堤也，血犹水也，堤坚则水不横漏，气固则血不妄行。此外，气还能固摄汗液、尿液、唾液、胃液、肠液和精液等，控制其分泌，防止其无故流失。气的固摄作用与推动作用相反相成，相互协调，构成了气对体内液态物质的正常运行、分泌、排泄的调节和控制。如气虚既可导致推动作用减退，使血行不畅而产生瘀血；又可导致固摄作用减退，使血溢脉外，发生出血。

（6）平衡作用

平衡是指气能主持人体动态平衡，构成统一整体。人体由复杂的器官所组成，各个内脏器官均有不同的生理功能，气在全身流动，上下升降，无处不到，使各脏腑组织之间相互协调，相互制约，完成人体一整套生理功能，从而维持人体协调统一的动态平衡。

二、人有此形，唯赖此血

血也是构成人体的重要物质，而生成血的基本物质是脾胃所化生的水谷精微。《灵枢·决气篇》谓："中焦受气取汁，变化而赤，是谓血。"《素问·痹论篇》谓："荣者，水谷之精气也。"血主要来源于水谷精微，经脾胃消化、吸收，再上输于肺，与吸入之气相合，通过心肺的气化作用，化而为血。此外，肝肾也具有造血功能，肾藏精生髓，骨髓可以生血。如《病机沙篆》谓："血液之源在于肾。"《景岳全书》谓："血即精之属也，但精藏于肾，所蕴不多，而血富于冲，所至皆是。"肝既为贮血器官，又为一个造血器官，故《素问·六节脏象论》谓："肝者……其充在筋，以生血气。"又由于血的循环由心所主，血的生成来源和统摄有赖于脾，血的贮藏和调节与肝有关，是故有心主血、脾统血、肝藏血之说。血具有营养和滋润机体的作用。所以《景岳全书》谓："是以人有此形，唯赖此血。故血衰则形萎，血败则形坏。而百骸表里之属，凡血亏之处，则必随所在而各见其偏废之病。"

血循行于血脉之中，由气推动，周流全身。血脉为血循行的管道，故称为"血府"。血的循环作用永不停留，《三国志》引华佗话："血脉流通，病不得生，"说明当时已认识到血循环正常流通的重要性。《灵枢·本脏篇》谓："血和则经脉流行，"和即正常。如血之不和，则可影响脉中血的流行，血脉不流通，人体就要生病。如《医学入门》所谓："人皆知百病生于气，而不知血为百病之胎也。凡寒热、蜷挛、痹病、癥疹、瘙痒、好忘、如狂、惊惕、迷闷、痞块、疼痛、遗溺等症，及妇女经闭、崩中漏下，皆血病也。"血的正常流行，一则需要有健全周密的脉管，二则需要气的推动，在某些因素作用下，脉道失于固密，气机出现异常，血就不能正常循行。如果血运行不畅，受到阻滞，或溢出脉外，郁于体内，称之为"瘀血"。如果血溢出脉管，排出体外，则称之为"出血"，不管是瘀血还是出血，都是"离经之血"。由于离经之血已离开了脉管，失去其发挥作用的条件，所以它也丧失了血的生理功能，而成为病理产物。

1. 血的循行与五脏的关系

（1）血总统于心，行于脉中

心与脉相连，血能运行于脉道之中，循环周身，全赖心的功能，故谓"心主血"。同时，心还参与生化血的过程，如唐容川谓："食气入胃，脾经化汁，上奉心火，心火得之，变化而赤，是之谓血。"《侣山堂类辨》谓："血乃中焦之汁，流溢于中以为精，奉心化赤而为血。"

（2）血归藏于肝，受其调布

王冰注《素问》谓："肝藏血，心行之，人动则血运于诸经；人静则血归于肝藏，"说明肝有调节血运行的作用，肝疏泄功能正常，血则流通无阻，故《血证论》谓："肝属木，木气冲和条达，不致遏郁，则血脉得畅。"如肝疏泄失常，则可引起藏血功能失常，出现各种血的病变。

（3）血化生于脾，受其统摄

血化生于脾，又统摄于脾。一是脾胃摄取水谷之精微为血的源泉，二是统摄血运行脉中防止妄行。若脾气不足，则生血无权，统血无力而妄行于脉外。故《金匮翼》谓："脾统血，脾虚则不能摄血；脾化血，脾虚则不能运化，是皆血无所主，因而脱陷妄行。"

（4）血注布于肺，受其推动

肺朝百脉，施气布津于脉，这样，中焦取汁方能化赤为血。《灵枢·营卫生会篇》谓："中焦……化其精微，上注于肺脉，乃化而为血。"肺又主气，助心行血，为血行之动力，故《灵枢·刺节真邪篇》谓："宗气不下，脉中之血，凝而留之。"

（5）血施泄于肾，受其生化

生血根本在于肾，肾藏精，精生髓，髓化血，故《素问·生气通天论》谓："骨髓坚固，气血皆从。"骨髓不仅是造血器官，而且对血的生成有调节作用，如《张氏医通》谓："气不耗，归精于肾而为精。精不泄，归精于肝而化清血，"指出肾精是通过肝脏的作用而化生为血的。同时，血之精华也可化为肾精，所以有"精血同源"之谓。

2. 血的生理功能

（1）充养五脏六腑，滋润四肢百骸

血为营养肌体的最重要物质之一，目得血而能视，足得血而能步，掌得血而能握，筋得血而不枯萎，皮毛得血则润泽光华。通过血的运行，环周不休，将营养精微运至周身，将废浊排出体外，而维持机体生命的需要。故《灵枢·营卫生会篇》谓："乃化而为血，以奉生身，莫贵于此。"

（2）养育心神

血是人体精神活动的主要物质基础，心主血，主神志，心得血养则神清志聪。故《灵枢·平人绝谷篇》谓："血脉和利，精神乃居。"《素问·八正神明论》谓："血气者，人之神，不可不谨养。"若心失血养，轻则心悸健忘，精神委靡，重则衰老。

（3）抵御外邪

《灵枢·营卫生会篇》谓："血者，神气也，"血可化气，气可保卫机体，抗御外邪。由于气必须依赖营血才能发挥作用，所以有"血为气母"之说。

（4）维持阴阳平衡

血为阴，气为阳，血少则阴虚，阴虚不能制阳则可导致阴阳失衡。《血证论·阴阳水火气血论》谓："人之一身，不外阴阳；而阴阳两字，即是水火；水火两字，即是气血，"故血为保持阴阳平衡的重要物质。

总之，血是维持脏腑生理功能的必须物质，而脏腑功能正常与否，与血的旺盛和运行正常有着密切关系。张景岳谓："血……生化于脾，总统于心，藏受于肝，宣布于肺，施泄于肾，灌溉一身，无所不及。故凡为七窍之灵，为四肢之用，为筋骨之和柔，为肌肉之丰盛，以至滋润脏腑，安神魄，润颜色，充营卫，津液得以通行，二阴得以调畅，凡形质所在，无非血之用也。"

三、气血相依，不能相离

气属于阳，主动，主煦之；血属阴，主静，主濡之。这是气与血在属性和生理功能上的区别，但两者都源于脾胃化生的水谷精微和肾中精气。在生成、输布等方面关系密切。故《难经本义》曰："气中有血，血中有气，气与血不可须臾相离，乃阴阳互根，自然之理也。"《医学真传》曰："人之一身，皆气血之所循行，气非血不和，血非气不运。"总之，气血关系可概括为"气为血之帅"、"血为气之母"。

1. 气对血的作用

气对血的作用有三个方面：气能生血，气能行血，气能摄血。

（1）气能生血

气是生成血的动力，从摄入的饮食，转化成水谷精微，进而转化成营气、津液，直至转化成赤色的血，其中每一个转化过程都离不开气的运化。《读医随笔》谓："人身有一种气，其性情功力能鼓动人身之血，由一丝一缕，化至十百千万，气之力止，而后血之数止焉。常见人之少气者，及因病伤气者，面色络色必淡，未尝有失血之症也。以其气力已怯，不能鼓化血汁耳。"所以气旺则血充，气虚则血少，临床治疗血虚疾患时，常配合补气药，即取气能生血之义。

（2）气能行血

气的推动作用是血循环的动力。气一方面可以直接推动血行，另一方面又可促进脏腑的功能活动，通过脏腑的功能活动推动血的运行。《素问·五脏生成篇》曰："气行乃血流，"《血证论》曰："运血者则是气，"所以气之正常运动，对保证血的运行有着重要意义。

（3）气能摄血

气对血有统摄作用，能使其正常循环于脉管之中而不溢于脉外。《血证论》曰："人身之生，总之以气统血。"若气虚不能摄血，则可出现出血证候，临床对血脱之危候，则有"血脱者固气"之治本大法。

2. 血对气的作用

血对气的作用有两个方面：血能生气，血能载气。

（1）血能生气

血能生气，气存血中，血不断地为气的生成和功能活动提供水谷精微。水谷精微是全身之气生成和维持其生理功能的主要物质基础，而水谷精微须赖血以运之，借以为脏腑的功能活动不断地供给营养，使气的生成与运行正常地进行，古人谓"血为气之母，"指的是气在生成和运行中始终离不开血，所以血盛则气旺，血衰则气少。

（2）血能载气

气存于血中，赖血之运载而达全身。血为气之守，气必依附于血而静谧。故《证治准绳》谓："血气之常，阴从乎阳，随气运行于内。苟无阴以羁束则气何以树立。"如果血少不能载气，则气将飘浮不定，无以所归。临床上每见大出血之时，气亦随之而涣散，形成气随血脱之候。

总之，气与血，一阴一阳，互相维系，气为血之帅，血为气之母。诚如《不居集》所谓："气即无形之血，血即有形之气……一身气血，不能相离，气中有血，血中有气，气血相依，循环不已。"若血气不和，则百病变化而生。

第二章　气血失衡是人体病理的基本变化

气血是构成人体的最基本物质，是脏腑经络等组织器官进行生理活动的物质基础，生命的本质在于气血，离开气血就无所谓生命。而气血失和则是导致人体疾病的基本原因。

一、气血失和是导致人体疾病的基本原因

人体生长、发育、壮盛以至衰老的过程，从中医理论看，也是气血由弱转强、由盛转衰的过程，人的生、长、壮、老、病、死，尽管其表现形式很多，但归根到底都离不开气血的变化。若气血失和，脉络瘀阻，则会导致一系列连锁的脏腑寒热虚实的病理变化。如心之气血失和可出现心悸气短、动则加剧、心神不宁、失眠健忘、多梦等；肺之气血失和可出现咳喘乏力、动则更甚、自汗等；脾之气血失和可出现面色萎黄、四肢倦怠、食后腹胀、大便溏薄、崩漏便血等；肝之气血失和可出现懈怠、忧郁、胆怯、眼睛干涩、视物模糊、四肢麻木，爪甲不荣、筋脉拘急等；肾之气血失和可出现腰酸膝软、耳鸣耳聋、健忘恍惚等。而且脏腑可通过经络在病理过程中相互影响，互为因果，一脏病变，可波及其他脏腑，引起全身各种疾病。所以《素问·调经论》谓："五脏之道，皆出于经隧，以行血气。血气不和，百病乃变化而生，是故守经隧焉。"

气血失和还可直接引起各种病变，如《素问·调经论》谓："气血以并，阴阳相倾，气乱于卫，血逆于经，血气离居，一实一虚。血并于阴，气并于阳，故为惊狂。血并于阳，气并于阴，乃为炅中。血并于上，气并于下，心烦惋善怒，血并于下，气并于上，乱而喜忘，""血与气并，则为实焉，血之与气并走于上，则为大厥。"气血为人体阴阳的主要物质基础，气血失和，必然会导致体内阴阳失衡，而引起多种病变。

总之，人的疾病很多，发病情况和病理变化也很复杂，但在复杂的病变中大多要涉及气血。另一方面由于气血的失调而产生多种病变，因此可以说气血失和是机体病变和脏腑失调集中的病理反映，它与任何一脏一腑的病理变化都可发生联系。气血失和，循行受阻则会导致脏腑功能低下，进而出现功能失调和病理障碍，引起脏腑及整个机体衰退，乃至衰老。所以从气血角度辨证，可以把握疾病在人体中的整体病机，通过疏通调和气血就可调整脏腑组织功能活动，使其从病理状态转至正常生理状态，从而治愈各种病证，恢复机体健康。抓住气血失和这一关键环节，可谓"得其要者"。

二、气血失衡常见的几种类型

气血在生理上相互维系，在病理上也互相影响，这首先表现在致病因素的同一性。外邪六淫、内因七情以及饮食、痰饮、瘀血等既可引起气的病变，也可导致血的病变。

其次表现在气血病变过程中相互波及，呈现出气血同病的病理状态，气血病变在发病上虽有先后主次之别，有以气病开始的，有以血病开始的，但在病理中却不是孤立的而是相互影响的。诚如《慎斋遗书》所谓："气病必伤血，血病必伤气。"由于气血是脏腑功能活动的物质基础，又是脏腑正常生理活动的产物，因此气血的病理变化总是通过脏腑功能的失常而表现出来。气血的病理表现大概有气血虚弱、气虚血瘀、气滞血瘀、气逆血逆、气不摄血、血脱气脱等几种类型。

1. 气血虚弱

气虚系指脏腑机能衰弱，抗病能力低下的病理现象。由于气的生成和敷布与肺、脾、肾三脏关系密切，所以气虚以肺、脾、肾三脏最为常见，其中尤以脾气虚最为常见。血虚是指体内营血不足，血的生化、贮存、循环、供养与五脏有着密切关系。但由于血的生化赖于脾，敷布靠于心，贮存归于肝，转化由于肾，所以血的病理变化在心、肝、脾、肾最为突出。

气血虚弱是指因气虚而累致血弱，或因血少而波及气损所出现的气虚与血亏并存的病理状态。由于气虚脏腑功能低下，导致化血之源不足，这是气虚形成血少的根本原因，即所谓气虚不能生血。而血虚日久，则会引起气随血耗的病理状况，因此，气虚血虚常相并出现。

气虚以疲倦乏力为主症，多见于消化系统疾病，故常兼有面色萎黄、少气懒言、四肢倦怠、食少腹胀、大便不实或排便无力、舌淡胖、脉虚无力等症。血虚以面色淡白或萎黄、口唇爪甲色淡无华为主症，多见于慢性失血病人，常兼有心悸怔忡、头目眩晕、手足麻木、月经量少、愆期或经闭、舌淡、脉细等症。气血双虚必并有气虚和血虚的症状。气虚偏重者病先在肺脾，而后累及心肾；血虚偏重者病先在心脾，而后累及肝肾。

2. 气虚血瘀

气虚血瘀是指由气虚导致血行不畅，以气虚为本，血瘀为标的病证。《金匮要略·血痹虚劳病脉证并治》中的血痹证即是气虚血瘀证的最早记载，嗣后历代医家对此有不少发挥，其中以清代王清任发挥最详。他认为："元气既虚，必不能达于血管，血管无气，必停留而瘀，"强调气虚帅血无力，势必造成瘀血，并提出补气药与活血药同用的治疗原则，创补阳还五汤、急救回阳汤、止泻调中汤等九张益气活血方剂，治疗病症20多种，为后世医家所沿用。

导致瘀血的因素很多，但以气虚引起瘀血最为常见。气为血帅，气行则血行，若气分虚亏，推动血行的力量就相应减弱。尤其是心气不足，更易引起血滞。脉管中的血液在气虚的情况下，初起流动缓慢，继而瘀滞成块，形成虚中夹实的气虚血瘀证。

气虚血瘀证既有气虚证的疲倦乏力、少气懒言、声低息微等表现，又有瘀血证的疼痛、肿块、唇爪青紫、舌紫等症状和体征。本证的临床特点是劳累后瘀血证明显加重，这是因为"劳则气耗"，过分劳倦会导致气虚加甚，无力推动血行，从而使瘀血加剧。

3. 气滞血瘀

气滞血瘀既指气滞而引起血瘀，也指因血瘀而导致的气滞，即气滞、血瘀互为因果所引起的病证。气滞血瘀证与气虚血瘀证均有瘀血症状，但前者因滞而瘀，属于实证；后者因虚而瘀，气虚为本，瘀血为标，属本虚标实之证。一实一虚，迥然不同。

气滞血瘀是在脏腑气机失调的病理基础上逐渐形成的，最常见的为肝失疏泄，肝郁而气滞，气滞久而成瘀者。其他如心气失和，脾气不运，肺气不宣，肾气失封等都可逐渐形成气滞血瘀。气滞可使血瘀，血瘀也可致气滞。故《素问·玉机真藏论》谓："脉道不通，气不往来。"此外，寒热之邪也可致使气滞血瘀，如《灵枢·痈疽篇》谓："寒邪客于经络之中而血泣，血泣则不通，"说的是寒性凝滞气血。王清任谓："热则煎熬成瘀，"指的是热邪内燔，可致气涩血瘀。

气滞血瘀证以胸胁脘腹胀闷疼痛、或窜痛、或刺痛、拒按为主症。因本证由肝郁引起者最多，故每兼有性情急躁、胁下痞块、妇女经期少腹疼痛或经行夹有血块、脉弦等症，多见于慢性胃炎、胆囊炎、胆结石、慢性肝炎、神经衰弱、妇女月经不调等中老年疾病。

4. 气逆血逆

气逆血逆是指脏腑气机紊乱，气机逆而不顺，以致血液妄行的病证。人体在正常情况下，脏腑气机的升降出入是按照一定规律进行的，如脾气主升，胃气主降；肝气升发，肺气肃降；心火下降，肾水上济。这种有序的升降出入是维持机体新陈代谢的基本运动形式。气逆则是气机升降出入失常的一种表现，气逆则会导致血逆。《素问·调经论》谓："血之与气，并走于上，则为大厥，厥者暴死，气复返则生，不返则死。"是中医学对脑血管病的最早记载，其病理即为气血上逆。

引起气逆血逆的病因不外乎六淫、七情及饮食不节等。不同的脏腑有着不同的致病因素，如肺之气逆乱多由六淫所致，肝胆气血逆乱多因七情所伤，脾胃气血失顺则为饮食不节引起。气逆血逆证多见于脑血管疾病和以出血为主要症状的疾病，由于脏腑生理功能和致病因素的不同，气逆血逆的表现有上下之分。气逆血逆上行者常由于气盛，气有余便是火，故多属实证。如肝胃气血上逆则为吐血、呕血；肺气失肃而上逆则为咳血；肾气不纳，相火上亢则为咯血；气血上逆于脑则为中风。气血逆而下行者，常由于气陷，气陷多为气虚所致，故属虚证，如脾之气血下逆则为便血、崩漏等。这种病理状态在《灵枢·百病始生篇》中归纳为："阳络伤则血外溢，血外溢则衄血；阴络伤则血内溢，血内溢则后血。"

5. 气不摄血

气不摄血是指气虚不能统摄血而出现各种出血的病理状态。本证气虚主要指脾气虚弱，气不摄血实质上是脾不统血。如张景岳谓："盖脾统血，脾气虚则不能收摄；脾化血，脾气虚则不能运化，皆是血无所主，因而脱陷妄行。"脾气不足，统血无权，血难以自调，而不循经，最终外溢；又可致精微失运，生血无源，加重血虚之象。

气不摄血多因久病不愈，损伤脾气；或饮食失调、劳力、思虑太过伤及脾气，脾气不足，失去统摄血液之权，则血溢于脉外而出现各种出血病证。

气不摄血证以出血和脾气虚弱并见为其特征，临床表现既有衄血、便血、尿血、妇女月经淋漓不断等出血症状，又有面色苍白无华、神疲乏力、少气懒言等脾气虚弱之象。

主要见于各种出血的疾病，如血小板减少性紫癜、子宫功能性出血等。

6. 血脱气脱

血脱气脱是指因出血过多而形成的气血双脱的病理变化。《金匮要略·血痹虚劳病脉证并治》有"男子面色薄，主渴及亡血，卒喘悸，脉浮者，里虚也"的记载。文中"亡血"即为血脱之证，"脉浮"为血脱不能载气，气随血脱的表现，"卒"为暴发、危急之意，表明血脱气脱证多卒然发生，病情垂危。诚如张景岳所谓："暴吐暴衄，失血如涌，多致血脱气亦脱，危在顷刻者，此其内伤败剧而然。"血脱气脱证与气不摄血证均有气血双亏之象，但前者是在大量出血时，随即出现气脱之证；而后者气虽虚弱尚无气脱阳亡之虞，其出血多为慢性出血，两者易于鉴别。

血脱气脱证多因突然出血所致，如跌扑损伤、出血不止，或妇女血崩、失血过多，或暴怒伤肝、大量呕血，或素有便血、久治不愈。由于血液大量丢失，以致元气无所依附，随之外脱，导致气随血脱。

血脱气脱证临床的主要表现为面色苍白、四肢厥冷、大量出血、大汗淋漓，甚至晕厥等。元气外脱的症状常与出血症状同时出现，或见于出血之后。本证主要见于失血性休克。

第三章 气血辨证

疑难病的病机可概括为气机失调，气血不和。临床根据偏重或发病先后的不同，可分为气病、血病、气血同病。气病证候分为气虚、气实；血病证候分为血虚、血热、血瘀、血寒；气血同病证候分为气滞血瘀、气虚血瘀、气血两虚等。《素问·至真要大论》谓："疏其血气，令其条达，而致和平，"指出气血病的治疗主要在于调和气血，气血和调，则百病可愈。

气血是维持人体正常生命活动的主要物质，藉以分析和归纳人体种种生理现象。同时，气血也是各种疾病的病理基础，脏腑经络的病理变化无不影响气血，内外妇儿临床各科的病症无不涉及气血。因此，颜老指出气血病理变化在八纲、卫气营血、脏腑等辨证方法中，占首要地位。气血辨证是运用脏腑学说中有关气血的理论，分析气血的病变，辨认其所反映的不同证候。颜老在其多年的临床实践中提出"气血辨证"的概念，丰富了中医辨证方法，提出"十纲辨证"，为中医学诊治疾病提供了新思路。

"辨证"是中医临床的关键，也是治疗与用药的纲领，中医辨证核心是"八纲辨证"，八纲之中，虽无气血两字，但气血内容尽贯于八纲之中。八纲辨证的总纲是阴阳，人体在正常生理状态中，阴阳双方保持相对平衡，如出现一方偏衰，或一方偏亢，就会出现病理状态，而气血是人体阴阳的主要物质基础，气血正平，则阴阳平衡，疾患消除。表里辨证与气血关系也极为密切，表证辨证多宗"卫气营血辨证"，而卫属气，营属血；里证不外乎脏腑病变，而脏腑病变多与气血相关。虚实辨证更不能舍气血而言虚实，不论何种虚证，多兼有气虚或血虚，不论什么实证，皆与气血瘀滞有关。寒热辨证是两种绝对相反性质的病变，但寒热病变均直接影响气血的正常生化功能，如热则煎熬气血，寒则煎熬气血，寒则凝涩气血，而气血的寒热病变又直接反映到体征或症状的寒证与热证。故颜老提出"气血辨证"是临床辨证的基础，也是疑难病症的辨证基础。

第一节 气病辨证

一、气 虚 证

1. 气虚证的概述

气虚是指元气不足、机体脏腑功能衰退，出现全身虚弱的症象。故《诸病源候论·气病诸候》少气候说："此由脏气不足故也。"气是构成人体和维持人体生命活动、脏腑组织机能活动的精微物质，若气不足则诸脏失养，故表现全身机能活动减退。

气是物质、功能、能量三者的统一体，是一充斥于全身的处于动态的精微物质。因年老、病后而耗气；或饮食劳倦所伤，使水谷精气生化减少；或因先天禀赋不足，后天不节劳损，伐伤精气，使肾之精气受损，而出现气虚。《素问·举痛论》："劳则气耗。"说明劳倦可伤气。《素问·阴阳应象大论》："年四十，而阴气自半也，起居衰矣；年五十，体重，耳目不聪明矣；年六十，阴痿，气大衰，九窍不利，下虚上实，涕泣俱出矣。"说明气的盛衰与人的衰老有着密切的关系。而人至高年，元气日薄，脏气日衰，故老年人较易出现气虚证。正如《扁鹊心书·扶阳为本》说："人至晚年，阳气衰，故手足不暖，下元虚惫，动作艰难。"

气虚的初始为气不足，气虚的进一步发展则可损及阳气，因气为阳，阳化气，气虚之甚者，则为阳气虚，亦称阳虚。所以气虚与阳虚两者乃为因果关系。因气充养于全身各个脏器及部位，因而气的分类名称亦较多，由于脏腑间的互相关联，五脏之气的病变亦可相互相叉，互为影响，因此会出现单个脏腑的气虚，如心气虚、脾气虚、肾气虚等，也可累及两个或以上脏腑的气虚，如心脾气虚、肺脾气虚、心胆气虚、肺肾气虚等，也可影响到六腑功能失常，临床常见是胆气虚、胃气虚等。

2. 气虚证的临床表现及症候分析

气虚证的主要临床症象为：少气，呼吸微弱，甚则气促，懒言，神疲乏力，头晕目眩，自汗，活动则诸症加剧，或形寒怕冷，舌淡苔白，脉虚无力等。

气为人体脏腑组织机能活动的重要物质，气虚则全身脏腑组织、四肢百骸失养，故表现全身虚弱的证候。肺主气，司呼吸，气虚不能维持肺主气的功能，可见少气，呼吸微弱，甚至短促不足以息的症状。气为神之主，气充则神旺，气衰则神弱，故见倦怠乏力，懒言。脑为髓海，气虚则清窍失养，故见头晕目眩。气虚则卫外不固，则津液外泄故自汗，卫气不足则温煦失职，故见形寒肢冷，肌腠疏松，动则耗气，可使诸症增剧。正如《灵枢·口问》篇说："上气不足，脑为之不满，耳为之苦鸣，头为之倾，目为之眩。"舌淡苔白，脉虚无力均为气虚的表现。

（1）心气虚证

心居胸中、两肺之间，外有心包保护，为五脏六腑之大主，主血脉，藏神志。心气虚证多由先天禀赋不足，年老体弱，或久病体虚，暴病伤及正气等损及心之功能，心的气虚可导致全身气虚，或全身气虚而可累及心的生理功能。在心气虚的基础上，可因影响阳气的温煦鼓动功能而出现心阳虚证候，心阳虚的严重阶段，致虚阳浮越，阴阳逐渐离决而成为心阳暴脱。心气虚证临床表现为心悸怔忡，气短乏力，活动后尤甚，兼有胸闷不适，神疲自汗，精神委靡，面色㿠白，舌淡，苔白，脉细弱或结代等。

颜老认为，心主血脉，心气虚则运血无力，气虚血瘀，心血不畅，故轻则心悸，重则怔忡，或心胸憋闷感。《诸病源候论·五脏六腑病诸候》心病候指出："心气不足，则胸腹大，胁下与腰背相引痛，惊悸恍惚，少颜色，舌本强，善忧悲，是为心气之虚也。"其进一步指出，本证的主证是心悸。心气虚则气短，活动过劳则耗气，故乏力，活动时则气短加重。气虚不能固表，故自汗。心主神志，心气虚神志失养，故见精神委靡。《金匮要略·五脏风寒积聚病脉证并治》指出："心气虚者，其人则畏，合目欲眠，梦远行而精神离散，魂魄妄行。"心气虚则心血不能上荣于面和舌，故面色㿠白，舌淡，苔白。心气虚，心血少，血少不能充于脉，则脉细，气虚则脉气不相顺接，故脉结代。

心气虚进一步发展必损及心阳，引起心阳虚甚则心阳暴脱。

心阳虚证：是指心中阳气不足，气血失于温运而出现一系列症状的总称，亦是心脏功能活动影响较重的症象。多由于久病体虚气耗，年老脏气虚衰；或素体禀赋不足，引起心阳不振；或思虑过度，劳倦伤神以致心阳不足。其临床症象为：心悸，心中空虚，惕惕而动，心胸憋闷，形寒肢冷，气短息促，自汗，面色苍白，倦怠乏力，舌淡，或舌淡胖而嫩，脉细弱，或结代，或迟。在不同的心病中，心阳虚的症象亦有不同，如心悸病之心阳虚者，其症象见心悸，心中空虚，惊惕而动；胸痹病之心阳虚者，其症象为胸闷，憋满，气短，疲乏，甚则闷痛等。由于心阳虚而失温运血脉之职，使血行无力而瘀阻心脉，不通则痛，故心阳虚证多有胸痛、心痛。同时心阳虚证可兼有其他脏之阳气虚损，如心脾阳虚、心肾阳虚、心肺阳虚等。心阳虚日久，可致水湿稽留，常见颜面、肢体水肿。

心阳暴脱证：心阳虚证进一步发展，可致心阳暴脱之危象。此危象乃因心之阳气骤然脱失，宗气大泄而出现。其临床症象为：突然大汗淋漓，四肢逆冷，口唇青紫，气短息数，神志模糊，甚则昏迷不省人事。一般在发生心阳暴脱前多有心胸憋闷，胸痛心痛，心悸气短，不耐活动等先兆症象。胸痹病患者发生心阳暴脱，其症象特点是心痛彻背，心悸气短，面色苍白，喘息不得卧，大汗淋漓，四肢厥冷，甚则神识不清，脉微细欲绝，亦即临床常见的急性心肌梗死症象。

（2）脾气虚证

脾气虚证，是由脾气素虚，或大病后，过服寒冷，或饮食不节，劳伤脾胃等致脾气虚弱，运化失常，饮食物精微生成、输布等失常，气血化生乏源，致机体失于充养所表现的证候。正如李东垣在《脾胃论·脾胃胜衰论》中所说："胃中元气盛，则能食而不伤，过时而不饥。脾胃俱旺，则能食而肥；脾胃俱虚，则不能食而瘦。"脾气虚证临床表现为面色萎黄，头目眩晕，倦怠乏力，懒言，呼吸少气，动则气促，四肢消瘦，乏力，食欲不振，食后脘腹胀满，或肢体浮肿，小便不利，肠鸣便溏，或心悸怔忡，舌淡苔白，脉弱等。

颜老认为，脾为后天之本，脾气不足，生血乏力，故可引发气血两虚，不能上荣于头面清窍，故见头目眩晕，面色萎黄。脾气虚弱，则宗气生成乏源，故见倦怠乏力，气短懒言。脾为肺之母，脾气虚影响肺主气功能，故见呼吸少气，动则耗气，故动则气促。脾主肌肉，又主四肢，脾气虚不能运转精微之气以养肌肉，故肌肉消瘦。四肢者诸阳之本也，禀气于脾胃，气虚则无以温养，故四肢倦怠乏力。脾主运化，脾气虚弱，运化无权，故见食欲不振，食后脘腹胀满。脾气虚弱，运化水湿不利，流溢于肌肤，故肢体浮肿，影响膀胱气化功能故小便不利，脾胃运化水湿功能失司，水谷内停，清浊不分，混杂而下，故见肠鸣便溏。由于脾为后天之本，脾气不足，生血乏力，故可引发气血两虚，心失于气血滋养，则心悸怔忡。舌淡苔白，脉缓弱，皆脾气虚所致。

（3）肾气虚证

肾气虚证又称为肾气不固证，是因先天禀赋不足，或因高年肾气亏虚，房事过度，久病肾伤等所致，引起膀胱、精囊、冲任带脉等的固摄功能减弱所产生的证候。因肾气由肾阳蒸化肾阴而成，肾气虚是在肾阴或肾阳不足的基础上产生的，因此，肾气不固证，往往兼见有肾阴虚或肾阳虚的证候表现。肾气虚证临床表现为头晕，耳鸣，神疲乏力，听力减退，腰酸膝软，夜间多尿或淋漓不尽，性功能减退，男人阳痿或遗精早泄，女人带下清稀，滑胎，舌质淡苔白，脉细弱等。

颜老认为，腰为肾之府，肾主骨生髓，脑为髓海，肾上开窍于耳，下开窍于二阴。肾气虚，不能上承濡养清窍，可致髓海失养，同时肾气虚则水亏而木摇，故可致头目眩晕，神疲乏力。肾开窍于耳，肾气虚则影响双耳正常功能，出现听力减退。腰为肾之府，肾气虚则腰膝失于濡润，则腰膝酸软。肾与膀胱相表里，膀胱之约束、贮存小便的功能全赖肾气的作用，肾气虚，膀胱约束功能相应减弱，而使小便频数而清，或遗尿；夜间阳气虚阴气盛，故夜间遗尿或夜尿频多。肾藏精，若肾气虚，精关固秘乏力，则易滑精或早泄。带脉、任脉之功能亦赖于肾气，若肾气虚带脉失固，则带下清稀量多；任脉失养，胎元不固，故易致滑胎。舌质淡苔白，脉细弱均为肾气虚所致。

（4）肾不纳气证

肺主气，司呼吸，肺为气之主，肾为气之根，肺主呼吸，有赖于肾之摄纳，肾气充足则呼吸之气才能达到一定深度，以利于气的交换。肾脏虚损，摄纳无能，肺吸入的清气难以下纳于肾，则出现呼吸表浅或呼多吸少，甚则上逆而发之虚喘证，即称肾不纳气证。形成肾不纳气，多由于久咳久喘，肺损及肾，或因劳伤肾气而累及肺气亦虚。故肾不纳气，往往称作肺肾气虚。而肾气是由肾阳蒸化肾阴而产生，肾气虚必与肾阴或肾阳之不足有密切关系，因此肾不纳气证，就有偏肾阴虚或偏肾阳虚之不同见证。临床表现可见喘促日久，动则喘甚，呼多吸少，气不得续，形瘦神疲，汗出肢冷，面青唇紫，浮肿，舌苔淡白或黑润，脉微细或沉弱。或喘咳，面红烦躁，口咽干燥，足冷，汗出如油，舌红少津，脉细数等。

颜老认为，久病肺虚及肾，肾气失摄纳，故见呼多吸少，气不得续，动则耗气，故动则喘甚。肾虚精气耗损则失养，故形瘦神疲。肾阳虚衰，卫阳不固则汗出，阳气不能温养则肢冷，面青唇紫。肾主水，阳虚气不能化水，故见跗肿。舌苔淡白或黑润，脉微细或沉弱为肾阳虚的表现。若真阴衰竭，阴不敛阳，阳气上越，气随上逆，则见喘急面红，咽干，烦躁。虚阳上浮，下肢失其温煦，故见足冷。卫阳上越不能固表，故汗出如油。舌红少津，脉细数等为戴阳之征。

（5）肺气虚证

肺气虚证是肺的功能不足所现的临床病证。肺主气、司呼吸，若此功能减退致肺失宣降，故见咳嗽，气喘，乏力等症状；此外肺主气属卫，与皮毛相表里，外邪上受，首先犯肺，肺气失宣，卫气被遏，出现一系列卫表症状，如平素易患感冒，自汗畏风等。肺气虚证临床表现为咳嗽气短，咳痰清稀，自汗畏风，懒言声低，倦怠乏力，舌淡苔白，脉细弱等。

颜老认为，肺主气，又主宣发肃降，肺气虚，则宣降失常，故咳嗽气短。如《诸病源候论·气病诸候》少气候说："肺主于气，而通呼吸，脏气不足，则呼吸微弱而少气。"肺气虚则不能正常施布津液，津液内停，故咳痰清稀。卫气护卫肌表，肺主皮毛，肺气虚则卫气弱，不能固密肌表，故自汗畏风。肺气是宗气形成的主要成分，肺气虚则宗气不足，故懒言声低。肺主诸气，肺气虚则全身功能衰退，故倦怠乏力。舌淡苔白，脉细弱无力，皆肺气虚所致。

（6）胆气虚证

胆主决断，是指胆具有判断事物，作出决定的作用。本病多因禀赋不足，体质羸弱，胆气虚或情志内伤，暴受惊骇，如目见异物，或耳闻巨响伤及胆气。胆气虚则决断无权，以形成胆怯易惊，善恐，失眠多梦等胆气虚的表现。胆气虚证临床表现为惊悸失眠，夜多噩梦，时易惊醒，惧闻响声，触事易惊，心中澹澹恐，如人将捕之，善太息，神疲乏力，舌淡脉弦细等。

颜老认为，胆主决断，胆气虚决断无权，故易于胆怯，善惊，心中澹澹恐，如人将捕之。心主神，心胆气虚，心神不安，则心悸。肝胆相表里，胆气虚则气机失调，故善太息。气虚则神疲乏力。

（7）胃气虚证

胃气虚证，是指胃气虚弱，失其和降，以胃脘隐痛或胀满，喜按，食少等为主要表现的虚弱证候。多因饮食不节，劳倦过度，久病失养等原因损伤胃气所致。临床表现为胃脘隐痛，痛而喜按，纳呆食少，食后脘胀，或恶心呕吐，少气懒言，或气短声低，面色萎黄，肢体倦怠乏力，舌淡苔白，脉虚弱等。

颜老认为，如素体胃气虚弱，或久病伤及胃气，胃受纳腐食功能失司，胃失和降，故见纳呆食少，胃脘胀满不适，或恶心呕吐。气不化食，故见胃脘隐痛不适，揉按腹部则助阳化气，故痛而喜按。胃为水谷之海，后天之本，气血化生之源，胃气虚则不能化生气血，四肢百骸失养，故少气懒言，气短声低，面色萎黄，肢体倦怠乏力。舌淡脉弱，为气虚表现。

（8）心肺气虚证

心肺气虚证，多因久病咳喘，耗损肺气，日久累及于心，或因年老体虚，劳倦太过，伤及心肺之气所致。临床可见咳嗽而喘，心悸，胸闷，动则尤甚，咯痰清稀，自汗，神疲乏力，面色淡白，舌淡苔白，脉弱或结或代等。

颜老认为，肺气虚，宣降失司，故见咳嗽，气喘。心气虚，鼓动无力，故见心悸。心肺居于胸中，气虚则胸失其养，故见胸闷。肺卫气虚不能固卫肌表，故见自汗。动则耗气，故动则诸证加重。肺主行水，肺气虚则水液内停成痰，故见痰液清稀。气虚则全身失其濡养，机能活动减弱，故见面色淡白，神疲乏力。舌淡苔白，脉弱或结或代是心肺气虚的临床表现。

（9）脾肺气虚证

脾肺气虚证，多因久病咳喘，耗损肺气，子病及母，伤及脾气，或饮食不节，脾胃受损，土不生金，累及肺气所致。临床可见久咳不止，气喘，痰清稀，食少，腹胀，便溏，声低懒言，面白无华，舌淡，苔白滑，脉弱等。

颜老认为，久病喘咳，肺气受损，宣降失司，则咳嗽不止，气喘。肺主行水，肺气虚则水液内停成痰，故见痰液清稀。脾气虚则运化无力，则食少，腹胀，便溏。气虚则全身脏腑功能减退，故声低懒言，神疲乏力。气虚则运血无力，面部失养，故见面白无华。舌淡，苔白滑，脉弱，为气虚之征。

3. 气虚证辨证要点

虽然气虚常是具体表现为某个脏腑的虚损不足，然而在形神舌脉上还是有其共同表现，如少气懒言，乏力等；临床上除有其共同的症状表现外，还可随疾病出现的脏腑部位不同，而各有不同的症状表现，且常见有脏与脏，腑与腑同病的表现，在辨证时可抓住某脏某腑气虚必有的临床表现，以便能做到正确的辨证和治疗。气虚证患者中，有一部分与其年龄、体质关系非常密切，尤其是老人及儿童。此外，肥胖体质的人多因贪食少动则有发为气虚证的倾向，瘦长无力型体质的人也往往会有气虚气陷的病变。在对气虚证辨证时，上述这些情况都要注意分析。在辨证中还应注意气虚证在疾病的演化过程中，可表现出不同的夹杂症状。如气虚证兼见水肿、痰饮、癃闭等病，故在辨证时要注意其出现的夹杂症状，加以鉴别。

二、气　滞　证

1. 气滞证的概述

气证滞是指机体某一部位，某一脏腑，某一经络的气流通发生障碍，出现"气行不畅"、"不通则痛"等一系列症状的总称。人体气息运行，无处不到，故气机郁滞病变，五脏六腑皆能发生。《素问·举痛论》中就有"五脏卒痛"的记载。《临证指南医案·郁》中所述："郁则气滞，其滞或在形躯，或在脏腑。"也说明其病变范围，非常广泛。

气滞多为病邪侵袭，情志不舒，或外伤等因素所致，《金匮钩玄·气作阳动作火论》说："今七情伤气，郁结不舒，痞闷壅塞，发为诸病。当详所起之因，滞于何经，有上下部分脏气之不同。"这指出了不同部位的气滞病变，必须辨清起病原因的重要意义。一般而言，气滞多见于疾病的初期，故有"初病在气"之说。

气滞证是气的病变中最为常见的病证，亦是演化各种气病的基础。如可导致气机逆乱而眩晕，晕厥，昏迷等；亦可导致气闭证而神志昏迷，口牙紧闭，九窍闭塞不用等；亦可导致郁热证而心火偏旺，风阳上亢等。然而，由气滞转变为气滞血瘀则为最常见的病机演变规律。情志因素是导致气滞的主要因素，它不仅可导致气滞，还可导致其他气运失常病证，如《素问·举痛论》云："百病生于气也。怒则气上，喜则气缓，悲则气消，恐则气下，寒则气收，炅则气泄，惊则气乱，劳则气耗，思则气结。"气机郁滞日久不解，可影响水津的输布，而酿痰生饮；影响血液的运行，往往致血行不畅，瘀血内停；在阳盛之躯，气郁更易化火，而火郁不解，必然暗耗阴血等等。气滞的病理演变，是随着患者内在条件的不同而不断变化的。因而，对于病机的分析，必须从动态中观察，才能把握时机，及时而正确地作出诊断。

2. 气滞证的临床表现及症候分析

气滞证的临床症象主要为：胀、闷、痞、痛四大症状，其特点是胀闷、疼痛时轻时重，部位多不固定；痞胀时急时缓，时聚时散，且与情志因素有关。气滞导致的胀闷疼痛，不仅能在一脏一腑中单独出现，在脏腑同病中，更为多见，如肝胃气滞，常见脘胁胀闷疼痛，肝胆气滞多见胁肋胀痛。腑与腑同病，亦能出现气滞证，如胃肠气滞的胀痛，往往得嗳气或矢气而缓解，而胃气胀或肠气胀也可单独出现，在辨证时，具有现实指导意义。

气滞证，以胀闷疼痛为辨证要点。引起本证的病因不同，病变部位及病情轻重亦有不同。一般来说，轻者多见胀闷，重者则为疼痛。气滞者引起的胀闷疼痛，时作时止，攻窜作痛，无固定部位，按之无形，触之无物，随情绪变化而增减，或得太息、矢气而觉舒。《景岳全书·杂证谟》心腹痛说："痛证当辨有形无形，无形者，痛在气分。凡气病而为胀为痛者，必或胀或止，而痛无常处，气聚则痛而见形，气散则平而无迹，此无形之痛也。但宜顺气，气顺则痛自愈矣，"明确提出了气滞证与其他因素引起胀闷疼痛的鉴别要点，对于临床辨证，具有现实指导意义。

（1）肺气郁滞证

肺气郁滞证，是肺主气，司呼吸，宣发肃降功能失司所表现的证候。肺是气体交换的场所，通过肺的宣发肃降作用，不断吸进清气，排出浊气，吐故纳新，实现机体与外界环境之间的气体交换，维持生命活动。肺气郁滞证是由于情志抑郁或邪气干肺，或久病等致肺气郁闭，华盖不宣，玄府不启，气壅上焦，无以外达宣散而引起，临床可见咳嗽气喘，胸膈胀满，痞塞不通，声音嘶哑，或猝然失音，或身尽肿，小便癃闭，脘腹痞痛，大便秘结，舌质薄白或红，苔白或黄，脉弦数等。

颜老认为，肺主气，司呼吸，外邪致肺宣降失司，清气难入，浊气难出，交博于胸中，而有咳嗽及气喘。外邪致肺宣降失司，气机不畅，郁滞于胸，故见胸膈胀满，痞塞不通。肺脉上循咽喉，为音之门户，肺气壅塞，则声门开阖不利，故声音嘶哑，甚至猝然失音。肺为水之上源，主通调水道，下输膀胱，肺气郁闭则气化受阻，水道不通致水液溢于肌肤，症见身肿，下窍不通而为癃闭。肺与大肠相表里，肺失宣降可致腑气不通，而见便秘。气郁日久化热，故可见舌质薄白或红，苔白或黄，脉弦数。

（2）肝气郁结证

肝气郁结证，是因肝之疏泄条达功能紊乱所表现的证候。肝具有疏通、畅达全身气机，使脏腑经络之气的运行畅通无阻，如促进精血津液的运行、脾胃之气的升降、胆汁的分泌排泄及情志的舒畅。肝气郁结证，临床上较常见，多从肝经部位开始，以两胁及少腹最为明显，然后循经扩散，上及胸膺，下及前阴等处；再影响脾胃，出现食呆、嗳噫，呕恶，泄泻等消化不良症状，即常说的"木克土"的证候。并因气机阻滞，使情志不畅，引起恼怒，急躁等精神不安现象。《笔花医镜·女科证治》所指出的："肝气者，妇女之本病。"指出肝气郁结证，多见于女子。临床表现为情志抑郁，情绪不宁，胸闷善太息，胸胁胀痛，痛无定处，或脘闷嗳气，腹胀纳呆，或呕吐，大便失常，女子月事不行，妇女经前乳房胀痛，经前少腹痛，或月经不调，甚或经闭，或梅核气或瘿瘤，舌淡红苔薄腻，脉弦。或急躁易怒，或少寐多梦，口苦而干，头目眩晕，或气厥，舌红、苔黄白，脉弦急等。

颜老认为，情志不遂，致肝失条达，故见精神抑郁，情绪不宁，胸闷而喜太息，因太息则气机得畅，胸闷可稍舒。肝气郁结而使经气不利，气善行，可致肝经循行部位（胸胁、乳房、少腹等）呈现胀闷疼痛或窜痛，痛无定处，若影响及冲任脉，则出现痛经，月经不调现象。肝气郁滞，横逆犯脾干胃，影响脾胃运化，故见脘闷嗳气，腹胀纳呆，致胃气上逆则见呕吐。肝气郁滞致大肠传化糟粕失司，故见大便失常。肝气郁滞影响脾胃运化水湿，日久成痰，痰气互结于咽喉则为梅核气，积聚于颈项则为瘿瘤。若气郁日久化火，则情志不和，神魂不潜，故急躁而怒，少寐多梦。肝气郁滞则疏泄失权，胆汁上溢，故口苦而干。肝脉上于头，开窍于目，肝郁则脉络失和，空窍不利，故头目眩晕。气厥发生较少见，患者多在受到突然而比较严重的精神刺激后才发病，是因气机逆乱，一时性上蒙清窍而致，也是因气机郁结过甚，一时超越了肝之调节能力而逆乱无羁的表现。肝性失柔，经脉劲急有力，故见弦脉。若肝郁气滞化而为火，则急躁易怒，舌红、苔黄白，脉弦急。

（3）脾气郁滞证

脾具有把饮食转化为水谷精微和津液，并把水谷精微和津液输布致全身脏腑百骸的作用。脾气主升，即脾气的运化以上升为主要表现形式，饮食、情志、劳倦等致脾失健运，影响气机升降，而出现腹胀纳少等脾气壅滞的表现。脾气郁滞日久可致脾主升清功能失司，而清气上升不力则脾气虚，致气机下陷及脏器下垂。如金·李东垣《脾胃论注释·脾胃虚则九窍不通论》中对脾失升清的病证是这样论述的："脾胃既为阴火所乘，谷气闭塞而下流，即清气不升，九窍为之不利，胃之一腑病，则十二经元气皆不足也。气少则津液不行，津液不行则血亏。故筋、骨、皮、肉、血、脉皆弱，是气血俱羸弱矣。劳役动作，饮食饥饱，可不慎乎？凡有此病者虽不变易他疾，已损其天年。"脾气郁滞证临床表现为脘腹痞满胀闷疼痛，不思饮食，呕恶欲吐，呃逆嗳气，大便秘结或大便不爽，泻下物黏滞，便时腹部有胀痛感，苔腻，脉弦或滑等。以脘腹痞满胀痛，呕吐，纳差，苔腻为临床特征。

颜老认为，因暴饮暴食，饮食不化或过食辛辣油腻，酿生湿热，或外感寒湿，蕴胃呆脾，或情志不遂，肝失疏泄，脾伤气结则致脾气郁滞。脾与胃互为表里，气滞于脾，胃失和降，受纳不及，气逆于上，故不思饮食，呕恶欲吐，呃逆嗳气。脾气郁滞，气机不畅，不得宣达，胃失通降，大肠传导失司，糟粕内停，不能下达，故大便秘结。因脾失运化，则津液内停成水湿或痰饮，脾胃运化乏力，饮食内停中焦，下注大肠，则泻下物黏滞不爽。气滞腹中，则排便时自觉腹部胀痛。苔腻，脉弦或滑，为湿邪内停之象。

（4）胃脘气滞证

胃有"水谷之海"之称，主受纳、腐熟水谷，胃以通降为用。若饮食、情志、外邪致胃通降失司，则出现纳呆脘闷，呕吐，呕逆，嗳气，或胃脘部胀痛，大便秘结等胃失和降的表现。而脾胃互为表里，故胃失和降常与脾气不升相互影响。临床表现为胃脘胀满，或腹中胀痛走窜，游走不定，纳呆食少，胸闷痞塞，嗳气得舒，大便困难，舌淡红苔薄，脉弦等。

颜老认为，胃以通降为顺，各种原因致胃气壅滞不能下行，不通则痛，气无形善行，故见胃脘胀满疼痛不适，攻窜作痛，游走不定。胃气失于和降，滞结于胃脘，影响胃受纳腐熟功能，故见纳呆食少。胃气郁滞不能下行，浊阴不降，清阳不升，阻滞胃脘，故见胸闷痞塞。胃气上逆，浊气得以暂时消减，故嗳气后得舒。气机升降失常，胃肠传导阻滞，壅塞不通，故大便困难。舌淡红苔薄白，脉弦为胃脘气滞的表现。

（5）胆郁痰扰证

胆郁痰扰证，是由于情志不遂或精神刺激等致肝气郁结，气郁生痰，痰郁化热，胆气被扰，影响胆贮藏和排泄胆汁、胆主决断的功能，而发此病证。《温热经纬·方论》中指出："罗东逸曰：胆为中正之官，清静之府，喜宁谧，恶烦扰，喜柔和，不喜壅郁，盖东方木德，少阳温和之气也。是以虚烦惊悸者，中正之官，以燔热而不宁也。热呕吐苦者，清静之府，以郁久而不谧。痰气上逆者，土家湿热反乘，而木不得遂其条达也。"临床表现为惊悸失眠，烦躁不宁，口苦咽干，呕吐苦水，两侧头痛，目眦痛，目眩，耳鸣耳聋，胸胁满痛，寒热往来，烦躁易怒，夜寐不安，舌红、苔薄或黄腻，脉弦或弦数等。

颜老认为，痰热内扰，胆气不宁，则惊悸失眠，烦躁不宁。热蒸胆气上溢，则口苦咽干。胆热犯胃，胃气上逆，则呕吐苦水。足少阳胆经起于目外眦，环绕于耳，行于头部两侧，部于胸胁，外邪犯胆经，胆经气机不舒，故见两侧头痛，目眦痛，目眩，耳鸣耳聋，胸胁满痛。少阳经位于半表半里，外邪客于胆经，故见寒热往来。肝胆相表里，胆气郁滞影响肝主疏泄之功，故见烦躁易怒。日久郁而化热，故见咽干，苔薄黄或黄腻。弦脉主肝胆病。正如《医话医论荟要·苏诚练医话》温胆汤浅谈一文中提到："胆与肝、胃、心、脑关系密切，故凡头晕头痛、心悸、失眠、恶心、呕吐、神志不宁等症，皆由胆经首先受病，继则传化而来，故通过治胆，可使疾病获愈。"

（6）小肠气滞证

《素问·灵兰秘典论》："小肠者，受盛之官，化物出焉。"所以说小肠的功能为受盛化物和泌别清浊，即接受胃已腐熟之饮食水谷，进行分清泌浊，精微归于脾，糟粕输于大肠。因此小肠的病症常与脾胃产生的病症，不易分清，同时与脾胃相互影响。小肠位于脐腹，而小腹、前阴为肝经分布，所以肝寒而致的阴囊或睾丸肿大，及腹股沟处出现的"狐疝"等病症亦多归于小肠气滞。临床表现为脐腹部胀满疼痛，走窜不定，时轻时重，纳少，恶心，呕吐，得嗳气矢气则胀减，或疼痛连及睾丸、腰胯等处，坠重不舒，行走不便，形寒肢冷或在胯腹部（腹股沟）有软的肿块突起，甚则一侧阴囊肿胀，或睾丸偏坠，舌苔白滑，脉弦数或弦涩等。

颜老认为，小肠受盛化物，泌别清浊。小肠位于脐周，气滞不通，不通则痛，故脐腰部胀满疼痛，气无形而善行，故疼痛时轻时重，走窜不定。小肠主受盛化物，小肠气运化不畅，甚则气机上逆，嗳气矢气则气机不畅暂得缓解，故见纳呆食少，恶心呕吐，得嗳气矢气则胀减。小腹、前阴为肝经循行部位，肝寒则收引，不通则痛，故见疼痛连及睾丸、腰胯等处，坠重不舒，行走不便，形寒肢冷。肝气郁滞，气机不畅郁滞局部，不通则痛，气聚无形，故见在胯腹部（腹股沟）有软的肿块突起，甚则一侧阴囊肿胀，或睾丸偏坠。

（7）脾胃不和证

脾胃同居中焦，脾主运化水谷，胃主受纳腐熟水谷；脾主升清，胃主通降，两者相辅相成，互为表里。脾胃同为气血化生之源、后天之本，起着运化、受纳、腐熟水谷精微，濡养全身的作用。在气机方面，脾气主升，指将水谷精微及津液向上输布；胃气主降，指将受纳的水谷初步消化成食糜，通降下行至小肠。脾胃之气升降相互影响制约，既保证了饮食运纳功能的正常运行，又维护着内脏位置的相对恒定。在病理情况下，则相互影响，或同病。如脾气虚则导致胃失和降，而胃失和降亦可影响脾气升运的功能。脾胃不和证临床表现为胃脘部饱闷发胀，隐痛，食少，食后不易消化，嗳气，甚则呕吐，腹胀，大便溏薄，舌苔薄白，脉细等。

颜老认为，饮食不节、情志不遂等致胃失和降，气机郁滞胃脘，不通则痛，胃脘部饱闷发胀，隐痛。胃气郁滞影响胃受纳水谷，故见食少。胃气郁滞影响脾主运化功能，故食后不易消化。胃失和降，胃气上逆故见嗳气，呕吐。胃失和降影响大肠传化糟粕及主津之功能，故见腹胀，大便溏薄。

（8）肝胃气滞证

肝主疏泄，胃主受纳与和降，肝气得疏则胃气得降。肝气郁滞，疏泄失职，横逆犯胃，影响胃主受纳、和降功能，则出现本证。肝胃气滞证临床表现为胃脘胀闷，攻撑作痛，痛连两胁，嗳气呃逆，每因情志因素而发作，善太息，舌苔薄白，脉弦等。

颜老认为，胁为肝经循行部位，肝气横逆，气多走窜游移，气滞于胃脘，胃失和降，故胃脘胀痛，攻撑作痛，痛连两胁。胃失和降，气机上逆，故见呃逆嗳气。情志不和，气机郁滞加重，故每因情志因素而发作。叹息后气机郁滞暂得缓解，则善太息。

3. 气滞证的辨证要点

临床对气滞证的辨证，首先要辨清其主症。气滞证特有的主要症状，即局部的胀、闷、痞、痛。其特点为胀闷痞痛，胀重于痛，时胀时消，时轻时重，攻窜走行，部位不定。其次要辨清引起气滞的病因：如病邪侵袭，情志不舒，饮食所伤，或跌扑外伤等。由于病邪不同，其临床表现也各有不同。在辨证时，只有找到其致病的因素，方可合理的确定治疗原则。同时气滞证见于疾病的早期，多为某一脏腑，某一经络，即机体的某一部分发生的病变，因此，在辨证时，要注意辨明病位，以利确诊。

三、气　逆　证

1. 气逆证的概述

气逆证为气机应降而不降，反而逆行冲上的一种病证，表现为气机上冲，或咳或喘，或恶心，或呕吐，或气逆攻冲。究其病因，多由肝、肺、胃上逆所致。肺为华盖，主一身之气，其气宜宣降，若因外邪侵袭，或痰湿水饮等内阻，以致肺失肃降则气机上逆，发为咳喘。胃为水谷之海，主腐熟，和降为宜，宜降不宜升，若胃失和降，其气上行则为呕吐。肝气之上逆，多与情志因素有关，《素问·举痛论》说："怒则气逆。"就是指恼怒伤肝，是导致肝气上逆的常见原因。其次，古人所谓的"奔豚证"也是气逆的一种病证。多由肝气郁结，横逆冲上，或阳气不足，寒饮内停，上乘阳位所致，症状表现为《难经》所谓："肾之积，名曰奔豚，发于少腹，上至心下，若豚状，或上或下无时，"《金匮要略》亦谓："奔豚病，从少腹起，上冲咽喉，发作欲死，复还止。"

2. 气逆证的临床表现及症候分析

（1）肺气上逆证

肺主气，司呼吸，肺主宣发肃降，多由外邪侵袭，或痰湿水饮等内阻，以致肺失肃降引起本证。正如《重订通俗伤寒论·气血虚实》中所述："肺气实而上逆，则有胸痞头眩，痰多气壅等症，甚则喘不得卧，张口抬肩。"肺气上逆，以咳喘为主症，临床辨证，应分清咳喘主次轻重，并结合病程、病情、年龄等情况进行综合分析，对于辨病诊断，确定治法，选方择药，以及估计预后等方面，皆具有积极的意义。肺气上逆证临床表现为咳嗽，喘息，甚至张口抬肩，喘不得卧，胸痞，头目眩晕，痰多气壅，胸满，舌红，脉滑数等。

颜老认为，外邪侵袭，使肺失肃降，邪气内壅滞于肺，气机上逆，故咳嗽喘息，张口抬肩，不得平卧，以缓气逆之急。肺居于胸中，肺气上逆，肃降无权，故胸中痞闷。浊气上逆，扰乱清窍，故见头目眩晕。肺失肃降，气机不利，津液不能正常输布，聚集体内化痰，肺为贮痰之器，痰内阻息道，故见痰多气壅。舌红，苔滑数，为痰郁化热的表现。

（2）胃气上逆证

忧思伤感，宿食在胃，中脘伏痰，胃受邪热，瘀血停蓄等因素，皆能使胃气上逆，临床可见呃逆，嗳气，恶心呕吐，或伴见嘈杂，吞酸吐酸等症。正如《重订通俗伤寒论·气血虚实》说："胃气实而中满，则有嘈杂懊恼，嗳腐吐酸等症，甚则食不能进，呕吐呃逆。"本证临床表现为呃逆，嗳气，恶心呕吐，胸脘不舒或胀满疼痛，舌淡红苔厚，脉弦等。

颜老认为，胃受盛腐熟水谷，为水谷之海，以通降为用。饮食、情志、感受外邪等致胃失和降，胃气上逆，出现呃逆嗳气，恶心呕吐，反胃等。胃气上逆不能通降，水谷停滞中焦不化，不通则痛，故胸脘不舒，胀满疼痛，舌苔厚腻。气逆不舒，故见脉弦。

（3）肝气上逆证

肝主疏泄，喜条达，情志不遂易影响肝之疏泄功能，怒伤肝，可致肝气升发太过，气逆于上，而出现头痛，眩晕，昏厥，呕血，急躁易怒，脉弦等症。正如《重订通俗伤寒论·气血虚实》谓："肝气实而上冲，则有头疼目眩，呕酸吐苦等症，甚则消渴，气上冲心，心中疼热。"本证临床表现为头部胀痛，急躁易怒，两胁窜痛，胃脘胀闷，嗳气吞酸，或伴咯血，吐血，衄血甚至昏厥，脉弦等。

颜老认为，肝主升发，其性易动。怒伤肝，可致肝气升发太过，气逆于上，故见头部胀痛，耳鸣耳聋，急躁易怒。肝经循行于两胁，肝气不舒，故两胁窜痛。肝气横逆犯胃，则胃脘胀满，嗳气吞酸。肝为刚脏，内寄相火，气逆易从火化，灼伤络脉，热迫血行，故肝经郁火上逆，常致呕血。肝气上逆肺胃，肺胃失其肃降，血络受损可见咳血、咯血、衄血等。肝气上逆之极，则血随气逆，血液瘀积于头部，故可为薄厥。如《素问·生气通天论》说："大怒则形气绝，而血菀于上，使人薄厥。"肝气上逆的发病，大多与情志有关，如暴怒、大喜大悲等，故其来势一般较为急速，特别是昏厥、呕血，往往突然发生，所以，对于精神因素的作用，不可忽视。

3. 气逆证的辨证要点

临床辨证时要注意气逆证引起病变脏腑的不同，故抓住各个脏腑的气逆症状表现，才能对气逆证作出明确的诊断。一般来说，肺以肃降为顺，胃以降为和，肝以疏泄为宜。此外，还应注意寒、水等邪气皆可导致肝肾之气循冲脉挟胃气上逆，而致出现腹内拘急疼痛，自觉有气从少腹上冲胸脘咽喉，状如"奔豚"等症状。在辨明某脏腑的气逆表现后，还必须注意分析其致病的病邪性质。在临证时，宜分别对肺气逆，胃气逆，肝气逆，以及冲任气逆等进一步作病邪性质的分析，以利于作出正确诊断，便于正确的治疗。

四、气　陷　证

1. 气陷证的概述

气陷证多在气虚的基础上出现的另一种气机失常，表现为气的升举固托乏力，反而下陷而出现的病证。气陷证是不同脏腑病变在出现气虚下陷这一相同病机时的总称。因此气虚下陷证，除见头晕目花，神疲乏力，少气懒言等气虚证；又见络脉松弛，升举无力，而反陷下的腹部坠胀，或久泄久痢，或肛门外脱，或子宫下垂等症。临床辨证，主要掌握气虚与气陷症状同见，即可作出诊断。

气陷证，往往由气虚进一步发展而成，故多见于慢性杂病，病程一般较长。多因久泻久痢，或劳累过度，或产后过早劳动，或小儿元气未充等因素引起。《景岳全书·杂证谟》脱肛中说："有因久泻久痢脾肾气陷而脱者，有因中气虚寒不能收摄而脱者，有因劳役吐泻伤肝脾而脱者。"由此可见，脏腑气虚进一步发展，均有可能出现气虚下陷的病变。人体脏腑，固定于一定位置而不下垂者，有赖于气的升举之力。若元气亏虚，络脉受损，升举无力，就会出现气虚下陷的病证。

对于气陷的病因，自古到今医家大多从脾立论，认为脾主升清，脾气健旺，气机才能升达而不下陷，故又把气陷称为脾气下陷或中气下陷。其他，临床尚可出现肝气下陷、肾气下陷、心气下陷证。如肝为风木之脏，主疏泄，肝气主升主动，若肝失升发疏泄，戕伐脾土，脾虚不升，或肝气亏虚，升发不及，其气下陷，而出现头晕目眩等；肾为封藏之本，其性潜纳固蛰，其气内敛内收，若肾气不固，下元亏虚，肾失封藏固蛰，则肾气下陷，而出现神萎气短等；清末医家张锡纯发明"胸中大气下陷"理论，谓"气短不足以息，或努力呼吸，有似乎喘，或气息将停，危在顷刻……其脉象沉迟微弱，前尤甚，其剧者，六脉不合，或参伍不调，"可视为心气下陷证。

2. 气陷证的临床表现及症候分析

（1）中气下陷证

中气下陷证，是指脾气虚，脾主升清功能失司，而清气上升不力致气机下陷及脏器下垂的证候。临床表现为头昏目眩，面色萎黄，语声低怯，气短乏力，神倦，纳呆食少，食入则胀，自汗出，脘腹重坠，食后尤甚，或久泻久痢，肛门坠重，甚则脱肛，或大便溏泄，便意频数，或子宫等其他内脏下垂，舌淡苔白，脉缓弱等。

颜老认为，脾气虚陷，清阳之气不能温煦清窍，故见头晕目眩。脾气下陷，化生乏源，气血亏虚，不能濡养全身，故见面色萎黄，气短，神倦，语声低怯，气短乏力。脾气虚弱，不能运化水谷，故纳呆食少，食入则胀。气虚不能固卫肌表，故见自汗出。脾主升，保持各脏器在正常位置，脾气虚，升举乏力，故脘腹重坠，食后尤甚，或久泻久痢，肛门坠重，甚则脱肛，或大便溏泄，便意频数，或子宫等其他内脏下垂。

（2）肠虚滑泻证

肠虚滑泻证，是因久泻久痢而致大肠阳气虚衰不能正常固摄而下利无度，甚则致肛门、直肠脱垂所表现的证候。临床表现为久病下利，大便失禁，久则引起脱肛和直肠下垂，亦多伴有腹部隐痛，喜热喜按，舌淡苔白滑，脉沉弱等。

颜老认为，因久泻久痢，阳气虚衰，致肠道传化功能丧失，故引起大便失禁。日久致中气虚陷，升提失权，则伴见脱肛或直肠下垂。肠道虚寒，往往是由脾阳虚发展为脾肾阳虚而形成的，阳虚虚寒内生，故患者总伴有腹部隐痛，喜热喜按，舌淡苔白滑，脉沉弱等里虚寒证之表现。

3. 气陷证的辨证要点

气陷证多因气虚证发展而来，故其主要临床表现为气虚证的基本症状表现，兼见脏器组织的下移，或有久泻不止，下利无度的表现。因此，脏器组织的下垂对气陷证的诊断具有特殊重要的意义。常见的脏器组织下垂有：胃下垂、肾下垂、子宫脱垂、脱肛、眼睑下垂等。此外气陷证在临床上，由于病变的原因及部位不同，则表现的症状亦不同，辨证时要全面掌握其症状表现，以辨明病因病位。

五、气　脱　证

气脱证是指元气亏虚已极，急骤外泄，以气息微弱，汗出不止等为主要表现的危重证候。气脱证可由气虚证、气陷证发展而来，也可在大汗、大吐、大泻或大失血、出血中风等情况下，出现"气随津脱"、"气随血脱"，或长期饥饿、极度疲劳、暴邪骤袭等状态下发生。多因外感或内伤，久病不愈，正不胜邪，或误汗误下、外伤、崩漏、产后大出血等致气虚已极，或气随津血而脱，甚至亡阴亡阳。真气欲脱，则为心、肺、脾、肾等脏腑之气皆衰。临床表现为突然大汗淋漓，呼吸微弱而不规则，汗出不止，精神委靡，全身瘫软，意识朦胧，目合口张，面色苍白，气短不续，二便失禁，甚则昏厥，不省人事，舌淡胖，脉细微或芤大。

颜老认为，气息微弱欲绝，汗出不止，为肺气外脱之征。面色苍白、脉微、意识朦胧，为心气外越之象。二便失禁为肾气欲脱的表现。全身瘫软、口开、手撒为脾气外泄的表现。

第二节　血病辨证

一、血　虚　证

1. 血虚证的概述

血虚证是指体内血液不足，肢体、脏腑、百脉失于濡养而出现全身性衰弱证证候的总称。故《景岳全书·血证》说："血衰则形萎，血败则形坏，而百骸表里之属，凡血亏之处，则必随所至，而各见其偏废之病。"

血虚证形成的原因，包括生成不足和消耗过度两个方面。生成不足，常见于先天禀赋不足，脾胃虚弱，或久病影响脾胃运化功能，或瘀血内阻导致新血不生等。消耗过度，多由各种原因引起的急、慢性出血，或情志抑郁，气火内炽，暗耗阴血，以及寄生虫感染等原因致消耗过多等。

心主血，肝藏血，故血虚常见心肝病的症状，如血不养心则心悸失眠，肝血虚则爪甲不荣，筋失血濡可手足发麻等。此外，因病及脏腑的不同，还能出现多种病证，如老年、产妇阴血不足，大肠失润，可见便秘；肌肤失养，可见身麻身痒；血亏阴伤，可以出现发热等。正如《医贯·血症论》说："凡失血之后，必大发热，名曰血虚发热。古方立当归补血汤。"这些情况，亦应予以注意。

血虚证多兼夹有阴虚、血瘀证。血为阴，精、津、液亦为阴，且"精血同源"、"津血同源"，血的生成成分，包含精、津、液等，因此血虚证与阴虚证两者密切相关，且可互相影响和转化，由于血和阴所代表的物质有所不同，各自受损伤后，其严重程度、临床表现也就有一定的区别，一般阴虚证范围比血虚证广，在程度上阴虚证是血虚证的加重。血虚证本属阴虚证范围内，血属阴，阴与血在性质上是一致的，故心血、心阴不足的主症是一致的。如《症因脉治·心血虚不得卧》说："心血虚不得卧之治，阴虚则阳必旺，故心血不足，皆是火症，宜壮水之主，以制阳光，治宜滋阴降火，用归芍天地煎、黄连安神丸；虚人，天王补心丹。"血虚证常夹有血瘀的表现，血行脉中，盈则流畅，亏则流涩，血液不足，不能充盈血脉，以致血脉空虚，无血可行而致血瘀，或血虚不能生气，进而导致气虚不能运血，也可引发瘀血内潜。

2. 血虚证的临床表现及症候分析

（1）心血虚证

心血虚证，是指心血不足，不能濡养本脏，以致心主血脉、神明等功能减退所表现的临床证候。正如《丹溪心法·惊悸怔忡》指出的"人之所主者心，心之所养者血，心血一虚，神气不守，此惊悸之所肇端也，"说明心血不足，心神失养是心悸的病因。心血虚证多由久病耗损阴血，或失血过多，或情志不遂，气火内郁，暗耗阴血等因素，使全身阴血不足而致。临床表现为心悸，怔忡，心烦，易惊，失眠多梦，健忘，头昏面白，唇舌色淡，脉细弱等，或伴消瘦，潮热，五心烦热，盗汗，颧红，咽干口燥等症。

颜老认为，心主血，藏神，心血虚则不能养心宁神，阴血不能敛阳，故见心悸，怔忡，心烦，易惊，失眠多梦。脑为元神之府，依赖于五脏六腑精血滋养，若血虚不能养脑，则发头昏，健忘。血不能荣于头面、唇舌、指甲等，故见舌淡，面白无华，唇甲苍白。血虚不能充盈脉道，故脉细无力。心血虚和心阴虚，是心脏阴分受损轻重不同的二个阶段，心血虚日久伤及心阴，心阴虚不能制约阳气，故见潮热，五心烦热，颧红，阴虚不能滋润全身，故见口干咽燥等。如《症因脉治·心血虚不得卧》节中指出："心血虚不得卧之症，心烦躁乱，夜卧惊起，口燥舌干，五心烦热，此心血不足，心火太旺之症也。"

（2）肝血虚证

肝血虚证，是由于全身营血亏虚，使肝藏血不足，所表现的临床证候。形成肝血虚，亦因生化之源不足或耗血出血过多两方面原因。《血证论评释·吐血》指出："肝为藏血之脏，血所以运行周身者，赖冲、任、带三脉以管领之，而血海胞中，又血所转输归宿之所，肝则司主血海，冲、任、带三脉又肝所属，故补血者总以补肝为要。"临床表现为面色无华，眩晕耳鸣，胁肋隐痛，筋骨痿软，肢体不用，四肢麻木，手足震颤，步履艰难，甚则手不能摄，足不能步，爪甲失荣，视物昏花，两目干涩，视力减退甚则雀盲，惊惕不安，月经过少或月经闭止，舌淡少苔，脉弦细无力等。

颜老认为，肝血不足，不能上荣头面，则面色无华，眩晕耳鸣。肝脉布胁肋，肝血虚，则肝脏及肝脉失养，故胁肋隐痛。肝主筋，其华在爪，开窍于目，血少不能养筋、润爪、濡目，故有骨软筋弛，肢体麻木，手足震颤，步履艰难，甚则手不能摄，足不能步，爪甲失荣，视物昏花，两目干涩，视力减退，甚则雀盲。肝在志为怒，实则怒，虚则惊惕不安。肝藏血之余通过任脉下于胞宫乃为月经，肝血虚，则藏血无余，或余少，在妇女则冲任脉失充盈，故月经闭经或月经少。肝血虚，不能上荣于舌及充盈脉道，故舌淡，脉弦细而无力。

3. 血虚证的辨证要点

心主血，肝藏血，辨证时首先需分清在心在肝，血虚证除有共同的临床表现外，由于血虚之脏腑不同，各有其不同兼症。临床中亦要注意病情的演变，常有气虚血脱的症状，即血虚证在其病机演变过程中经常出现气虚或血脱的情况。如血虚无以载气，气必随之减少，在血虚见证的基础上，又可见有气虚的症状，从而形成气血两虚证。再如长期慢性失血，或突然大量失血，血海空虚，又可导致血脱证。

二、血　瘀　证

1. 血瘀证的概述

血瘀证，是指血行不畅，甚至停滞凝聚，或离经之血停于脏腑之内，或积于脉络组织之间，不能及时地排出和消散而致的病证。由瘀血内阻而引起的多种病变，皆可称为血瘀证。血瘀证，在脏腑、经络、筋骨、肌肤等各种疾病中，皆能出现，病变范围非常广泛。造致血瘀证因素较多，外感六淫、内伤七情、饮食劳倦、外伤手术、跌打损伤等均可导致血瘀证。

瘀血既是病理产物，又是致病因素，其病理变化有两种情况，一是瘀血阻塞脉道，血流不通则溢于脉外，而见出血证候；二是由于瘀阻日久，新血不生，导致血虚而失于濡养之功能，出现血瘀血枯证。一般情况下，瘀血多不单独存在，往往兼有其他因素，如寒、热、火、痰、湿等挟杂；而且瘀血大多与气病同时存在，临床往往见到是气血同病之病证。

2. 血瘀证的临床表现及症候分析

血瘀证常见的共同表现有：疼痛如针刺刀割，部位不移，按之痛甚，常在夜间增剧；或肿块坚硬不移；或肤色青紫，面色黧黑，口唇爪甲青紫，肌肤甲错，皮下紫暗斑点；或出血反复不止，血色紫暗，夹有瘀块。舌质紫暗，或见瘀点瘀斑。脉多细涩。

瘀血内停局部，阻于脉络，气血运行不畅，不通则痛故见疼痛，固定不移，按之则疼痛益甚。血属阴，夜属阴，夜间阳气不用，瘀凝益甚，故瘀血疼痛，一般夜间较剧。瘀血内停局部，故见肿块坚硬不移。瘀血内停致气血运行不畅，故见肌肤颜色紫暗。瘀血日久，气血运行不畅，新血化生乏源，全身失其濡养，故见面色黧黑，肌肤甲错，或丝状如缕，口唇爪甲青紫。瘀血内阻，气血运行不畅，溢出脉外，故见出血，病程反复不止，血色紫暗，且血中夹有瘀块。

（1）心血瘀阻证

心血瘀阻证系指心脉血行不畅，甚至瘀结形成，阻于心络所反映的证候。其证候特点是经久难愈、时发时止的心胸等部位的憋闷疼痛，重则痛剧，可引起死亡。心血瘀阻的原因，可分为：气虚血瘀者，因全身气虚日久引起心气虚，心气虚鼓动血行无力而迟缓，日久成瘀；痰浊凝聚者，饮食、情志等原因致脾胃运化水湿失职，水湿内停成痰，痰浊为阴寒之物，寒则凝滞，阻遏阳气，致胸阳不振而致气血瘀滞；寒凝血瘀，指体内阴寒物质和外感寒邪，内外之寒交夹而致气血运行不畅；气郁血瘀者，多因平素情志不畅，久郁而成，且因情绪波动而致病情加重或诱发，故疼痛且胀。但要论定有否瘀阻，必须抓住主要症状，即必须同时见到心胸憋闷疼痛，痛引肩背内侧臂和心悸怔忡，单有"痛"而无"悸"，或单有"悸"而无"痛"，都不能说明"瘀"在心脉。临床表现可见心悸，心前区刺痛，或胸痛彻背，或引上臂内侧痛，重则四肢厥冷，面唇指甲青紫，舌质暗红，隐青，或有紫黑瘀斑，脉微细，或结代涩滞等。其特点是"闷"、"痛"，并常可在心血瘀阻基础上，伴见挟火、挟痰等情况。

颜老认为，血瘀阻于心，心脉闭阻，气血不通，不通则痛，则心悸，心前区刺痛。心居于胸中，心血瘀阻不通，故见胸痛，甚则彻背。手少阴心经之脉循臂内，心血瘀则脉不通，不通则痛，故引臂内侧痛。气与血相互为用，气行则血行，气滞则血瘀，血瘀则阳气不达四末，故四肢厥冷。舌质暗红，隐青，或有紫黑瘀斑，脉微细，或结代涩滞均为瘀血阻滞所致。

（2）脑络瘀阻证

脑络瘀阻证是指瘀血在脑络，使脑失所养，窍闭络阻，清灵失聪之证。临床表现可见脑胀头痛，其痛如锥，痛处一般较局限固定，伴有头晕，烦闷，记忆力减退，易烦易躁，寐则多梦，善怒，或精神抑郁，表情呆钝，默默无语，或喃喃自语，记性日差，遇事即忘，活动异常，呆滞愚笨或半身不遂，语言謇涩或失语，口眼㖞斜，舌暗隐青，脉涩等。

颜老认为，心藏神，主神明，血舍神，脑为元神之府，心脑相互为用，才能神明有主，瘀血阻滞，心脑之气不相顺接，遂有神志障碍，故出现上述精神错乱症状。若挟有痰湿，则头呈胀痛，头晕状若乘坐舟车。若挟瘀热，则易烦易躁，寐则多梦，善怒等。瘀阻于脑窍，致窍闭而清灵失用，则精神抑郁，表情呆钝，默默无语，或喃喃自语，记性日差，遇事即忘，活动异常，呆滞愚笨等。瘀血聚结于脑，经络被瘀血阻遏，则出现半身不遂，语言謇涩或失语，口眼㖞斜，舌淡隐青等。

（3）肺络瘀血证

肺络瘀血证是指外感伤寒化热，或虚损劳伤，或产后败血冲肺灼伤或损伤肺络，造成宣降失职的血瘀病变。临床表现为咳逆喘促，胸满刺痛，入夜加重，烦躁少寐，口干舌燥，渴欲漱水而不欲饮，喉间常有血腥味，甚则咳血，血色紫黑，舌质青紫，脉沉涩等。

颜老认为，血瘀阻于肺，影响肺主气、司呼吸的功能，呼吸困难则喘咳气促。血瘀阻于肺，肺络不通，故见胸满刺痛。血属阴类，夜为阴，血脉凝泣，故日轻夜重。血瘀阻于肺，气机不畅，心主血脉而藏神的功能受影响，则烦躁少寐。肺主气而施布津液，血瘀阻于肺，施布功能失职，故口舌干燥，口渴欲漱水而不欲饮。肺络损伤，血溢出，轻则有血腥味，重则见咯血、衄血。舌质紫暗，脉沉涩者皆瘀血阻于肺之征象。

（4）胃脘瘀血证

胃脘瘀血证是指饮食内伤，或气滞等致血行不畅，或虚损，或胃络出血等导致的瘀血阻于胃脘之证。临床表现为胃脘疼痛，痛如针刺或刀割，日轻夜重，或有吐血、便黑，唇舌紫暗或有瘀斑，脉涩等。

颜老认为，瘀血有形，阻塞胃络，不通则痛，故胃脘疼痛，痛如针刺或刀割。夜为阴，血属阴，黑夜阴盛则血行减慢血瘀加重，故日轻夜重。瘀血阻滞不通，溢出脉外，储于胃中，若随胃气上逆则吐出于外，则为吐血，随胃气下降于肠，则见便黑便。舌紫暗，有瘀斑，脉沉涩皆为瘀血所致。

（5）肝血瘀阻证

肝血瘀阻证是指气机阻滞，血行不畅，或情志内伤等而致瘀血阻于肝脉之证。临床表现，或两胁胀痛，痞硬拒按，腹大坚满，叩之如鼓，口渴不欲饮水，面色暗黑，尿少而涩，腹壁脉络怒张，头颈胸壁有出血痣，呈丝纹状或蜘蛛状，手掌赤红，大便色黑，唇色紫暗，舌质暗红，或有瘀点瘀斑，脉细涩，或芤等。

颜老认为，肝病血瘀阻滞肝胆脉络时，则两胁胀痛。血瘀毒聚，则痞硬拒按。脾主运化，肝血瘀阻，克乘脾土，使脾胃运化失权，水气内聚则腹大坚满，叩之如鼓，或有移动性浊音。肝郁脾虚，水湿内停不能润于口，则口渴不欲饮。肾主水，主藏精，肝肾同源，肝血瘀阻时则逆伤其母，肾虚主水不利，则尿少而涩，肾精不足则面色暗黑。肝藏血，肝血瘀阻，致使血液不能藏于内，则瘀阻于体表各部，出现有出血痣，呈丝纹状或蜘蛛状，手掌赤红，肝血瘀阻于腹部脉络，脉络不通，故腹壁青筋显露。血瘀不下，阴络损伤，血溢于外，则见便血，或便色黑。唇色紫褐，舌紫暗有瘀点瘀斑，脉细涩均属气滞血瘀之证，见芤者乃为失血之候。

（6）膀胱瘀血证

膀胱瘀血证临床表现为小腹刺痛，小便热涩，尿色深红，或挟有血块，或少腹拘急剧痛，或见心烦如狂，舌红或隐青，舌边有瘀斑，苔黄，脉涩或数等。

颜老认为，膀胱位于小腹，"膀胱者，州都之官，津液藏焉，气化则能出矣。"膀胱瘀血，不通则痛，故见小腹刺痛。膀胱瘀血，气化功能失职，则尿路不畅，故小便热涩而痛。血瘀不通，久而化热，热灼伤津，故尿色深红，或挟有血块。血瘀不通则痛，痛甚则挛缩，故少腹拘急剧痛。心主血，血舍神，瘀血严重则上扰心神，故心烦如狂。舌隐青有瘀斑、脉涩，皆血瘀所致，或瘀血而化热出现舌红，苔黄，脉数。

（7）子宫瘀血证

子宫瘀血证临床表现为月经紊乱，经前或经期小腹疼痛如针刺，或漏血不断，或经闭不行，或有积块疼痛拒按，或经色紫暗有块，块下痛减，皮肤干燥或肌肤甲错，久不受孕，无故小产，产后恶露不下，舌质紫暗有瘀点，脉沉涩或弦涩。

颜老认为，寒凝、热灼、气郁等致恶血内留，冲任阻滞，造成气血运行不畅，故瘀血停滞胞中，而见月经紊乱，或月经先期量少，或月经后期，少腹痛剧。瘀血不去，新血不生，血不归经，则常致痛经，或崩漏，经闭，产后恶露不下等。瘀血阻滞，皮肤失濡，可到皮肤干燥或甲错。瘀血阻滞胞宫脉络，不能滋养胎儿，故不孕，或已孕则小产坠胎。舌质紫暗有瘀点，脉沉涩或弦涩皆为血瘀之征。

3. 血瘀证的辨证要点

血瘀证的临床辨证首先要辨清病位，因为血的运行无处不到，所以人体各处皆可发生血行瘀滞的病理变化。瘀滞在不同的部位则出现不同的症状表现；反之，根据不同的症状表现，即可确定病位。血瘀证的成因有寒热之分，其症状表现不同，治疗方法迥异，因此辨证要分清寒热。一般来说，血瘀证本应属于实证的范畴，然而在其成因上，有一部分是由于气虚不能行血，津亏不运及阳气虚衰等而导致血瘀的形成。这在临床上可按着《素问·通评虚实论》所述："邪气胜则实，精气夺则虚"而辨治之。

三、血　热　证

1. 血热证的概述

血热证是指六淫湿热之邪侵袭血分，或七情化火，脏腑内火伤血而出现热迫血分的病证。《素问·气厥论》说："胞移热于膀胱，则癃溺血，"说明了脏腑之热相移，导致血热炽盛的病证。

外邪多由温邪疠气入于血分，或其他六淫之邪入里化热，伤及血分，内伤杂病多由烦劳、嗜酒、恼怒、房劳过度等因素，引起阳气暴张，化热生火，侵扰血分所致。《侣山堂类辨·辨血》说："有因肝火盛者，有因暴怒肝气逆而吐者，"就是指肝经火热侵扰血分的吐血。

血热证以耗血、瘀血、出血三者兼见为特征。邪热传入营血，势必耗血，正如叶天士所谓："营分受热，则血液受劫。"血热炽盛，又可导致血液黏稠，血行不畅，血脉瘀滞，故王清任谓："瘟毒在内烧炼其血，血受烧炼，其血必凝，"形成热附血则愈觉缠绵，血得热则愈形胶固的病理状态，瘀热互结。血络受损，进而逼血外溢，出现动血出血证候。

2. 血热证的临床表现及症候分析

血热证临床表现为身热夜甚，烦躁不眠，甚则神昏谵语，或昏愦不语，神志昏蒙，如狂发狂，或见目赤，吐血、衄血、便血、溺血等，或发疹发斑，或妇女月经先期，或月经过多，崩漏下血，舌质红绛，脉细数等。

颜老认为，日属阳，夜属阴，气为阳，血为阴，入夜则阴盛，迫阳外越则肌肤发热，故身热夜甚。心主血，血舍神，血热则神志不安，烦躁不眠，甚则神昏谵语，或昏愦不语，神志昏蒙，如狂发狂。热则血液沸腾外溢，故有目赤，吐血、衄血、便血、溺血，或发疹发斑，或妇女月经先期，或月经过多，崩漏下血。火热内盛，脉络充血，故舌红绛，热则血行加快，故脉细数。

3. 血热证的辨证要点

血热证是指血分有热而出现的一系列伤阴、扰神、动血、动风等临床表现的统称。血热证以出血为主症，血热动血的机理是热邪灼伤脉络，迫血妄行，其特点是出血范围广泛，而且血色鲜红、量多。由于火热所伤的脏腑不同，故出血部位有异，但皆与所属脏腑之火热炽盛，络脉损伤有关。本证出血量一般较多，脉象弦数，为脉中血行加速，血流涌盛的反应。血热证不但在各种出血证中能够见到，而且在外、妇、眼科等疾患中亦能出现。所以，临床辨证，只要掌握本证的主要表现，其病机符合血热者，即可作出诊断。血热证，在辨证上，无论哪一部位的出血，只要与红绛舌、弦数脉共见，就可作出诊断。正如《景岳全书·杂证谟》血证说的："火盛逼血妄行者，或上或下，必有火脉火证可据。"

四、血 寒 证

1. 血寒证的概述

血寒证是指寒邪侵袭或阳虚内寒，伤及血分而出现血流滞缓，乃至停止不行的病证。因外感寒邪，由表入里，侵犯血分，或外寒直入阴经，伤及阳分，形成血寒，也有因内伤阳气失于温煦所致。《素问·举痛论》谓："寒气客于厥阴之脉，厥阴之脉者，络阴器系于肝，寒气客于脉中，则血泣脉急，故胁肋与少腹相引痛矣，"即为寒凝肝脉之证。《素问·调经论》谓："寒独留则血凝泣，凝则脉不通，"《金匮要略·妇人杂病脉证并治》也说："血寒积结，胞门寒伤，经络凝坚，"都是描述寒客血脉的血寒证。

《素问·调经论》谓："气血者，喜温而恶寒，寒则泣不能流，温则消而去之，"寒性收涩凝滞，血遇寒则凝泣而致瘀血，血脉不通则疼痛，故血寒证总以寒为始发因素，血瘀为重要病理产物，而以疼痛为其主要症状。

2. 血寒证的临床表现及症候分析

血寒证临床表现为腰腹冷痛，形寒肢冷，或肢体冷痛，肢体肌肤紫暗发凉，心腹拘急冷痛，少腹疼痛，或腹内积块；或手足疼痛，遇寒增剧，得温痛减；或妇女经期小腹冷痛，经色紫暗，夹有血块，白带清稀而多，月经衍期，舌质淡暗或淡紫苔白，脉沉迟涩等。

颜老认为，寒属阴，主收引，血遇寒则凝涩不畅，不畅则郁，不痛则痛，故见拘急冷痛。诚如《灵枢·痛疽》所谓："寒邪客于经脉之中，则血泣，血泣则不通。"腰为肾之府，命门相火所居，女子胞宫居于少腹，血寒则命门火衰，不能温肾府暖胞宫，故腰腹冷痛。寒性收引，心腹遇冷则拘急冷痛。四肢者为诸阳之末，血中寒盛，阳气不得畅达，故肢体冷痛，肢体肌肤紫暗发凉。妇女以血为用，经产期贪凉饮冷，易受寒邪侵袭，以致宫寒瘀阻，血寒凝涩不畅，故月经衍期，小腹冷痛，经来血色紫暗，且夹血块。如《诸病源候论·妇人杂病诸候》月水不利候说："风冷客于经络，搏于血气，血得冷则壅滞，故令月水来不宣利也。"寒邪伤津，故白带清稀而多。舌淡、隐青脉，沉迟，皆为血寒所致。

3. 血寒证的辨证要点

临床辨证时应注意血寒证其病性属寒，故可见全身性的脏腑组织功能低下等寒象；其次血寒证的症状表现往往与病变部位关系甚为密切，其病变部位在此诊断中具有十分重要的意义。本证舌象，多见淡紫或淡暗，苔白或白滑，脉象沉迟或沉涩，苔脉的这种表现，是符合血寒病机的。在诊断上，对于以上表现，不必全具，只要症状、舌苔、脉象符合血寒病机者，就可作为依据。

五、出 血 证

1. 出血证的概述

出血证是指血液不循于常道，或上溢出口鼻诸窍而为鼻衄、齿衄、咳血、呕血、咯血等，或下出于二阴而为便血、尿血、妇女月经过多、崩漏等病，或溢出肌肤之间而为肌衄的一类出血性疾病，统称出血证。

脉为血之府，若各种原因致脉络受损或血液妄行时，血溢脉外，则为出血，或瘀血停于局部成瘀蓄，诸证丛生矣。故《灵枢·百病始生》说："阳络伤则血外溢，……阴络伤则血内溢。"导致出血的病因很多，主要有分气虚不能摄血，或感受外邪，饮酒过多，嗜食辛辣厚味，情志过极，劳倦过度，久病热病之后致气逆动血上逆，火热迫血妄行导致出血等。如《景岳全书·血证》说："故有七情而动火者，有以七情而伤气者，有以劳倦色欲而动火者，有以劳倦色欲而伤阴者，或外邪不解而热郁于经，或纵饮不节而火动于胃，或中气虚寒则不能收摄而注陷于下，或阴盛格阳则火不归原而泛滥于上，是皆动血之因也。"

对于出血证的治疗有治火、治气、治血三个原则，即一是治火，实火则清热泻火，虚火则滋阴降火；二是治气，实证当清气降气，虚证当补气益气；三是治血，如《血证论·吐血》所言："存得一分血，便保得一分命。"《先醒斋医学广笔记·吐血》提出了治疗吐血的三要法，即宜行血不宜止血，宜补肝不宜伐肝，宜降气不宜降火，对出血证的治疗有着重要的参考意义。《血证论》提出治血四法：止血、消瘀、宁血、补血为治疗出血证的大纲。

2. 出血证的类型

1）鼻衄：指鼻中出血，是血证中最常见的一种。多因火热迫血妄行所致，其中以肺热、胃热、肝火较常见。亦有少数是因正气亏虚，血失固摄引起。

2）齿衄：是指齿龈出血。因阳明经入于齿龈，肾主骨，齿为骨之余，故齿衄主要与胃肠、肾的病变相关，其中以胃火、肾阴虚多见。

3）咳血：是指血从肺内而来，经气道咳嗽而出，痰血相兼或痰中带血，或咯纯血鲜红，常夹有泡沫。《张氏医通》："咳血者，因咳嗽而见红或干咳，或痰中见红丝血点。"肺为娇脏，喜润恶燥，喜清恶浊，不耐寒热。外邪侵袭，使肺失肃降，损伤肺络，血溢出脉外，故见咳血。咳血病位在肺，但与肝肾有关。咳血的病变性质属热证，有外感和内伤之分，外感者多实，内伤者多虚。虚热、实热皆可使肺络损伤，血液外溢而咳血。以外感致血者，多属肺有燥热，证见咽痒咳嗽，口干鼻燥，头痛发热，脉象浮数，宜清肺止血，用桑杏汤或千金苇茎汤；内伤致血者多属肝火犯肺，肾阴亏损，证见头痛胁痛，烦躁火升，舌红苔黄，脉细数。肾阴虚所致之咳血，标在肺，本在肾，肾脉贯膈入肺循喉，肺肾相连，其阴亏损，则虚火烁金，此即张景岳所说："咳血属肾"是也，治宜壮水清金，如六味地黄丸加麦冬、五味子等。

4）呕血：是指血从胃、食管而来，经呕吐而出，血色红或紫暗，常夹有食物残渣，亦称呕血。多由情志不遂、饮食不节、劳逸过度造成火自内生，或气虚不摄，血液妄行，或因他脏影响而导致胃络受伤，血溢出而引起吐血。如《类证治裁·呕血》说："呕血，血从脘胁呕出，系木火乘胃所致。良由暴怒火逆，胸满胁痛，伤肝动血，或负重努力，伤胃动血，或饮酒火热上升呕血，或房劳竭力，伤肾呕血，或虚劳火升，呕血不止。"呕血病变主要在胃和食管，与肝脾等脏腑关系密切。凡属暴吐者，应以祛瘀为主，宜重用大黄，能推陈致新，损阳和阴，既能去瘀，又能降气，有一举两得之功。久吐血者，则以养阴为主，兼佐理脾，脾土旺则能生血耳。火衰而血溢，则需用温经止血。

5）尿血：指小便中混有血液或挟杂血块，排尿时无疼痛。多因热扰血分，热蓄肾与膀胱，损伤脉络，致营血妄行，血从尿出而致尿血。发病部位在肾和膀胱，但与心、小肠、肝、脾有密切联系，并有虚实之别。常见的有心火亢盛，膀胱湿热，肝胆湿热，肾虚火旺，脾肾两亏等证。尿血需与血淋相鉴别，如《类证治裁·溺》说："溺血与血淋异，痛为血淋，出精窍，不痛为溺血，出溺窍。"小便时不痛者为尿血，排尿时疼痛即为血淋。

6）便血：即血从肛门而出，或随大便挟杂而下，或下纯血，大便色鲜红、暗红或紫暗，甚至黑如柏油样，次数增多，而无脓样物，且无明显的腹痛及里急后重等症状，有胃肠或肝病病史。《金匮要略》称"下血"，并依下血与排便之先后，提出"远血"和"近血"的名称。

7）紫斑：血溢出肌肤之间，皮肤出现青紫斑点，小如针尖，大者融合成片，压之不退色，触之不碍手，亦称为肌衄。紫斑好发于四肢，尤以下肢为甚，常反复发作。因血热、阴虚火旺迫血妄行，或气虚不能摄血引起。

3. 出血证的临床表现及症候分析

（1）肺热出血证

临床表现为咳嗽咽痛，痰黄，痰中带血，或痰血夹杂，或鼻燥衄血，口干咽燥，发热面赤，口渴喜冷饮，身热，或微恶风寒，舌红苔薄黄，脉浮数或滑数等。

颜老认为，肺主宣发肃降，风热犯肺，致肺失宣降，故见咳嗽，咽痛。火热灼津液则痰黄。肺开窍于鼻，如风热犯肺，或肺素有热，肺火壅盛，损伤肺络，血液妄行，溢出脉外，上循清窍而出，故见鼻燥衄血，痰中带血或痰血夹杂。热邪上涌于太阳经脉，故见发热面赤，口干咽燥，口渴喜冷饮。热邪熏蒸，故见烦躁，身热。口干，舌红，脉数为热盛阴伤之象。

（2）胃热出血证

临床表现为鼻衄，或齿衄，或吐血血色鲜红，或便血色黑，便秘，胃脘灼热疼痛，消谷善饥，渴喜冷饮，口舌糜烂，烦躁，口臭咽干，或鼻干鼻衄，舌红苔黄，脉数等。

颜老认为，足阳明胃经之经脉上交鼻頞，齿龈为阳明经脉所过之处，胃火上炎，热迫血行，血液溢出脉外，故致鼻衄，齿衄，血色鲜红。火热之邪损伤胃络，离经之血阻碍于胃，气机不降而上逆，故见吐血，或积热内郁，气血逆乱，迫血下行，渗于肠道，故有便血紫黑。火热内伤津液，故见口渴欲饮，便秘。胃火消灼胃津，或过食辛辣或炙煿之品内郁化热，致燥热蕴结于胃，胃火炽盛，火热灼伤津液，气机不畅，故有胃脘灼热疼痛。热气留于胃，胃热则消谷，谷消故善饥。热盛熏灼，故见鼻干，渴喜冷饮。热灼胃络而有口舌糜烂，口臭咽干或牙龈红肿。胃热扰心神，则烦躁。舌红苔黄，脉数均为胃热炽盛之征。

（3）肝火上炎出血证

临床表现为鼻衄，目衄，或咳血，或吐血，或便血，或妇女月经提前，眩晕头痛，耳鸣耳聋，面红目赤，口苦咽干，胁肋疼痛，烦躁易怒，失眠多梦，尿赤便结，舌边尖红，苔黄，脉弦数等。

颜老认为，气郁化火，火热迫血上溢出清窍，故见鼻衄。溢出肝窍则目衄。肝火犯肺，火热之邪损伤肺络，血不循经，肺失宣降，故见咳血，色鲜红。肝火横犯胃，损伤胃阳络，离经之血随胃气上逆故见吐血。肝脉瘀结，久则络破血溢下渗肠道，而出现便血之征。肝气郁结日久化热，火热上炎，上扰清窍，故致头痛，目眩。肝经循经上壅于耳，火热上扰，清窍被蒙，故耳鸣耳聋。火热交迫，肝血随热上扰，肝开窍于目，肝火上乘，故有面赤目赤，口苦咽干。肝火扰心，心神不宁，则见烦躁易怒，失眠多梦。火热之邪耗伤津液，故见尿赤便结。舌边尖红，脉弦数为肝经实火之象。

（4）脾不统血出血证

临床表现为鼻衄齿衄，或咳血，或吐血、便血，或尿血、肌衄，或妇女崩漏，纳少乏力，脘胀，气短懒言，面色苍白或萎黄，头昏目眩，形寒肢冷，便溏，或内脏下垂，或久泻脱肛，或子宫脱垂，或腹中冷痛，喜按，或舌质淡，脉细无力等。

颜老认为，饮食、劳倦、久病或年老体弱损伤脾气，脾气虚无以生化气血，失却统摄之力，血无所主，渗出脉外，上溢于鼻窍成鼻衄，或齿衄；血不循经而错行，血从肺络溢出而成咳血。气不摄血，脾不统血，血液妄行，溢于上则吐血，渗于下则便血。脾虚累及肾，则封藏失职，固摄无力，血渗于水道而尿血，气虚不摄，血液外溢肌肤而成肌衄。妇女因脾伤而气陷，统摄无权，冲任失固，不能制约经血，乃成崩漏。脾胃相表里，脾虚胃弱则受纳无权，运化无力，故纳少，脘胀。脾气虚则气血生化乏源，精微不布，阳气不能通达四末，故呈周身乏力，四肢困倦。脾气虚则宗气不足，故见气短懒言。脾气虚则清阳不能上升滋养头面，致面色苍白或黄，头昏目眩。脾气不足则脾阳不振，不能温养肌肤四末，故见形寒肢冷，腹中冷痛、喜按。脾气虚不能温煦胃脘，胃失腐熟之力而有肠鸣便溏，完谷不化，扰于胃肠而见脘腹胀痛。脾气虚衰则中气下陷，故见久泻脱肛，内脏下垂或子宫脱垂。舌淡，脉细弱皆为脾虚之征。

（5）肾虚出血证

临床表现为鼻衄，齿衄，吐血，尿血，肌衄，妇女崩漏，五心烦热，口干咽燥，头晕目眩，耳鸣耳聋，牙动发落，颧红潮热，失眠盗汗，腰膝酸软，腰痛遗精，舌质红，脉细数等。

颜老认为，火热扰动阴血，阴血上溢而现鼻衄、齿衄。肾主胞宫，肾阴不足，冲任失守，血热妄行可见崩漏。肾虚不能纳气，气失固摄，则血溢出于脉外，故见吐血、肌衄。肾精亏虚，真阴不足，水不济火，则相火妄动，故有五心烦热，口干咽燥。肾主骨生髓，髓通于脑，肾开窍于耳，肾阴虚亏，则髓少，不能上充于脑，脑窍空虚失养，故见头晕目眩，耳鸣耳聋。肾主骨，齿为骨之余，其华在发，肾虚则骨弱，故牙齿动摇，精华不能上荣于发，故头发脱落。肾阴不足，虚火内生，故现颧红潮热，虚火扰动心神，则失眠盗汗。腰为肾之府，肾府空虚，故腰膝酸软，干扰精室，封藏失职，故有遗精。相火妄动，灼烧血络，则血随溺出，而见尿血。舌红，脉细数均为肾虚火亢之征。

（6）气虚出血证

临床表现为咳血、鼻衄、便血、崩漏、肌衄，伴面色苍白、神疲乏力、头晕目眩、心悸自汗、气短懒言、耳鸣纳少，或见舌质淡，脉细弱等。

颜老认为，禀赋不足或后天劳倦过度，或思虑伤脾，饮食伤胃，或久病后失调，致正气亏虚。气虚不能统血，而表现为气不摄血之衄血、咳血、便血、或尿血、崩漏等。气虚不能率血上荣于面，故面色苍白。筋脉百骸失于濡养，故见神疲乏力。脑海失养则头昏，目眩，耳鸣。气虚机体功能衰退，心无所养，而见心悸自汗。肺气虚则现气短懒言，脾胃气虚无力运化，则纳少。舌质淡，脉细弱均为气虚之征。

（7）脾胃阳虚出血证

临床表现为吐血色淡紫，或便血色黑，伴脘腹隐痛不适，痛时喜按喜暖，泛吐清水，纳少，肠鸣下利，或四肢清冷，倦怠乏力，面色萎黄，舌唇色淡，质胖嫩，苔薄白，脉虚弱或沉细等。

颜老认为，脾胃阳虚多因脾胃素虚，过食生冷，或久病失养，肾阳不足，脾失温煦。脾胃阳虚，血失统摄而妄行于外，故上逆而吐血淡紫，下注则便血色黑。寒郁中宫，胃络失于温养，故现脘腹隐痛不适。脾胃阳虚，无力运化，水饮停留于胃，故见泛吐清水，纳少，肠鸣下利。阳虚者遇寒则加重，遇热则缓解，故脘痛喜按喜暖，喜热饮。脾主四肢，今阳虚则失去温煦之力，故四肢清冷，倦怠乏力。脾阳不足，不能推动阳气上荣于头面，故有头晕，面色萎黄。舌唇淡，质胖嫩，脉虚细，皆为中虚有寒，脾阳不振，气虚不足之征。

（8）气滞血瘀出血证

临床表现为妇女月经后期，经色紫暗有块，闭经或痛经，或吐血，便血紫暗，胸胁胀痛，急躁易怒，善太息，或胁下积块，刺痛拒按，舌质紫暗或有瘀斑，脉弦或涩等。

颜老认为，气滞血瘀多由情志不遂，肝失条达，肝气郁结，疏泄失职，气滞则血凝。气机不畅，瘀血阻于胞宫，故现月经后期，经色紫暗有块，闭经或痛经。气滞血瘀于胃络，胃气失和，升降失司，瘀血阻伤胃络，故见吐血紫暗，随胃气上逆而涌出。脉络瘀阻，肠络受伤，血溢出脉外，下流肠道，而见便血紫暗。肝经布胸胁，今因经气瘀滞，故见胸胀痛，急躁易怒，善太息。气血凝滞于经脉，可积聚于胁下，而见积块或刺痛，痛处不移而拒按。舌质紫暗，脉弦或涩，皆为气滞血瘀之征。

（9）热毒内蕴出血证

临床表现为：初起恶寒发热，汗出而身热不退，鼻衄，齿衄，咳血，吐血，或腹痛便血，尿血鲜红，肌衄紫斑，崩漏赤稠，伴有烦躁气急，口干欲饮，骨节烦疼，纳呆，尿黄，便秘，口臭，或舌质红，苔黄腻，脉数等。

颜老认为，本证多由外感风热、风温毒邪，日久未解，邪热内蕴，热迫营血所致。热伏上焦，心肺受戕，热邪迫血妄行，从鼻出则鼻衄。热邪犯肺，损伤肺络，则见咳中带血。热结于胃，胃热上溢，则见齿衄；热灼胃络，则血从口溢，而见吐血色紫暗或有血块。热邪蕴结大肠，扰肠道，气机不畅，则腹痛不舒；热迫肠络，络伤血溢，故出现大便出血，血色鲜红。热迫膀胱，则少腹作胀，迫血下行，血渗入脬，故见尿血色鲜红。热盛迫血，病及血脉，血从肌肤、腠理溢出，可见肌衄紫斑。热盛损伤冲任，使血海沸腾，致经血成崩成漏，热灼经血，故经色深红质稠。热邪熏灼，故见发热，烦躁气急，口干欲饮，骨节烦疼。外感未解，故有恶寒。邪入营血，故现汗出而身热不退。邪热入胃，胃津被耗，故见纳呆，尿黄，便秘，口臭。舌红，苔黄腻，脉数，皆为热盛内结之征。

（10）湿热蕴结出血证

临床表现为吐血或便血色紫如赤豆汁，或尿频急，尿道灼痛，或尿血，身热不扬，头身困重，口干不欲饮，胸闷腹胀，不思饮食或面目周身发黄，小便赤而不利，或恶心呕吐，舌质红，苔腻，脉濡缓或濡数等。

颜老认为，湿热蕴结多因感受湿热之邪，或湿浊蕴积，日久生热，或嗜食肥甘，饮酒过度，影响脾胃运化，聚湿生热。湿热阻滞下焦，膀胱气化功能失常，故尿赤，尿道涩滞不利，而见尿频、尿急、尿痛。湿热之邪灼伤胃络，迫血上逆，致吐血色红量多。湿热蕴结大肠，肠络损伤，血随便下，故见便血色不鲜，或紫黑如赤豆汁。湿热之邪结于膀胱，迫血妄行，溢出脉外，故见尿血。湿热蕴蒸，故现身热不扬。湿邪重阻，阻滞阳气升降，故见头身困重。热伤津液，湿邪胜热，故口干而不欲饮。湿热困阻，气机不畅，升降失常，故有胸闷腹胀。湿邪犯胃，胃纳失职，则不思饮食，和降失司，故恶心呕逆。湿热交阻，熏蒸肝胆，胆汁外溢，则面目或周身发黄。舌红苔腻，脉濡缓或濡数为湿热蕴蒸之征。

4. 出血证的辨证要点

出血证的范围很广泛，凡以出血为主要表现的病证，均属于本证的范围。治疗出血证，应首先辨清出血的部位及脏腑病位。例如同为鼻衄，应根据望、闻、问、切四诊合参，根据其不同的病因病机而采用不同的治疗方法，体现中医"同病异治"的观点。又如胃火上炎，可引起吐血、便血、鼻衄、齿衄，虽症状不一样，但病因病机一样，可采用同样的治疗方法，体现体现中医"异病同治"的观点。其次，应辨清证候的虚实，采用"虚则补之，实则泻之"的原则进行治疗。

第三节 气血同病辨证

一、气血两虚证

1. 气血两虚证的概述

气虚两虚证，是指机体元气不足，化源匮乏，气不生血，而致"气"与"血"两者亏损，导致人体生命活动物质基础不足，脏腑功能衰减的一种病证。《临证指南医案·诸痛》谓："气馁不能充运，血衰不能滋荣。"临证既有气虚，又有血虚表现，在各种疾病中均可见到气血两虚证。

血是水谷精微和肾精在脾胃、心、肺、肾等脏腑的共同作用下而化生；人体之气是肾中精气、肺吸入的清气、脾化生的水谷之气在肾、脾胃、肺等脏腑综合协调的结果。气血俱虚，多因久病大病以后气血两伤；或由于脾胃不足，气血失其生化之源；或因诸证失血，营血耗损，血不化气，气随血耗；或由气虚日久，气不生血等皆可致气血两虚。

气血亏虚与脾胃、肺、肾等脏腑功能密切相关。

由于气血相互依存、资生，一般多因气虚日久，累及血液生化，而致血虚；亦可因失血，血虚而耗气，致气虚更显，故气血两虚证可有日久加重之势。又气属阳，血为阴，进一步发展，气血两虚证可转为阴阳两虚证。此外，气对血有温煦、化生、推动、统摄、平衡等作用，血对气有化生、载气等作用，气血两虚除加重虚损情况外，还能导致气血运行无力，易致气迟、血滞而成瘀血；同时，气失血之濡养，易生燥热等。

2. 气血两虚证的临床表现及症候分析

气血两虚证临床表现可见头晕目眩，气短懒言，四肢倦怠，神疲乏力，自汗，心悸失眠，纳呆，面色淡白无华或萎黄，唇甲不荣，妇女经行量少色淡，衍期或闭经，舌淡而嫩，边有齿痕，苔薄白，脉细弱无力等。

颜老认为，气血亏虚，失其温煦濡养，脑髓失养，则头晕耳鸣。气血亏虚致四肢百骸失养，脏腑组织机能减退，则四肢倦怠，神疲乏力，气少懒言。气虚卫外不固，则自汗。气血亏虚，心失所养，则心悸失眠。脾气虚弱，则运化无力，而见纳呆。气血亏虚，不能上荣，则面白无华，唇舌色淡。气血虚少，冲任之脉失于充盈，则经行量少色淡，月经衍期或闭经。气血不足，脉道不充，运血乏力，则脉细弱无力。

3. 气血两虚证的辨证要点

诊断辨证时要注意，本证以气虚证和血虚证共见为诊断依据，即既见少气懒言，神疲乏力，自汗等气虚证，又见面色淡白无华或萎黄，口唇爪甲淡白不荣，心悸失眠等血虚证，才能作出诊断。单见气虚症状或单见血虚症状都不能诊断为气血两虚。

二、气虚血瘀证

1. 气虚血瘀证的概述

气虚血瘀证是指因气虚而推血无力，血流不畅而成瘀血，影响脏腑功能的临床证候的总称，如《医林改错·论抽风不是风》："元气既虚，必不能达于血管，血管无气，必停留而瘀。"其临床表现，既有气虚症状，又有瘀血症状，在许多疾病中常存在，尤其在老年人心脑病中多见。正如《素问·玉机真脏论》说："急虚身中卒至，五脏绝闭，脉道不通。"

其发病多由久病气虚，或年老脏气日衰，运血无力，渐致血行瘀滞而引起。气虚与血瘀是互为因果的，如气虚不能推动血运行，则血运行缓慢而瘀滞局部；瘀血阻络，日久必致营血日损或生化不利，气随之耗散而出现气虚。故气虚血瘀证，一般多见于慢性病，尤以老年人发病率较高。

气虚血瘀证在不同疾病中的表现亦各不相同。如在心，则为心气虚、心血瘀，以心悸气短，胸中隐痛为主；在脑，则为脑气乏，脑络瘀，以头晕头痛，少神乏力为主；如若气虚动风，则出现中风，口眼㖞斜，手足瘫痪等。气虚血瘀多兼有脾肾不足，心脾两虚等。气血生化之源皆赖于脾，脾运失健，则水谷之气不化，反而生湿酿痰，故气虚血瘀证，大多挟有痰湿、痰浊等邪。

2. 气虚血瘀证的临床表现及症候分析

气虚血瘀证临床表现可见身倦乏力，少气懒言，自汗，面色淡白或晦暗，刺痛，固定不移，拒按，或有半身不遂，口眼㖞斜，言语謇涩，肢体痿废，舌暗淡或有瘀斑，脉沉涩无力等。

颜老认为，血的运行需要气的推动，若气虚运血无力，血行瘀滞局部而出现本证，为虚中夹实。由于元气亏虚，全身脏腑、四肢百骸失养，机能衰减，故出现身倦乏力，少气懒言；气虚不能固卫肌表，而见自汗；气虚无力推动血行，不能上荣于面，而见面色淡白。血行缓慢，瘀阻络脉，而见面色晦暗；瘀血内停脉络，不通则痛，故见疼痛如刺，拒按不移。气虚血瘀，致脉络瘀阻，筋脉肌肉失其濡养，肢体偏废不能用，则出现半身不遂，口眼㖞斜，肢体痿废。气虚血滞，舌体失其濡养，则运转不灵，故言语謇涩。气虚则舌淡，脉形无力，血瘀则见舌暗或有瘀斑，脉沉涩。

3. 气虚血瘀证的辨证要点

本证的诊断，一般以气虚和血瘀的证候共见为依据，其病理变化和临床表现，往往随着疾病的不同阶段而各有侧重，即有时以气虚表现为主，有时以血瘀为主，临证时注意要根据病情决定治疗方法。如胸痹为例，当胸痛突然发作，胸痛彻背，痛如针刺，固定不移，伴见唇青舌紫，爪甲青紫，脉涩等症时，此时主要考虑瘀阻络道，心脉不通，治疗宜活血通络止痛，使气血畅，缓解疼痛，而病情缓解期则须考虑气虚症状，如身倦乏力，少气懒言等症，治疗以益气为主，兼活血通络。临床辨证时还需与气滞血瘀相鉴别。气虚血瘀证与气滞血瘀证都可引起胸痹、腹痛、癥积，以及中风等疾病，需注意的是气滞血瘀属实，气虚血瘀，属虚中夹实，虽两者均有瘀血内阻，但气有虚实差异，故证候表现有同有异，并不完全一样。临床辨证，只有熟悉疾病的发展变化过程，正确分析病因病机，才能根据全局，作出正确的判断。

三、气滞血瘀证

1. 气滞血瘀证的概述

气滞血瘀证是指气机郁滞致血行障碍而出现瘀阻的证候。在临床上往往既有气滞的表现，又有血瘀的表现，正如《氏医案·保婴撮要》吐血中所述："血之所统者气也，故曰：气主煦之，血主濡之，是以气行则血行，气止则血止。"多因外感寒邪，内伤忧怒，或跌扑外伤等引起气机郁滞，不能推动血液运行，血行迟缓，滞而成瘀。本证有缓急之分，一般来说，由外伤或感受外邪引起者，发病较急；由情志不遂，忧怒内伤所致者，发病较缓。如《类证治裁·积聚》所言："初为气结在经，久则血伤入络。"

2. 气滞血瘀证的临床表现及症候分析

气滞血瘀证的临床表现可见性情急躁，胸胁胀满走窜疼痛，矢气频多，胁下痞块刺痛拒按，妇女见闭经或痛经，经色紫暗，或夹有血块，或乳房胀痛，舌质紫暗，或有瘀斑，脉沉弦或沉涩等。

颜老认为，肝主疏泄，肝气郁滞，则致胸胁胀闷，走窜作痛，情绪急躁易怒。肝气郁滞日久，影响血液运行，瘀血阻络，而见胁下痞块，疼痛如刺，质地坚硬，按之不移。气滞血瘀所致的神志障碍可见精神错乱，狂躁不安。胸阳阻痹，则胸背憋闷胀满。肝居胁肋，气不得疏，故胁肋胀满，矢气频多。气滞血瘀可致月经不调，经行不畅，故有经期腹痛，经色紫暗，或夹有血块，经闭，乳房胀痛等症。舌体脉络瘀血不散，故紫暗或瘀斑。气滞于脉，血流不畅，故脉沉弦或沉涩。

3. 气滞血瘀证的辨证要点

此证多属实证，其临床以"胀"、"满"、"闷"、"痛"为特点。气滞血瘀证，在临床各科中，皆能见到。其病理演变，初为气滞而后致血瘀，一旦瘀阻脉络，则气血运行进一步为所阻，以致气滞血瘀益甚。所以，《灵兰要览·气病治肾》谓："盖未有气滞而血能和者，血不和则气益滞矣。"本证的舌脉，由于瘀血已停，故多见舌质紫暗，或紫斑、紫点，涩脉或沉涩脉。

四、气不摄血证

1. 气不摄血证的概述

气不摄血证是指气虚不能统摄血液而致各种出血的证候。出血一症，有鼻衄、齿衄、吐血、咳血、便血、尿血、紫斑及妇女月经过多、崩漏等，但无论何处出血，只要同时兼见气虚证，便属气不摄血证。

暴病多实，久病多虚，故气不摄血证，多见于慢性出血疾患中，正如《景岳全书·杂证谟》便血论治所说："凡动血之初，多由乎火，及火邪既衰，而仍有不能止者，非虚即滑也。"气虚日久及阳，致阳气虚衰，阴寒内生，阳不固阴，亦能导致出血，即阳虚失血。阳虚失血以血色淡，四肢发凉，舌淡苔白，脉弱或迟为多见。如《医学心悟·便血》说："凡下血证，……若脉细无力，唇淡口和，喜热畏寒，或四肢厥冷，是为有寒，宜用温药止之，理中加归、芍主之。"

2. 气不摄血证的临床表现及症候分析

气不摄血证临床表现可见面色苍白，唇淡，气短乏力，神疲倦怠，惊悸失眠，纳呆，自汗，伴呕血咳血，齿衄鼻衄，便血尿血，月经过多，崩漏不止，血量不多，其色暗红，其质清稀，舌质淡，有齿痕，脉沉细微，或濡缓，或见芤脉等。

颜老认为，若素体虚弱、饮食劳倦、情志不遂等损伤脾胃，脾气虚弱，生化乏源，失其濡养功能，故见面色苍白，唇淡，神疲肢倦，气短乏力。心主血藏神，心血虚，故惊悸失眠。脾气虚则运化乏力，故纳呆。气虚则卫外不固，故见自汗。气虚则摄血无权，以致血液溢出脉外，而出现出血证，上则咳血，鼻衄，吐血，下则便血或崩漏，月经过多等证。气虚不能生血，血液化生乏源，故血色暗红，其质清稀。舌质淡有齿痕，脉沉微或濡缓，或见扎脉则是气不摄血，气血亏虚表现。

3. 气不摄血证的辨证要点

本类出血证无论何处出血必须兼见气虚证，方属于本证，对于本证的治疗，主要是以补气摄血为主，《医学入门·下血》谓："气虚，补中益气汤，参苓白术散，益气生精。益气皆生于谷气，胃气一复，血自归经。"失血后见气虚证，为了防止气随血脱，故进独参汤补气摄血，以防虚脱，此即所谓"有形之血不能速生，无形之气所当急固"的治法，如《张氏医通·吐血》中说："诸失血后，倦怠昏愦，面失色，懒于言动，浓煎独参汤。"《医贯·绛雪丹书》中也说："凡内伤暴吐血不止，或劳力过度，其血妄行，出如涌泉，口鼻皆流，须臾不救即死。急用人参一两或二两，为细末入飞罗面一钱，新汲水调如稀糊，不拘时啜服或用独参汤亦可。古方纯用补气，不入血药，何也？盖有形之血不能速生，无形之气所当急固，无形自能生有形也。"其次，临床要注意与阳虚失血的鉴别，本证在于出血和气虚共见，后者在于出血和阳虚寒盛共见，这是两者的主要区别点。

五、气随血脱证

1. 气随血脱证的概述

气随血脱证，是指大失血时，引起气随血脱的证候，属危急病证。多见于肝、胃、脾、肺等脏器本有宿疾，而脉道突然破裂，以致大量出血，气随血脱。此外，也可由外伤，或妇女崩中、分娩等因素引起。外伤血出体表者，较易诊断。若内部大量出血，而致元气骤脱者，应予特别注意。任何因素的出血，只要血量耗损过大，皆可导致元气暴脱的危候。

2. 气随血脱证的临床表现及症候分析

气随血脱证临床表现可见突然出现面色苍白，头晕眼花，心悸怔忡，大汗淋漓，四肢厥冷，气急微弱，喘促，甚至晕厥，不省人事，二便失禁，舌质淡白，脉象微细欲绝或散大无根等。

颜老认为，若阴血大伤，血液大出，血脱而气无所依，则随血而脱。血脱于上，不能悦颜色、润肌肤、濡空窍、养心脏，故面色苍白，头晕眼花，心悸怔忡。气脱不能充养肺气、固肌表、温手足，故气急微弱，喘促，汗出如油，手足肢冷。阳浮于上，阴竭于下，阴阳有离决之势，正气虚脱，心肾颓败，故见晕厥，不省人事，二便失禁。血不能荣舌，气不能应脉，故舌淡、脉微细欲绝或散大无根。

3. 气随血脱证的辨证要点

本证属于危急重证，发病迅速，病情变化快，病势较危重，若治疗得当，犹可转危为安。历代医家均主张用独参汤补气固脱，急固元气，以防散亡，若亡阳证表现严重，急用参附汤，以回阳救逆，疗效更显，亦可采用参附注射液或生脉注射液静脉滴注，进行抢救。

六、血随气逆证

1. 血随气逆证的概述

血随气逆证，是指气机升降失常，逆而向上，血随气逆所反映的证候。多因情志不遂或感受外邪引起，气机上逆以肝、胃、肺为多见，故血随气逆亦多见于肝、胃、肺病变。

2. 血随气逆证的临床表现及症候分析

血随气逆证临床表现可见头痛，眩晕，甚则昏迷，躁动不安，脘腹胁痛，咳嗽喘促，胸膈烦闷，咳血或鼻衄，食欲不振，恶心呕吐，或呕血，衄血，舌质紫暗，舌苔薄黄或黄腻，脉滑数或弦数等。

颜老认为，烦恼、大怒致肝气升发太过，肝气上逆，血随气涌，轻则头痛眩晕，重则可见昏厥。肝为刚脏，内寄相火，气逆易从火化，灼伤络脉，热迫血行，故肝经气火上逆，常致呕血，咳血，鼻衄等出血证。气血上扰心神，故见烦躁不安。气血上逆，脘腹失养，故见脘腹疼痛。肺主宣发肃降，痰随气逆，则宣降失职，故咳嗽喘促，胸膈烦闷，肺气上逆，血随气逆，故见咳血或鼻衄等。肝火犯胃，胃失和降，血随气逆，故见恶心呕吐，或呕血，衄血，胃失和降不能运化水谷，故见食欲不振。邪热内蕴，经脉瘀滞不畅，则舌质紫暗。胃中火盛，或蕴而化热，则可见黄苔或黄腻苔。风挟痰火为患，故脉弦滑数。

3. 血随气逆证的辨证要点

本证是以血随气逆而上冲，甚则动血而吐血，或壅闭清窍而昏厥为主的病理变化。临床辨证以气逆，面红目赤，或呕血、咳血、鼻衄，甚则昏厥卒倒为辨证要点。

第四章　衡法——八法之外的治疗原则

一、衡 法 溯 源

20世纪50年代后期国医大师颜德馨教授致力于血液病中医疗法的研究，主攻方向为白血病、血小板减少症等的治疗，并首创白血病的中医分型证治，将白血病辨证分为5型：阴虚型、阳虚型、温热型、阴阳两虚型、瘀血型，同时大胆使用雄黄，施治得法，每获捷效。而后总结发表《白血病的辨证论治》、《白血病的综合治疗》、《白血病发病机制试探》、《白血病证治》等论文，提出了中医对白血病诊断治疗的总体思路。基于临床疗效的支撑，颜老开始从血液病深入到对中医气血理论的研讨，提出"气为百病之长，百病皆生于气"，认为各种疾病都与"气"有关。通过钻研王清任的《医林改错》，结合血液病临床实践，颜老又发现，凡是那些久病、怪病患者，都有舌质发紫、角膜有瘀丝、眼底有色素沉淀，病人主诉夜间多梦、思维不集中等。为了寻找科学的理论依据，他又对那些病人进行了"甲皱微循环"、"血液流变学"等实验，结果证实这些病人都有瘀血的表现。而"瘀血"形成之根本乃是"阴阳失调"，即"气血不平衡"，而通过平衡气血，便可达到治病的目的。此外，通过观察病人血液的变化情况，尤其是老年患者的血液黏度有着普遍黏稠的特点，认为瘀血有可能是人衰老和疾病的根源，并在60年代提出活血化瘀法延缓衰老，与以往习用的补肾、健脾方法截然不同。这种方法首创以泄代补，从排除致衰老的因子入手，用黄芪、苍术、当归、赤芍、红花等中药为主组成方剂，用以消除体内积瘀，纠正脏腑虚衰，使气血由失衡达平衡。在此理论基础上还发明了寿宝、调气活血颗粒等药投放市场，用于延缓衰老。并在《内经》所述"气血正平，长有天命"、"疏其血气，令其调达而致和平"、"阴平阳秘，精神乃治"的观点启发下，初步萌发了"衡"的思想，即调气活血，扶正祛邪，固本清源，从而达致平衡。

缘于丰富的临床实践基础以及确切的疗效，颜老提出"气为百病之长，血为百病之胎"、"久病必有瘀，怪病必有瘀"的学术观点及调气活血为主的"衡法"治则，通过治气疗血来疏通脏腑气血，平衡阴阳，从而祛除各种致病因子。以气血为纲，调气活血，而致平衡的祛病养生思想逐步形成了一套完整的理论体系。并最终在中医治法传统八法之外，创立了以调气活血为主的"衡法"治则，并逐渐发展成了独树一帜的特色理论体系。

二、衡法——中医治则的拓展

中医治病，基于《内经》"阴平阳秘"的观点，发生疾病就是阴阳失调，辨证施治的目的，就是"谨察阴阳所在而调之，以平为期。"也就是所谓"病者不平也，医者平其不平而已。"医者根据病人的阴阳消长过程，从现象的规律，立方用药，调节人体的反应状态，而取得效果。其治疗法则，传统有汗、吐、下、和、温、清、补、消等八种方法，简称"八法"，便于分析与归纳，在历史上是起一定作用的，但事物总是有其二重性，这"八法"也局限了人们的思想，影响了中医学的发展。

中医治则的运用，是以"辨证"为基础的，由于科学的发展，临床工作者既认识到疾病错综复杂，"八法"不能满足临床的需要。在这样的前提下，颜老总结了前人的经验，并通过临床观察，感到调气活血疗法能调整机体反应性，保持内环境稳定性，从改善局部以至改善全身，从而提出了"衡法"的治疗法则，不仅由于临床上的需要，也是中医传统治则发展的结果。所谓衡者，《礼记·曲礼下》谓："大夫衡视，"犹言平，《荀子·礼论》谓："衡诚县矣，"系指秤杆，可见衡有平衡和权衡之义。"衡法"之组成，乃以益气、行气与活血化瘀药物组合而成，能够调畅气血，平衡阴阳，发挥扶正祛邪、固本清源的作用，适用于内、外、妇、儿等多种疾病。

三、衡法的理论基础

中医学认为，人体在正常情况下处于"阴平阳秘"，机体阴阳协调，水火相济，清气升，则水谷精微四布，浊气降，则水津畅利，二便通调，达到内外环境的平衡。一旦阴阳失调，人体即发生各种疾病，治病的目的则是"平其不平而已"。

气血是阴阳的主要物质基础，《素问·调经论》谓："人之所有者，血与气耳，""气血未并，五脏安定，""阴与阳并，血气以并，病形以成，""五脏之道皆出于经隧，以行血气，血气不和，百病乃变化而生，"表明气血不和是导致阴阳失调、产生疾病的主要原因。

瘀血是产生气血不和的重要因素。血液循经而行，环流不息，周而复始，濡养全身，若因各种原因出现血行不畅，或血液瘀滞，或血不循经而外溢，均可形成血瘀。瘀阻脉道内外，既可影响血液正常流行，又可影响气机升降出入，最终导致机体阴阳失调，疾病丛生，乃至衰老。

"衡法"是利用调气活血药物的作用，疏通气血，调节气机升降，平衡气血阴阳，改善机体内在环境，使瘀血去，血脉流，改善局部以至全身的血液循环，促进气血流畅，使人体在新基础上达到阴阳平衡，故能广泛地治疗"久病"与"怪病"，有病可治，无病防病，延年益寿。

四、气血学说是衡法的主要理论根据

中医学认为，任何疾病的发生都是机体阴阳失调所致，故《内经》有"谨察阴阳所在而调之，以平为期"之说。《血证论》谓："人之一身，不外阴阳，阴阳两字即水火，水火两字即气血，水即化气，火即化血，"指出人体之阴阳与气血关系至密，也可以说，气血是人体阴阳的物质基础，故《素问·至真要大论》谓："谨道如法，万举万全，气血正平，长有天命，"又谓："谨守病机……疏其血气，令其条达而致和平，"因为气血畅通，可使阴阳平衡，疾患消除，健康长寿。

关于气血的重要性以及气血紊乱是形成疾病的最根本原因的认识，可谓代有发明。如《普济方》谓："夫人之所以滋养其身者，唯气与血，血为荣，气为卫，荣行脉中，卫行脉外，周流不息……灌溉诸经，荣养百脉，内不为七情所郁，外不为四气所伤，自然顺适，万一微爽节宜，则血气乱，荣卫失度，背于常经，或涩或散，或下而忘返，或逆而上行，乃有吐衄便利，汗痰诸症生焉。"《医学入门》谓："人知百病生于气，而不知血为百病之胎也。凡寒热、蜷挛、痹痛、隐疹、瘙痒、好忘、好狂、惊惕、迷闷、痞块、疼痛、癃闭、遗溺等症及妇人经闭、崩中、带下，皆血病也。"而对气血紊乱形成瘀血并导致疾病之广度和深度，历代也有不少记载，例如《灵枢·经脉》曰："手少阴气绝，则脉不通，脉不通则血不流……故其面黑如漆柴，"王清任亦著有《医林改错》有"元气既虚，不能达于血管，血管无气，必停留为瘀"之论，指出外因内因皆可引起瘀血为患，谓："凡六淫七情之病，皆有因死血薄积脏腑而成者，其证见于外，或似外感，或似内伤，医家以见证治之，鲜不谬矣，"《医林改错》指出外感疾病亦不乏有瘀者，谓："伤寒、瘟疫、痘疹、痞块，皆能烧血，血瘀牙床紫，血死牙床黑，"《医学衷中参西录》指出内伤杂病多兼瘀血，谓："劳瘵者多兼瘀血，其证原有两种，有因劳瘵而瘀血者，其人或调养失宜，或纵欲过度，气血亏损，流通于周身者必然延缓，血即因之而瘀，其瘀多在经络；有因瘀血而成劳瘵者，其人或有跌伤、碰伤，或力小任重，或素有吐衄证，服药失宜，以致先有瘀血，日久浸成劳瘵，其瘀血多在脏腑。"诸如此类，证实了古代医家已不同程度地认识到气血失常是导致众多疾病的主要原因，这是调气活血法立为"衡法"的理论基础。

五、调气活血药物的双向调节作用是衡法的药理表现

调气活血药物的双向调节作用具体表现在以下几个方面：①对毛细血管通透性呈双向调节作用，如当归、红花可降低血管通透性，而乳香、五灵脂、血竭等却可增加血管的通透性，这种作用使调气活血法对某些血管疾病有着特殊疗效。②对平滑肌的作用也具有双向性，如芍药对豚鼠、大鼠的离体肠管和在位运动以及大鼠子宫平滑肌均表现为抑制作用，而桃仁、红花、牛膝、三棱却能使兔离体肠管紧张性升高。③调气活血药对结缔组织的双向调节作用表现在既对增生性结缔组织疾病有效，同时对萎缩性结缔组织疾病也有疗效。因此，可以认为调气活血法对结缔组织细胞、基质及纤维三部分都具有一定程度的影响，对胶原的合成和分解的两个方面也有一定作用。④调气活血药有的具有免疫抑制作用，有的却有免疫增强作用。如山西中医研究所以益肾汤治疗慢性肾炎获得显效，实验证明该方对注射马血清引起的豚鼠膝关节腔变态反应炎症有明显抑制作用。另一些资料表明，宫外孕Ⅲ号方、当归等能显著增强动物腹腔巨噬细胞的吞噬能力，提高网状内皮系统对染料的廓清速度，有促进非特异性免疫功能，说明调气活血法对免疫系统疾病也有双向调节作用。⑤剂量、炮制方法不同，可使调气活血药物呈双向作用，如小剂量红花对心脏有兴奋作用，大剂量则呈抑制作用；低浓度的莪术可使兔离体肠管紧张性升高，而高浓度的莪术反使肠管舒张；少量的参三七、茜草有止血作用，而多用却有活血作用；又如蒲黄生用能行，熟用能止，都启示了活血化瘀药物的特异作用。⑥在临床观察中，调气活血药物既能治疗实证，又能治疗虚证。文献指出，当局部炎症

发展到某一阶段时，都会出现血瘀现象，此时合用调气活血药和清热解毒药，可获得很好的效果。天津市中医院发现活血化瘀药与益气健脾药同用治疗慢性肝炎，有明显提高白蛋白，降低球蛋白，调节蛋白倒置作用，提示调气活血药与祛邪药或扶正药配合后均有增效作用。

以上资料表明，调气活血药物具有多方面的双向调节作用，是其他药物不可比拟的，这种双向调节作用可能与其具有调和气血的作用有关，用衡法来解释其功能实质是比较适当的。

六、调气活血疗法具有平衡阴阳的作用

大量资料表明，调气活血疗法的特点是运用面广、针对性强、重复有效。多年来，颜老运用调气活血疗法治疗冠状动脉粥样硬化性心脏病、心肌梗死、心律失常、心力衰竭、心肌炎、心肌病、高血压病、脑梗死等多种心脑疾病，不仅取得了较为满意的临床疗效，而且获得了实验室的客观指标的支持。颜老带领我们曾对 75 个病种的 565 例患者作了血流动力学测定，结果均有血瘀阳性指征，调气活血疗法能够直接作用于病灶，具有改善人体功能活动及代谢障碍等多种作用，这种作用已远远超过历代所谓的"通行血脉，消除瘀血"的含义，因此完全有必要为调气活血疗法提出一个新的定义，以反映其功能的全貌。调气活血疗法之所以能有如此效果，是与其能直接作用于气血有关。《素问·调经论》谓："人之所有者，血与气耳，""血气不和，百病乃变化而生。"王清任亦谓："气通血活，何患不除，"调气活血疗法能够调畅气血，平衡阴阳，发挥扶正祛邪，消除疾患的作用，因此可以用衡法来概括其功能。

辨治各种疑难病证，或从气治，或从血治，或气血双治。处方用药多从"通"字着眼，以调畅气血而安脏腑为治疗原则。针对疑难病证的不同病因病机，详辨虚实，而运用相应的方药，若病邪阻遏气血而属实证者，则用疏通法；若因脏腑虚弱导致气血不通者，则用通补法。通过调畅气血，以达到"疏其血气，令其条达而致和平"的治疗目的。

（一）从气论治

1. 疏畅气机法

历代有调气、舒气、理气、利气、行气等名称，其含义均为疏畅气机，此法是针对郁证的一种治疗方法，郁证系指情志怫郁，气机不畅所致的一类疾病总称。肝主疏泄，斡旋周身阴阳气血，使人的精神活动、水谷运化、气血输布、三焦气化、水液代谢皆宣通条达，一旦肝失常度，则阴阳失调，气血乖违，于是气滞、血瘀、痰生、火起、风动，诸病丛生。治郁先理气，气行郁自畅，通过疏畅气机，不仅能疏肝解郁，而且可藉以根治多脏腑病变，故颜老临床辨证用药，不论是补剂、攻剂，包括化痰、利湿、活血等方中，均配以疏畅气机之法，如取小茴香、乌药配泽泻治水肿，檀香配生麦芽治食滞，生紫菀配火麻仁治便秘。对气郁甚者则取芳香开窍之品，借取辛香走窜之性，以畅气开郁，如用苏合香丸治顽固性胸脘胁痛，以麝香治厥逆、神经性呕吐、呃逆、耳聋等，每能药到病除。

临床所及，气机郁滞以肝、肺、胃病变最为多见，因肝气易郁结，肺气易壅逆，胃气易阻滞，每用逍遥散化裁统治之。逍遥散以柴胡疏肝解郁，归、芍补血养肝，茯苓、白术、甘草健脾和胃，薄荷、生姜宣畅肺郁，肝、肺、胃同治，以疏畅气机，使气血平和，循环无阻，达到五脏六腑协调，邪祛正安的目的。如取逍遥散加黛蛤散等治支气管扩张咯血，加山羊角、石决明等治高血压病，加生蒲黄、葛根等治冠心病心绞痛，加平地木、仙人对坐草治乙型肝炎，合四逆散治慢性胃炎，合痛泻要方治结肠炎，合化瘀赞育汤治不孕不育等。若气郁化火，兼有痰热者，则取柴胡加龙骨牡蛎汤加减，此方以小柴胡汤之半去甘草加桂枝，意在疏畅肝气，加茯苓、大黄清泄痰热，佐以龙骨、牡蛎重镇邪热所扰之魂魄，加铅丹之重坠者，以驱膈上之痰，因其有毒，且对胃肠有刺激等副作用，常用代赭石替代之。临床对脑动脉硬化、震颤麻痹、顽固性失眠、癫痫等难治病，凡属肝胆郁热，痰浊内扰者，取此方加减治之，多可取效。

2. 升降气机法

此法适用于气机升降失常之证。气机升降出入是维持人体内外环境动态平衡的保证，六淫七情可使脏气偏盛偏衰，偏盛则气机升降太过，偏衰则气机升降不及，气机升降不顺其常，当升反降，应降反升，导致脏腑之间升降紊乱，从而呈现症状错综复杂、病理虚实夹杂、清浊相干的状态，治疗当用升降气机法。

脾胃为气机升降枢纽，脾主升清，胃主通降，为生化之本，若脾气失健而不升，胃气失和而不降，气机升降失常，湿、痰、瘀诸邪内生，则心下痞满，脘胁胀痛，形体日瘦等症迭起，习用苍术气香而性燥，统治三焦湿浊，质重而味厚，以导胃气下降，配以升麻质轻而味薄，引脾气上腾，二味相配，俾清气得以升发，浊气得以下泄，临床辨证加入诸方中，用治慢性胃炎、胃下垂、胃肠功能紊乱、慢性肝炎、胆囊炎、胰腺炎等，颇多效验。颜老临床推崇"脾统四脏"之说，脾胃健旺，五脏六腑的气机升降就有动力来源，因此常用升降气机法治疗全身多种疾病，如枳壳配桔梗升降气机治冠心病，柴胡配青皮宽胸畅中治肝胆疾病，升麻配乌药、茯苓提壶揭盖治泌尿系统疾病，葛根配枳实升清降浊治结肠炎等。

肝肺为气机升降之辅佐，肝以升发为顺，肺以宣降为常，由于肝藏血，肺主气，故肝肺的升降实质上也是气血的升降，若肝气横逆，肺失宣降，则一身气血皆滞。肝肺升降失常的调理，肺之宣降也是一个重要方面，因肺失宣降则木受金刑，致肝气不得升发，正如王孟英所谓："清肃之令不行，升降之机亦窒。"治疗疑难病证常用"轻可去实"之法，以质地轻扬，气味轻薄之品，性能宣透透达，归经入肺，有助于恢复肺的宣降本性，使气机升降有度，如取辛夷花、苍耳子宣通肺窍治过敏性鼻炎，石楠叶、苦丁茶苦泄降气治神经性头痛，紫菀启上开下治二便不利，桑叶、桑皮引药入肺治面部色素沉着等，往往一举中的。

3. 降气平逆法

此法能使上逆之气得以平顺，所以又称平气、顺气法，多用于肺气上逆、肝气上逆等证。因呼吸系统的疑难病证多缘肺失宣肃而起，对咳呛频发、喘促胸满、痰多气涌、头胀目眩等肺气上逆证，论治用药每参以葶苈子、苏子、旋覆花、枇杷叶等肃肺之品，以冀上逆之肺气得以肃降。葶苈子能疗肺壅上气咳嗽，止喘促，除胸中痰饮，集降气、消痰、平喘诸作用，凡宜肃降肺气者，不必见痰壅热盛，即可投之。如咽痒咳喘，痰黏难出等热证，则取麻杏石甘汤加葶苈子等清热肃肺；痰多白沫，形寒神怯属寒证者，则用小青龙汤、麻黄附子细辛汤加葶苈子等温经肃肺，先发制人，一鼓而下，往往立竿见影。颜老根据《内经》"怒则气上"之说，指出精神系统的疑难病证与肝气上逆相关，对精神分裂症、癫痫、老年性痴呆、神经衰弱等难治病，习用金石药与介类药以重镇降气，如对狂躁为主症者，选用生铁落饮合桃核承气汤以平逆泻火；若见健忘失眠、幻听幻觉者，则首选磁石配菖蒲、蒲黄、丹参等降逆活血开窍；兼有盗汗、遗精者，则用龙骨、牡蛎以收敛肝气；伴有头晕目眩、两耳作鸣者，则重用山羊角、生石决，并配以通天草、海藻、钩藤等平肝潜阳。

气有余便是火，气降即火降，降气法除具有平顺上逆之气外，尚有降火作用。气火逆乱，则脉络不宁，血溢脉外而导致出血，故降气平逆法是治疗血证的主要疗法之一。凡火热亢盛，或气逆冲上引起阳络受伤，证见咳、吐、衄血，色红量多，烦躁郁怒，喜冷恶热者，颜老多宗缪希雍"宜降气不宜降火"之法，辄投以降气平逆法，首选降香折其逆气，既能降气以降火，又可止血而不留瘀，用于血证，有一举两得之妙。此外，颜老在治疗出血重症时，还配合应用外治法，以平逆降气，如取附子粉、姜汁调敷两足涌泉穴，或用生大黄、鸡子清调敷两太阳穴等，临床屡用屡验。

4. 补气升阳法

此法是李东垣治疗脾胃内伤病证的重要大法，李氏认为"脾胃内伤，百病由生，"病理关键在于脾胃虚弱，阳气不升，故在治疗上强调补脾胃之气，升阳明之气，使脾胃健，纳运旺，升降协，元气充，则诸病可愈。如湿浊等邪久羁不去，克伐脾胃而致面色萎黄，神萎乏力，纳差便泄，九窍不利，舌淡苔腻，脉弱等症，临床用参、芪等甘药补气，配升麻、柴胡、葛根等辛药升发脾阳以胜湿，临床每取李氏清暑益气汤应手，此方以补中益气汤补气健脾，合生脉散益气复脉，佐黄柏、苍术、泽泻等祛除湿热，标本同治，功能补气升阳，清化湿热，用治冠心病、心肌梗死、心肌疾病、胃炎、肝胆病以及肾炎、尿毒症等属中气本虚，又感湿热之邪的病证，颇有效验。颜老在临床上特别赏识升麻的功效，升麻体轻上升，味辛升散，最能疏引脾胃之气上升，擅用升麻治疗各种病证，如取升麻配苍术升清泄浊治泛恶；配黄芪益气升阳治眩晕；配虎杖活血升阳治血证；配石膏清热解毒治口疮，均获满意疗效。

补气升阳法还具有引血上行的作用，清阳之气出上窍，实四肢，发腠理，血上行于脑，亦全赖清阳之气的升发，人体随着年龄的增长，清阳之气日渐衰弱，以致气血上奉渐至减少，血气不升，脑络失养，则头痛、眩晕、健忘及清窍失聪，诸如高血压病、脑动脉硬化、老年性痴呆等病丛生。每以补气升阳为基础，而辅以散风之类，如蔓荆子、葛根、细辛、白芷等，再加入川芎、赤芍、桃仁、红花等活血化瘀之品以调整气血升降，引血上行，对眩晕绵绵，遇劳更甚，少气懒言，脉细，舌淡紫苔薄等气虚兼有清窍失聪者最为合拍。

5. 通补阳气法

由于外邪侵袭，或情志、饮食失常，影响脏腑经络，而使阳气痹阻，或致阳气衰惫，不能输布津液，运行血液，引起水液内停，血涩成瘀，发展到慢性阶段时，阳气亏虚和痹阻表现更为突出，治此着眼于温补和宣通阳气，阳气旺盛，运行通畅，才能激发脏腑恢复正常的生理功能，而且阳气一旦振奋，即可迅速动员全身的抗病能力与病邪相争，促使病邪消散，经络骤通，诸窍得解，疾病得以改善。诚如王旭高所云："真阳旺而邪自退，所谓正治之良图。"

在通补阳气的治则下，根据不同的病因采用相应的治则和方药。若病属邪痹阳遏者，则用通阳法；因脏腑阳虚而元真不通者，则用补阳法。由于疑难病证病情复杂，每每虚实相随，正邪互变，更多的是将通阳法与温阳法熔于一炉，即在辨证基础上辄加附子治之。附子为补命门真火第一要药，其性雄壮慓悍，力宏效捷，走窜十二经脉，既行气分，又入血分，既能通阳，又可温阳，虽辛烈有毒，但配以生地甘润制其燥，佐以甘草甘缓制其毒，则其应用范围大为扩大：如取附子加入滋肾通关丸治肾盂结石；配以苓桂术甘汤防治支气管哮喘；伍入补中益气汤治重症肌无力；佐以六味地黄丸治尿毒症、肝硬化腹水等，随证配伍，皆有疗效。

心居阳位，为清旷之区，诸阳受气于胸中，若心阳不振，则血脉失畅，胸痹、心痛之证即发，据此，习用《伤寒论》少阴病方剂治疗心血管病，疗效显著。如取麻黄细辛附子汤治慢性肺源性心脏病，由于咳喘日久，肺病及肾，正气不固，屡招寒袭，形成肺蕴寒饮，肾虚不纳的病理状态，症见咳喘气短，咯痰白沫，遇寒频发，胸痞心悸，肢体浮肿，脉沉细等，治疗亟当宣肺散寒，补肾温阳，方用麻黄细辛附子汤最为合拍。方中麻黄虽治咳喘，但作用在肺，其效甚暂，必与附子配伍，肺肾同治，内外协调，方可使风寒散而阳自归，精得藏而阴不扰。细辛入肺、肾二经，功能温饮定喘，用量须达 4.5～9 克才能起效，其虽辛散有余，但合以附子，则可泻肺纳肾，攻补兼顾，常与小青龙汤、三子养亲汤、苓桂术甘汤同用，有相得益彰之功。取附子汤治冠心病，心绞痛及心肌梗死等引起的胸痛，多伴有痛势彻背，神萎乏力，汗时自出，舌淡质紫，脉沉弱等，其实质多属阳虚阴凝，阳虚为本，阴凝为标，立法用药当以温阳为主。附子汤以附子温阳散寒，人参、白术、茯苓甘温益气，芍药和营活血，诸药合用，共奏温经散寒，益气活血之功，用于冠心病，不仅止痛效果明显，且疗效巩固持久。若胸闷心悸者加丹参、葛根，胸痛剧烈者，加参三七、血竭，唇青舌紫者加莪术、水蛭等。取通脉四逆汤治病态窦房结综合征，所表现的脉象如沉、迟、涩、结、代等证，病机为阳气衰惫，寒凝血脉，立法务必峻补阳气，逐寒通脉，方用通脉四逆汤大辛大热之剂，意在离照当空，阴霾自去，则脉复出，临症又需加减化裁，如神疲短气者加党参、黄芪以补气，舌红口干者加麦冬、五味子以养阴，胸闷不舒者加郁金、菖蒲以开郁等。

（二）从血论治

1. 清热活血法

取活血药与清热药同用，适用于血热瘀血证。热毒内遏可熬血成瘀，瘀血郁结也可蕴热化毒，形成瘀热，多见于各种创伤性炎症、病毒感染、慢性溃疡、变态反应性炎症及结缔组织疾病、出血性疾病、肿瘤等疑难病证。各种感染发热，若多用寒凉，往往会导致"血受寒则凝"之弊，治疗用药则主张"温病用凉药需佐以活血化瘀之品，始不至于有冰伏之虞，"于清热解毒方药中加入丹参、丹皮、桃仁、赤芍等化瘀之药，既可提高疗效，又能防止血瘀形成。而瘀血郁而发热则属内伤发热，起病缓慢而缠绵，久治不愈。因血瘀部位不同则发热程度也有所区别，正如《血证论》所谓："瘀血发热者，瘀血在肌肉，则翕翕发热，证象白虎；瘀血在肌腠则寒热往来；瘀血在腑……证见日晡潮热；瘀血在脏……证见骨蒸痨热，手足心热。"临床则以仙方活命饮、清营汤、犀角地黄汤、清宣瘀热汤、犀泽汤等辨证施治，俾瘀消热去，气通血活。

犀泽汤是颜老治疗慢性乙型肝炎的经验方，由广犀角、泽兰、苍术、仙人对坐草、土茯苓、平地木、败酱草组成，功能清热解毒，疏肝活血。乙型肝炎的病变过程与"温疫"、"湿温"等温病传变规律相似，病邪由外而入，初期多兼恶寒、发热等卫分症状，随着病情发展，相继出现气分、营分、血分的证候。慢性乙型肝炎病久不愈，病机多为湿热毒邪侵淫营血，其缠绵难祛和蔓延流注的特点尤为显著，若从气分论治，投以疏肝理气，清气泄热之剂，虽也有效，但疗效不长，病易反复。犀泽汤以广犀角、泽兰、苍术为主药，清营解毒，泄热祛湿；配以败酱草辅犀角、泽兰凉血解毒；取仙人对坐草、土茯苓、平地木佐苍术祛湿开郁。诸药同用，共奏清营泄热，祛湿解毒，开郁活血之功。方中犀角、苍术对慢性乙型肝炎有特殊疗效，《本草纲目》谓："犀角，犀之精灵所聚，足阳明药也，胃为水谷之海，饮食药物必先度之，故犀角能解一切诸毒，"可见犀角不仅能凉血，尚能解毒，临床发现其对乙型肝炎 HBsAg 阳性及 GPT 长期不降者有良效。苍术苦温，为燥湿要药，与犀角同用，凉血而无寒凝之虑，燥湿而无助火之弊，擅长搜剔营血湿热之邪。针对慢性乙型肝炎易于复发的特点，临床对部分患者经用犀泽汤治疗病情好转，HBsAg 转阴后，为预防其复发，习用犀泽汤改制为丸剂，再服 1~2 个疗程，以巩固疗效。

2. 温经活血法

取活血药与温里药同用，适用于寒凝血瘀证。血气者，喜温而恶寒，得温则流，得寒则凝，寒为阴邪，其性收引，能抑阳而凝血，血气为之运行不周，渗透不遍，温经活血法能使阳复寒去而促瘀化，故能主治寒邪内伏或阳虚阴凝，血液凝滞不通而致的手足厥冷，脉细欲绝，头痛，胸痛，腹痛，舌淡苔白等症。温里药如附子、肉桂、桂枝、仙灵脾、仙茅、巴戟天等与活血药配伍，能加强推动活血化瘀的功效，且能兴奋强化机体内多系统的功能，因此对寒凝血瘀证的充血性心力衰竭、病态窦房结综合征、冠心病心绞痛、慢性肾衰竭、垂体功能衰退、阿狄森病、顽固性哮喘、硬皮病、不育、不孕等功能低下的疑难病证常有良效，常用方剂如少腹逐瘀汤、化瘀赞育汤、温经汤、当归四逆加吴茱萸生姜汤等。

化瘀赞育汤是颜老治疗男科疾病的经验方，男科疾病不仅与肾有关，更与肝相关，肝体阴而用阳，职司疏泄，性喜条达而恶抑郁，若情志不遂，抑郁不乐，必然导致肝气郁结，气滞日久，血流不畅，足厥阴经脉为之失养，则"阴器不用"的男科疾病迭起。况且肝藏血，肾藏精，精血同源，故肾与肝在生理病理上常相互影响，肾之封蛰溢泻必赖肝之疏泄，而肾精亏损又可致肝血不足或肝气失畅，因此，温经补肾，活血疏肝是治疗男科疾病行之有效的途径。化瘀赞育汤以柴胡、枳壳疏理气机，桃红四物汤活血祛瘀，气血双调，其治在肝；改生地为熟地以滋养肾精，紫石英温补肾阳，阴阳平补，其治在肾；加入桔梗、牛膝提上利下，贯通血脉，疏肝气之郁滞，化血脉之瘀结，而使肾气得以振奋。共奏疏肝温肾，活血化瘀之功，用治阳痿不育、早泄、不射精、睾丸肿痛、阴囊萎缩等男科疾病多验，对久服补肾药，实其所实者的疑难病尤宜。

3. 活血止血法

取活血药与止血药同用，有相反相成的作用，适用于血瘀出血证。凡出血必有瘀血停滞体内脉外，瘀血不去，血难循经而行，以致出血反复不止，若单用止血法往往难以奏效。当以去蓄利瘀，使血返故道，不止血而血自止，临床所见的咳吐衄血，其色紫黑或鲜红有块，或便血如漆，或尿血作痛，或肌衄累累，均为血瘀出血之象。治宜活血以止血，如用颜老验方止血粉（土大黄、生蒲黄、白及）治胃与十二指肠溃疡出血；投花蕊石散以治咯血、便血、溲血；以水蛭粉吞服治小脑血肿；用生蒲黄、参三七治眼底出血；取贯仲、益母草治子宫功能性出血；用马勃、生蒲黄外敷治舌衄等，皆有化瘀止血之义。

造血系统的疑难病证，如再生障碍性贫血、白血病、血小板病等的发病，多与瘀血有关，这些疾病所表现的反复出血不止，正是瘀血作祟的明证，如肝脾肿大、贫血及全身衰竭等，也与瘀血证相关，血瘀内结是肝脾肿大的主要原因；而严重贫血和全身衰竭相似于中医的"虚劳"证，由于血液亏损，脉道流行迟缓形成血瘀，脏腑经络为之失养，而致虚劳。张仲景创立大黄䗪虫丸缓中补虚，治疗五劳虚极之证，开创活血化瘀治疗虚劳的先河；《医学衷中参西录》则明确指出："劳瘵者，多兼瘀血。"颜老习用活血化瘀法治疗造血系统的疑难病证，对病情虚实寒热错杂者，则以辨证论治为主，适当加入丹参、鸡血藤、当归、桃仁、红花、赤芍、三棱、莪术等活血化瘀之品；对瘀血证明显者则以桃红四物汤加减治之。此方寓祛瘀于养血之中，通补相兼，攻而不伐，补而不凝，有活血不伤正，止血而不留瘀之功。若血象低下者，加升麻升提清阳，虎杖化瘀降浊，二药相使，升清降浊，以鼓舞气血生长；形寒肢冷，阳气虚弱者，加补骨脂、肉桂、鹿角、牛骨髓等以温补肾阳，刺激骨髓再生；纳呆腹胀，脾失健运者，加苍白术、檀香、生麦芽等以运脾健胃，促进药物吸收，寓"上下交损，当治中焦"之意。

4. 活血通络法

取活血药与通络之类同用，适用于络脉瘀阻证。外感六淫，内伤七情，饮食劳倦等均能致气血阻滞而伤人经络，经络中气血阻滞，运行不畅，当升不升，当降不降，则可引起脏腑病变，初为气结在经，症见胀痛无形，久则血伤入络，症见刺痛有形，由于络脉痹窒，败血瘀留而成顽痛、癥积、疟母、内疽等疑难病证。颜老习用辛温通络之品，如桂枝、小茴香、威灵仙、羌独活等与活血药配伍，谓其既能引诸药直达病灶而发挥药效，且辛温之药大多具有辛香理气，温通血脉的作用，能推动气血运行，促进脏腑功能活动，有利于气滞血瘀，瘀阻络脉等病证的消除。对络病日深，血液凝坚的沉疴痼疾、络脉久痹则非一般辛温通络之品所能获效，颜老效叶天士"每取虫蚁迅速，飞走诸灵，俾飞者升，走者降，血无凝著，气可宣通"之法，投以水蛭、全蝎、蜂房、䗪虫等虫蚁之类以搜剔络脉之瘀血，松动其病根，临床多以活血药为基本方，配以僵蚕、蝉衣、白芷等治过敏性鼻炎；辅以桂枝、地龙、大黄䗪虫丸等治多发性缩窄性大动脉炎；佐以五灵脂、小茴香、肉桂治妇人痛经、不孕；颜老自拟消瘤丸（水蛭、牡蛎、延胡索等）治血管瘤；龙马定痛丹治顽痹等。

龙马定痛丹渊出王清任氏之"龙马自来丹"，原方用治痫证、瘫腿。颜老经长期临床验证，修改方剂组成和扩大治疗范围，定名为"龙马定痛丹"，应用70余年，经治风湿性关节炎、类风湿性关节炎、痛风性关节炎、颈椎病、肩周炎、退行性关节炎、雷诺氏病、腰肌劳损等2000余例，效果满意。龙马定痛丹由马钱子、地鳖虫、地龙、全蝎、朱砂等组成，马钱子苦寒有毒，具活血通络、止痛消肿功效，张锡纯谓其"开通经络，透达关节之力，远胜于他药"，经土炒香炸，其毒性则减；配以破血通络的地鳖虫，祛风止痛的全蝎，善于走窜的地龙，则有活血脉，化瘀血，祛风湿，止痹痛的功效，经实验研究，龙马定痛丹对躯体性疼痛有较强的止痛效果，且发生作用快，维持时间长，是一新型的复方止痛剂。

5. 活血祛痰法

取活血药与祛痰药同用，适用于痰瘀交结证。古人素有"怪病多痰"之说，其实津血同源，若机体失其常度，则熬津为痰，凝血为瘀，以致痰瘀互结为患，临床所见的冠心病、高脂血症、脑血管病、老年性痴呆、尿路结石、哮喘、类风湿性关节炎、癫痫等疑难病证，均有痰瘀交结之象，常配的祛痰药如半夏、南星、陈皮、白芥子等。颜老临床尤其常用生半夏，《伤寒论》用半夏者有43方，其中内服37方，外用6方，概取生半夏，用水洗之，即可入药，未见制用，佐以少量生姜以制其毒，随证配伍，治疗疑难病证辄能事半功倍，如取生半夏配黄连、竹茹、砂仁等治顽固性呕恶；配干姜、细辛、五味子治寒饮哮喘；配胆星、郁金、菖蒲治癫痫，每能得心应手。

"怪病多瘀"与"怪病多痰"互相影响，用药必须兼顾，脉舌互参，辨证施治，若患者形体肥胖，舌苔浊腻而垢，口甜而黏，脉沉弦细滑，治宜化痰为主，方用黄连温胆汤、瓜蒌薤白汤等化裁；如患者面色黧黑，唇青舌紫，癥瘕积聚，脉沉迟涩，或弦紧，当以活血为主，方选桃红四物汤、血府逐瘀汤等加减。颜老临床以通窍活血汤合黄连温胆汤活血安神，豁痰开窍治老年性痴呆；取虎杖、山楂、决明子、苍白术祛血中之痰浊治高脂血症；用血府逐瘀汤加白芥子、甘遂等治泌尿道结石合并肾盂积水等。如遵《内经》"心病宜食薤"之旨，每以瓜蒌、薤白通阳化痰为主，选配半夏、茯苓、陈皮、枳壳、桔梗、丹参、川芎、降香以宣痹化饮，活血通脉治冠心病心绞痛。

（三）气血双治

1. 理气活血法

取活血药与理气药同用，是最常用的相使配伍法，适用于气滞血瘀或血瘀气滞证。气为血帅，血随气以周流百脉，气滞则血瘀，气滞在何处，则血瘀在何处，反之，血瘀也可导致气滞。凡六淫七情侵袭，气血阴阳乖违，或病久入络，血瘀气滞，皆使气血胶结不解，故气滞血瘀所致的"久病"、"怪病"最为常见，治当理气化瘀，宣畅气机，临床可根据其所滞部位之不同，而选用相应的方药，如取丹参饮加味治慢性胃炎，膈下逐瘀汤治溃疡性结肠炎，身痛逐瘀汤治类风湿性关节炎，癫狂梦醒汤治癫狂等。

颜老临床常以血府逐瘀汤为主方，此方以桃红四物活血，四逆散理气，辅以桔梗载气上行，牛膝引血下降，使气血得以上下贯通，故临床运用范围极为广泛，常随证加减，治疗多种疑难病证。如根据"足厥阴肝经环阴器"的理论，取血府逐瘀汤改生地为熟地，加紫石英、韭菜子、蛇床子等治泌尿生殖系统疑难病证，如阳痿、早泄、不射精、睾丸炎、遗尿等；以"肺主皮毛"为依据，加桑叶、桑白皮疏风宣肺，引药入肺，治面部色素沉着、鼻部疾病及多种皮肤病；加磁朱丸或生铁落饮治疗和预防长期失眠的神经衰弱、精神分裂症；配指迷茯苓丸或礞石滚痰丸，或加入生半夏，痰瘀同治以疗癫痫；原方倍桔梗宣畅肺气以治咽炎、久咳；加升麻益气升阳治失音等。若气滞甚者加檀香或降香，挟外感者加苏叶，有湿阻苔腻者加苍术、川朴，偏热者去川芎，加鲜生地，便溏者去生地、桃仁，加苍白术等。对药物剂量也随证之轻重而增减，如川芎散风理气，活血化瘀，分别治胁痛、疗胸痹、散血积、愈头风，用量也有 4.5 克、9 克、15 克乃至 30 克不等。

2. 益气活血法

取活血药与补气药同用，适用于气虚血瘀证。气盛则血流滑疾，百脉调达，若病久脏气受伐，气弱则血流迟缓，运行涩滞，乃致瘀血，证见病痛绵绵，劳则尤甚，气短乏力，舌淡紫，脉涩无力等，治宜益气活血，以求气旺而血行畅，瘀化而脉道通。活血药与补气药配伍，其效相得益彰，活血药既有助于气血运行，逐瘀血之隐患，并能消除补药之黏腻，为补法发挥药效扫清障碍，故《读医随笔》谓："滑伯仁谓每加行血药于补剂中，其效倍捷。"补阳还五汤为益气活血法的代表方剂，方中重用黄芪大补元气，以助血运，配以大队活血药相辅相成，俾气足瘀除，用于心脑血管病、顽固性水肿、遗尿、肾结石等属气虚血瘀者，多获良效。

颜老在生命科学的研究中，发现人体进入老年，由于长期受到七情、六淫、外伤跌仆、各种疾病的干扰，势必影响气血的正常循行，出现流通受阻，瘀血停滞，从而使脏腑得不到气血的正常濡养，生理功能无法正常发挥，造成痰浊等病理产物内生，而加重瘀血的程度，形成恶性循环，最终导致脏气虚衰，精气神亏耗，机体衰老，并选用黄芪、川芎、红花等益气活血药组成"衡法冲剂"进行延缓衰老的研究。经实验与临床观察，发现其能明显延长果蝇寿命，提高小鼠的学习和记忆能力，保护正常生殖器官，维持生育能力，保持家兔的脏器正常组织结构，显著改善老年人的衰老症状，提高机体免疫功能和改善血液流变性等，证实其确有良好的延缓衰老的效果。

冠心病是老年人最常见的疾病，其病机多为脏气不足，瘀滞心脉。若纯用参、芪益气，则愈补气愈滞，血愈壅；单用芎、芍活血，则愈通气愈耗，血愈亏，具有实不受攻，虚不受补的特点。颜老自拟益心汤，取补气与活血同用，通补兼施，方中重用党参、黄芪养心益气为君；辅以葛根、川芎、丹参、赤芍、山楂、降香活血通脉为臣，君臣相配，旨在益气活血，俾气足则助血行，血行则血瘀除；佐以微寒之决明子，既可防君臣之药辛燥太过，又取其力薄气浮之性，疏通上下气机，以增活血之力；使以菖蒲引诸药入心，开窍通络。诸药合用，共奏益气养心，行气活血，祛瘀止痛之功，用于冠心病、心肌梗死、心肌炎等病，颇多治验。

第五章　衡法学术思想成就概览

一、颜氏衡法特色系列组方

1. 消渴清颗粒

【组成】由苍术、知母、地锦草、生蒲黄等药物组成。

【功用】运脾养阴，化瘀清热。

【来源】颜德馨教授治疗糖尿病经验方。

【方义】颜老主张糖尿病从气血论治，从气论治取苍术为君，通过运脾健脾，激发胰岛功能；"臣药"知母以养阴为主，能解决糖尿病阴虚内热常见症状；"佐药"地锦草发挥清热降糖作用；从血论治以生蒲黄为"使药"化瘀降脂，有效预防糖尿病合并症。消渴清颗粒从中医整体论的观点来考虑，在治疗过程中调整血糖，而不只是单纯降糖，并在调节血糖过程中减少并发症。

2. 衡法冲剂

【组成】由黄芪、生蒲黄、苍术、虎杖等药物组成。

【功用】益气运脾，化痰祛瘀。

【来源】颜德馨教授治疗高脂血症经验方。

【方义】高脂血症患者的体内脂质代谢紊乱，多系痰湿内蕴之象，然痰湿久羁，既能伤脾耗气，又可阻滞气血，造成瘀血内结，而呈现气虚为本，痰湿夹瘀为标的病理状态。高脂血症颇类似于明代王肯堂所谓的"污秽之血"，由于血液污秽，导致血管变狭，血流不畅，心脑血管病症丛生。为此，在益气健脾，化痰祛湿的原则下，配以活血化瘀之品，可以提高治疗高脂血症的疗效。近代研究也表明，丹参、川芎等活血药均可不同程度地降低老年雄性大鼠血浆胆固醇的含量，改善血液黏稠凝聚的状态。故衡法新药用黄芪、苍术益气健脾，取脾健则痰湿自除之义，辅红花、桃仁祛瘀而兼以通腑，丹参、川芎活血而兼以理气，诸药合用，共奏益气健脾，化痰活血之功。

3. 衡法Ⅱ号方

【组成】由黄芪、当归、赤芍、红花、牛膝、枳壳、桔梗等11味中药组方。

【功用】益气健脾，活血化瘀。

【来源】颜德馨教授抗衰老经验方。

【方义】根据颜老"气虚血瘀导致人体衰老"的理论，认为人体衰老的本质是在于气血失调，而失调的关键在于气虚血瘀。因此主张采用益气活血化瘀的黄芪、当归、赤芍、红花作为主药来进行延缓衰老研究，并配以枳壳、桔梗益气行滞。

4. 衡法Ⅲ号方

【组成】由党参、黄芪、葛根、赤芍、川芎、丹参、山楂、决明子等组方。

【功用】益气降浊，活血化瘀。

【来源】颜德馨教授延缓衰老经验方。

【方义】方中重用党参、黄芪养心益气，葛根、川芎、丹参、山楂等活血通脉，决明子通腑降浊疏通气机，以增活血之力，使本方具攻补相兼之功。

5. 正心冲剂

【组成】由黄芪、党参、葛根、川芎、丹参、决明子、菖蒲等组成。

【功用】补养心气，活血行气。

【来源】颜德馨教授治疗心绞痛经验方。

【方义】正心冲剂取补气药与活血药配伍，寓通于补，功能固本清源，益气活血。全方重用黄芪、党参养心益气为君；辅以葛根、川芎、丹参、降香等多味活血药为臣，意在活血通脉，君臣相配，旨在益气活血，俾气足则助血行，血行则瘀血除；少佐微寒之品决明子，既可制君臣之药的辛燥之性，又取其力薄气浮之性，疏通上下气机，以增活血之力；使以菖蒲引诸药入心，开窍通络。诸药同用，使血得气帅，气得血助，共奏大补元气，补养心气，活血行气，祛瘀止痛之功。方用葛根兼能解肌降压，决明子功长健脾降脂，菖蒲善于开窍益智，故正心冲剂对高血压、高血脂、脑动脉硬化以及预防老年性痴呆等均有一定效果。

6. 活血复方

【组成】由黄芪、生蒲黄、降香、丹参、苍术、白术、炙甘草等组成。可随证加减。

【功用】益气活血。

【来源】颜德馨教授延缓血管衰老经验方。

【方义】方中重用黄芪为君药；配合苍术、白术益气以助血脉运行；降香、丹参、生蒲黄活血化瘀通络，以为佐使。诸药合用，共奏益气活血之功。

7. 稳心护脉颗粒

【组成】由附子、当归、生蒲黄、枳壳、桔梗等组成。

【功用】温阳活血，理气化瘀。

【来源】颜德馨教授治疗冠心病经验方。

【方义】方中附子鼓舞心阳为君，当归、生蒲黄活血化瘀为臣，枳壳、桔梗理气开郁，升清降浊为佐使，共奏温阳活血，理气化瘀之功。本方集中体现了颜老治疗急性冠状动脉综合征之阳虚观点、气血平衡观点和瘀血论观点。

8. 益心汤

【组成】由黄芪、麦冬、丹参、天冬、黄精、枸杞子、党参、苏梗、五味子、三七粉等组成。

【功用】益气养阴，活血通络。

【来源】颜德馨教授治疗心肌炎经验方。

【方义】方中用黄芪、党参益心脾之气；天冬、麦冬、黄精、枸杞子、五味子滋心肾之阴；丹参、三七活血通脉。诸药相伍，使精气充，阴血盛，脏气安和，心脉通畅，其病遂愈。

9. 消瘤丸

【组成】由水蛭、玄胡、牡蛎三药等分组成。

【功用】行气散郁，凉血破瘀。

【来源】颜德馨教授治疗血管瘤经验方。

【方义】之所以用水蛭者，因血管瘤一病，属久年痼疾，病程年久，则瘀、郁、痰夹滞较坚，邪深入络，胶结不散，非一般药物所能攻逐，唯用虫类搜剔之品，才能取效；且水蛭具有凉血活血之力，有破血逐瘀之功，其性善行，能治癥瘕积聚之陈久瘀血，故以此为主药，冀攻逐胶结之瘀血，配以具行气活血止痛之玄胡，与水蛭共奏行气散郁，凉血破瘀之功。更佐以牡蛎，化痰软坚、消瘀，助水蛭以化散痰瘀，三药相合，其效卓然。

10. 中防干膏粉

【组成】由黄芪、苍术、川芎、蒲黄等组成。

【功用】益气活血，运脾化湿。

【来源】颜德馨教授防治中风经验方。

【方义】"中防干膏粉"以黄芪为君药，川芎为臣药，苍术为佐药，蒲黄为使药。本方用黄芪补益中气，使气机充实，以帅血助血，推动血液循环，达到"气充血活"之目的。一方面黄芪有一定强心作用，加强心肌收缩，增加心搏出量；另一方面尚能保护血细胞功能，增加红细胞的含氧量；同时黄芪尚能促进代谢，有利于血液中脂质的细胞吸收利用，改善血脂在血液中的含量。川芎具有活血行气之功，引药上行，与黄芪相伍，起到益气化瘀的作用。大量报导证实，川芎具有改善微循环及血液流变，促使血管内小血栓溶解，改善血小板功能及纤维蛋白原分解的作用。苍术健脾运脾，除湿化痰，既能促进消化吸收，又有降脂、降糖作用，并因其含有较丰富的维生素 E 等，近来用于抗衰老，被称为仙术，与川芎配合，不仅化瘀活血，并能运脾化湿，祛除痰浊。蒲黄为活血止血药并能利尿，对小血管的栓塞及小血管渗血有化栓、止血作用，对小静脉栓塞引起局部组织肿胀也有帮助，借川芎之上行，对脑小血管循环网络有改善微循环效果。以上四药相互配合，对促进脂质代谢，降低血中脂质含量，防止血管粥样硬化，增加脑血管血流量，改善脑血管循环网络，均能起到积极作用。

11. 脑梗灵（复方蒲黄颗粒）

【组成】由生蒲黄、水蛭、菖蒲、葛根、通天草、海藻等组成。

【功用】祛痰化瘀，疏通脉道，痰瘀同治。

【来源】颜德馨教授治疗脑梗死经验方。

【方义】方中生蒲黄、水蛭活血化瘀，其中水蛭味咸性寒，专入血分而药力迟缓，借其破瘀而不伤气血之力，以祛沉痼瘀积，均为君药。现代药理研究证明水蛭的主要成分有水蛭素、肝素、抗血栓素等，水蛭素是一种抗凝物质，能阻止凝血酶对纤维蛋白的作用，水蛭还分泌一种组胺样物质，能扩张毛细血管，缓解小动脉痉挛，降低血液黏度，与蒲黄为伍，以获活血破瘀、通利经络之功。海藻味咸性寒，气味俱厚，纯阴性沉，化痰软坚，因痰瘀同源，故海藻能助君药化瘀之效；菖蒲禀天地清气而生，有怡心情、舒肝气、化脾浊、宁脑神之功，为治邪蒙清窍所致神昏、健忘等症要药，与蒲黄合用则能祛瘀以通脑络，醒心脑以复神明，奏开窍安神、醒脑复智之功；与海藻配伍通窍除痰，醒神健脑，均为臣药。葛根、通天草均为轻清上逸之药，能引药入脑，与海藻相配，能增加脑血流量，软化脑血管，为佐使药。诸药合用，祛痰化瘀，疏通脉道，痰瘀同治，以达到清除病理产物，疏通脑络，恢复肢体功能的作用，对痰瘀交阻型效果尤为显著。

12. 醒脑复智冲剂

【组成】由黄芪、白术、丹参、生蒲黄、菖蒲、远志、通天草等组成。

【功用】益气活血，开窍醒脑。

【来源】颜德馨教授治疗老年痴呆症经验方。

【方义】《医参》谓："脑髓纯者灵，杂者钝，"脑位于颅内，由精髓汇聚而成，其性纯正无邪，人体十二经脉、三百六十五络，其血气皆上于面而走空窍，脑唯有气血不断滋养，精髓纯正充实，才能充分发挥"元神之府"功能。人至老年，种种原因均可引起气虚血瘀，若瘀血随经脉流入于脑，与精髓错杂，致使清窍受蒙，灵机呆钝，则出现神识不清，日夜颠倒，表情痴呆诸症。为此，颜老认为治疗老年期痴呆当忌蛮补，瘀血不去，盲目进补，必然招致气血壅滞，加重其害，治当疏通脉道，祛除瘀血，俾气血畅通，脑得其养，故醒脑复智冲剂取黄芪、白术为君，补气健脾；丹参、生蒲黄为臣，活血通脉；佐以菖蒲、远志开窍益智；使以通天草引药入脑。诸药同用，共奏益气活血，开窍醒脑之功。

13. 龙马定痛丹

【组成】由马钱子30g、地鳖虫、地龙、全蝎各3g组成。炮制时先将马钱子铁砂拌炒至膨胀，外呈棕黄色，切开取出，与地龙、地鳖虫、全蝎共研细末，再加入赋形剂，成糖衣片，共160片，每片含马钱子生药0.187g。

【功用】活血脉、化瘀血、祛风湿、止痹痛。

【来源】颜德馨教授治疗痹症经验方。

【方义】"龙马定痛丹"渊出清代王清任之"龙马自来丹"，原方用治痫症、瘫腿。颜老吸收了历代医家的经验，经过长期临床验证，并不断总结，不断修改和扩大其治疗范围，并在原方基础上加入地鳖虫、全蝎等药，定名为"龙马定痛丹"。龙马定痛丹主要成分为马钱子，又名番木鳖，性味苦寒，入肝脾经，有大毒，具活血通络、止痛消肿等功效。张锡纯谓其"开通经络，透达关节之力，远胜于他药，"《外科全生集》称之"能搜筋骨之骱之风湿、祛皮里膜外之痰毒。"配以力量较为峻猛的破血通瘀，消癥散结之地蟅虫；咸寒降泄，又善走窜之地龙，息风解痉；祛风止痛，解毒散结之全蝎。诸药合用，既能制约马钱子毒性，又能通血脉，共奏活血脉、化瘀血、祛风湿、止痹痛之功效。

二、衡法相关经典名方选用

颜德馨教授在"衡法"的思想指导下，在临床上灵活应用历代具有调气活血功效的古方治疗各种疑难病证，取得较好疗效。

1. 血府逐瘀汤

【组成】由当归、生地、桃仁、红花、枳壳、赤芍、柴胡、甘草、桔梗、川芎、牛膝组成。

【功用】活血祛瘀，行气止痛。

【来源】《医林改错》。

【方义】方中桃仁、红花、川芎活血祛瘀为主药；当归、赤芍养血活血，牛膝祛瘀通脉并引血下行，三药助主药以活血祛瘀为辅药；生地黄配当归养血和血，使祛瘀而不伤阴血，柴胡、枳壳、桔梗宽胸中之气滞，治疗气滞兼证，并使气行血亦行，共为方中佐药；甘草协调诸药为使。合而用之，使血行瘀化，诸症趋愈。

2. 活络效灵丹

【组成】由当归、丹参、生明乳香、生明没药组成。

【功用】活血祛瘀，通络止痛。

【来源】《医学衷中参西录》。

【方义】本方所治诸证皆由瘀血凝滞所致，故宜祛瘀止痛为主。方中当归活血养血；丹参助当归以加强活血祛瘀之力；乳香、没药活血祛瘀，行气止痛。诸药合用，使瘀去络通，则疼痛自止。本方祛瘀止痛之力颇强，为治疗血瘀所致心腹诸痛，癥瘕积聚，以及跌打损伤，瘀血肿痛之有效方剂。

3. 犀角地黄汤

【组成】由犀角、生地黄、芍药、牡丹皮组成。

【功用】清热解毒，凉血散瘀。

【来源】《千金方》。

【方义】本方为治疗热在血分的主要方剂。方中以犀角清心火而解毒，心火得清，则诸经之火自平，为主药；生地黄凉血而滋阴液，协助犀角以解血分热毒，并增强止血作用，为辅药；芍药和营泄热，丹皮凉血散瘀，协助犀角、生地黄加强解毒化斑作用，为佐使药。四药合用，具有清热解毒，凉血散瘀的作用。

4. 温经汤

【组成】由吴茱萸、当归、赤芍、川芎、人参、桂枝、阿胶珠、丹皮、生姜、甘草、法半夏、麦冬组成。

【功用】温经散寒，祛瘀养血。

【来源】《金匮要略》。

【方义】方中吴茱萸、桂枝温经散寒为君；当归、赤芍、川芎、丹皮活血化瘀，养血调经共为辅臣；阿胶补血、养阴，麦冬养阴清热，党参、甘草、法半夏、生姜益气和胃，助气血生化之源，合而为佐；甘草调和诸药为使。通方温经散寒以活血，补养冲任以固本，实为妇人良方。

5. 桃核承气汤

【组成】由桃仁、大黄、桂枝、炙甘草、芒硝组成。

【功用】泻热逐瘀。

【来源】《伤寒论》。

【方义】方由调胃承气汤加桃仁、桂枝组成。方中桃仁破血祛瘀，大黄攻下瘀积，二者瘀热并治而为君药；芒硝软坚散结，桂枝"温经通脉"、"散下焦蓄血"共为臣；炙甘草护胃安中，和解诸药以为佐使。

6. 大黄䗪虫丸

【组成】由熟大黄、土鳖虫、水蛭、虻虫、蛴螬、干漆、桃仁、苦杏仁、黄芩、地黄、白芍、甘草组成。

【功用】活血破瘀，通经消痞。

【来源】《金匮要略》。

【方义】大黄、䗪虫破血逐瘀为君，水蛭、虻虫、蛴螬、干漆、桃仁活血化瘀，软坚散结，通经消痞合而为臣，地黄、白芍、杏仁、黄芩养血润燥，清郁热，甘草功效益气和中，调和诸药共为佐使。

7. 桂枝茯苓丸

【组成】由桂枝、茯苓、牡丹皮、桃仁（去皮、尖）、芍药各等分而组成。

【功用】活血化瘀，缓消癥块。

【来源】《金匮要略》。

【方义】方中桂枝性温味辛，能通血脉消瘀血，茯苓渗湿利尿，化痰行水，补脾安胎。桂苓合用以加强化瘀之力，合而为君，丹皮、桃仁能活血化瘀为臣，芍药缓急止痛，安胎为佐，白蜜能缓和诸药破泄之力为使药。诸药相合，共奏活血化瘀，缓消癥块之效。

8. 四物汤

【组成】由当归、川芎、白芍、熟干地黄组成。

【功用】补血调血。

【来源】《太平惠民和剂局方》。

【方义】本方是补血调经的主方，方中熟地甘温味厚质润，入肝、肾经，长于滋养阴血，补肾填精，为补血要药，故为君药。当归甘辛温，归肝、心、脾经，为补血良药，兼具活血作用，且为养血调经要药，用为臣药。佐以白芍养血益阴；川芎活血行气。四药配伍，共奏补血调血之功。本方的配伍特点是以熟地、白芍阴柔补血之品（血中血药）与辛香之当归、川芎（血中气药）相配，动静相宜，补血而不滞血，行血而不伤血，温而不燥，滋而不腻，成为补血调血之良方。

9. 指迷茯苓丸

【组成】由半夏、茯苓、枳壳、风化硝、姜汁糊为丸而成。

【功用】燥湿导痰，行气散结。

【来源】《删补名医方论》。

【方义】用半夏燥湿，茯苓渗湿，风硝软坚，枳壳利气，别于二陈之甘缓，远于大黄礞石之峻悍，殆攻中之平剂软。

10. 大补阴丸（又名：大补丸）

【组成】由熟地黄、龟板、黄柏、知母等组成。

【功用】滋阴降火。

【来源】《丹溪心法》。

【方义】方中重用熟地、龟板滋阴潜阳，壮水制火，即所谓培其本，共为君药。继以黄柏苦寒泻相火以坚阴；知母苦寒而润，上能清润肺金，下能滋清肾水，与黄柏相须为用，苦寒降火，保存阴液，平抑亢阳，即所谓清其源，均为臣药。应用猪脊髓、蜂蜜为丸，此乃血肉甘润之品，填精益髓，既能助熟地、龟板以滋阴，又能制黄柏之苦燥，俱为佐使。本方的配伍特点是：滋阴药与清热降火药相配，培本清源，两相兼顾。

第三篇 「瘀血学说」理论与实践

瘀血学说是祖国医学独特的学说之一，它是在我国人民和疾病长期作斗争的过程中，逐步形成和发展起来的。近年来，颜老在临床上广泛应用了瘀血学说诊治疑难病，而且在实验研究和理论探讨方面，也取得了良好成果和进展，使这一宝贵的医学遗产得到新的发扬。

第一章　祖国医学有关瘀血的记载

"瘀血"二字，始见于《金匮·惊悸吐衄下血胸满瘀血病》篇中，但有关瘀血的记载实起源于《内经》，如《灵枢》中之"恶血"即为瘀血的最早记载。历代医家根据各自的经验，给予瘀血提出了不同名称，如张仲景称为"蓄血"、"干血"，巢元方称为"留血"、"积血"，朱丹溪称为"死血"，王肯堂称为"污秽之血"，尤在泾称为"血积"，唐容川称为"离经之血"等，这些名称提示了瘀血包括血管内瘀血、血管外瘀血以及血液成分异常等几种不同性质和状况，从而丰富了瘀血学说的理论和治疗方法。

有关瘀血的病机、表现和治则早在《内经》就有较详细的记载，如《灵枢·五邪篇》说："邪在肝则两胁痛，寒中，恶血在内……，"《素问·调经论》说："寒独留则血凝泣，凝则脉不通，"《素问·阴阳应象大论》说："血实者宜决之，"《素问·至真要大论》说："疏其血气，令其调达而致和平，""坚者削之，结者散之，留者攻之。"这些论述为后世发展瘀血学说，奠定了基础。药物方面，在我国第一部中药著作《神农本草经》上就载有具有活血化瘀作用的药物数十种。至汉·张仲景总结先人经验，首先提出"瘀血"的名称，并在治疗蓄血、血痹、虚劳、癥瘕、产后腹痛等疾病中，首创瘀血的辨证论治和方剂，这些理论和实践对后世影响深远，故张仲景可称为瘀血学说的创始者。此后，诸如《诸病源候论》、《千金方》、《外台秘要》、《圣济总录》、《普济方》等书，在瘀血的理论、方剂、药物方面都有一些创新，但中兴时期是在清代，这一时期有了较大的发展，其中有三位医家对此作出了贡献。

其一是叶天士，他认为初病在经，久必入络，经主气，络主血，提出了"久病入络"的理论，创用"通络"药物治疗痹证、痛证、郁证、积聚、癥瘕、噎膈、便秘及妇科多种病证。特别是使用蜣螂、䗪虫、水蛭等虫类搜剔瘀血，对后世医家颇多启发。叶氏还有治疗出血病证的观点，影响深远，他对血证的治则是"入血就恐耗血动血，直须凉血散血"。对出血症状应用清热化瘀的方法，示范后人，如近世在治疗弥漫性出血等疾病中，颇有临床意义。

其二是王清任，他是一位重视实践的学者，他在详细观察人体结构的基础上，认识到瘀血是多种病证的致病因素，从而创立了血府逐瘀汤、少腹逐瘀汤等活血化瘀方剂22首，临床效果卓越，他的著作《医林改错》是一部活血化瘀疗法的专著，就瘀血的病因、病机、诊断和治法都有较为系统的论述。"治病之要诀，在明白气血"，是他治学的中心思想。

其三是唐容川，著有《血证论》一书，对瘀血引起的病证作了详细的记载，并提出"一切不治之证，终以不善祛瘀之故，"尤其在化瘀与止血关系上，强调祛瘀与生新的辨证观点，主张"凡吐衄、不论清、凝、鲜、黑、总以祛瘀为先，"大大地扩大了活血化瘀疗法的应用范围。

瘀血学说随着历史的发展逐渐形成一门独立学说，为祖国医学的伟大宝库平添了丰富内容。近代由于广泛开展中西医结合工作，使瘀血学说有了空前发展，用现代医学的观点和方法对瘀血实质的研究不断深化，活血化瘀疗法普遍运用于各个系统，取得了许多前所未有的成果，进一步深入研究瘀血学说及活血化瘀治则，已成为创立我国新医学、新药学的一个重要课题。

第二章　瘀血的概念及病因

祖国医学认为，血液循经而行，环流不息，周而复始，濡养全身。若脉道因内外各种致病因素的侵袭，影响血液的正常功能和流行，或体内存留离经之血，或容有污秽之血，即可形成瘀血证。如心血瘀阻可出现胸痹疼痛；肝气郁久，气滞血瘀，形成癥瘕；瘀阻脉道，逼血妄行，可致各种出血；血瘀下焦可出现少腹疼痛，妇女则可停经或痛经；血瘀经络则为关节痹痛，半身不遂；瘀血内蓄可使久病缠绵不愈，或产生癫狂，性情变化等神经系统或若干精神症状。祖国医学的瘀血证可见于现代医学的多种疾病中。瘀血之病因，有以下几方面：

（1）气：气滞或气虚均可导致血瘀。血的运行全靠气来推动，即所谓"血随气行，气为血帅，"气机不畅或停滞，就会影响血液运行而致瘀血，《沈氏尊生》说："气运乎血，血本随气以周流，气凝则血亦凝矣。"《奇效良方》说："气塞不通，血壅不流，"这指的是气滞血瘀，临床常见肝郁气滞症状，在慢性肝炎、神经衰弱、神经官能症、妇科等疾患中多见之；又如王清任说："元气既虚，必不能达于血管，血管无气，必停留而瘀，"指的是气虚血瘀，中风后遗症、心肌炎后遗症中多见之。

（2）寒：血遇寒则凝，凝则成瘀。《内经》说："寒邪客于经脉之中，则血流不畅，"王清任说："血受寒则凝结成块。"外寒可以致瘀，阳虚所生之寒也可形成血瘀，即所谓"阳虚血必滞"。临床在风湿性关节炎、血栓性脉管炎、妇科痛经、不孕等症中多见之。

（3）热：热邪侵犯，煎熬血液，或热迫血动而溢出脉外，也可致瘀。《金匮》说："热之所过，血为之凝滞……，"王清任说："血受热则煎熬成块，"朱丹溪说："血受湿热，久必凝浊，"戴天章说："时疫转里而后，瘀血最多。"临床常见于流脑、流行性出血热、重症肝炎、血液病等疾病中。

（4）外伤或出血：跌打损伤可致脉络受损，血不循经溢出脉外而成瘀血。《内经》说："人有堕坠，恶血留内，腹中胀满不能前后，"《正体类要》说："肢体损于外，气血伤于内。"凡出血为离经之血，也为瘀血，唐容川说："吐衄便漏，其血无不离经……既是离经之血，虽清血鲜血亦是瘀血。"瘀血影响血液畅行又是出血原因，临床上常见于创伤、局部青紫、疼痛，和各种出血疾病中。

（5）其他：某些特殊病史与瘀血有关，如手术史、月经异常、产后均可致瘀。临床须结合症状，每能得到证实。

（6）久病必有瘀，怪病必有瘀：颜老在临床中注意到一些久治不愈的慢性病与诊断不明的复杂罕见之疾病都具有瘀血指征，经过活血化瘀疗法的治疗，取得了较好疗效，从而提出了"久病必有瘀"、"怪病必有瘀"的观点。

第三章 瘀血的诊断

颜老认为，疑难病的病因病机多与瘀血相关，而瘀血的诊断应以四诊为基础，重点以体征与症状为主，病人的既往史在诊断瘀血证上也有参考之价值，故对瘀血证诊断的依据，须从体征、主诉、病史等方面来综合分析。归纳如下：

一、症 状

1. 一般症状

1）发热：瘀血证的发热，可有全身发热和局部发热两类。全身发热表现为持续高热不退，或高热伴出血、狂躁，或高热伴局部疼痛，或低热绵绵，或往来寒热，或午后潮热，或周期性发热。局部发热表现为局部红肿疼痛，局部肌肤灼热，或自觉心胸、脘胁、少腹、阴器、咽喉部位发热，但全身又无发热症状。

2）疼痛：疼痛固定不移，痛有定处，拒按，按之痛甚，其痛如绞，或似针刺，痛难立消，缠绵迁延。

3）出血：吐血、咯血、尿血、便血、崩漏、鼻衄、齿衄、肌衄等，或外伤跌仆致局部出血。其出血特点是量多，出血难止，或反复间断不已，血色暗红，或鲜红，多挟血块，或出血时伴发热、疼痛，或烦躁，或口渴不欲饮等。

4）胀满：头目、胸胁、脘腹、腰背以及肢体局部胀满，其特点是胀满持久不减，且日益加重。

5）瘙痒：肌肤瘙痒，或皮里内外如虫蚁爬行，抓之不及，阵阵而作。

6）麻木：肢体麻木不仁，或麻如触电，甚则失去感觉，不知寒温。

7）板滞：肢体牵掣板滞，活动不利，或关节不得屈伸，或颈项不耐转侧，或仰俯不便，或举握受限。

8）口干：口干而漱水不欲饮。

9）多梦：少寐多梦，其梦多惊恐险恶，或梦从高处坠落，或梦窒息欲死，或梦腾云飘逸，或为噩梦惊醒。

10）健忘：心烦少寐，怔忡健忘，或焦虑不安，思绪紊乱，甚则妄言、妄听、妄见。

2. 各系统症状

1）心系：心悸怔忡，心痛，神志错乱，癫狂。

2）肝胆系：寡欢抑郁，多疑多虑，易烦易躁，黄疸日久不退，易怒易暴，喜怒无常。

3）脾胃系：脘腹疼痛、胀满、灼热，干呕频频，噎膈反胃，不得食，便秘与泄泻交替而作。

4）肺系：久咳，久喘，久哮，咽躁，梅核气日久不解，咳痰粉红，甚则咳血、咯血。

5）肾系：少腹胀满拘急，肢体浮肿不退，尿浊，尿血，尿时涩痛，尿时中断，少尿。

二、体　征

1）毛发：毛发枯萎，干燥，或色泛黄，易折断，易脱发，或毛发中空，或发梢开叉。

2）面部：颜面部色黑或暗，印堂黧黑，或面部可见暗红色或褐色斑块，或紫色小痣，或面色青紫、暗红。眼圈色暗或黑，暗而少泽。颧部潮红，或暗红，可见红丝赤缕。鼻红起疱，如酒糟鼻。唇色青紫或暗红。颏下色暗。

3）眼：巩膜瘀浊，或有瘀丝、瘀点、瘀斑，或黄染。

4）舌：舌质紫暗、暗红，或舌有瘀点、瘀斑、血瘤。舌体强直。舌边有紫暗色齿痕，舌下筋脉紫暗，曲张充盈。

5）颈部：颈部青筋怒张、充盈，瘿瘤肿块，痰核瘰疬，红丝赤缕，蟹爪血丝。

6）胸部：虚里大动，皮色暗红，或见红丝，胸部膨满。

7）腹部：腹大如鼓，脐眼突出，青筋暴露，可扪及癥积、痞块，按之疼痛。少腹压之疼痛拘急，或按之板硬。

8）腰背部：脊柱椎骨肥大、外突，压之疼痛。

9）四肢：指趾末端杵状增大，爪甲青紫，下肢浮肿，或局部指趾苍白，按之冰凉，或局部指趾端色黑剧痛。

10）皮肤：皮肤板滞而硬，触之无弹性，或肌肤甲错、干燥、瘙痒，或皮下瘀斑、瘀点，或皮下青紫怒暴，或见肿块、痰核，或见黑痣、紫斑。

三、病　史

1）久病史：久治不愈的慢性病或顽固疾病，多有瘀血，故谓"久病必有瘀"。

2）手术史：术后血离经脉，久而成瘀，如肠粘连、瘢痕疙瘩等。

3）月经史：痛经，闭经，月经衍期，经行量少，经色暗而有块。

4）生育史：男子不育，女子不孕，产后恶露不净，产后崩漏，产后毛发脱落，月经早绝。

5）生活史：素嗜酒烟，或恣食甘肥，或善感易怒，或受惊吓，或接触疫水、戾气。

6）外伤史：外伤后多有瘀血作祟。

7）其他：有癫痫病、精神病、更年期综合征等病史者均有瘀血。

现代医学对瘀血证的研究，丰富了诊断内容。瘀血在实验室的依据有下列数项：①毛细血管镜检有毛细血管扩张、扭转、畸形；②血液流动速度减慢（显微镜或电子流量计、同位素血流图）；③流态异常或有红细胞聚集；④毛细血管脆性增高；⑤红细胞电泳变慢。目前较广泛运用的还有甲皱微循环试验，直接观察甲皱的微循环变化，瘀血证患者的指甲皱、眼球巩膜、嘴唇、舌体等处均可呈微循环障碍现象。

第四章　活血化瘀疗法常用药物与方剂

活血化瘀疗法的临床运用，是通过具有活血化瘀功效的药物和方剂来体现的。因此对其常用方药的认识，是探讨活血化瘀疗法的一个重要内容。

一、活血化瘀药物分类与效能

运用活血化瘀药物，要注意两个问题：第一要掌握药物的特性，活血化瘀药物除具有通行血脉、畅流血液、消除瘀滞的共有作用外，每味药还兼有其他不同的特有功效，根据临床体会，可分为止血、消癥、通络、行气、利水、养血、凉血等七种类型。不仅于此，还应该掌握药物之属性，寒热温凉，不容忽视，寒者热之，热者寒之，是中医治病的基本法则。如常用治冠心病的毛冬青，因系凉血活血的寒性药物，故不宜用于寒型症状的患者。相反，温散之川芎用于热型冠心病患者就易产生亢进症状。还有一些药物对疾病或部位具有敏感的特性，如消癥除痞之用三棱、莪术、阿魏；治囊肿之用黄药子、刘寄奴；如瘀血在上部用川芎、下部用牛膝；瘀血入心用郁金、在肝用泽兰等，掌握这些药物特性，可以恰到好处。第二，用活血化瘀药物不能离开辨证论治的基本精神，不能离开理法方药，掌握了药性，还要掌握医理，否则废医存药，把具有丰富内容的活血化瘀疗法简单化，公式化，一见某病，即用某药，对号入座，是不会取得满意疗效的。

1. 活血止血药

这类药物既能活血，又可止血，适用于因出血而引起的瘀血证，或血瘀造成的出血，具有止血而不留瘀的特点。根据药性之不同，又可分为寒性与温性两类。

（1）寒性：适用于实热出血

侧柏叶：苦、寒，入肺、肝、大肠经。凉血散瘀，祛风利湿。既活血又能止血，止血效果较好。颜老以之与当归组成生发丸治脱发症，除脂溢性脱发外，其他均有一定疗效。文献报导以新鲜者浸入酒精，七天后取擦头部治脱发有效。近年来颜老将其用于治慢性气管炎，兼有止咳、祛痰、消炎之效。

地榆：苦、酸、微寒，入肝、大肠经。活血止血，清热解毒。用于各种出血，均有良效，善除下焦之热，能治赤带及菌痢脓血甚者，外用敷治烫烧伤，颇效。《本草选旨》称其："以之止血，取上截炒用，以之行血，取下截生用。"生用亦能止血，用炒则能减少寒性以利胃部吸收。

槐花：苦、微寒，入肝、大肠经。能治多种出血，防治高血压病、动脉硬化。颜老用其新鲜者捣敷两太阳穴，能防治颅内出血；临床还作抗过敏药物以治荨麻疹等皮肤病；与地锦草同用治糖尿病，有控制血糖作用；配连翘、红枣治血小板减少性紫癜，多有验者。

大、小蓟：甘、凉、入肝经。两药皆以下行导瘀为主，上行之吐衄可止，故能愈咯血、衄血诸症。《唐本草》称："大小蓟皆能破血，但大蓟兼疗痈肿，而小蓟专主血，不能消痈肿也。"颜老用大蓟鲜者捣敷治痈肿甚效；近年来还用于高血压、肾炎等病；临床还看到具有良好的退黄作用。

茜草：苦、寒，入肝经。凉血止血，能行能止，用治热性出血，外敷能愈外伤及疮痈肿毒。《本草纲目》记载此药能"治女子经水不通，以一两煎酒服之，一日即通，甚效，"临床多验；月经过多，用之亦能止血。一般用作攻剂，量宜大，用作止血，量宜小。

藕节：涩、平，入肝、肺、胃经。止血又能化瘀，治热性出血则生用，用治虚寒出血则用炭。颜老用鲜藕90克，红枣10枚同煎服，防治月经过多，颇有卓效。

（2）温性：适于虚寒性出血

参三七：甘、苦、温，入肝、胃经。化瘀止血，兼有镇痛作用，多单独运用，止血不留瘀，功效良好。颜老多用治冠心病、心绞痛，与血竭粉同用，功效更佳；亦可外敷伤处，能消肿止痛；用治膜样痛经，能使瘀块及内膜化层排出，减轻腹痛。

牛角腮：苦、温，入心、肝经。生用治闭经及瘀血疼痛，炒黄加醋则性涩，治崩漏带多。与补肾药同用治功能性子宫出血。

五灵脂：咸、温，入肝经。化瘀止痛，为治疗血滞诸痛之要药，用于心绞痛及脘腹疼痛。醋炒后可增加止血与止痛作用，令血归经而不妄行。

蒲黄：甘、平，入肝、心包经。可用于各种出血，生用、炒用均有效果，吞服尤佳。外用亦能止血。煎汤待温后漱口可治舌衄。

花蕊石：酸、涩、平，入肝经。既能止血，又可化瘀，外用可愈创伤出血，单味吞服亦可治血尿、咯血。

血竭：甘、咸、平，入心包、肝经。化瘀止痛，外用可使创口愈合，内服治跌扑损伤，止心绞痛。

骨碎补：苦、温，入肾、心经。破血止血，补肾坚骨，最宜于肾虚而瘀阻者。外伤疾病多用之，外用可治脱发。颜老将其用治链霉素引致副作用之耳聋，有一定疗效。

2. 活血消癥药

这类药物能祛除瘀血，消散癥积，适用于瘀血结聚的癥结肿块。《医林改错》谓："气无形不能结块，结块者必有形之血。"故凡肿胀包块，按之硬痛，固定不移而经久不消者，均为瘀血所致，如肝硬化、肝脾肿大、子宫肌瘤等各种肿瘤与血肿、包块均是。活血化瘀药物，能增强吞噬细胞功能，使毛细血管通透性增强，故能消除肿瘤。虫类药在这类药物中比重大，叶天士说："考仲景于劳伤血痹诸法，每取虫蚁迅速飞走诸灵，俾飞者升，走者降，血无凝着，气可宣通。"因其能走窜攻坚，破血逐瘀，消散癥积之力独胜。

蟅虫：咸、寒，入肝经。破血逐瘀，消癥散结。用治跌扑损伤、肝脾肿大。因功擅搜剔，故久瘀者多用之。人参鳖甲煎丸与下瘀血汤皆有之。颜老将其单味研末吞服，用治腰部扭伤有效。

水蛭：咸、苦、平，有毒，入肝、膀胱经。破血消癥，散瘀之力较强，药理证实其具有抗血凝作用，以之治冠心病、心绞痛、心肌梗死等，具有较好疗效，生用比熟用好，吞剂比入煎好。

虻虫：苦、微寒，有毒，入肝经。破血力猛，治经闭，积聚，功效与用法与水蛭同。

斑蝥：辛、寒，有毒，入肝经。攻毒逐瘀，破癥散结。治瘰疬、阴疽，外用治恶疮、顽癣。颜老将其用以治肝癌及其他癌症，有一定疗效。

蛴螬：咸、温，有毒，入肝经。散瘀消癥，退翳，治目疾，还具有通络止痛之效。

鼠妇：酸、温，入肝、膀胱经。祛瘀攻积。颜老将其用治肝脾肿大，并能治湿热交蕴、气滞血瘀之癃闭。

黄药子：苦、平，入肝、心经。散血凉血，消瘿止咳，颜老将其用以治疗各种肿瘤及癌症，有软坚消积作用。多服可引致药物性肝炎。连续应用以不超过一个月为妥。

阿魏：苦、辛温，入脾、胃经。内服散癥消积，外用化积消块，因气味奇臭，多入丸吞服，具有较强的化瘀作用。

干漆：辛、苦、温，入肝、胃经。祛瘀，破癥，杀虫。祛瘀之力较胜。多吞服。

水红花子：咸、微寒，入肝、胃经。散血，消积，止痛。外敷能消肿块，颜老常将其用于肿瘤及脉管炎的治疗。

三棱、莪术：苦、平，入肝、脾经。破血祛瘀，消积止痛，治经闭腹痛，癥瘕积聚，亦治食积腹胀。能破血中之气，凡一切血凝气滞之证，男子痃癖、女子癥瘕、小儿食积，均宜投之。张锡纯谓："化血之力三棱优于莪术，理气之力莪术优于三棱，"两药常同用。近年发现莪术能抗肿瘤，治白血病，已制成针剂。

山楂：酸、甘、微温，入脾、胃、肝经。散瘀行滞，消食化积。颜老以生山楂降胆固醇，颇效。民间单方以醋浸山楂，日服五至六枚，可治高血压。有报道用生山楂30g煎服治声带息肉有效。

急性子：微苦、温，小毒，入肝经。行瘀，散结。治骨刺梗喉，妇女经闭，各种积块。

皂角刺：辛、温，入肝、胃经。外科用其消肿托毒排脓。亦可治麻风、顽癣。性较锐利，可用于治疗瘀潜不化之顽疾或肿块。

3. 活血通络药

这类药物具有流通血脉、疏通络脉的作用。络脉可分为十五络脉、别脉、浮络、孙络，由经脉分出，呈网状散布于全身各处，配合经脉网络五脏六腑，以运行营卫气血。如血瘀脉中，络脉不通则会引起疾患，如固定不移的疼痛，包括刺痛、割痛，按之痛剧，久痛不愈，反复发作者，以及局部感觉异常，活动不利等，均可用此类药物。

麝香：辛、温，入心、脾经。活血通络，善于走窜，内服外用均可使壅闭之络脉开通，亦能促进苏醒，心绞痛、心肌梗死等，皆可以之急救。《本草纲目》谓之诸风、诸气、诸血、诸痛、诸痫、癥瘕诸病，经络壅闭，孔窍不利者，皆宜以此疏导开通。叶天士治顽痹，王清任治上部瘀血，皆以之通络定痛。

马钱子：性苦、寒，大毒，入肝、脾经。消肿止痛，多用于伤、外科。王清任之"龙马自来丹"即以此为主药。颜老多用其治疗肢体关节疼痛、癌症等，验案颇多。外用能治面瘫，煎服可治乳糜尿。唯此品毒性剧烈，需如法炮制后方可入药。

全蝎、蜈蚣：辛、温，有毒，入肝经。具有镇痉、止痛、解毒等作用，二药合用名"止痉散"，吞服能立止头痛，善搜剔经络血瘀，故久病、怪病与血瘀兼有风证者，用之多有效。蜈蚣能促使疮面收口生肌，又可治噎膈。

乳香、没药：味苦、平，入肝、脾经。活血止痛，消肿生肌，能治血凝不通而致之痛经与外伤性疼痛、风湿痹痛。还有通经作用。两药每每相兼而用。

红花：辛、温，入心、肝经。活血通经，消散血积，适用于各种瘀血阻滞的证候。颜老将其用作止痛剂颇验。另有藏红花性寒，兼能凉血解毒。

桃仁：苦、甘、平，入心、肝、大肠经。临床与红花合用，为活血化瘀的基本药物。桃仁除具有调经止痛，治伤消肿等作用外，还能润肠，可使瘀热从大便排出，肠痈、肺痈、肠燥便秘以及血瘀化热者多用之。

王不留行：苦、平，入肝、胃经。临床多用以通利血脉，上能通乳汁，下可通经闭。颜老临证用其软坚、通痹、消肿之功，颇有疗效。

穿山甲：味咸、微寒，入肝、胃经。善于走窜，能活血散瘀，通行经络，可消痈肿，已化脓者，可促其自溃。亦治痹痛、癥瘕。颜老近代将其用作升白细胞与治疗特发性血尿，颇有疗效。

螳螂：咸、温，入心、肝、大肠经。散瘀血，兼能通便。颜老近用于治疗不全性肠梗阻。配全蝎、蜈蚣能治癌肿疼痛。又能入心泄热，以治小儿急惊风抽搐。

鬼箭羽：苦、寒，入肝、大肠经。破血通经，用治瘀阻腹痛、风湿痛、骨质变形、活动不利等，有除痹活络之功效。近年又用以治癌肿、糖尿病者，也有疗效。

苏木：甘、咸、平，入心、肝、脾经。功效有类红花，少则和血，多则破血，多用于跌打损伤、瘀阻腹痛。外用治血肿。若与人参同用，则有改善心功能的效果。

自然铜：味辛、平，入肝经。多用于外伤性骨折，瘀滞疼痛，有散瘀止痛，续筋接骨之效。

4. 行气活血药

这类药物既能行气，又能活血，适用于气滞血瘀的病证。孙思邈说："气运乎血，血本随气以周流，气凝则血也凝矣，气凝在何处，则血亦凝在何处矣。"临床这类病证颇多，如胸胁胀痛、妇人月经不调、少腹胀痛、神经官能症、神经衰弱等皆适用之。

川芎：辛、温，入肝、胆、心包经。活血祛瘀，祛风止痛。善于走散，兼有行气作用，故用治瘀滞腹痛、跌打损伤、风湿痹痛、头痛等。近年来颜老多用其治疗心、脑血管病患。

延胡：辛、苦、温。入肝、脾经。化瘀止痛，气血瘀滞所致的胸腹诸痛及四肢疼痛都可用之。醋制尤佳。

郁金：辛、苦、寒，入心、肺、肝经。行气解郁，祛瘀止痛，利胆退黄。能止血而不留瘀，疏肝而镇痛退黄，为血中之气药。姜黄略同郁金，唯性较温。

降香：苦、辛、温，入肝经。降气散瘀，止血定痛，适用于气滞血瘀诸症，气有余便是火，降气即降火，故亦可用于血证，可愈气火上逆之出血诸症。

月季花：甘、温，入肝经。疏肝化瘀，活血调经。适用于肝气郁结之月经不调。

牛膝：苦、酸、平，入肝、肾经。活血调经，补肝肾，壮筋骨。颜老对伤、外科多习用之，亦能治肾亏腰酸之证。因其性善走下，用治高血压、齿衄、流火等，以引火下行。治下焦病证，作引经药。

5. 活血行水药

这类药物活血行水，治水肿、胀满、癃闭诸证。瘀血阻于经络可致水液停滞，留于局部为患，故古人谓"血不利则为水"；湿邪蕴于体内，日久不退，也能使血流不畅而成瘀。对肾病综合征、慢性肾炎、肝硬化腹水、输卵管积水、妊娠中毒症、象皮病、硬皮病早期皮肤水肿等顽固性水液停滞疾患的治疗，颜老常用此类药物，效果较好。

益母草：辛、微苦、微寒，入心、肝经。活血，调经，利尿。多用于妇科疾患，近年来用其治疗急慢性肾炎、血尿和高血压病等。

泽兰：苦、辛、微温，入脾、肝经。化瘀通经。因气味芳香，故兼有疏肝散结之效，能化血为水，疗经闭、退黄疸，治慢性肝炎多效。

琥珀：甘、平，入心、肝、膀胱经。镇静，利尿，活血，用治惊悸、失眠与老年性精神病、小便不利、尿痛、血尿等。并能化瘀通经，临床用治闭经。

天仙藤：苦，温，入脾、肝经。行气利尿以治妊娠水肿，又能活血通络以治痰注臂痛。

刘寄奴：苦、温，入心、脾经。因其能破血消胀，故为跌扑损伤之要药，外用亦可愈创伤出血。止痛与利水之作用颇为可取。

6. 活血养血药

这类药物味多属甘，用于血虚有瘀的病证。水谷精微注于脉中是谓营，奉心化赤而为血，以周流全身，滋润百骸。营血不足可致气化不利，血流不畅而成瘀，瘀血不去，新血难生，故有"祛瘀生新"的治法。这类药物既能活血，又可养血，凡大出血或久病不愈，血虚有瘀者，如吐血不止，崩漏日久，虚损痹痛以及贫血日久，经补益药不效等证，均宜用之。

当归：甘、辛、温，入肝、心、脾经。补血活血，润肠止痛，补中有动，行中有补，多用于妇科以及外伤性疾病，亦可用于脱发。颜老常于化瘀药中加当归，可活血养血，达到化瘀而不伤正之效。

丹参：苦、微寒，入心经。活血祛瘀，养血安神。能破宿血，补新血，善于调经止崩。用治冠心病、心绞痛、心肌梗死、肝炎、消化性溃疡等，均有疗效。

鸡血藤：苦、微甘、温，入肝、肾经。补血行血，舒筋活络，能祛瘀生新，适用于血虚经闭与风湿痹痛。近年来用以提升白细胞。

鳖甲：咸、平，入肝、脾、肾经。滋阴软坚，散结消痞。既能育阴扶正，又能破瘀利水。《本草述》说："虚劳发热，未有不由于瘀血者，而瘀血未有不由内伤者，凡虚劳证，大抵心下引胁俱痛。"故本品最善治虚劳发热、肝硬化腹水、脾肿大以及各种积聚等。

7. 凉血活血药

这类药物性多寒凉，入血分，清邪热，散瘀血，适用于热邪侵入营血引起诸证。血受邪热煎熬成块，瘀热交阻可见身热不退，昼静夜甚，或斑疹隐隐及皮肤红丝赤缕，或吐衄鲜血，或妇人倒经崩漏，或湿热病邪入于营血，高热、神昏、出血、谵语等，即叶天士主张采取"直须凉血散血"的治则。

赤芍：苦、微寒，入肝经。清热凉血，活血散瘀。用治血分实热，能散恶血，泻肝火，治痈肿目赤、经闭、肠风。血家多用之，以其具有止血而不留瘀之功。

丹皮：味辛、苦、微寒，入心、肝、肾经。善清血热，又有活血散瘀之力。热性病与肾阴不足而兼有瘀热者，本品独胜。

大黄：味苦、寒，入脾、胃、大肠、心包、肝经。泻火凉血，行瘀通腑。凡邪入血分所致瘀滞、热毒、癥块，用之能使下行。在化瘀药中加此，能加速化瘀之力。血家用之可以凉血散血，迅速达到止血之目的。用大黄末与鸡蛋清调敷两太阳穴，能导火下行，以利血止。

马鞭草：苦、微寒，入肝、脾经。活血通经，利水祛湿。用治疟疾、血丝虫病、钩端螺旋病皆有效果。能退瘀血发热及不明原因发热。

凌霄花：辛、微寒，入肝、心包经。破瘀祛风，下血中伏火，治瘀阻经闭、乳痈、积聚，又能清热止痒，以治风疹。

毛冬青：苦、涩、性凉，入心、肝经。活血通脉，清热消肿，能治冠心病、高血压以及血栓闭塞性脉管炎、脑血管意外所致的偏瘫等。颜老近年还用治肺热喘咳、丹毒、烫伤、肠炎等病，有一定疗效。

广犀角：苦、咸寒，入胃、大肠经。李时珍称本品磨汁治吐血、衄血、下血及伤寒发狂，谵语，发黄，为清热化瘀之品。颜老用治血证及肝炎之转氨酶不降者多验。

落得打：苦、寒、入脾经，活血止痛，清热利水。既可用于跌扑损伤，又能治风火赤眼，咽喉肿痛以及淋证、黄疸、湿疹等。

二、活血化瘀方剂分类及功用

活血化瘀疗法并不是活血药的单纯应用，而是针对瘀血证的不同表现，以活血药为主，配合其他功效的药物，组成一定的方剂进行辨证施治。其常用的配伍规律有以下几种：

1. 行气逐瘀法

以活血药配以疏肝理气或行气宽中药，能畅通气机，活血化瘀。适用于胸胁、脘腹胀痛，甚至胁下、少腹结有癥瘕以及一切气滞血瘀证。代表方剂如血府逐瘀汤、膈下逐瘀汤、复元活血汤等。

血府逐瘀汤以桃红四物汤活血化瘀，四逆散疏肝理气，加桔梗使气机上升，牛膝导血瘀下泄，以畅通全身气血，令其调达而致和平，故颇适合一切气滞血瘀造成的病证，尤对肝郁日久，经疏肝法无效者，投之本方往往奏功，以气滞必致血瘀故也。

膈下逐瘀汤以桃红四物汤去生地，加丹皮、五灵脂、延胡活血化瘀为主，佐以乌药、枳壳、香附理气以助血行，重用甘草缓和药性，方意略同血府逐瘀汤，但逐瘀力强，且药性趋下，故适用小腹瘀血积聚而成癥块坚积等证，颜老亦常用于慢性结肠炎、血卟啉病等的治疗。

复元活血汤以桃仁、红花为活血核心，佐当归、穿山甲入肝经血分以通络，柴胡入肝经气分以理气，肝脏体阴而用阳，易化火伤阴，故又以大黄攻下存阴，天花粉润燥散血，甘草缓急止痛，故能治肝经气血紊乱之病证，对跌扑损伤、恶血留于肝经不去者尤为适宜。

2. 通络逐瘀法

以活血通络药为主，能疏通络脉，活血止痛。适用于全身各部位络脉瘀阻，疼痛剧烈等病证。代表方剂为通窍活血汤、冠心二号方、活络效灵丹等。

通窍活血汤以桃、红、芎、芍活血化瘀，妙在取老葱、鲜姜、黄酒辛散升腾，载诸药上达巅顶，再凭麝香无所不到，以开诸窍，大枣和中，全方配伍精当，诚为活血通络第一方，适用于头巅顶及皮肤、孔窍瘀血为患之证。

冠心二号方以丹参祛瘀生新，养血养神为主，辅以芎、芍、红花活血通络，取降香入手少阴行瘀定痛，共奏养血通络、活血止痛之功，适宜瘀血停积胸膈之痹痛。痛甚加参三七，挟痰合温胆汤，胸阳不振配瓜蒌、薤白，正虚邪实者与扶正药同用，随证加减，每能见效。

活络效灵丹以当归、丹参养血活血，行瘀通络，乳香、没药消癥化块，四味药物组成，以治疗气血凝滞，经络瘀阻，疝癖癥瘕及一切脏腑积聚为特长，近有以此方加味治异位妊娠者。

3. 清热逐瘀法

以清热或泻火药与活血药同用，以清血热，逐瘀热。适用于温热病邪入营血或血瘀化热诸证。代表方剂如犀角地黄汤、千金苇茎汤、清宣瘀热汤、犀泽汤等。

犀角地黄汤是治疗热入营血的一张著名方剂，以生地清热凉血，犀角散血解毒，赤芍、丹皮凉血散血，全方不仅有清血热作用，而且有较强的活血功效，故近代用治弥漫性血管内凝血、慢性湿疹及前房积脓、积血等眼科疾患。

千金苇茎汤善治肺痈，肺热日久，波及血分，化血为脓，故以苇茎入气分，桃仁入血分，清除邪热，畅通气血，苡仁、冬瓜仁荡涤脓血浊痰，祛瘀生新。对支气管扩张、肺结核、大叶性肺炎之咳吐脓血痰、气味臭秽者有一定疗效。

清宣瘀热汤系曹仁伯《通俗伤寒论》方，取旋覆花、新绛、葱管下气散结，活血通络，再以芦根清肺热，枇杷叶降肺气，共呈清热通络，肃肺止咳的功效，治瘀血内阻，肝火刑金之咳嗽、胸闷者，有较好疗效。

犀泽汤以广犀角凉血散血为主，辅以泽兰、败酱草清血热，逐血瘀，佐以仙人对坐草、老勿大，清热利湿，共奏凉血活血、清热利湿之功。适用于慢性肝炎、湿热挟瘀之肝脾肿大、两胁痛着，烦热易怒，面色晦滞，舌下青筋暴露，兼有齿衄、鼻衄，肝功能慢性指标阳性者，有一定疗效。

4. 散寒逐瘀法

以温经散寒药与活血药同用，以祛寒邪而促瘀化。适用于寒邪内伏血分，血凝不通诸证。代表方剂为生化汤、少腹逐瘀汤、化瘀赞育汤、温经汤等。

生化汤主治产后血瘀诸证，以川芎理血中之气，桃仁行血中之瘀为主药，辅以当归以养血，炮姜、甘草温经散寒，合成养血化瘀，温经止痛的方剂，能制止宫缩腹痛，促进子宫复旧，防止产褥感染，增乳汁分泌，故临床上把本方作为产后的必服药。

少腹逐瘀汤以川芎、当归、赤芍为主药，养血活血，佐以延胡、没药行气活血，蒲黄、五灵脂以祛瘀止痛，配以小茴香、炮姜、肉桂温经散寒，既加强了活血药功效，又能引诸药直达少腹，故本方善治月经不调、痛经、闭经、崩漏、癥瘕、不孕、堕胎、小产等妇科病。

颜老以少腹逐瘀汤加紫石英组成化瘀赞育汤，以治疗妇女无器质病变的不孕证，颇多验案。紫石英能直达子宫，以补肾阳、暖子宫，配以活血药治妇女卵巢功能不正常者，较单用补肾药疗效显著。

温经汤以四物汤去生地加丹皮以活血行瘀，人参、麦冬、阿胶以养气养血，扶助正气，吴茱萸、桂枝温经散寒，半夏、生姜调中和胃，也治冲任不调、瘀血阻滞之妇科疾病，与少腹逐瘀汤相比，前方偏重于实寒证，温经汤侧重于虚寒证，适应范围略有不同。

5. 软坚逐瘀法

以软坚消癥药与活血药同用，消除癥积。适用于脘腹等部位有癥积包块，按之有形诸证。代表方剂为大黄䗪虫丸、人参鳖甲煎丸、桂枝茯苓丸等。

大黄䗪虫丸为治疗虚劳瘀血之主方，瘀血阻脉，新血不生，以致血液渗灌不周，生长不荣而成虚劳，故以水蛭、虻虫、䗪虫、干漆猛攻瘀积，瘀久易化热伤津，乃以黄芩清之，地黄、芍药、甘草润之，加大黄、桃仁、杏仁润肠攻下，逐瘀从下而去，又恐攻久伤正，故以蜜丸缓之，对癥积包块者，久服确有疗效。

人参鳖甲煎丸以鳖甲、䗪虫、鼠妇、蜂房、蜣螂、大黄、赤硝、桃仁、丹皮等活血，柴胡、厚朴行气，射干、半夏、石韦、瞿麦祛痰行水，配以干姜、黄芩一温一寒，协调阴阳，人参、阿胶益气养血，构成了寒热并用，攻补兼施，行气活血，祛痰利水之方，药味虽多，但组方严密，适用于痰湿挟瘀之癥块者，近用于肝脾肿大。

桂枝茯苓丸以桃仁、丹皮、芍药活血祛瘀，佐以桂枝温通血脉，消除瘀血，茯苓淡渗利水，导诸药下行，以治下部之癥结，《妇人良方》称本方为夺命丸，治妇人小产、胞死腹中等。近用于子宫肌瘤、卵巢囊肿等妇科疾患。

6. 攻下逐瘀法

以攻下通便药与活血药同用，逐瘀外出。适用于瘀血结蕴于胃肠、少腹硬痛诸证。代表方剂为大黄牡丹汤、桃核承气汤、抵当汤（丸）等。

大黄牡丹汤善治肠痈，瘀热结聚肠内，郁久化脓，实热之象极为明显，故以丹皮、桃仁清热活血，大黄、芒硝攻逐热积，导瘀下行，冬瓜子清热排脓，使瘀祛、热清、脓除而愈。

桃核承气汤与抵当汤（丸）均为治疗伤寒蓄血证之方剂。而核承气汤以桃仁活血祛瘀为主药，佐以大黄、芒硝、甘草之调胃承气汤攻下热结，导瘀外出，取桂枝以通血脉，散足太阳之瘀，治蓄血如狂，少腹急结，脉沉实之轻证。抵当汤（丸）重用水蛭、虻虫逐瘀攻癥之峻药为主，辅以桃仁、大黄攻下瘀结，全方攻下逐瘀之力大于桃核承气汤，以治蓄血发狂，少腹硬痛，或身黄，脉沉结之重证。近来扩大用于跌打损伤、癫狂、妇女闭经、痛经、产后恶露不下、脐腹疼痛等证。

7. 利水逐瘀法

以利水或逐水药与活血药同用，逐死血，化湿痰，除水饮。适用于湿痰瘀塞经络，阳气不固所致的痰饮、水肿诸证。代表方剂为益肾汤、桃仁控涎丹等。

益肾汤为山西省中医研究所治疗慢性肾炎的一张经验方。方内以桃红四物去生地易丹参活血化瘀，辅以益母草、茅根以活血行水，构成了利水逐瘀的法则，再佐以银花、板蓝根、紫花地丁清热解毒，使全方更适应瘀热挟水湿而致的水肿证，他们曾以此方治疗40例水肿，其中22例伴有腹水或胸水的肾炎患者，结果水肿完全消失者37例，减轻1例，无效2例，证实此方对水肿确有疗效，此外，对消除慢性肾炎的尿蛋白和恢复肾功能方面也有显著作用。

桃仁控涎丹为朱丹溪所创之方剂，方内用桃仁活血通络为主，以甘遂、大戟攻逐水饮，配白芥子既能攻逐痰涎，又可帅诸药入皮里膜外，共奏活血利水之功，以治水饮留于胸膈，或水肿形气俱实者，有一定疗效。

8. 扶正祛瘀法

以补益药与活血药同用，以扶正达邪，祛瘀生新。适用于患病日久，或正气不足，不能运行气血，血瘀阻络的病证。代表方剂为补阳还五汤、四妙勇安汤、益心汤等。

补阳还五汤为益气活血的典范方剂，方内以桃红四物去生地易地龙以祛瘀通络，在祛瘀的基础上，重用益气实卫的黄芪，使气足则能行血祛瘀，乃取气行则血行之意，治中风半身不遂，口眼㖞斜，语言謇涩，口角流涎，大便干燥，小便频数，遗尿不禁等症。

四妙勇安汤是一张养阴活血的方剂，其中重用玄参以滋阴降火，配以当归养血活血，组成了滋阴活血的大法，恐瘀热炽甚，再以银花、甘草以清热解毒，用于血栓闭塞性脉管炎，嫌其活血通络力太弱，宜酌加味，尚可用于阴虚而有瘀热阻络的胃脘疼痛、痹痛、妇女痛经等病证。

益心汤为颜老经验方，功能益气化瘀，用治冠心病、心肌梗死、心绞痛等，能缓解症状，恢复心肌功能。详见第二篇第五章。

三、活血化瘀疗法的临床研究概况

近年来，活血化瘀疗法已被广泛运用在各个系统，并取得较好疗效。兹将颜老的临床应用经验结合有关文献概述如下：

1. 对心血管系统的影响

祖国医学文献上早有"胸痹"、"真心痛"的记载，其表现类似于冠心病、心绞痛、心肌梗死。《内经》说："血凝而不流，""血之与气并走于上，则为大厥，厥则暴死，气复返则生，不返则死，"认为气滞血瘀是引起这些病证的原因，这一观点与急性心肌梗死的发病是由于心肌小血管内血小板聚集，造成微循环障碍，影响心肌的供血供氧的原理颇为雷同。国外报道冠心病猝死者的尸检中，发现其心外膜动脉中的血小板聚集物与心肌内含聚集物的小血管数，比死于其他疾病者要多，证实其病理确与瘀血相似。因此，活血化瘀疗法已广泛运用于冠心病心肌梗死、心源性休克、心绞痛、充血性心力衰竭、缺血性中风等疾病，并初见成效。活血化瘀药物经临床观察和实验研究，证实其确有畅血、通络、止痛的作用，能改善缺血、血栓、出血、血凝等病变，能增加冠状动脉血流量，抑制血栓形成，增强纤维蛋白溶解活性，同时还有降低血脂的作用，从而起到缓解心绞痛，防止斑状形成或促进其消退。药理研究证实这些作用与这类药物含有黄酮类化合物有关。

近年常用于治疗冠心病的中药如毛冬青、丹参、川芎、红花、郁金等都是活血化瘀类药物。颜老体会冠心病、心绞痛、心肌梗死或各种心肌病，多数由于心阳不振，或心气虚衰，从而导致血脉不和，血液凝滞，属本虚标实之证。用活血药能使症状缓解，但欲改善心肌能力或控制其发作，须加用益气补阳之味，才可巩固疗效。如颜老治冠心病常用的一张复方"益心汤"，是由葛根、川芎、丹参、赤芍、山楂、菖蒲、决明子、降香等组成，能较快地缓解症状。加党参、黄芪后，则能使体力恢复，疗效持久。此方加减：脉迟缓者加附片、桂枝；心阴不足者加生脉散；有痰湿的加瓜蒌、薤白；心绞痛加参三七、血竭，共研细末，和匀，每服 1.5g，一日三次，疗效满意。颜老还以大剂量活血化瘀药物治疗"风心病"、"肺心病"之心力衰竭患者，皆能使症状缓解，获致近期疗效。活血化瘀药物虽已广泛施用于心血管系统疾病，但还须在辨证与辨病相结合的原则下进行施治，如气虚加补气药，气滞加行气药等；又如配伍归经，亦有实际意义，颜老常用菖蒲引经，缓解症状较为迅速；在辨病用药上，颜老体会琥珀有纠正心律，镇静催眠作用，对心悸怔忡，心烦意乱，彻夜不寐者多效；生山楂配决明子可降脂降压；黄芪配党参，可增强心肌能力，恢复心脏功能。

2. 对血液系统的影响

祖国医学的血液学说，与现代医学之血液系统有较大关系。瘀血系指血液循环障碍而致的病变，故对血液系统病证颇多联系。如常见的出血、肝脾肿大、胸骨疼痛等症状，祖国医学认为邪在血分，瘀血胶滞而致。近年文献报道，有以血凝机制来解释再生障碍性贫血等血液疾患，而以活血化瘀药物治疗缺铁性贫血、再生障碍性贫血、血友病、白血病等，均有一定疗效。《汉方の临床》报道治紫癜用《沈氏尊生》方：当归、川芎、威灵仙、白芷、防己、黄柏、南星、苍术、羌活、橘皮、红花、生姜，用治过敏性紫癜多验。颜老曾治疗某空军飞行员血小板减少症，经激素治疗无效，旋投以此方，血小板由一万多升至七万左右，疗效满意。这些数据说明活血化瘀药物对复杂的网状内皮系统有一定影响，可能是由于其对细胞的生成具有调节作用而致的效果。

雄黄是一味活血软坚，杀虫解毒的中药，在 1958 年治疗疟疾病人时，用雄黄拌茯苓，发现患者的白细胞逐日降低，为了探讨雄黄对白细胞的作用，即尝试用于白血病，有一定疗效，药理研究雄黄含三硫化二砷，可以抑制经基酶系统，以影响细胞代谢而对生长迅速的如肿瘤细胞等有抑制作用。颜老试以雄黄、莪术、青黛为主制成的抗白一号，用治白血病有较好萌芽。过去曾以雄黄为主的复方治疗真性红细胞增多症、血小板增多症，也发现其有控制作用。近来各地多以雄黄为主制成抗白血病药物，不乏成果。颜老临床还发现三棱、莪术、马鞭草等活血药具有抑制白细胞的作用，以活血药为主的消痞粉外敷治疗慢性白血病脾肿大 9 例，有效率 90%，可贵者血象也随脾肿大的缩小而下降。

对于出血的治疗，祖国医学早有"血无止法"的观点，具有临床指导意义，古人对于瘀血之病理，主张祛瘀而后生新。例如《内经》有四乌贼骨一芦茹丸，内容为乌贼、雀卵、鲍鱼、茜草。文云："主治胸胁支满，妨于食、出清液、唾血、四肢清冷、目眩、前后阴流血，此得之年少时有所大脱血。"茜草即为活血化瘀药物，瘀血内阻则使血行不循常道而发生出血，离经之血不仅阻碍新血再生，且会加重经络阻滞而使出血不易停止。故何梦瑶在《医碥》说："凡血妄行瘀蓄，必用桃仁、大黄行血破瘀之剂，盖瘀败之血，势无复返于经之理，不去则留蓄为患，故不问人之虚实强弱，必去无疑，虚弱者加入补药可也，"言简意赅。临床见到弥漫性出血疾病及大小出血诸证，于凉血止血中加散血之味，其效较著。颜老曾应学生吴某之邀，为乃父患大咯血诊治，盈盆盈碗，经投犀角地黄汤两帖不效，意颇惶惑，思索再三，后乃加生军一味，一药而瘳，遂引以为训。

颜老多年来临床体会，治出血证须注重化瘀，活血药对出血性疾患并无禁忌，相反还可对止血起促进作用。因出血性疾病和"血瘀"关系密切，不仅在瘀血之证中多出血现象，已有出血后，活血化瘀疗法仍然能起到止血目的，如唐容川云："经隧之中，既有瘀血踞住，则新血不能安行无恙，终必妄走而吐溢矣，故以去瘀为治血要法，"语多中肯。因此，颜老治疗血证，常以化瘀为基础，根据辨证施治，结合清热降火（如大黄或紫雪丹）、益气降气之味（前者用参芪，后者用降香），总结为清热化瘀，益气化瘀，降气化瘀三个法则，用治各种血证，颇为应手。此外，颜老应用活血化瘀疗法治疗异型输血，开辟新的途径。曾治剖宫产术中异型输血引起急性肾功能不全一例，肝脏及心脏严重损害，经从瘀热挟时燥入营立法，获致痊愈。这一病例启示，瘀血与弥漫性血管凝血似属同一本质的病理表现，活血化瘀疗法能阻断弥漫性血管凝血，可能治疗异型输血所引起的一些病变。

3. 对神经系统及精神科的影响

祖国医学早已有瘀血与神经系统及精神症状有关的记载，如《内经》说："血上逆则妄，血下蓄则狂。"《仁斋直指方》亦说："凡神志昏昏，悼狂冒闷……谵语多汗，甚至四肢厥冷，懵不知人，不问男子妇人，皆血症耳。"文献上亦有血虚而产生精神症状的记载，如《内经》曰："血有余则怒，不足则恐，"《医学正传》提出："癫为心血不足。"临床上血虚、血实均可引起精神异常，故用活血化瘀的治疗法则还必须辨证论治，方可取得应有的疗效。

颜老发现临床常见的精神、神经系统患者，大都具有瘀血指征，如常见的失眠症，多由于心情不舒，肝郁气滞，而致血瘀，从而引致心肾不交，这类患者服一般镇静药往往无效，投血府逐瘀汤多验，病人反映，服药后感觉如酩酊状，入睡极为舒适。曾以此法治愈多例顽固性失眠病例，初剂即效，且不乏根治者。此类病人多属阴阳乖违，用活血化瘀疗法平衡气血，易于获效，临床还以血府逐瘀汤合生铁落饮或磁朱丸，治疗精神分裂症、自由神经功能紊乱、偏头痛等多例，皆有一定疗效。用治顽固性头痛则将方中的川芎剂量加大为 15g，甚至 30g，多效。或加全蝎、蜈蚣等分研末另吞，每服 1.5g，收效颇捷。另一用法以桃红四物汤加川芎量至 30g，并加羌活 12g，止痛效果亦好。治三叉神经痛，亦以此方为基础，加生川乌、草乌各 4.5g，细辛 3g，亦有近期疗效。在治疗各种头痛的辅助药物中，习以石楠叶、蜂房、乌梢蛇与望江南随症加减，尚属应手。颜老还以通窍活血汤治疗神经性耳聋、神经性呃逆等多验。治疗老年性痴呆症、脑动脉硬化精神病等，日服丹参 30g，煎服二汁，精神兴奋者，每次加服琥珀粉 1.5g，疗效满意。还用活血化瘀疗法预防精神分裂症的复发，一月十帖或间日一帖，观察多例也有一定作用。

4. 对皮肤病的影响

近年来活血化瘀疗法已成为治疗皮肤病的主要方法之一。颜老认为皮肤病中如出现肤色改变、感觉异常、或出现肿块等，均为瘀血为患。曾治脸部色素沉着一例，拟诊为阿狄森氏病，用活血化瘀药物加麝香另吞，色素一度转淡，但停药后复逐步加深，患者已失去治疗信心。翌年，以人工流产引起大量阴道出血，不意延绵多年之顽疾，竟不药而瘳。后曾以活血化瘀方药，治疗多例色素沉着，皆取得一定疗效。根据古人称红纹、血缕、红点皆属血瘀之说，治皮肤毛细血管充血或红疹、紫癜、顽固性荨麻疹，经治皆有效果。又曾治海绵样血管瘤一例，患者幼时左手背仅一小痔，日以益大，患肢较正常手臂粗大两倍有余，青筋暴露，丧失生活能力，外科会诊建议截肢，经用活血化瘀疗法，服药 200 帖，患肢明显缩小，恢复工作能力，随访良好。

5. 对其他方面的影响

1）对感染性疾病的作用：临床看到在控制感染性疾病时，适当配活血化瘀药物可促进疗效。颜老治化脓性感染，每于清热败毒药中加活血化瘀药物，效果显著，曾治多例血栓性脉管炎，无论急性发作或慢性患者，都于清热败毒药中加活血软坚之品，疗效较捷。其他如静脉炎、静脉栓塞、深肢静脉炎等症，都具同样体会。

2）对增生组织病变的作用：近年来，颜老用活血化瘀法治疗烧伤瘢痕，获得较为满意之效果，能使瘢痕消失或减轻，有的病例的关节功能亦取得不同程度之恢复。由活血药组成的人参鳖甲煎丸能治疗肝脾肿大，颜老亦曾用其作人工流产，对于早期妊娠者，颇多成功，治妇人闭经，亦有验案。用法为每服 6g，一日二次。用活血化瘀疗法配合针刺关元、归来、中极治子宫肌瘤，亦有验案。

3）对肝炎的作用：颜老在临床发现急慢性肝炎，迁延性肝炎、肝硬化，都具有不同程度的瘀血指征，在辨证施治的基础上，加用活血化瘀药物确有一定的临床效果。常于复方中针对实验室检查选用红花、桃仁、地鳖虫、泽兰、败酱草、大黄、牡蛎、丹参、穿山甲、延胡索、鳖甲煎丸等，能退黄、降酶、止痛、软坚。还以广犀角为主治疗乙型肝炎多例，获致肝功能好转，乙型肝炎抗原转阴，有一定探讨价值。

4）对眼科的作用：活血化瘀疗法在眼科疾病中具有重要位置，颜老在治疗眼科疾病时，常在辨证的基础上参入活血化瘀药，如治眼底出血性疾病，于平肝熄风药物中，加入生蒲黄等药，吸收快，不留痕迹，不影响视力，确有良效。

5）对妇科的作用：颜老曾以活血化瘀法治疗附件炎、痛经、不孕症多例，常以少腹逐瘀汤或生化汤为主，颇有疗效。还根据古人治崩漏之经验，即所谓"暴崩宜止，久漏宜通"的原则，对子宫功能性出血用活血化瘀法治疗多例，皆取得较为满意效果。

　　根据上述资料表明，活血化瘀疗法的运用面相当广泛，但实际的范围还不止于此。颜老临床观察所取得的观点是"久病必有瘀"、"怪病必有瘀"。

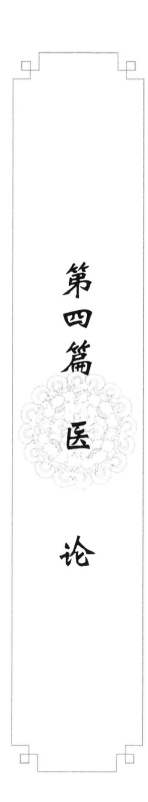

第四篇

医论

第一章　内科急重症诊治心法

中医急症的治疗和抢救，关键在于发扬中医特色，继承和发展历代医家有关急症的治疗方法，并从辨证的角度来认识疾病的规律。

1. 法贯一元论，系统看急症

颜老在治疗内科急重证时，其临床思维的踪迹基本上先有演绎，再有归纳，其中亘贯着"一元论"思想。一元论思想的根本特点是从现象的不同组合来判断现象系统证候的特异性质。内科急症热、痛、血、厥四大证象，既相对独立，又相互联系，它们演化的规律呈明显的系统性。中医急症的临床研究，首先是总结四大证的辨证论治规律。

温病卫气营血是对外感类疾病传变的高度概括，从众多的病例观察中发现大多数外感类均具有温病卫气营血的证候特点，按此辨证，专用中药治疗，多能收到满意效果，这已为中西医所公认。它不仅适用于传染病，而且适用于内科热病的非传染性的感染性疾病。经大量资料分析，外感证候表现以气分证为最多，其次为卫分证。证在卫分基本不发生逆变，而热盛于气分，如不加阻遏常有逆传变证的危险。因此，把握住气分高热关，主张用药制止逆传即能大大减少急痛、急性出血、厥脱的发生。逆传之初，常以痉惊为先兆，热毒内侵应严密观察机体的反应性，"数法联用，菌毒并治"，围追既病，不使滋漫，阻截变证，先法制病。同时主张"安内攘外"治则，救疗必须兼备两手，"战不嫌狠、抚不嫌稳"。无论病毒、菌毒、热毒，病机均在一"毒"字，毒不去热不清，毒入里变证起，故当未雨绸缪发于机先，务使未受邪之地稳住，不致正祛邪陷。颜老推崇张景岳药中四维之说，"附子、大黄乱世之良将，人参，熟地治世之良相，"但在具体运用上，败毒喜大黄、石膏联用，剿抚则大黄、附子并投。扶正区别阴阳，养阴每以熟地易鲜生地，用参以伤阴程度由轻到重，选用南北沙参、玄参、孩儿参、皮尾参、西洋参，补阳以别直参加附子，平补则取生晒参。对药物的配伍组合突出一元论，对方剂的加减化裁要体现系统性，在急症中运用清热解毒方药，强调增效与减毒的问题，清热必须适时与通腑、凉血、养阴、醒脑药物并用，解毒则协同活血化瘀、攻下、清营、透邪。

2. 辨证辨病，推陈以出新

颜老遵循中医理论，应用现代科学方法对中医急症的病因病机进行了系统观察。中医在抢救中尤其要注意疾病的新动向，比如菌群失调、二重感染、抗生素产生耐药性等问题，古代文献缺乏记载，得靠自己摸索路子。近年来在急症工作中较多地采用了辨证与辨病相结合的方法，对整个病情有了更全面的了解，把现代医学侧重病因和病理形态诊断与中医侧重全身病理生理的疾病反应状态的诊断结合起来，它既体现了中医辨证论治的精神，也摸索出一些对证型有参考意义的客观指标，丰富了诊断的深度和广度。

颜老主张从辨证入手，是开展中医急症临床研究的先决条件，而辨病不仅仅在于对中医学说进行论证，提供具有说服力的根据，更重要的是要对中医学术的补充、完善和发展作出贡献，目的是为中医辨证提高一步，建立一套病因、病机、病位、病性四位一体的综合认识。提出了证-理-效鼎足三要素观点。抓住证，通过对证的客观指标的宏观和微观辨证，以中医理论为基点，进行临床验证和实验室研究，再反过来把证的病理生理学基础和临床表现的特点用新的理论阐明出来，如内科急症最常用的治则清热解毒、通腑攻下、活血化瘀、益气养阴的疗效机理，主要在于增强机体的非特异性抗感染能力和机体对感染的反应性调整应激能力，通过这两大功能的论证，文献中缺乏记载的菌群失调诸问题，也就迎刃而解了。

3. 博学与精专，师古不泥古

颜老主张学习中医是懂-通-精-化-神的过程组成，每一环节都不可缺少，对一般中医的要求在懂和通，而高层次的中医必击破在此基础上达到精、化、神的境界。推崇传统中医理论，但不墨守陈规，不断探索出新的理论观点。

博览群书才能博学多技，陶弘景有名句言叫"一物不知，儒者之耻。"要扩大视野，丰富知识，要善于总结前人经验，敢于提出自己观点。比如《内经》："气（指客来邪气）血以并，阴阳相倾，气乱于卫，血逆于经，"与吴又可"客邪贵乎早逐"两种认识结合起来，急症热病应药不厌凉、凉不厌早。阳明是邪、热、毒、瘀交溷之区，推荐石膏、大黄二药，石膏泄在经之热独擅其长，大黄通在腑之热堪称良将。对痛证，《内经》明训"血气离居，一实一虚，"颜老对"痛无补法"提出了异议，急痛大多在气血不通，亚急痛则更多在气血不荣。不通与不荣是疼痛一个问题的两个侧面，运用"衡法"理论治疗能"击其中应及两端"。对于血证，唐容川有"止血、消瘀、宁血、补血"通治四则，创"血无止法"之论，审证求因，血证病机在气、病理在瘀，辟唐容川"止血"为先的认识。颜老治血证用大黄颇多研究，结论是大黄撤热有釜底抽薪之力，降火有导龙归海之功，入血直能凉血化瘀、推陈致新。大黄一专多能，世人多畏其峻利，实属因噎废食。对于厥证，发展了《内经·厥论》中"甚则泻之，虚则补之"的观点，厥脱分"邪毒极盛"、"邪毒将闭或已闭"、"正气欲脱或已脱"四型辨证，为厥脱的救治提供了一个比较全面的、更具概括性的研究思路。

在此，本书仅从"热、痛、血、厥"四大急证来试行探讨。

第一节　热　　证

热证是指以发热、烦渴、脉数为特点，兼见其他证候的疾病。发热的病因现代医学分为感染性和非感染性两大类。感染性发热见于各种传染性疾病和感染性疾病，非感染性发热见于血液病、变态反应病、恶性肿瘤、结缔组织病、物理性及化学性损害、神经源性以及其他疾病。

中医对热证的认识，历代医家积累了丰富的经验，对后世影响最深广的当推张仲景的六经辨证及温病学派的卫气营血观点，共同粟色成了急性热病辨证的两大理论支柱。本节拟从卫气营血的各个阶段，结合颜老临床经验分述如下：

一、卫表先汗，变通有四

治邪在表卫的原则，总结为八字："风从表解，热从汗泄"，非汗则邪无出路。外感高热有风温、风寒之别。风寒遏表，可见高热无汗，形寒头痛，鼻塞涕清等症，治当辛温宣肺，开泄腠理。颜老倡以寒温并用，如羌英汤（羌活、大青叶、蒲公英），发汗退热，亦可用于风邪外束者，投之辄效。若风热袭肺，可见高热面赤，汗出气粗，咽痛等症，投银翘散、抗毒饮等常效，银翘散可日服 2～3 剂，抗毒饮为颜老验方，由羌活、大青叶、黄芩、白芷、苦参、蛇床子等药组成，具有抗病毒作用。发汗用药首推羌活、清水豆卷，加柴胡可促进发汗退热。

《素问·调经论》谓："卫气不得泄越，故外热。"卫气郁阻，肌腠失却温养则恶寒，皮毛开合失司则无汗，于是头痛、咳嗽并作。然而有用表散而热仍不解者，即当考虑其热之所"附丽"。所谓"附丽"，颜老总括为瘀、食、痰、郁四端。

1）夹瘀血：素有血瘀病人，一旦受温热毒邪侵袭，毒邪最易与瘀血相互依附，着于血脉之中，其症候除卫分见证外，必兼舌暗、舌上瘀点、舌下脉络粗胀或瘀丝满布。温热毒邪，郁卫不解，可致营卫凝涩，血流不畅。其时最多见者为鼻衄，皮肤红晕加深渐变红斑。此时宜于疏表透汗，清热解毒之中，加入活血化瘀药物，如银翘散去豆豉，加生地、丹皮、大青叶、玄参等，疏达营分血滞，卫邪易于透发。

2）夹食滞：卫分证兼食滞，临床颇为多见，或由感受外邪后甘肥不禁，变生食滞；亦有素来胃失健运，复感外邪，邪郁表卫，食停中焦，热难骤解，除卫表之证外多兼恶食、吞酸、嗳腐、脘痞、舌苔白腻而厚。汗法中当参以消食如平胃、保和之类，甚则除积，可配厚朴大黄汤。

3）夹痰湿：卫分兼痰湿，多系平素痰饮宿疾之躯，复感温热毒邪。辨证时见昏冒、眩瞀、痞闷满急、脉象滑盛、舌苔黏腻者，常于宣表透汗剂中加温胆汤。

4）夹郁结：一般以女子多于男性，临床见证每多周身倦怠，胸胁苦满，舌燥咽厌，五心烦乱，舌红少苔，脉细数无力，热象高时可见惊惕肉瞤，宜疏表透卫之中加入丹皮、山栀、薄荷、青橘叶、绿萼梅等。

二、重剂石膏，择方而从

颜老主张里热始盛即用生石膏，剂量宜大，鉴于温病高热的主要病机是：毒随邪入，热由毒生，热毒相搏，瞬息传变，石膏能迅速祛除病原，杜绝热势的蔓延。

热在气分，出现热、渴、咳、喘，可投麻杏石甘汤，开宣肺气，辛凉泄热，但化痰之力尚嫌单薄，每配伍葶苈子以劫肺实痰壅。如从上呼吸道下行感染，可合颜老自拟之肺炎方（开金锁、鱼腥草、虎杖、百部、鸭跖草、半枝莲）同服，治肺炎高热，其效神速。若痰热壅阻，肺气失肃，腑道为之秘结，热难泄越，常用宣白承气汤，以杏仁、瓜蒌皮宣肺化痰，大黄、石膏清热攻下。

阳明热盛，烦渴引饮，面赤恶热，汗出舌燥，脉洪有力或滑数者，投白虎汤。阳明壮热不衰，疹出累累，加羚羊角、金线重楼、薄荷、连翘、蝉蜕、僵蚕等。热势内逼营宫则加玄参、犀角、紫草、大青叶等以防斑毒内侵。热伤液涸加鲜生地、玄参、麦冬等。伤暑高热，气液大伤加西洋参、麦冬、芦根、竹叶等。

表里俱热，邪热鸱张，面赤目红，躁扰不安，谵语鼻洪，脉大，斑疹隐隐，治以三黄石膏汤，大剂石膏佐黄连、黄芩、黄柏、山栀、豆豉、麻黄，治热郁营卫，气盛三焦，此方洵为良剂。

身壮热，头痛如劈，烦躁若狂，神昏谵语，大渴引饮，唇焦舌绛，六脉沉伏而数，属风毒大疫，往往热不为汗衰，发疹发斑，颜老喜用清瘟败毒散，引白虎汤、黄连解毒汤、犀角地黄汤方合而为一，具清热败毒退瘟，凉血救阴透邪之功。石膏可重达90g至250g，入胃布走十二经，热淫所胜，非此莫属。

温燥伤肺，时时高热，干咳无痰，体表如炽，咽干舌燥，喻嘉言清燥救肺汤治之，石膏清热，复以润肺滋液之品，其方沃焦救焚，例为首推。或与百合地黄汤同用，治热发无定时，借此二味甘苦之性，以敛燥气之游弋。

暑湿弥漫三焦，身热面赤耳聋，胸闷脘痞，下利稀水，小便短赤，蒸淫之气上迫清窍，时时昏闷，湿热蕴阻中焦，热逼汗濡，身形拘急。方用三石汤，石膏配滑石、寒水石、杏仁、银花、通草、赤苓，以清利湿热，宣通三焦。

若遇寒饮内伏，感受外邪，郁而化热者，用小青龙汤合重剂石膏治之，亦能奏效。高热日久，气阴二伤，此时屡投诸法不效，用人参白虎汤常能中的。

三、气血燔灼，釜底抽薪

表证渐罢之际，颜老主用大黄荡涤腑热，患者得汗后，恶寒头痛体疼等表证有所改善或已解除，但发热仍不清不解，"得汗后"与"热不退"是两个重要指征。在这种情况下可以说明它非一般传染病，而且可以预计到病势有可能还会进一步发展。急取凉膈散方，一面清解肌表无形之热，一面清导肠胃有形之积，免得邪毒入里，胶结不化，酿成难分难解之势。已成气血两燔之候，急予两清气营，解毒护阴，能及时清涤腑道，坚壁清野，热势必孤，大黄在所必用，三承气汤量其症势轻重而定。若遇便下色深如酱，其味恶臭者，仿热结旁流例，投大承气汤，极有效验。颜老非常推崇"客邪贵乎早逐"，"逐邪不拘结粪"，"勿拘于下不厌早"之说，下法用之得当，各种病理损害情况都可随通腑泄热而缓解。从临床角度看，某些温热病传变至速，采用卫气营血按部就班，往往只能追随病势疲于奔波，而早用大黄是遏制病情向纵深发展的有效措施。气血两燔证候若不能得到及时控制，将会在短期内，快则一二小时（常发生于儿童及老人）病人即可见风动惊厥的神经中毒症状，不可不慎防。颜老于感染性高热中运用大黄，总结出三条经验：急下护阴存阴，急下疏瀹气机，急下热、毒、瘀并消。

四、清营泄热，重在保阴

伤阴是高热的基本病理变化之一，阴液耗伤程度的轻重，直接关系疾病的转归和预后。防止阴液损耗，对伤阴进行正确治疗是提高疾病疗效的重要环节，从防治伤阴的原则和保津主要措施分析，清营与清气同等重要，温邪直入营血，高热外伤气液，烦躁内耗阴津。撤营分邪热，颜老喜用清营汤加紫草、大青叶、天冬、原金斛，清营汤清营宫之热有余，救离位之阴不足，故又嘱病人不时呷服洋参汤、鲜生地汁、地栗汁、藕汁、鲜苇茎汁、雪梨浆等以液救液。如有大便不畅，取玄参、麦冬、生地、生首乌、怀牛膝、虎杖滋血中之燥，润肠道之枯。温热病末期，肺胃阴伤尚易恢复，养胃汤、沙参麦冬汤加鲜稻叶、川百合，至肝肾阴亏则足堪虑，真阴不足，虚阳亢奋，每用三甲复脉之介类潜阳，咸寒救阴取效。

温邪无论在卫在气入营入血，顿挫邪毒就可避免伤阴的发生，卫气失治误治或自身机能的失衡都为入营入血大开方便之门。祛邪撤热作为去除伤阴的原始动因，邪在气分亟宜清透，入营之后阴津损伤主要表现在暗耗，故而清热解毒、通腑逐热都非最佳选择，"泄"是比较切合病机的疗法，泄中兼透黑膏汤加味，泄中兼清安宫牛黄丸，泄中兼潜至宝丹。临床证实这类方剂都有清营泄热、护津保阴作用，疗效肯定。

然而，急性热证，传变速，变证多，故治疗须审度时机，及时杜其发展。颜老自拟"肺炎方"（开金锁、鱼腥草、虎杖、百部、鸭跖草、半枝莲）清泄肺热与祛痰化瘀并举，鸭跖草得虎杖，有发汗之妙，配开金锁、鱼腥草、半枝莲活血解毒，使肺气清肃，水道通调而泄热，百部润肺化痰，使有形之痰与无形之邪热分消，则邪去矣。此方可日服二剂，退热迅速。

东南地卑气湿，热病常有湿邪相杂，热居湿中，湿居热外，湿遏热伏，二邪胶结，缠绵难解。故湿不化则热不去，此亦为治热病之关键。苍术、厚朴为化湿之主力，化湿重于清热，慎防辛凉碍湿，反致延绵，苍术化湿健脾以复中焦斡旋之功；厚朴化湿和中，专走中焦；玉枢丹畅中泄浊，用之恰当，往往能缩短疗程。具体配伍运用，苍术配石膏，化湿而清气分大热；厚朴配黄连，祛湿而清心胃之热；若湿热之邪，伏于膜原，则须用达原饮加甜茶叶、马鞭草，芳香化浊，多有应手。

临证若高热长盛不衰，上病下取，釜底抽薪亦为良策，外邪闭肺，热不得泄，出现高热气急，张口抬肩，用泻腑之法治之，常能使邪从下走而达到退热的目的；热势缠绵亦可从血分论治，若症见高热，咳痰带红，胸痛，于清化痰热剂中参以桃仁、虎杖等，常能热退身凉，若有血瘀症状者，正治中参入化瘀之味，其效益彰；若久热不退应考虑甘温除热，补中益气汤殊多战绩。

第二节　痛　　证

急性痛证，前人论述不多，将其归于一类者更不多见，按部位分，有真心痛、头痛、胃痛、腰痛、历节痛等。痛证剧烈发作时也可致厥脱，不省人事。痛证一般包括现代医学的冠心病心绞痛、心肌梗死、偏头痛、尿路结石肾绞痛、胆石症胆绞痛、风湿热等。

一、胸痹心痛，贵在气化

心痛之病因，可用仲景"阳微阴弦"，"阴乘阳位"之说来包括。"本"为心气心血不足，胸阳不振。"标"乃痰瘀交阻，气血逆乱。故治疗不论扶正祛邪，化痰逐饮，活血化瘀诸法，助其气化，堪为首要。治胸痹气化要诀有三，一为"温通心阳，在所必用"。胸痹之根乃阳气式微，阴邪弥漫，用附子温通心阳，取"离照当空，阴霾自散"之意。二为"益气培本，气行血行"。宗气贯于心脉而行气血，气虚则血滞，气盛则血行，用黄芪、党参培补宗气，可使心脉充实而血行全身。三为"宣畅气机，升清降浊"。用葛根、川芎升散清气，用降香、决明子降泄浊气，一升一降，使清旷之区得以复原。颜老自拟"益心汤"即寓意于其中，用党参、黄芪、葛根、川芎、丹参、赤芍、山楂、菖蒲、决明子、降香组方。攻补兼施，临床疗效颇佳。若见心痛急骤者，或刺痛，或绞痛，可用血竭粉、麝香粉、三七粉开导经脉，活血定痛，琥珀粉有纠正心律之功，与沉香粉同用亦可治心绞痛、心悸、脉结代。真心痛可致大厥，麻黄附子细辛汤有药到病除之效，用治多验。

关于胸痹心痛取用"气化"达到止痛目的，止痛不在攻补之间，而在运气荣血。用辛理气而毋破气，用柔燥润涩而毋滋腻，用宣通而毋揠苗助长，方得气化之真诠，气化者，复其生生不息之机。

二、头痛顽疾，辨证风火痰瘀，治疗引经为要

头为诸阳之会，清阳当升不升，浊阴当降不降，是以头痛不已。古人云"高巅之上，唯风可到，"故头痛必有风，或外风引动内风，或内风夹肝火、夹痰湿、夹瘀血等，治疗亦随证而异。

风有内风外风之别，外风为外感风邪，内风为虚邪贼风。外风入侵，与痰胶结，风痰闭阻，脉络不通，不通则痛。风为阳邪，善行数变，风邪夹痰，忽聚忽散，故其痛来去突然，乍作乍休。若风寒并加，则寒注经脉，气血瘀停，疼痛遇寒更甚；若风热相杂则热伤脉络，阴津消烁，受热尤剧。内风多责之于肝，肝郁化火，炼液为痰，肝风夹痰浊上扰清空，其痛如掣，常伴头晕目赤，五心烦督等。

火分实火虚火，实火即肝胃郁火与风邪化火；虚火为肝肾阴亏，髓海不满为虚阳所窃。肝为刚脏，郁怒伤肝，木失条达，郁而化火，肝火上扰，青筋突起，伴有口苦舌燥，二便秘结，舌红苔黄，脉数。虚火多由肝肾阴虚，虚阳上飏，头面阵阵烘热，盗汗遗泄等。

痰多由于嗜食甘肥或饮酒过量，脾胃积滞，津液留聚变生痰浊，郁怒忧思，气滞生痰，亦多常见。痰阻经络，清阳不得升举，其痛如蒙，常伴肢麻，头晕，舌红苔腻，脉滑数。

瘀常由病邪入侵之后，久伏潜入络道，或外伤积血未消，气血流行不畅，或气虚血运障碍，留滞为害，其痛当如锥刺，脉象沉涩，舌有瘀斑等。

治疗头痛，引经用药，慎不可忘，前额痛加白芷，巅顶痛加藁本，可促进疗效。川芎引药上行，活血止痛，独有奇功，用量宜大，重者可用至60g。川芎为血中风药，擅散肝火、劫痰浊、通瘀阻，凡见头痛，无往而不利，剂量从2.4g、3g、4.5g、15g到30g，根据不同需要而用不同剂量，最大剂量60g，曾以此治疗颅内肿瘤，可缓解症状。

风为百病之长，熄风常用蒺藜、稆豆、桑叶、菊花、天麻、钩藤、僵蚕、蝎尾；兼外风者用荆芥、防风、白芷、羌活、藁本、蔓荆子；夹寒必用细辛；吐涎必用吴茱萸；

鼻齆必用辛夷；夹火用羚羊角、龙胆草、黄芩、山栀；夹瘀，参用通窍活血汤，药如桃红、赤芍、川芎、地龙、蜂房；夹痰用白附子、南星、半夏、瓜蒌、白矾水炒郁金；肾中虚阳上僭用杞菊地黄加玄参、牛膝，脾虚阳乏升举用益气聪明汤加苍术、荷叶、粳米，肾亏髓海不满用牛脑一具加白芷末6g炖熟分次服，均具效验。外治亦多奇趣，如以红萝卜皮贴太阳穴，以蚕沙为末，秦皮煎汁调成糊状贴痛处，以鹅不食草、冰片共捣一团塞鼻孔，意合病机，不得以偏方而小睨之。

三、痹证急痛，治从温经、逐邪

痹证虽有风寒湿三气杂至之说，但人体素质不同，感邪亦各有偏胜，故风气胜者为行痹、寒气胜者为痛痹、湿气胜者为着痹，治痹既不可偏执一端，亦不可主次不明。治痹不效之因，大半在于用药散杂，不能切中肯綮，论治要点在于"温经"和"逐邪"。

凡见疼痛剧烈，遇寒更甚，局部不温，舌暗不红者，为寒胜，轻者五积散，重则《金匮》乌头汤。痹之因于寒者固多，因于热者亦不少。热痹可由素体阴虚，内有蕴热，与风湿相搏而成，也可由直接感受风湿热毒所致。本型特点是热毒内壅关节，关节红肿焮热疼痛，痛不可触，口渴烦热，小溲黄赤，舌红苔黄，脉象滑数，治用清热逐邪，凉血通脉，桂枝白虎汤合当归拈痛散，取白虎清郁热，桂枝行经通脉，以逐未尽热之寒湿，方中石膏、知母、甘草用量均大，可佐忍冬藤、木瓜之类清热祛风湿，舒筋活络，丹皮、赤芍、乳香、没药等活血祛瘀，关节水肿积液乃湿恋不走，用生米仁化湿利水，逐邪从溲而去，一般用量30g以上。临床另有一种寒热错杂型，外有寒束，内有热积，寒热胶固，关节疼痛每至变形之痹痛，颜老喜草乌、石膏同用，佐以威灵仙、鬼箭羽、露蜂房、制乳没之类，或服自拟之龙马自来丹，搜髓之风，镇痛颇佳。湿痹乃湿毒之邪侵及关节，大筋软短，小筋驰长，拘急痿弱互见，四妙丸加草薢、土茯苓、蚕沙、木瓜、桑枝、秦艽、防己、豨莶草、海风藤、海桐皮、络石藤出入为方。痹证日久，邪踞脉络，瘀血凝滞，顽痹经年不愈，身痛逐瘀汤加黄酒、麝香为引导。久病归肾，邪深至骨，精血内亏，身体羸弱，皮肤枯槁，疼痛掣骨，痿弱履艰，甚则尻以代踵、脊以代头，石刻安肾丸主之。亦有痹证迁延损及营卫，血脉不荣，痛则恶寒汗出，面色萎黄，短气乏力，肌肉瘦削，食少便溏，脉多缓迟，常投当归芍药甘草汤加桂枝、黄芪、苍术、千年健、五加皮、姜枣。

四、脘腹剧痛，开郁散结

脘腹为人体六腑所居之处，奇经交汇之所，气机升降之要冲，清浊泌别，出入转化，无不赖之于此。其特点宜和宜降，宜顺宜调，以流通为贵。急性脘腹疼痛诱因虽有寒、热、湿、虫、积、手术等不同，但总的病理机制缘于血泣脉急，经络瘀阻不行，扰乱六腑降和顺调之功能，传导失常，气血乖违，升降逆乱，气机壅塞，浊凝蓄留，遂成不通则痛之候。颜老将脘腹疼痛辨证分型定为寒、热、虚、实、在气、在血六类。寒气客犯经脉稽迟凝涩而痛；热气留中则痹热胶固而闭塞不通作痛；虚则运转无力，推送乏能，气聚而痛；实者浊邪壅满，气机阻碍，积蓄而痛；初痛在气；久痛及于血络。

脏腑的病变不同，脘腹疼痛部位常能区分之，如脘胁痛责之肝胆，脘腹痛责之脾胃，脐周痛责之肠腑，右少腹痛病在阑门，两少腹痛牵及腰脊病在带脉，小腹结滞病在膀胱，满腹疼痛病涉三焦，痛而兼胀病在气，痛而腹不胀"其人言我满"，为有瘀血。腹痛的临床表现虽然复杂，把握病机特点"郁结"二字，就可执简驭繁，治之有据。

胃脘痛属肝郁气滞者临床最多见，长期情怀不畅，忧思郁结，肝气不得疏泄，气机呆顿，借助木能疏土，喜以丹参饮、百合汤、金铃子散三方合剂，重用白芍可以止痛，参以九香虫、醋灵脂、益智仁、白螺蛳壳投之辄效。虚痛者投当归芍药甘草汤或黄芪建中汤，皆有效果。胆囊炎、胆石症，肝胆失疏，气血阻滞，颜老自拟"利胆丸"：半夏9g，陈皮6g，神曲9g，山楂9g，谷麦芽（各）9g，莱菔子9g，莪术9g，生大黄4.5g，共研细末，以茵陈15g，皂角刺9g，煎汤泛丸，每服5g，一日二次，开水送服，具健脾和胃，疏肝利胆，软坚散结之功，此方用于胆囊术后，且有预防结石再生作用。急性胰腺炎，死亡率特高，以其气滞、食积、湿蕴、热结、血瘀、腑闭，能很快进入中毒性休克，颜老自拟"净胰汤"：柴胡9g，黄芩9g，姜半夏9g，白芍15g，生大黄9g，地丁草30g，芒硝9g，川朴9g，黄连3g，木香9g，延胡9g，临床抢救已积经验。诸痛甚者，附子、生乌头、细辛、公丁香、花椒等温阳祛寒，镇痛多有殊效。然"不通则痛"，故各类痛证用活血化瘀法，则多有效果。

第三节　血　证

内科的急症出血，来势湍急，出血量多，在急性期多表现为火升血溢，热迫血络，即所谓"血无火不升"、"出血总缘于热"，颜老在临证时注重辨其标本的轻重缓急而应变。注意气火的亢害承制，瘀滞与出血的因果关系，正胜与气脱的顺逆转归，本节兹就以上几点分述如下：

一、血证之要，唯气而已

根据气为阳、血为阴，阴阳互为其根、气血互为其用的理论，颜老治疗血证常遵循"治血先治气，气宁则血安"的原则。他说："气为血之帅、血为气之守。血得气运则流，气得血养则和。气结则血凝，气虚则血弱，气迫则血妄行，气不宁谧而血难安处。故而血证发生无不与气有关，没有血病而气不病者。"颜老认为"气为血帅"是气血理论的重要内容之一，用这一理论可阐明以下几个问题：

1）气为血之本：血赖气为资质，"中焦受气取汁，变化而赤，是谓血。"血由水谷精微生化的营气变化生成，为人身之宝贵物质，气和血顺则经脉流行，滋养五脏，内满精髓，"以奉生身，莫贵于此"。气为血的物质基础，血的功能正常与气不能分开，气不断为血的功能提供水谷精微的传化，使其持续地得到补充，所以说气足则血旺，气虚则血亏；反之，气脱则血竭，气滞则血瘀。

2）气为血之基：血赖气而充经盈脉，"血之与气异名而同类"，血涵气中，气孕血内，气血相维，若合一契，所以说阴阳相随，内外相贯，气血流走如环之无端。

3）气为血之护：夫气为阳，主动，其升当无过，其降当有度，其行当无妄，其固当毋凝。血属阴，主静，气血阴阳互为匹配，气血方能并行而悖。反之，气飘忽无定必血无所据，病理中常见气泄血失，气越血脱之象，即是气之护卫失职使然。

4）气为血之宅：平人之血畅行而无阻，能充达肤腠、灌注脏腑、五官、百骸，然亦有血无气御而失走难以平复，犹如游子无家。亟当摄气敛营，筑巢引归。

二、降气泻火，急折其势

血证骤发，气盛火旺者较多，当血出如涌，不可抑止之际，"正宜下之，以折其势"。可逆其腾溢之气，大黄正具其功，对消化道出血尤着。大黄不但因味苦性寒而具泻火凉血之功，还因其药性向下能使邪入血分之瘀滞、热毒、痞块得以下行，临床上广泛运用于火盛血动患者，往往能奏奇效。还可研粉与鸡蛋清调敷两侧太阳穴以治咯血、咳血之一切血涌向上之证，能折其血逆之势，而对血证缠绵不愈或年老体弱、虚劳吐血瘀结者，张潞玉之瑞金丹（大黄、秋石）多验。降气即降火，亦治血大法，降气之品，首选降香，降香味辛苦性寒，辛开苦降能治气滞血瘀诸症，它如丹皮、赤芍、紫草、牛膝等也常能降气泻火以折火旺之势，"亢则害，承乃制"此为至理。

常用药对：①大黄、生地：一逐一止，逐不伤血，止不留瘀；一补一泻，补不碍实，泻不损正；一走一守，动静结合，且补且泻，亦逐亦止。②大黄、附子：一寒一热，相制既相辅，大黄药性虽寒而不致气血暴凝，附子药性虽热而不致气血妄行，仲景用配芩、连、治"心气不足，吐血衄血"。附子气薄味厚，且能纳气归肾，引火归原，血有归宅，自不游弋漫走。两药配对，相互制约生化，大寒大热峻烈之性，得以化刚为柔，出将入相，故能弋获驯良之效。临床剂量，大黄9g，附子3g，可资参考。③大黄、秋石：一清一滋，亢者得其平而亏者得其益。大黄有秋石之咸而苦不伤阴，秋石得大黄之寒而咸不损胃。方出《张氏医通》，名瑞金丹，以二味等分微炒研末，枣肉为丸。主虚劳吐衄溲便诸血证。瘀结不化，症属阴虚阳亢，血证频发，常治不能愈者，投之辄效。④大黄、赭石：一气一血，《景岳全书》云："失血之由，唯气与火耳，"逆气上冲，血随气动，基此，缪仲淳订治血三要则，其中即有"降气不宜降火"。以质重之代赭石镇逆气，以气厚之大黄下瘀血，降气而火清，推陈而致新。

三、祛瘀止血，推陈致新

出血与瘀血互为因果，瘀血既可作为出血的病理结果，又以作为出血的致病因素。瘀血不去则新血不生，瘀血不去则血络不安，故治血当去蓄利瘀，使血复返故道，在临床上常以化瘀为基础，根据辨证施治，结合清热、降气、益气等法而广泛应用于出血患者。如颜老自创的"止血Ⅰ号粉"（土大黄、生蒲黄、白及）化瘀降火而宁血络，治疗上消化道出血效甚。咯血、便血投花蕊石散，小脑血肿用水蛭粉，外伤引起的眼底出血应用生蒲黄，止血不留瘀。治疗子宫功能性出血的贯众，治疗舌衄的蒲黄、马勃，治疗再生障碍性贫血之出血的四鲜汤（鲜荷叶、鲜生地、鲜侧柏叶、鲜艾叶）等的应用，皆取祛瘀生新之意，不用涩血药而血自止。

四、补气摄血，速以固脱

气存血中，气无所依则可随血而脱，而气虚不摄则更易险象环生，临床上守"有形之血不能速生，无形之气所当急固"之义，常峻补其气而获效。由气虚而致的失血，一为出血时间持续较长，一为久治而一时不能遏止，其血色多黯淡无光，质多稀薄散漫，患者面色㿠白，神疲力乏，头晕目眩，耳鸣心悸，舌淡脉芤。常选用归脾汤为代表，补气养血，气旺自能帅血归经。在具体运用：脾元虚乏，难以统血，所致血崩漏下，多佐苦温之蒲黄阿胶珠、荆芥炭、棕榈炭；衄血久而不止，面无光华，唇爪青紫，多反佐炮姜炭、艾叶炭。严重之气虚不固，亦可形成决堤崩泻之势，血出汹涌，血脱气无所附，继之气随血脱，出血过多或急性大出血，凡见额头汗出如珠，目见昏黑，四肢逆冷，晕仆不省人事，急煎独参汤浓汁，固阴潜阳，希气复返则生还有望。另上部出血，四鲜汤（四生丸，四味俱用鲜品）、月华丸、百花膏；下部出血十灰丸、驻车丸加升麻、黄芪。血脱王清任急救回阳汤，益气与温阳活血药同用，秘阳气而血止神藏，常能救血家厥逆，化险为夷。

五、调气和血，正本清源

颜老曾治大咯血不止，一时难觅方药，取家中生白术100g，米汤疾火煎服一大碗，药后两小时血止神清，肢和脉静，直未复发。偶然触机，竟成丹方。后用治肺结核大咯血，居经不行，每晨晚各以米汁调服白术粉一匙，一月后血止经行，体渐康复。再用治衄血、吐血、便血，均有功效。血证用兹，本于"土厚火敛"。盖人身脾土中内寄少火，以甘温养育之，阴火自退，凡气血不调，阴火乘虚窃发，谷气不升，虚阳不潜，血自不循常度，或浮越于上，或潜溺于下，阴阳不成相守之局，血气遂致拂逆之态。"脾旺四季不受邪"，土居五行中位，为气血升降之要枢，水火交泰之黄媒，临床常将脾胃传化之功能看作完成五行整体动态平衡的轴心。凡血证之由于气血不能条达，源头清浊不分者，用此理法投药，常获佳效，职是故也。

六、通气活血，止而勿塞

诱发出血的原因是多种多样的，诸凡影响气血运行的一切因素，都可引起血证。而瘀血留滞，阻隔脉络，又是出血的病理实质。所以，主张在治疗时应当审证求因，针对引起出血的原因，务使气通血活，气顺血畅，气血调和，血证才能真正治愈。血无止法，因为单纯止血，仅为权宜之计，绝非上策。对于气通血活达到止血目的，不是不问症因的使用通气活血药物，而是应该为消除一切引起气血运行不畅的病理因素，辨证地确如其分地选择药物，还复其气通血活。出血与瘀血互为因果关系，瘀血不去，则新血不生。诚如唐容川说："经隧之中，既有瘀血踞住，则新血不能安然无恙，终必要走而吐溢矣，故以去瘀为治血要法。"治血当以去蓄利瘀为准则，使血返故道，不妄走经脉之外。若止血用塞，势出勉强，每多覆辙重蹈；而止血行瘀，势出自然，症极少反复。这一认识，我们在实验室里同时获得证实：活血（泛指通气活血）止血中药如大黄、三七、蒲黄、桃仁、赤芍、降香等，既能加速止血，又能促使瘀血消除，它们同时具备抗凝和抗纤溶作用，及其他止血的特异性功能，如缩短出凝时间、收缩毛细血管、增加凝血酶原、提高血小板质量、缩短血浆复钙化时间、改善凝血因子缺陷等。这些作用常呈双向性调节的特性。

第四节 厥 证

厥脱证系气血乖违，阴阳失调引起的重证，以突然神志淡漠或烦躁不安，甚至昏不知人，伴四肢逆冷为主要临床表现的一种病证，相当于现代医学的感染性、失血性、过敏性休克及癔病、中暑、低血糖昏迷等，颜老在治疗厥脱证时有以下几点认识。

一、厥脱危象，区别"决"、"夺"

厥脱是指临床出现四肢厥冷、昏厥、呼吸微弱、脉象微细或沉伏、冷汗淋漓等一类危重证候。它类同于现代医学的以周围循环灌注不良为特征的休克症候群，以及晕厥、虚脱。

颜老论厥，辨在邪气，寒厥宜温，热厥宜攻；论脱，重在元气，因于寒者当救阳，起于热者当救阴。同时也很重视厥脱两证的转化规律，常说厥为脱症的前兆，脱则为厥症的骤变。他指出阴阳二气不相顺接则发厥，厥者，"决"也，阴阳决离之谓。阴阳二气虚竭则见脱，脱者，"夺"也，正气劫夺之谓。其论简明扼要，颇为精辟，富于独创，多切实用。

邪分内外。外邪六淫气盛，或寒邪直中，或传里变热内陷，正不胜邪都可致厥。如仲景所说："邪中于阴必内栗，表气微虚，里气不守，故使中于阴也，""阴气为栗，足膝逆冷，便溺妄出，表气微虚，里气微急，三焦相溷，内外不通。"寒中阴经，有症见自利不渴，四肢逆冷之太阴寒厥；有症见恶寒倦卧，但欲寐，手足厥冷，脉微细之少阴寒厥；有症见厥热进退，脉弦而细之厥阴寒热错杂厥。传经邪热有三阳合病，脉洪昏昧，面垢谵妄的热厥；有胃家实如见鬼状，循衣摸床之阳明实热厥；有邪伏少阴，劫津灼液之少阴热厥。内邪则常出现三焦气机郁遏，营卫不通，升降受制。凡六淫七情阻塞通调之机，病变集于中焦者恒多，以中焦为气机升降枢纽，诚如仲景所言"中焦不治，胃气上冲，脾气不转，胃中为浊，营卫不通，血凝不流。"邪气内乱，外现厥象。

元气劫夺，在《灵枢·五禁六十一》中有所记述："形肉已夺，是一夺也；大夺血之后，是二夺也；大汗出之后，是三夺也；大泄之后，是四夺也；新产及大血之后，是五夺也。"精气夺则虚，脏腑失却营养，经隧空乏，正气散乱，本元告匮，脱象遂见，有阴脱阳脱之辨。

二、药选附子，重视阳气

王清任认为："元气即火，火即元气，此火乃人生命之火。"《素问·举痛论》也认为："气复反则生矣。" 分别强调了阳气在人的生理情况和疾病转归上所起的重要作用。颜老认为，寒厥虽有以实为主和以虚为主之不同，但都以四肢逆冷为主要伴随症状，都终由"阳气衰于下"所致，治疗时应注意发挥阳气的作用，以求调动机体本身的气化功能，多选用附子以振奋阳气。附子能上助心阳以通脉，下补肾阳以益火，具补火回厥之功。在具体运用上，恐附子味甘性大热，有温燥之弊而多用不同的配伍，使之不但用于舌淡苔白等一类阳虚之证患者，还用于世人认为存冰炭之反的有舌红苔光净等阴虚阳亢之证患者，通过不同的配伍，不但制约了附子的燥性，又常能兼而取得理想的协同作用。共有配伍六法：一为阳中配阴法，同用麦冬；二为甘缓调和法，同用甘草可加强止痛作用；三为阴阳双调法，同用生脉散以达阴平阳秘；四为镇潜逆火法，同用龙齿、灵磁石、代赭石以镇静安神；五为互相制约法，同用熟地、首乌之类；六为温阳泻火法，同用知柏或生军，既补真阳之不足，又泻实火之过亢。另外在配伍时还应注重引经药物作用的发挥，同用川芎、牛膝通达以治梗阻性疾病，同用细辛通阳入肾以治虚喘欲脱。常用方不但有成方如参附龙牡汤、参附汤、四逆汤、麻附细辛汤、急救回阳汤，还有自创的升压汤（附子、黄精、升麻、炙草）和稳压汤（附子、黄精、炙草）。运用以上配伍方法的灵活变通，时有桴鼓之效。

三、方取生脉，保存阴津

元气不足可致气火失调而阴火亢盛，反之元气充沛则阴火自敛，所谓："火与元气不两立，一胜则一负。"阴火亢盛又可伤人阴津，因厥脱属热者多见汗出绵绵，故无论对邪实热盛还是对气阴欲脱所致的热厥，都可用益气养阴之生脉散，取"阴气衰于下，则为热厥"之义。此方既可单独使用以治气阴欲脱之热厥，又可与附子等温阳药同用以治阴阳两衰之证。清代名家陈修园提出"存津液，是真诠，"阴津盛衰往往构成疾病转归的关键，实非虚语。

四、法兼化瘀，平衡治血

厥脱证缘于气血逆乱、阴阳乖违，而化瘀之法祛除瘀血，流通血脉，能改善微循环，促苏醒、抗休克，有起沉疴于一时之机，所以在厥证的各个时期都可兼用，血府逐瘀汤能治遍身瘀血。若瘀血在上焦增川芎使气行上升，在元神之府则再加羚羊粉，在中焦则增苍术以运脾气，在下焦增琥珀以导瘀血下泄。其他如水蛭粉吞服，丹参、川芎嗪静滴，作为一种平衡气血的方法亦常被运用，并时有振奋回厥之效，多有验例。

第二章 心脑血管病诊治心法

一、注重阳气

颜老在心血管疾病的临床中特别强调"有一分阳气，便有一分生机"的观点。大气者，阳气也，胸中大气即上焦阳气。仲景在"水气篇"中所说的"大气一转，其气乃散，"说的就是胃中之阳不布，水饮阴邪凝聚，损其胸阳，故水饮久结胸中不散，伤其氤氲之气，乃至心下坚大如盘，遮蔽大气，用附子之属以振胸中阳气。阳气充沛，布达周身，客于体内之邪气即散去，乃"离照当空，阴霾自化"之义。常以附子为主的方剂治疗心血管疾病的危急重症，多有良效。如肺心病、冠心病、病态窦房结综合征及心衰、呼衰等。附子禀雄壮之质，有退阴回阳之力，起死回生之功，其通行十二经脉，专能振奋阳气，祛逐阴寒，为回阳救逆第一品药。如辨卒仆，着重于阳气的亏虚。阳虚不甚挟痰火诸邪，而为阳中之闭证，则宜开关通窍，若真阳离而为阴中之脱证者，唯宜急救回阳，以复其真元之气，开通诸品，不能轻试。因此在中风卒倒，喉多痰声，脉多沉伏，或脉随气奔，指下洪盛者，认为无不本之阳虚，若阳气未至十分脱绝者，尚可救援。若真阳离绝即感束手。中风的临床，大率仆击偏枯每相连而至，为治之初，亦先顺气，次辨风火痰虚，《内经》论偏枯皆主心与胃二经，盖心是天真神机开发之本，胃乃谷气充大真气之标，标本相得，则胸膈间之膻中所留宗气盈溢，分布四脏三焦，上中下外，无不周遍，故分布不周于经脉则偏枯，所以偏枯的治疗之方，以黄芪为君，补养血气，使宗气健旺，急灌其未枯者，使已枯者可通气而复营。其次，还有气行血行之义，对中风的预防也据此立法选方。

二、瘀血乃一身之大敌

瘀血是指瘀积不行，污秽不洁和已离经脉的血液，以及久病影响到脉络所出现的病变，瘀血既是其他病因（如外伤出血、气虚、气滞、寒凝、热邪等）导致的病理结果，又是引起许多疾病的致病因素。瘀血导致疾病很多，心脑血管病变表现的头痛、心胸疼痛、痴呆、癫狂、中风等证均为瘀血而引起，其致病的证候特点和特异体征是瘀血辨证的主要依据。"脉者血之府"，血管为血液循环的道路，心脑血管病变与血液运行正常与否有关。用瘀血学说统帅心脑血管疾病的临床，疗效显著。

祖国医学文献早有"胸痹"、"真心痛"的记载，其表现类似于冠心病、心绞痛、心肌梗死。气滞血瘀是引起这些病证的原因，这一观点与急性心肌梗死的发病是由于心肌小血管内血小板聚集，造成微循环障碍，影响心肌的供血供氧的原理颇为雷同。证实其病理确与瘀血相似。因此活血化瘀疗法已广泛运用于冠心病、心肌梗死、心源性休克、心绞痛等。经对活血化瘀药物的临床观察和实验研究,证实其确有畅血、通络、止痛的作用。能改善缺血、血栓、出血、血凝等病变,增加冠状动脉血流量,抑制血栓形成,增强纤维蛋白的溶解活性,同时还有降低血脂的作用,从而起到缓解心绞痛,防止斑块形成或促使其消退。

运用活血化瘀药物施治于心血管系统疾病时,应注意辨证。如气虚加补气药,气滞加行气药等。配伍归经也颇讲究,如常用菖蒲引经,缓解症状迅速。在辨病用药上,琥珀有纠正心律、镇静催眠作用。对冠心病、心肌炎频发早搏者,本品与人参粉、珍珠粉和匀吞服,效果满意。生山楂配决明子可降脂降压,黄芪配党参可增强心肌能力、恢复心肌功能,均为经验之谈,堪可效法。

祖国医学早有瘀血与精神症状有关的记载,不论是脑出血或脑缺血,其主要病理机制皆属瘀血为患,故临床用药勿忘化瘀,在中风昏迷促苏醒中倡化瘀之蒲黄与开窍引经之菖蒲同用,血管瘤的治疗用破血行瘀之水蛭与软坚散结之牡蛎同用,脑动脉硬化和老年性痴呆、老年性精神病,病理改变以大脑的萎缩和变性为主,通过临床实践用活血化瘀方法治疗,取得了一定的效果。

三、心血管疾病的治疗方法

心血管疾病包括冠心病、心肌梗死、高脂血症、病毒性心肌炎、高血压病、肺心病等。本系统疾病的病理特点是:本虚标实,即阴阳、气血虚损是其本,血瘀、痰浊、气滞是其标。其主要治法有如下几种:

1. 活血化瘀法

活血化瘀法是中医治疗心血管疾病运用最早、使用最多的方法。以冠心病心绞痛为例,皆具有血瘀表现。心主血脉,是血液运行的主导,凡情志所伤,气机郁结,气滞日久,血流不畅则脉络瘀滞,或久病入络,气滞血瘀,心脉瘀阻均可发为此病。证见胸痛阵作,或刺痛不休,或疼痛如绞,脉涩舌紫。凡见此证当活血化瘀、宣畅气机、升清降浊为其首务。王清任"血府逐瘀汤"最为合拍,唯剂量与一般用法恒有不同,其中柴胡、枳壳、川芎量都加大,有人谓柴胡其性升,多舍之不用。实则柴胡配生地,既监制生地之滋腻又抑柴胡之升散。颜老常喜加入蒲黄一味,且多生用。若心痛剧烈,可加血竭粉与三七粉和匀吞服,每次1.5g,一日三次,效果显著。或加乳香、没药、麝香粉以开导经脉、活血定痛,血瘀较轻者可用丹参饮、手拈散等。活血化瘀方药有畅通血脉、缓解疼痛作用。近代药理发现,这些方药大多具有增加冠状动脉血流量,降低心肌耗氧量,改善心肌缺血缺氧状态,加强心肌收缩力,减慢心率等作用。如毛冬青、参三七、山楂、失笑散、降香、赤芍等实验和临床观察,对冠心病心绞痛确有效果,丹参还有促进心肌细胞的再生,促进坏死组织的吸收和肉芽组织的形成,加速心肌梗死的修复过程。活血化瘀药物还有抗血栓形成和改善脂质代谢的作用,毛冬青、红花、川芎、水蛭、虻虫、三棱、地鳖虫能使血小板凝聚时间延长,丹参、红花、赤芍、降香组成的复方能抑制血小板聚集,这对预防心肌梗死有利。脂质代谢紊乱,其中 β 脂蛋白、胆固醇、甘油三酯明显增加,血清黏度和红细胞电泳减慢成正比,姜黄、红花、郁金、丹参、山楂、当归等都有改善脂质代谢的效果。在运用活血化瘀法时，当根据病情变化灵活地配以其他药物，则可大大扩大在心血管疾病中的运用范围。例如，配以补气药治疗冠心病、心绞痛、心肌梗死、心肌炎等，疗效往往优于单用活血药。活血化瘀与清热解毒同用治疗肺心病急性发作期，效果优于西药。活血化瘀药与平肝潜阳药同用治疗高血压病，较单纯用平肝潜阳法好。临床发现活血化瘀药治疗心律失常，如对早搏、房颤、房速等，用量不宜大，因其激发功能，而对病窦、传导阻滞等属心率慢者，用量又可加大。

2. 回阳救逆法

心体阴而用阳，心阳衰弱即心的正常功能衰退，往往出现虚寒证候。强调温运阳气是治疗心血管疾病的重要法则，尤其对一些危重的心血管病，更不可忽视温运阳气的必要性。颜老习用《伤寒论》少阴病方中的"麻黄附子细辛汤"治疗肺心病或肺心合并心力衰竭。本方原治少阴感寒证，取麻黄发汗解寒，附子温里补阳，细辛发散温经，三味组方，补散兼施，虽发微汗，但无损阳气，历代医家称之为温经散寒之神剂。麻黄作用在肺，其效甚暂，必与附子同用，振奋心肾之阳。麻黄、附子并施，内外衔调，则风寒散而阳自归，精得藏而阴不扰。细辛功能温肺定喘，用量宜大，习用 4.5～9g，虽辛散有余，但配以附子则平喘降逆，效如桴鼓。还用附子汤治疗冠心病心绞痛、心肌梗死，以附子温阳散寒，人参、白术、茯苓甘温益气，芍药和营活血，诸药合用，共奏温经散寒、益气活血之功。晚近治疗冠心病，多崇气滞血瘀或痰瘀交阻之说，或理气，或逐瘀，或祛痰，或通痹，虽取效于一时，但每易反复。在长期临床实践中颜老体会到冠心病心绞痛、心肌梗死等引起的胸痛，其实质多为阳虚阴凝。阳虚为本，阴凝为标，立法用药以温阳为主，解凝为辅，以附子汤加减，不仅止痛效果明显，且疗效巩固持久。

通脉四逆汤治疗病态窦房结综合征，历代医家对本方能起下焦之元阳，续欲绝之脉，极为赏识。病态窦房结综合征属中医心悸、怔忡、胸痹、厥证等范畴，其脉均表现为沉、迟、涩等。临床以阳虚、气虚多见，选用通脉四逆汤每能奏效。对无脉症、低血压、肢端青紫症等也可用本方加减治疗。急救回阳汤治三衰有很好效果。"急救回阳汤"渊出王清任《医林改错》，原为吐泻后转筋，身凉汗出而设，内容为党参、附子、干姜、白术、甘草、桃仁、红花，功能回阳救逆，促使气通血活，化险为夷。"三衰"多发生于久病及老年病人，而多有血瘀之基础。治厥逆急症，颇为应手。附子是回阳救逆的主药，在使用时既要大胆，又要适当配伍，制其有余，调其不足，则可扩大附子在心血管疾病中的运用。

3. 扶正补益法

《内经》云："涩则心痛。"《金匮》则以胸阳痹阻而立胸痹之名，涩者血脉不畅，痹者郁阻不通，历代医家多以"不通则痛"解释胸痹心痛的病机。颜老通过临床实践，认为"不通则痛"仅是胸痹心痛病机的一个方面，而虚则不荣，心失所养亦可产生心痛，即"不荣亦痛"，即使是瘀血、痰浊、气滞等痹阻心脉，不通则痛，但瘀血、痰浊、气滞等，多因脏腑虚损，功能减弱而产生。因此心血管疾病多为虚证或本虚标实之证，心气虚为本，瘀血、痰浊、气滞均为标。"心主血脉，""营行脉中，卫行脉外，营周不休……如环无端，"心具有推动血液循环之功能，此功能主要靠心气来实现。心气包括心阴、心阳，心阴是心之活动的物质基础，包括心血及其他一切营养物质，起着濡养心及血脉的作用，心居膈上，为阳中之阳脏，心阳具有温煦心脉的作用，心阴、心阳化合而产生心气，使心具有推动血脉循行等功能。心阴、心阳需保持相对平衡、才能维持心脏的正常功能，无论心阴、心阳，其虚损不足均可导致心脏功能减弱，虚则邪干之，寒邪、瘀血、痰浊、气滞等乘心脉虚衰而侵入痹阻之心脉，而作心痛。"邪之所凑，其气必虚。"胸痹心痛产生的根源在于心气不足，扶正补益法也是治疗心血管疾病的重要方法之一。但人是有机的整体，人体各种功能的发挥，需要各个脏腑器官的协调。颜老在强调心气不足是胸痹心痛产生根源的同时，又指出其他脏腑的功能失调均可影响到心，如脾为后天之本，气血生化之源，脾虚则气血生化不足；心肾为水火之脏，心肾相交，水火既济，若肾虚则心失濡养温煦；肝主疏泄，心之运血，靠肝疏泄之助等。所以扶正补益法涉及范围甚广。颜老自拟"益心汤"功能益气化瘀，活血通脉，用治冠心病心绞痛，心肌梗死等多能较快地缓解症状，尤其对老年患者及心肌炎后遗症，凡属气虚血瘀者用之皆效。正如张锡纯所言："气血同虚不能流通而作痛者，则以补虚通络为宜，不可唯事开破。"此外常以健脾益气养血之归脾汤加琥珀，治疗冠心病、病态窦房结综合征。以补养脾胃调治心病须循序渐进，补中寓疏，因人因时制宜，尤以夏月之际，常用李东垣清暑益气汤治疗冠心病，疗效亦佳。方中补中益气汤补气健脾，合生脉散益气复脉，佐黄柏、苍术清暑化湿。东垣云："夏月服生脉散加黄芪、甘草，令人气力涌出，"可见此方之奥义。还有以温养气血的"炙甘草汤"治心动过缓；以滋养阴血的"三甲复脉汤"治心动过速；以补气益阴的生脉散加减治慢性心衰、冠心病、心肌炎等。

4. 通阳化浊法

心居阳位，为清旷之区，诸阳受气于胸中。故凡素体患心气不足或心阳不振致胸阳不展，气血运行不畅，痰浊阻滞，饮凝胸中，阳气失于斡旋，则痹阻心脉，胸痹心痛之证遂作。临床证明，心血管疾病患者出现胸闷、苔腻等痰浊症状者，乃病情发作的先兆，通阳化浊法有利于缓解病情，此法为治疗胸痹心痛常用方法。故凡见胸膺痞闷，或心痛彻背甚则背部恶寒，舌淡苔白而润，遵《内经》"心病宜食薤"及"辛走气，多食之，令人洞心"之旨，法宗仲景，以瓜蒌、薤白通阳为主，选加半夏、茯苓、橘皮、枳壳、桔梗、菖蒲、郁金等。菖蒲引药入心，缓解症状迅速，半夏常以生用，先煎入药，常用量为10g，以加强化饮散结之力。

饮为阴邪，得温则化，得寒则凝，欲求宣痹化饮，温通心阳，附子在所必用，也可加干姜，取"离照当空，阴霾自散"之意。此外从脏腑相关理论出发，临床见到不少心血管疾病患者以餐后痛剧、餐后发作各种心律紊乱，从"心胃同治"着手，用调理脾胃之橘枳姜汤，清化痰热之温胆汤等针对痞满食滞、肝胃不和及湿热中阻之心胸作痛、发作性快速心律失常者，效果也好。

5. 芳香开窍法

芳香开窍又称为芳香温通法，这是目前应用较广泛的一种缓解心绞痛的有效方法，其特点是疗效迅速，故用于心绞痛急性发作期。此法适用于心胸疼痛属寒邪凝滞型的心血管疾病，其源出于"寒则凝、温则通"的理论。常用药物有麝香、冰片、细辛、苏合香、高良姜等。功能宣通阳气，疏通血脉。

临床凡见心血管疾病以寒凝气滞而致心绞痛急性发作者，以破气为主，麝香保心丸为首选，冠心苏合丸、苏合香丸常用外，亦可取用六神丸。此外，云南白药中红丸，俗称保险子，镇痛力颇强，亦可用治心痛，但其性烈而猛，只宜痛时暂用，每次不超过二粒。芳香开窍方药辛散走窜，易耗气伤阴，仅适合于急救，不宜久用，故急性发作期后当转入剿抚兼施，固本清源。

四、脑血管疾病的治疗方法

脑血管疾病包括眩晕、头痛、中风、痴呆等一系列疾病。中风是中老年人常见的一种急性疾病，在昏仆期以辨别闭证、脱证为关键，昏仆期后可辨证地选用补益、清热、熄风、化痰、活血等法。可归纳为以下几种方法。

1. 豁痰开窍法

内风暴动，气血并走于上，颠仆痰涌，昏迷痉厥，证有闭脱之分，形状相同，则治法大有区别。闭者是痰气之窒塞，脱者是正气之散亡，闭者宜开，脱者宜固，开关固脱，为治疗中风猝仆一实一虚两大法门。证情复杂，当审因论治，理法步骤，不可紊乱。中风卒暴昏仆，气血奔涌，挟胸中痰浊泛滥上凌，壅塞清窍，症见目瞪口呆，牙关紧闭，喉中曳锯，鼻鼾气粗，两手握固，苔腻脉洪，此属闭证，亟以开其闭塞为急务。闭证首分阴阳，阳闭多用安宫牛黄丸、紫雪丹鼻饲。牙关不开者，用乌梅肉擦其牙，取其酸能抑木，摄纳肝阳，化刚为柔之功，而紧闭自启。再用姜汤送服三蛇胆陈皮末，继予中风牛黄丸灌服，中风牛黄丸乃颜老家传方。也可静脉滴注"醒脑净"以醒神开窍。阴闭则用苏合香丸、冠心苏合丸灌服。不论阴闭阳闭，均可用石菖蒲根开窍，以振奋清阳，荡涤垢浊，鲜者四两～半斤捣汁调猴枣散灌服，干品60～90g水煎服，或与生半夏同煎也可。因痰塞而脉沉无热为寒痰上壅，其胸中清阳之气，已为浊阴蔽塞不通，非燥烈大温之药，不能开泄，还可配合羚羊角粉鼻饲。危急时羚羊角粉量宜大，以其效专力宏，苏醒后则宜选用清热化痰、平肝潜阳辅以活血之剂。

2. 扶正固脱法

猝暴痉厥，由肝阳上升，热痰壅塞，多属闭证，然亦有真阴虚竭于下，致无根之火，仓猝飞腾，气涌痰奔，上蒙清窍，忽然痉厥，而出现目合手撒，冷汗淋漓，二便自遗，气息俱微之脱证。多见于中风之病情危笃时，以阳气虚脱为多，也有阴阳俱脱者，当予扶正固脱法。阳气虚脱以独参汤或参附汤，因阳气暴脱，非人参大力，不能救危于俄顷，阴脱于里，阳亡于外，独参犹恐不及，故必合气雄性烈之附子，方可有济。如其阳未尽越，肢冷未甚，可用炮制之附子；若其阳气暴绝，冷汗淋漓，则又非生用不可。汗出不止者加黄芪、龙骨、牡蛎、山萸肉等敛汗固脱，如属阴阳俱脱则用地黄饮子或参附汤合生脉散。临床常见各种脑血管疾病出现脱证时，往往表现虚实相夹、内闭外脱。因此治疗时既要救脱，又须开闭，在运用上述方药时，还必须配以羚羊角、竹沥、姜汁、导痰汤、至宝丹等平肝潜阳，豁痰开窍。

3. 泄热通腑法

临床所见出血性中风急性期以风、痰、火为主，恢复期则以风、痰、瘀为重。由于突然发病，胃肠满实，风、痰、火主要在身之上部，釜底抽薪，上病取下，通其腑气，实为救治中风之要诀，此类证候阳闭者多见。由此可知，腑气不通与病情轻重、转归及预后均有密切关系，根据脏病"以腑为出路"的原则，取通腑泻下，清热化痰之剂以祛邪安正，利于缓解病情。大黄为救治中风之圣药，应根据病情而加减。如痰火炽盛，温胆汤加大黄；兼气虚者，补中益气汤加大黄、芒硝。但需注意的是，泻下不宜过猛，以免过耗正气，同时泻下过频，多次搬动，有可能加重病情，而且体弱者应予轻剂，或攻补兼施，方为妥帖。他如眩晕、痴呆等脑血管病如见大便秘结者，用泻热通腑法治疗，也颇有效验。

4. 滋阴潜阳法

猝暴昏仆之证，无论或闭或脱，其所以致此猝然之变者，皆木火猖狂，煽风上激，扰乱清空之窍，或龙雷奔迅，僭越飞扬，而离安全之乡。盖木焰之鸱张，龙雷之暴动，无论为肝为肾，皆相火不安于窟穴，故滋阴潜阳为急要之良图。运用本法可使阴液得复，肝肾得养，火降风熄。常用方剂为"地黄饮子"或"风引汤"等。颜老对风引汤的运用颇有心得，其清热泻火，潜阳熄风，治疗中风、眩晕等确有奇功。具体用药多以潜镇之介石类为主。珍珠母、玳瑁、石决明之属皆潜阳妙剂。石类中磁石、龙骨具有吸引力者，功用亦同，再加柔肝抑木、引热下行之山羊角、牛膝、元参、蒲黄等以驾驭其方张之势焰，抑遏其奋迅之波澜，对肝阳上亢而致肝风内动诸症，皆有良效。脑血管疾病乃虚实并存、本虚标实之病，在投滋阴潜阳剂时也需伍以他药，兼血瘀加丹参、桃仁；兼痰热加瓜蒌、半夏；热甚加黄芩、连翘；阴虚及阳，加肉苁蓉、巴戟天等。

5. 搜风通络法

"风为百病之长"，"高巅之上，唯风可到"。大凡头痛剧烈或肢体偏废、拘急、肌肤不仁等风邪入络型的脑血管疾病可运用本法。常用方剂有九味羌活汤、大秦艽汤、小续命汤等。古人云："治风先治血，血行风自灭。"治血包括养血和活血，风邪外中，必因正气先虚，或脏腑阴阳失调始得之，故血虚络空者，搜风兼养血清热；血脉痹阻者，搜风辅以活血通络；气机壅塞者，搜风宜配调畅气机。颜老临床喜用川芎，以其能行血中之气，祛血中之风，且上行头目，配以羌活、石楠叶、桃仁、红花、僵蚕等，治头痛剧烈之脑血管病甚为应手，对颅内血肿、脑血管畸形，也以此法加水蛭等品，颇有效验。

中风后遗症期，多见手足不仁，半身不遂及刺痛瘫痪，此乃气血上菀，心脑被其扰乱而失其功用，经络隧道为痰瘀阻塞，气机已滞，血脉不灵，也可予以此法。祛风活血通络以疗瘫痪，应掌握时机，旬月以后，大势已平，即可使用；若其不遂已久，机械固已锈蚀，虽有神丹，也难强起。此外还需注意部位用药，上肢宜加桑枝，下肢宜加牛膝，疼痛较剧者，全蝎、蜈蚣之属也可加入，因虫类善搜剔经络血瘀之故。

6. 活血化瘀法

活血化瘀疗法在脑血管疾病的运用中尤为突出。基于脑血管疾病的主要机理为瘀血阻于经络，故活血化瘀可贯穿于治疗的始终。从"血无止法"这一观点出发，离经之血也是瘀，瘀血清除，心脑方可恢复清灵之用。颜老在中风运用此法已获得成功经验，其经验是：水蛭破血，逐瘀利水，药理成分含有水蛭素，功能抗凝，并有扩血管，降低血液黏稠度和增加血流量等多种作用，无论出血性与缺血性均可运用，水蛭生用粉剂吞服效果尤佳。以羚羊角粉配犀角*粉灌服，可防治颅内出血，以犀角地黄汤加大黄、土牛膝清热泻火，凉血散瘀，多有验者。但需强调的是，活血化瘀药在不同时期有不同的用法，出血时当以丹皮、桃仁、赤芍、参三七之属，其中竹节三七止血效果最佳，云南白药也可选用。还可配合外治法，附子粉敷涌泉穴或生大黄末调鸡蛋清敷太阳穴以引火下行。临床还特别推崇童便止血，可提倡运用。

脑出血病人使用活血化瘀药不仅无弊，且有利于病情的康复。因此对急性出血性中风除重症昏迷宜用平肝、豁痰、开窍法外，凡有瘀血症状者，均可用活血化瘀法，这样既有利于止血，又能加速血肿的吸收和解除颅脑受压，有利于神经功能的恢复。中风的预防为：慎起居、节饮食、调情志。慎起居即为生活要有规律，并参加保健锻炼；节饮食指饮食有节制，不暴饮暴食，不过饥过饱，膳食合理搭配，定时、定量，并宜清淡、戒烟酒；调情志是指避免情绪激动，安定的日常生活，调和阴阳刚柔。另外还要做到早期发现中风先兆，如偶尔一阵头晕，头部无故一阵发沉，耳内无故一阵风响，平素聪明忽然无记性等，当及早采取防治措施。中风预防选用化瘀之生蒲黄、利于药物吸收之苍术、引经之川芎、补气之黄芪，药止四味，力量较厚，颜老定名为预防一号。对先兆的防治，已具效验。

对脑动脉硬化及老年性痴呆的治疗，从长期临床实践中发现也是与瘀血有关，倡用活血化瘀方药进行治疗，取得了较好的疗效。颜老认为，脑为元神之府，髓之海，六腑清阳之气，五藏精华之血，皆聚会于头。根据"脑髓纯者灵，杂者钝"的病机，清灵之府因瘀而不能与脏气相接，脑失其养，遂致"杂者钝"。此病忌补，应疏通脉道，推陈致新，常用癫狂梦醒汤或益气聪明汤，或黄连温胆汤合通窍活血汤加味，辅以川芎、通天草轻清上逸，善行气血，引药入脑则疗效更佳。

---

* 犀角用水牛角代替，全书同。

第三章 血液病诊治心法

从血证走向血液病的临床研究是一次较大的改革和深化，在临床辨证观察中结合现代医学有关实验指标，已被广为采纳。两种医学观察中发现了一些同步的变化，激发了传统方法和现代科研方法的相互渗透和运用。血证的狭义概念为出血性疾病，传统分类以部位而定：皮肤（肌衄）、鼻腔（鼻衄）、齿龈（齿衄）、呼吸道（咯血、咳血、唾血）、消化道（呕血、便血）、泌尿道（溲血、血尿）、阴道（崩漏），而广义的血证比较近乎血液病的认识，它包括了造血系统及影响造血系统并有血液成分异常的各种疾病，分别隶属于中医"血虚"、"亡血"、"血瘀"、"血积"、"血实"范畴。

造血系统必须具备健全的多能干细胞，并且要排除一切可能令其发生病态的微环境，两者之间的关系犹如种子和土壤。《素问·宝命全形论》说："人以天地之气生，""天地合气，命之曰人。"气作为人生初具形质和始生复制功能的原始种子，基本上奠定了生命过程中生、长、化、收、藏每一阶段的生理活动。而血为气之配，如同种子植入土壤之中，无时不受造血微环境的影响。这一认识，使我们可以清晰地理解血液病与血证之间内涵联系，可清晰理解血液病有先天性、后天性及原发性、继发性的机制，可清晰理解血液病诊疗上的难易度及预测其转归。

颜老自 1956 年起开展中医药治疗血液病的临床研究，对再生障碍性贫血、血小板减少症、粒细胞减少症、白血病等有一定收获。

一、血液病病机特点

祖国医学认为，脾胃为气血生化之源，血液滋生于脾，而肾主骨主髓，精髓可以化血，故其根在肾。另外，心主血，肝藏血，从而构成了较为完整的造血系统。其中脾肾最为重要，脾虚难以运化水谷，导致血液生成不足；肾虚精髓空虚，造成血液化源匮乏，都可引起血液病。如果肾阳不振，脾失温养，火不生土，以慢性贫血多见；肾阴虚衰，阴虚火旺，灼伤络脉，迫血妄行，常有出血见证。重者阴虚及阳，阳虚及阴，最终阴阳两衰。心肝脾三脏关系密切，气与血相互依存。心血不足，出现贫血；脾气虚耗，难以统血，而见出血；肝失疏泄，往往引起气滞血瘀。临床上所见血液病，也以心脾两虚、肝脾不调为常见。故贫血、出血、血瘀往往同时呈现，它与实验指标多相吻合。如血液病中的减少症类（包括缺乏症）与增多症类（包括肿瘤样增生症），发现减少症类患者的骨髓在整体增生低下的情况下有局限性增生活跃灶区；而增多症类中骨髓增生明显活跃的同时有其他细胞系的减少或缺损，证明贫血、出血和血瘀并存的现象是微环境不稳所致，临床观察中还发现血液病患者机体不平衡是经常的，而平衡却是短暂的，通过"衡法"治疗能大大增加其平衡程度。

由于血液病变使正气虚弱易于感受外邪，所以常并发感染。血液病死亡多在营分和血分阶段，直接招致死亡的原因有二：一为外感邪毒，毒盛化火，灼伤血络，迫血妄行，妄行莫制；另一为阴虚后期，内热血燥，血海空虚，邪扰不宁，里外交侵，气血两燔，致阴阳双竭。

二、血液病治疗原则

血液病涉及心肝脾肾，错综复杂，虚实互见，与气血障碍最为密切，故血液病的治疗最重要之手段是通气活血，机体是众多对立生理过程和物质的统一体。疾病是对立统一的破坏，即处于相对平衡的机体稳态的破坏。阴阳本是哲学概念，气血乃是对人体阴阳认识的客观标识，正如以上所述血液病中的减少症类和增多症类即是阴阳盛衰偏仄的两大倾向。颜老提出"衡法"是着眼于促进平抑代谢、增强抑制免疫，具体运用，颜老归纳为24字方针：平衡阴阳，补其不足，删其有余，调畅气血，疏导壅滞，促其生化。当然辨治过程中，还须视不同阶段而异。

急性期：药不厌凉，凉不厌早。血液病急性发作，主证为高热和出血，高热、出血均可导致疾病恶化，甚至死亡。因此，能否及早有效地控制高热、制止出血，是抢救的关键。何谓早？颜老从临床中观察到，凡病人脉象从细缓转为洪数、弦滑，并见烦躁、失眠、遗精等症，往往是急性发作的先兆。其中脉象洪数为最重要的迹象，此时即使未见高热，血象尚未变化，亦应及早投以甘寒重剂，扑灭高热于无形之中，控制出血，以免病势蔓延。一旦热症、火症并露，血象明显变化，舌质红绛之时方进凉药，恐已鞭长莫及。何谓凉？因血液病之高热及出血非同一般，非药性凉、剂量大不能控制。颜老曾治一例再生障碍性贫血高热，石膏用至三斤，高热始撤。习以大剂清热解毒之品如犀角、羚羊角、石膏并进，紫雪丹同服，每每可使热撤血止，病情趋于稳定。

缓解期：脾肾双调，重在治脾。血液病出血控制之后，病情缓解，治疗转入脾肾双调，只有脾肾旺盛，气血充足，方为血液病治本之道。而在脾肾之中尤须以治脾为首要之举。因血液的生成原根于肾，但资生于脾，饮食必赖脾胃运输转化为精微，而后化生血液。颜老倡导的"脾统四脏"说，即脾为五脏之本，一荣俱荣，一损俱损，脾胃不但能通过溉养四脏而助生血、生髓，更重要的是能协和五脏，不使偏仄生害。颜老善用苍白二术及升麻，升麻已成血液病之专药，在补脾胃之气时炙用，出血取生用。

在治疗过程中，如见肾阴虚转为脾肾两虚，又转化为肾阳虚，其预后为顺为轻趋稳定；若脾虚转化为脾肾两虚，再转化为肾阴虚，其预后为逆为重而多变。临床上阴虚尤难调治，颜老常取促使阴虚转为阳虚，再用温补脾肾之药调治，每多获效，血象常持续上升。但亦非一味温补，恐温补化燥劫夺阴液，温补之中兼及顾阴，方合阳生阴长之旨。

在治疗过程中，活血化瘀法颇多意义，颜老称它为"衡法"，它能调整细胞功能，其机理是通过刺激健康细胞生成及改善成熟障碍，故说对"种子"和"土壤"都有改良作用。鉴于血液病多虚实互见，错综复杂，但对"血虚"、"失血""血瘀"都有较好的治疗效果，颜老因证施用，常取益气化瘀，降气化瘀，清热化瘀三种。

血液病根深蒂固，立法务求其本，一方既定，要相对稳定使用一个时期，不取朝三暮四，但又非守方不变，恒守其法，药作微调，总以切合病机为要。

第一节　再生障碍性贫血

一、察舌按脉，详辨气血盛衰

人之所有者，唯血与气，人体一旦患病，气血必碍。再生障碍性贫血（以下简称"再障"）虽证候复杂，病情多变，但其病理变化均与气血失常有关。因此，临证察舌按脉，首当辨别气血之盛衰。

舌为心血所养，苔乃胃气所蒸，气血盛衰之变化首形诸舌。再障患者的舌色多呈淡红，兼见舌边齿痕，多属气血两亏；舌色黯红，或有紫斑、褐点者，均为瘀血之征；舌尖红绛，并有裂纹者，为邪热内炽气血之象，多伴有高热不退；舌体胖而润，证属阳气虚弱；舌体瘦而燥，少苔或剥净苔，证为阴血虚损。阳气易复，故舌瘦苔少转为舌胖而苔起者，属轻为顺；阴血难生，若舌胖嫩转至舌瘦少苔者，其属重为逆。舌苔厚腻一般系湿浊内滞所致，然再障之气虚者也可出现腻苔，其特征为舌胖质嫩而苔白腻，当从虚证而投以补脾健胃之法，若误用消导则犯虚虚之戒。

脉为血之府，气贯于脉而行血，气血变化也体现于脉，再障脉象宜见细、弱、涩、微等，虚证见虚脉，表明患者气血虽虚，但尚无邪热干扰，脉静身凉，脉证相符，预后较佳；若出现弦、数、洪、浮大等，虚证见实脉，提示正虚邪实，热毒炽盛，或迫血妄行，或耗灼阴血，脉证不符为逆，多为病情恶化之兆，预后严重，《难经·十七难》谓："病若吐血，复鼽衄血者，脉当沉细，而反浮大而牢者，死也，病虚脉实，当死。"验之临床，再障患者临亡前夕多呈躁动之脉，颇符经旨。

二、补益肾气，通畅为贵

再障以贫血为主要表现，是由骨髓造血机能逐步衰竭，血液生化障碍所致，其病位波及心、肝、脾多脏，病源根本在于肾气虚损。肾气乃生化之本，人之精、气、血皆赖肾气，五脏之阴非此不能滋，五脏之阳非此不能发。再障多因肾气虚惫，气化无权，致阳衰阴亏，生化无源，日久则出现形体羸瘦，精神萎顿，时寒时热，反复出血等虚劳证候，治当以补益肾气为主。

颜老宗仲景"五脏元真通畅，人即安和"之旨，补肾贵在求得气化通畅，肾气健运不息，则肾精固密，气血生化无穷。故在用药上多选用辛甘气温之剂以通补相兼，既能大补肾气，振奋脏腑气化，又有宣通之功，激发气血生长。每以《世医得效方》所载安肾丸化裁治之，方中以补骨脂、巴戟天、杜仲、苁蓉、菟丝子辛甘温之品为君，意在温补肾气；臣以熟地滋填肾精，以养营血；取苍白术为佐，以健中气，促脾运；使以当归通肝气，茯苓通心气，陈皮通脾气，茴香通肾气，以求五脏元真通畅，诸药合用，共奏通补肾气，滋养阴精，生血扶虚之效。若贫血明显者，加红参、鹿角、阿胶，并配以饮食疗法，取牛骨髓粉30g蒸服，或用鲜胎盘一只加红枣10枚，煎服，后加肉桂粉1g冲饮；气虚发热者加黄芪，或合补中益气丸同用；若气不摄血，便血崩漏者，加炮姜、牛角腮、伏龙肝等；瘀血内阻者加丹参、红花、桃仁等。

三、活血化瘀，去旧生新

血犹水也，盛则流畅，虚则鲜有不滞者。因血液耗损，血脉空枯，无余以流，则艰涩成瘀，故再障每兼夹瘀血。因瘀血作祟，使病情加剧，缠绵难愈。如瘀血内踞，血难循经而妄行脉外或流于肌肤，或溢出九窍，可致出血不止；血凝气滞，气化失司，则生血无源，使贫血加重；瘀阻脉道，气血循环受阻，脏腑经络为之失养，则最终致全身衰竭。临床所见再障患者表现的皮下青紫瘀斑、眼睑晦黯、舌质紫等，均为瘀血之象。

颜老遵唐容川"旧血不去，则新血断然不生"之说，对证属肾气不足，经治少效或罔效者，则在温补肾气之剂中加入丹参、红花、桃仁、虎杖等活血化瘀之品，以促不足之血速生。瘀血体征明显者，辄投以桃红四物汤。此方以熟地、白芍、当归养血和营，川芎、桃仁、红花活血祛瘀，全方寓祛瘀于养血之中，有补血而不留瘀，活血而不伤正之效。颜老临床每加升麻以举清阳之气，虎杖以祛瘀降浊，二味相配，升降气血，加入方内有鼓舞气血生长之功。若肾气不足，化血无力者，加补骨脂、鹿角、阿胶；脾虚湿困，生血受阻者，加苍白二术；瘀热炽盛，高热烦渴者，则改熟地为鲜生地，加黄芩、石膏，并另吞服紫雪丹 1.5g，每日 2 次；血热妄行，牙宣鼻衄者，去川芎，加侧柏叶、茅根，并配以外敷法，如生大黄粉调鸡蛋清敷二太阳穴，或取附子、生姜同捣敷涌泉穴。

第二节　白　血　病

一、分型治疗，探索抗"白"有效药物

颜老将白血病分为阳虚型、阴虚型、阴阳两虚型、温热型、痰核型、瘀血型六个类型。白血病的本质乃本虚标实，故治疗法则总以扶正祛邪为主，可有利于诱导缓解与维持缓解。阴虚型因骨髓受损，内热伤阴，热灼血络，急症宜速投犀角地黄汤，慢性者偏重养阴，血象白细胞偏高时可用鳖甲饮（鳖甲、黄芪、龟板、当归、太子参、丹参、生牡蛎、银柴胡、栀子、赤芍）。如为非典型性白细胞，骨髓粒细胞增生，而周围血象较低者，服滋阴固本汤（生地、首乌、赤白芍、驴皮胶、地骨皮、黄芪、当归、甘草）。上述两方均系颜老自拟，临床验证，可诱导缓解，延长缓解期，无副作用。阳虚型多因正气本虚，邪毒侵袭，营卫失和，阳气衰微，白细胞数偏低。治以甘温益火扶阳，药取人参叶、党参、黄芪、仙茅、白术、丹参、巴戟天、补骨脂、甘草，不宜用附、桂、干姜之类，恐燥热劫阴，以致动血出血。阴阳两虚型多见遗精症，遗精后症状加重，且易转化为湿热型的急性发作，如症有发热不退宜早投凉药，防止出血变端，常用药有首乌、人参叶、仙茅、太子参、丹参、党参、当归、赤白芍、甘草。瘀血型多系慢性，颜老习用桃仁承气汤、人参鳖甲丸、阿魏丸等，曾自拟二方，颇有效验：内服龟甲化瘀饮（龟板、鳖甲、牡蛎、莪术、丹参、红花、三棱、太子参、仙茅），外用消痞粉（水红花子、皮硝、樟脑、桃仁、地鳖虫、生南星、生半夏、穿山甲、三棱、王不留行、白芥子、生川

乌、生草乌、附子、延胡索，施用时加麝香和冰片）。痰核型以淋巴细胞性为多见，治取化痰软坚，活血消积，常用夏枯草膏、小金丹、金黄散化瘀软坚，急性肿胀可用板蓝根、西青果、黄药子、生牡蛎、昆布、海藻、僵蚕、丹参、赤芍、贝母、丹皮。温热型系急性白血病或慢性白血病急性发作，是热毒深入营血见症，常用"三宝"抢救，或人参白虎汤、神犀丹。雄黄为抑制白细胞的有效药物，制成复方"抗白一号"，每服 1.5g，一日三次。曾治疗慢性粒细胞性白血病多例，对诱导缓解与巩固疗效具有效验。

二、发热诊治，卫气营血以定吉凶

白血病发热亦称白血热，为邪毒或热毒所致，与通常发热不同，因正虚又复外感者，多为急性高热，如阴虚或阳虚致热者，病属慢性，热度一般不超过38℃。颜老退热分三型辨治。①劳热型：热型波动不大，常稽留于38℃左右，病人可不自觉，也有潮热自汗，即古人所称"蒸病"。应滋阴退热，药用生地、石斛、鳖甲、知母、地骨皮、黄柏、西洋参、天麦冬、北沙参、青蒿等，从青蒿鳖甲汤、清骨散化裁而得。②外感发热：热型波动大，头疼、体痛、鼻塞、咽痛、恶风，甚至寒战，要及早大剂清热，截断病势，阻其入营入血，药取鸭跖草、黄芩、山栀、鱼腥草、大青叶、野荞麦根、银花、野菊花、石膏、蒲公英等。肺部感染加鱼腥草、开金锁，咽部感染加板蓝根、大青叶，肠道感染加黄连、白头翁。③气虚发热：热型缠绵，较为少见，治当甘温除热，扶正达邪法，常取补中益气汤或当归补血汤。

高热骤发，病情进展迅速，常见逆传或直入营血，发热原因与成熟粒细胞减少，免疫功能低下引起继发感染及广泛周身浸润出血引起细菌滋长等因素有关，症势凶险。由气入营，气血两燔时清热解毒，佐以护营，不致邪毒内陷，药用白花蛇舌草、青黛、草河车、石膏、元参、知母、黄芩、黄连、连翘心、淡竹叶、甘草，入血动血则更为恶候，非犀角（广角代）不能解其厄，颜老常用三甲散合当归龙荟丸意，雄黄有一定作用，配以青黛。正邪抗争，要权衡虚实。死因一般有两途：化源告匮，阴阳两竭。

三、微观辨证，参考现代检测手段

白血病的周围血象，总白细胞数常超过 10×10^{11}/L，可多至（$1 \sim 5$）$\times 10^{12}$/L，也可少至（$20 \sim 50$）$\times 10^{7}$/L，白细胞系类中常有原始细胞、幼稚细胞出现，红细胞及血红蛋白多呈减少而出现贫血，血小板明显减少有出血倾向。骨髓象：骨髓增生明显甚至极度活跃，但也有增生不良可能。过氧化酶染色粒细胞系为阳性反应，单核细胞为弱阳性反应，淋巴细胞则为阴性反应。碱性磷酸酶染色时，成熟粒细胞指数在急淋时偏高，在急粒和急单时偏低。以及肝脾肿大、淋巴结肿大、骨骼压痛等表现，都有助于中医的微观辨证。颜老在临床使用升麻一药时发现其对增生不良者有较理想作用，虎杖一药对增生活跃有明显效果，故常两药合用，能巧妙地在促进和平抑代谢、增强和抑制免疫中发挥效应。参考现代检测不仅仅在于确定白血病分型，而且有指导用药意义，升麻可代犀角，唐朝已有论说，加之李东垣《脾胃论》指"春行秋令"之证，升麻能升阳于至阴之下，颜老认为至阴的含义可引申为骨髓，投用确实起到理想的效果，白血病接受化疗后配以西洋参、鸡血藤、虎杖，近期疗效颇佳。虎杖的作用临床发现具有平衡周围血象，调节白细胞升降。这些经验，还有待药理证实，将经验升华到理论高度，为寻找抗白血病有效药物提供了线索。

第三节　血小板减少症

一、分　型

急性型：起病急，高热，皮肤黏膜及内脏广泛出血，伴有畏冷，头痛，恶心，呕吐等全身症状，皮肤紫癜大小不一，躯干及四肢前侧皮肤为好发部位，病程可在数日内因严重出血而死亡，亦有自然缓解而恢复，肝脾不肿大，血小板显著降低。中医名曰"斑毒"、"葡萄疫"、"丹疹"，认为多由营血热毒或胃热灼络，迫血妄行，多属热症实症。急性不及时治疗亦可转为慢性。

慢性型：较常见，成年女性较多，临床症状不显著，只有少数瘀点，或月经过多。呈持续性或反复发作，病程缓慢。亦有转为急性型。多由脾虚不能统血，气虚不能摄血，以致血不循经溢于络外，亦有肾虚火旺，扰乱营血而离经妄行者。

二、辨证施治

1）血热妄行：多见于外感，属病之初期，发病急，高热，斑色紫赤成片，全身出血症状，烦躁，便秘，脉数，舌红绛。热毒郁于营血，蕴蒸络脉，外溢皮肤，故出现紫癜。热邪迫血妄行则有鼻衄、牙宣、尿血、便血。热扰心神故烦躁，邪热内盛，耗伤津液故尿深、便结。治应清热解毒，凉血止血，药用：广犀角粉（吞）、鲜生地、丹皮、赤芍、带心连翘、大青叶、紫珠草、生地榆、土大黄、升麻。加减：热甚加石膏，便秘加大黄，加强止血加景天三七、苎麻根、竹节三七。成药可选用紫雪丹，颅内出血，头痛，目糊，神昏可与羚羊角粉同用。

2）阴虚火旺：属内伤，病之中期，紫斑，色紫红，下肢为多，头昏，低热，心烦，盗汗，潮热，手足心热，齿衄，鼻衄，月经过多，舌红绛，脉细数。邪热久郁，必耗阴液，阴虚阳扰，灼伤络脉，迫血妄行，血瘀皮肤而见紫斑等。潮热、低热、盗汗，均为阴虚之象。治当滋阴降火，凉血散血，药用：生熟地、龟板、知母、黄柏、茜草、地骨皮、丹皮、阿胶、女贞子、旱莲草、银柴胡、升麻。热甚加石斛、紫草、带心连翘、茅根。

3）脾虚气弱：属内伤范畴，病之后期，紫癜时发时愈，稍劳尤甚，面色萎黄，头昏，神乏，气短，胃呆，便血，月经多，舌淡，脉缓。心主血脉，脾主生化，心脾亏损，气血不足，故面色不华，唇甲不荣，血虚不能养心，故心悸，动则气短心跳，脾虚则神萎胃呆，脾虚不能统血，血溢于肌肤之间而发斑，阳络伤血上溢为齿衄、鼻衄，阴络伤血下溢则便血、月经过多。治当补气益损，引血归脾，药用：党参、黄芪、白术、茯苓、当归、龙眼、熟地、白芍、炙甘草、枣仁、升麻。病甚可加人参（别直参）以防血脱，亦可酌加炮姜、牛角腮、白及。

急慢性多有瘀滞窍络，血行障碍，血不归经反复出血者，活血化瘀治之愈者亦复不少，习用化瘀药物为生蒲黄、参三七、赤芍、大黄、桃仁等。

颜老在临床工作中除辨证论治外，还用下列两张自拟方：①升麻、熟地、阿胶、红枣、当归；②红枣、连翘。临床运用尚称满意，往往 5～10 贴即效，出血严重者加生槐花。

第四节　粒细胞缺乏症

一、病　因

感染性：伤寒、副伤寒、布氏杆菌等细菌感染时常可见粒细胞减少，阴性杆菌及葡萄球菌严重感染时，亦可使中性粒细胞减少。大多数病毒及某些细菌感染如黑热病、疟疾以及严重结核病，均常有中性粒细胞减少症。

放射性：可发生在一次大量照射，或多次少量照射后引致。前者为急性，后者为慢性。

药物性：随着化学疗法的发展，药物所致的中性粒细胞减少症日益增多。

此外，临床上当有许多疾病可伴有中性粒细胞减少，如"再障"、"急性白血病"、"恶性组织细胞病"、"营养巨幼细胞性贫血"等。迁延性肝炎也常有粒细胞减少的倾向。

急性者乃正虚邪实，慢性者则以虚为主。本病之源在于肾，如肾精亏耗，则生髓不足，肾阳不足以温煦脾土，气血生化无权，易招外邪，故中医治慢性本病应区别气虚或血虚。治急性本病，急则治其标，一般按"时毒"、"邪毒"处理。

二、治　疗

粒细胞减少症的治疗原则是，针对病因处理，防止感染，适当使用提升白细胞的药物，慢性患者，应注意营养，体育锻炼。

急性期：邪毒灼盛，高热，口腔咽喉溃疡，口臭，舌质红，苔黄腻，脉弦数，治当清热解毒，药用：升麻、黄连、黄芩、连翘、元参、板蓝根、桔梗、牛蒡子、甘草、鲜生地、石膏、银花。临床可根据人参白虎汤、竹叶石膏汤加减，犀角制品慎用，西洋参、霍山石斛较有利于改善临床症状。局部溃疡可用锡类散、珠黄散。

慢性期：区别气虚或血虚用药。气血两虚：升麻、黄芪、白术、甘草、当归、鸡血藤、熟地、红枣、陈皮、杞子、紫河草、灵芝、虎杖。脾肾两虚：附片、肉桂、熟地、山药、白术、益智仁、鹿角、升麻、补骨脂、鸡血藤、茴香。阴虚：大补阴丸、归芍地黄汤为主，龟板、鳖甲可以重用。

第五节　真性红细胞增多症

本症目前病因不清，有报道起源于造血干细胞的克隆性骨髓增生。起病隐匿，初起有乏力，头痛等表现，症状与血容量及血液黏滞性增加有关。面红如茶，四肢紫斑累累，头痛且昏冒，目赤心烦，时有齿衄，血色紫红黏厚，口干不欲饮，便秘，腹部常有癥瘕，血压多高。血中红细胞、血红蛋白及红细胞比积升高，白细胞、血小板计数增高，骨髓中红细胞、粒细胞及巨核细胞系列均明显增生。本病病机为肝阳与热毒侵淫于营分，血热炽盛，乃"血实"、"血积"之症，每取化瘀解毒、泄肝清营之品，颜老拟定一方，经多例治疗，效果明显，其组成为：生石决、鲜生地、当归、丹参、生军、川连、桃仁、赤芍、三棱、莪术、白茅根、雄黄。待肝阳平抑、热毒渐退、营血煎炼之象初挫后，改用雄黄、三棱、莪术作丸，对血象持续稳定有较好的效果。颜老曾用水蛭粉吞服，治疗另一例真性红细胞增多症，亦有近期疗效，且能有效制止血栓形成和骨髓纤维化。本病目前尚无彻底治疗方法，有以静脉放血及化疗者，均不理想，取用活血化瘀参合清肝泄毒，不失为一种有效方法，敢为介绍，为临床之一助云。

第四章 老年性痴呆诊治心法

老年性痴呆是一种进行性精神衰退的疾病，临床表现以痴呆症状最为突出，病理改变以大脑的萎缩和变性为主，临床包括老年性痴呆、早老性痴呆和脑血管性痴呆等。随着人类平均寿命延长，老年人数与本病的发病率逐渐增长。近年来，颜老通过其丰富的临床实践，对中医药防治本病的发生和发展有独到认识。

一、病 因 病 机

在古代的中医文献中无老年性痴呆这一病名，但根据本病的常见临床表现，属于中医学中的"癫狂"和"痴呆"的范畴。"癫狂"病名首见于《内经》，《灵枢·癫狂》曰："癫疾始生，先不乐，头重痛，视举，目赤，甚作极，已而烦心，""狂始发，少卧不饥，自高贤也，自辨智也，自尊贵也，善骂，日夜不休。"与本病所出现某些症状相近似。明代张景岳则将"癫狂"与"痴呆"合为一篇，并首先提出了"痴呆"病名，指出"痴呆症凡平素无痰而或以郁结，或以不遂，或以思虑，或以疑惑，或以惊恐，渐致痴呆，言辞颠倒，举动不经，或多汗，或善愁，其证则千奇百怪，无所不至，""此其逆气在心，或肝胆二经。"清代陈士铎《辨证录》则立有"呆病门"，不仅对呆病症状描绘甚详，并分析其成因是"大约其始也，起于肝气之郁。"至王清任在《医林改错》中论述了老年痴呆的机理，认为"灵机记性在脑，""高年无记性者，脑髓渐空所致。"

近代随着老年医学的迅速发展，对本病的基础研究和临床报道日益增多，但由于受到古代传统观念的约束，大多数都倾向于在肾虚中寻找答案，认为人的精神思维、记忆及聪明智慧等与脑密切相关，根据《灵枢·海论》"脑为髓之海，""髓海有余，则轻劲多力，自过其度，髓海不足，则脑转耳鸣，胫酸眩冒，目无所见，懈怠安卧，"以及《医学心悟》"肾主智，肾虚则智不足"的论述。很多学者都十分强调髓海不足是引起本病的主要因素。

近年来，颜老在探讨气血与衰老关系的同时，从理论上、临床上和实验中证实了老年性痴呆与"瘀血"直接相关。因为老年人随着增龄，长期受到七情的干扰，或以思虑不遂，或以悲喜交加，或以恼怒惊恐，皆能损伤心脾肝脑，导致脏腑功能失调和阴阳失于平衡，进而产生气血乖违，气血瘀滞，蒙蔽清窍，神志异常而发为痴呆。因此，"纯者灵，杂者钝"的观点，是对老年性痴呆病机的理论研究及防治的主导思想。

在临床及实验中也证实，老年性痴呆中以脑血管性痴呆为多见，因大脑持续缺血与代谢性损伤而出现感知、记忆、抽象概括能力和创造思维能力等严重障碍，它主要与脑循环障碍、全脑缺血有关，并且全脑血流量的降低程度与痴呆的严重程度成正比，这给瘀血学说以有力的支持。

二、辨证论治

对老年性痴呆症，现代医学虽有老年性痴呆、早老性痴呆、脑血管痴呆之分，但就中医辨证分析，则表现为虚实两个方面。虚主要是肾虚和气血亏虚，实主要是瘀血、痰火。因此治疗中必须根据虚实的孰轻孰重而分别施治。而且应认识到本病呈慢性过程，不可能一蹴而就，而应该根据不同症状，耐心调治。

1）补肾填精法：这是一种传统的治疗方法。《内经》说："脑为髓之海。"肾主骨，生髓，上通于脑，临床上肾虚患者常有脑功能减退。有人实验证实，补肾中药是通过调节"脑-垂体轴"而发挥治疗作用，临床上对大脑发育不全的患儿，采用补肾法可促使大脑发育，说明补肾可以健脑。因此运用补肾填精法可使老年人脑功能减退得到改善。治疗本病常用方剂如龟龄集、六味地黄丸、左归丸、右归丸等，药用熟地、萸肉、怀山药、龟板、鳖甲、何首乌、枸杞子、当归、仙茅、补骨脂等。颜老经验方桑女三甲汤（桑寄生、女贞子各20g，白芍、天冬、熟地各15g，龙骨、牡蛎、龟板各30g）以及养阴益肾汤（枸杞子、制首乌、玉竹、女贞子、麦冬、灵芝、石菖蒲、赤芍、郁金各10g，川芎12g，丹参30g，菊花6g）对脑血管性痴呆早期有效，可以选用。

2）活血通窍法：《医林改错》说："夫人身之血气也，精神之所依附者，并行而不悖，循环而无端，以成生生不息之运用尔，""故血乱而神即失常也。"由于气血乖违，凝滞脑气，瘀滞清窍，故见躁扰不安，恼怒多言，或呆滞少语，妄思离奇，面色晦暗，胸脘苦闷，头晕心悸，舌质紫黯或有瘀斑，脉沉涩等，即王清任所谓"乃气血凝滞脑气，与脏腑气不接，如同做梦一样。"颜老习用癫狂梦醒汤合通窍活血汤加减，药用柴胡、香附、红花、桃仁、赤芍、川芎、郁金、半夏、陈皮各9g，丹参15g。若神志淡漠加入菖蒲、远志各9g，或加麝香0.1g吞服，以加强通窍活血之力；若久瘀化热，躁扰不宁加山栀、生军以清瘀热。此类病人忌补，补则壅，应疏通脉道，推陈致新，常于方中加水蛭一味，以其味咸入肝经血分，其性与瘀血相感召，破瘀而不伤气血，常用量为1.5～3g加入同煎或研粉吞，并辅以通天草，轻清上逸，引药入于脑，颇有所获。近来实验证实活血化瘀能提高神经元的代谢机能，减少星状细胞水肿，增加脑血流量，对改善脑功能十分有益，因此无论辨证为何型，均可适当加用活血化瘀药以提高疗效。

3）益气养血法：气血是神志活动的物质基础，故有"神为血气之性"之说，气血充盈，才能神志清晰，精神充沛。《灵枢》说："血脉和利，精神乃居，"指出了血气与神志密切相关，老年人由于气血两虚，脑失所养而出现健忘，智力减退，甚则痴呆。即沈金鳌所谓"心血不足，神不守舍，"临床表现为终日沉默，不饮不食，说前忘后，生活不能自理，面色㿠白，气短乏力，小溲自遗，舌淡脉细。可用益气聪明汤加减，药用黄芪、党参各15g，升麻、葛根、蔓荆子、赤芍、川芎、当归各9g。若夜寝不安加炒枣仁、远志、夜交藤各9g，小溲失禁加金樱子、补骨脂、芡实各9g。颜老在临床中观察到本法治疗轻度患者疗效较好，但疗程较长，且对中、重度患者疗效欠佳。根据"脑髓纯者灵，杂者钝"的观点，在方中加入丹参、水蛭等活血化瘀药，使疗效有了较明显的提高。

4）清热涤痰法：清代名医陈士铎说："呆病其始也，起于肝气之郁……而痰不能消，于是痰积于胸中，盘踞于心外，使神不清而成呆病矣。"老年人情志不遂，生湿化痰，痰浊郁而化热，上扰清窍，常见心情烦躁、言语啰唆，或多疑善虑，头痛失眠，甚则哭笑无常，忿不欲生，喉中痰鸣，舌质暗红，舌苔黄腻或白腻，脉弦滑或弦涩。治当清热泻火，涤痰开窍，方用黄连温胆汤加减：川连5g，姜半夏、淡竹茹、白茯苓、陈皮、白芥子、胆星、菖蒲、远志各9g。若头痛呕恶，口干便秘者，加礞石滚痰丸9g或钩藤、生军各9g，以导痰热下行。

三、诊治心法

《医参》谓："脑髓纯者灵，杂者钝。"脑位于颅内，由精髓汇聚而成，其性纯正无邪，人体十二经脉，三百六十五络，其血气皆上于面而走空窍，唯有气血不断滋养，精髓纯正充实，才能发挥"元神之府"的功能。人至老年，"形气中衰，心亦自壮，"形衰则气衰，心壮则气郁，气虚、气郁均可引起血流不通畅而导致血瘀。若瘀血随经脉流入于脑，与精髓错杂，致使清窍受蒙，灵机呆钝，则出现表情痴呆，神识不清，癫狂时作等诸症。同时，由于瘀血内阻，使脑气与脏气不相接，气血无法上注于头，脑失所养，日久则精髓逐渐枯萎，故而病情呈进行性加剧。临床所及，老年性痴呆患者具有颜面、四肢老年斑，巩膜瘀丝累累，肌肤甲错，舌紫或兼紫斑等典型瘀血指征，近代实验室研究亦发现老年性痴呆大脑呈弥漫性脑萎缩，脑回变窄，脑沟增宽，神经细胞内脂褐质增多，神经原纤维缠结和颗粒空泡变性，均证实本病与瘀血相关。

颜老认为，根据"杂者钝"的病机，治疗老年性痴呆当忌蛮补。张景岳谓："瘀血有所留及，病久至羸，似乎不足，不知病本未除，还当治本。"瘀血是导致老年性痴呆的主要病因，瘀血不去，盲目进补，尽然反招气血壅滞，加重其害，治当疏通脉道，祛除瘀血，俾气血畅通，脑得其养，故对证属肾虚精亏或气血不足者，每在辨证论治基础上，加入川芎、红花、赤芍、桃仁等，以畅通脉道涩滞，祛逐瘀血隐患，并能消除补药黏腻，为补剂发挥效能扫清障碍；而对瘀血证明显者，则辄到桃红四物汤、通窍活血汤、癫狂梦醒汤等化裁。颜老临床还习加水蛭以搜剔宿瘀。《本草经百种条》谓："凡人身瘀血方阻，当有生气易治，阻之久，则无生则难治。盖血毁离经，与正气全不相属，搜之轻药，则拒而不纳，药过峻，又反能伤未败之血，故治之极难。水蛭最喜食人之血，而性又迟缓善入，迟缓则生血不伤，善入则坚积易破，借其力以攻积久之滞，自有利而无害也。"临床验证，确有效果，临床组方，习以石菖蒲、生蒲黄为佐，菖蒲芳香开窍，蒲黄破血通络，二味同投，则有活血醒脑之功，通天草轻清上逸，能引药入脑，各型均以之为使，可收事半功倍之效。

老年性痴呆病程较长，在治疗中单纯的虚证和实证较为少见，往往表现为虚实挟杂。在治疗中必须邪正兼顾，益气化瘀，补肾健脑并用。如颜老经验方益气化瘀醒脑汤（党参30g，黄芪60g，丹参20g，地龙、鹿角霜各15g，川芎、桃仁各10g，天竺黄、菖蒲、远志各6g，红花5g）、健脑散（红参、川芎、制马钱子各15g，地鳖虫、当归、三七、枸杞子各21g，地龙、全蝎、制乳没各12g，紫河车、鸡内金各24g，血竭、甘草各9g。研极细末，盛入胶囊，每服4.5g，早晚白开水送服）。两方都气血兼顾，祛邪扶正，有较好疗效，可供选用。颜老研制的"衡法饮"能健脾化痰，平衡气血，防瘀化瘀，可明显改善老年机体的血液流变性和增加脑血流量，对本病治疗十分有益，可长期服用。

另外，由于脑血管性痴呆者中60%～80%曾患有高血压、冠心病、糖尿病、脑动脉硬化、高脂血症，因此积极治疗原发病，并适当参加运动和练气功，对痴呆的防治具有一定的意义。

第五章 糖尿病诊治心法

同样是类比推理，古代常使用的是援比（如《墨经》和《易经》），而近代在中西医结合中却是使用比附，援比和比附两个比较学方法，各有长短。其长处是都占有无可争辩的认识观，短处又都不免发生牵强和误会。颜老在诊治糖尿病和消渴病时，就发现了这种现象。扬长避短，认识互补，使糖尿病的中医药治疗有了进一步的发展。

一、运用微观辨证对消渴病传统认识的突破

糖尿病现代医学归属内分泌-代谢病。由于胰岛素分泌绝对或相对不足引起的糖、蛋白质、脂肪和继发的水、电解质代谢紊乱，总的改变是合成代谢降低，而分解代谢增加。糖代谢紊乱表现为高血糖和糖尿，高渗透压可发展为高渗性昏迷，并可发展为酮症酸中毒；蛋白质代谢紊乱表现为低蛋白质血症，见于肾脏病变，负氮平衡所致的抵抗力病退；脂肪代谢紊乱表现为高脂血症；水、电解质代谢紊乱，晚期肾衰竭时或失水重期常伴代谢性酸中毒。这一切都可归结到胰岛素分泌不足及胰高血糖素分泌过剩这一基本病理改变，不足与过剩这对矛盾是代谢失衡的关键，颜老倡导的"衡法"理论可以说明，虽然有众多失衡相，但总以气血失衡为总纲，从而把辨证的认识作了比较明确的划分，如下表：

传统三消认识	上 消	中 消	下 消
症候辨证	内热炽盛	气阴两虚	阴阳两虚
潜在脏器病变	肺热津伤	脾气虚弱	肾阴亏损
失衡程度	轻度	中度	重度

由于进行了一番梳理，我们可以看出辨证在深化：原始三消辨证→症候辨证→脏器辨证→失衡程度辨证，从而改变了糖尿病中医治疗的单一性和局限性，固守阴虚阳亢、津涸热淫的观念，仅仅对失衡过度者适用，而必须添入益气化瘀、运脾泄浊两大重要治则。

化瘀是纠治失衡的重要步骤。据实验室报道：微血管病变是糖尿病的特征性病理改变，其主要特点为血管基底膜增厚，伴有生化改变，即基膜中原来蛋白质及脂肪成分为多肽链糖蛋白所取代致使：①微血管发生渗出、出血和增殖性血管变化，功能失常导致组织脏器缺氧，血浆黏度增高，血小板凝聚及纤维蛋白原增高等引起凝血机制异常；②微静脉扩张以及动脉收缩引起血流动力学异常；③微血管基膜增厚及生化改变引起脏器血供不足及通透性异常；④血管管壁细胞功能异常。又据报道微血管病变的防治，至今并不是缺乏措施，而是没有综合改善各种异常的有效方法，故而使用降糖药后血糖趋

向稳定而微血管病变依然故旧，尤其指糖尿病病期久远者欲改变血管病变的可能异常之小。正由于以上机理，血糖控制远不是治疗糖尿病的终极目标，糖尿病合并发生之心血管病变、脑血管病变发病率和病死率未见降低。中药的活血化瘀药正以其优势在降糖的同时，能改变和改善微血管病变，作用表现既温和而且持久，中医药立足在纠偏致衡，这是颜老融会新知的一点心得。

二、运用宏观辨证对糖尿病提出综合治疗方案

消渴病名最早见于《内经》，载于《素问·奇病论》："肥者令人内热，甘者令人中满。故其气上溢转为消渴，"而且这也是最重要的一条文献。其他更多的是只谈消，并非消渴，正因为如此出现了"三消"辨证。如《素问·气厥论》的"心移热于肺，传为鬲消"（上消）；《素问·脉要精微论》的"瘅成为消中"（中消）；《灵枢·邪气脏腑病形篇》的"肾脉微小为消瘅"（下消）。另外还有，《灵枢·师传》的"胃中热则消谷，令人悬心善饥，"《素问·阴阳别论》的"二阳之病发心脾，有不得隐曲，女子不月，其传为风消，"又"二阳结谓之消。""消"的病名概念指肌肉消削、水谷善消一类体征和症状。"渴"则是与之相关的兼症，正如《金匮玉函经二注》所云，消万物者莫甚于火，火燥玄府，津涸而渴，两者之间有病因病机上的联系，合在一块的"消渴病"，概念就是体征、症状和病因病机的复合，它与糖尿病胰岛素、胰外血糖素等分泌及其所影响的血管、神经一系列病理、生化改变，是一时难以等同起来的。

医学专家一项新的调查表明：无症状的糖尿病患者占糖尿病总数的52.84%，这些患者并没有意识到糖尿病引起的口渴和多尿等现象，并不知道自己已经患病，因不及时治疗，遂发展为失明、肾衰和神经损伤等严重后果。专家指出，糖尿病是一种严重影响人类健康的"现代文明病"，致残率和死亡率仅次于心脑血管病和恶性肿瘤，它与现代经济收入高、饮食结构不合理、生活方式不科学等因素有关，因此注意生活的科学化是当务之急。同时不要用老眼光单纯估价糖尿病的"三多"症状，体检项目血糖为必查，以便早期发现和及早治疗。这提醒临床医生，从顾名思义出发，必待消、渴体征明显出现，对糖尿病的治疗常常误失早期治疗的良机。

但是，古代文献对消渴的论述中揭示糖尿病病位、病性、病因、病机极有帮助，为防治糖尿病提供了方法和指出了方向，现举两端，加以论证。①二阳结谓之消。"结"字的解释，按《内经》和仲景书都认为是搏结，即阴阳相搏和互结，气血营卫不利之谓。颜老坚持主张活血化瘀和运脾健脾两个观点，目的都是为了解除搏结，运脾健脾得从二阳说起。二阳即阳明，指胃与大肠，确实与消渴的形成有密切关系，阳明这两个传化器官，应符合腑道的正常运作，必须是"传化物而不藏，实而不能满，"太过易成虚候，不及则能壅实致疾。实证会出现明显的三多症状，虚证则很少见，虚实参半者，症状或明显或隐匿。虚证一般是由腑（胃）转脏（脾），脾不为胃行其津液，是生化代谢失度的重要一环，而且在糖尿病的发展及预后上起很大作用，由脾传肾则病由轻至重，由脾入胃则病由重到轻，入胃则不传，同样适用于杂病，所以临床对症状典型的"三多"，只要按传统方药投治效果很佳，就是这个道理。糖尿病多病在脾、肾，三多症状不明显，治疗不能受消渴病先入为主的影响，从这一点上讲，糖尿病中医药治疗的突破在于辨证学的

深化，不但要掌握糖尿病发生发展规律，也要参考宏观辨证，形成糖尿病科学的辨证分型。②久病必有瘀。糖尿病是一种慢性病，缠绵难瘥，由于实验室研究提供的资料显示，糖尿病患者都不同程度的有微循环障碍和血液黏稠度各项指标升高。动物实验链脲佐菌素所致糖尿病大鼠模型，可表现出体重超量、糖耐量减退、血脂升高、血清胰岛素升高及胰岛素受体结合力降低，这一切都说明糖尿病与瘀血有关。瘀血既是病理产病又是致病因素，因为瘀血能加重胰岛素抵抗，而且发现脾虚和肾亏是糖尿病的重要证候。所以中医药治疗糖尿病绝对不是单一的降糖作用，它应包括开放和活跃微循环、降低血脂和改善血液黏稠度、抗氧化和改良胰岛素抵抗等综合治疗方案。颜老在实践过程中发现蒲黄、苍术、知母、地锦草合剂是一张合理有效的专方，可提供研究者作进一步观察。这是颜老发皇古义的一段经验。

第六章　风湿痹证诊治心法

风湿病是现代医学概念，它泛指影响骨、关节及其周围组织的一组疾病，病因包括免疫、代谢、感染、内分泌、退行性、地理环境和遗传因素，病种有风湿性、类风湿性、骨性关节病和骨质疏松等，症状以疼痛为中心，兼见红肿、强直、麻木或畸形。中医痹证，最早见于《内经》，其中以"痹论篇"最为系统，该篇对于痹证形成的病因、病机、分类及症候均有精辟论述。风湿痹证是中西医结合使用的病名，已为临床医生所认同。风湿痹证因其病情缠绵，病程长可达数十年之久，且无特效治疗药物，故目前国内外仍将其归属难治病范畴，为此本书特介绍颜老治疗该病的五法，作临床诊治之参考和开发新药之思路。

1. 风寒初起，用五积散祛邪

痹证初起，多为风寒湿之邪乘虚侵入人体，阻闭经络气血，以邪实为主，如反复发作，经络长期为邪气壅阻，营卫不行，湿聚为痰，血阻为瘀，又成正虚邪盛之局。故在辨证上先分新久虚实，一般说，新病多实，久病多虚，临床表现可见肢体关节、肌肉疼痛酸楚，痛呈游走性，关节屈伸不便，且多见于上肢、肩背，伴畏风、发热等。颜老在治疗上多选用五积散。此方原为寒、食、气、血、痰五积而设，有解表、温中、除湿、去痰、消痞、调经之功，是表里双解，气血同治之剂。涉虚与玉屏风散同施。

2. 湿热相搏，用桂枝白虎清泄

从临床看，风寒湿所致的痹证固然较多，但热痹也并非少见。热邪的产生，多由直接火热，或它邪化热而成，亦可脏腑失调所致。其症状可见局部关节疼痛，痛处灼热，或见红肿，痛不可触，得冷则舒，伴发热、口渴、烦闷不安。治法当予清热通络止痛，桂枝白虎汤是最常用之方，并常合三妙丸、当归拈痛丸同用，常加入清热通络之忍冬藤、络石藤等。颜老还喜用鲜蚯蚓外敷关节红肿处，清热止痛之力较强，如见发热、游走性关节痛，心脏、神经系统、皮肤均有损害之风湿热，谓此乃风热攻注，多从热痹论治。取清热凉血，败毒通络之法，大剂生地、赤芍、丹皮、紫草或银花、连翘、紫花地丁、蒲公英、生升麻等均可选用。并以甘草研粉吞服，对本病的防治有很好作用。桂枝白虎汤中石膏性凉而散，解肌清热，为清实热之圣药，对湿热或风湿夹热所致之痹证确有良效，用量多在 30～60g 以上。

3. 寒湿蕴结，用乌头煎温经

寒性凝滞，故痛处固定，又主收引，疼痛剧烈，呈刀割或针刺样，遇寒而剧，得温则减。湿性黏腻，故疼痛重著，湿留关节而肿，且多发于下肢腰膝，寒湿蕴结而不散，病势缠绵不愈，此时选方多取乌头煎以温经散寒，逐痹止痛。方中乌头配麻黄搜入骨之风寒，辅以黄芪益气固卫，芍药和营血，甘草、蜂蜜缓痛解毒。乌头有川、草乌之别，草乌之力较川乌更为峻烈，如用制者不效，也可用生者，三生饮（生草乌、生半夏、生南星）也可选用，但需文火煎煮2小时，因生者入口即中毒，量从小剂量始，逐渐递增，以知为度。颜老运用温经逐寒药治痛痹有如下经验：①乌、附并用：一般而言，温经止痛用乌头，温补阳气用附子，将此二药合用，有相得益彰之功。②重用细辛：《本经》曰：细辛可治头痛脑疼、百节拘挛、风湿痹痛、死肌。外可宣散风寒，内可祛除阴冷。风寒湿入络，在选用散寒利湿药时，以细辛为主，伍以乌、附，有药到痛止、肿胀即消之效。用量至9g，镇痛效果佳。如仅有酸麻感，量宜减半。③可用硫黄：沉寒痼冷凝于经脉，痹久不愈而诸药罔效者，此乃其寒在骨，可用硫黄治之。以硫黄研末，投入熔化之黄明胶内，和融，摊帖痛处。④龙马定痛丹之用：本方为颜老经验方，祛风湿、除痹痛之力颇强，具有镇痛和恢复关节功能等作用，临床上可单用或伍以他药，效果均满意。

4. 瘀浊交阻，用身痛逐瘀通络

颜老指出，在痹证的辨证中，须识痰瘀特征，因为经脉气血长期不得通畅，往往产生瘀血和痰浊，痰留关节，瘀阻络脉，更加重了痹阻，使气血失荣而见疼痛、麻木、肿胀，甚至骨节变形，活动受限。临床可见，痹证日久，大多夹有血瘀证，因痹证以疼痛为主要表现，其病机乃气血闭阻不通，不通则痛也，可从"骨痹"、"顽痹"、"痛痹"中论治。枣核指、鸡爪手、尻以代踵、脊以代头，为其最明显特征。方取身痛逐瘀汤或活络效灵丹加味。身痛逐瘀汤以桃仁、红花、当归活血化瘀，五灵脂、地龙通络，川芎、没药、香附理气活血，羌活、秦艽祛风湿，牛膝壮筋骨，全方共奏行气、活血化瘀、疏通经络之功。颜老喜以没药与莪术同用，指出此种配伍，化瘀之力可增。活络效灵丹载于《医学衷中参西录》，是治疗气血瘀滞、经络瘀阻、肢体疼痛之方，方中乳香、没药消瘀化块皆生用，辅以丹参、当归养血活血。对于关节变形者，常以鬼箭羽、露蜂房合用，除痹活络之功颇佳。虫类搜剔之品也常运用，因病已至此，邪气壅滞而不去，深入关节筋骨，恙根深痼，难以骤拔，非迅疾飞走不能散，颜老临床习以全蝎或蜈蚣入煎剂内服，或研粉摊入膏药中外敷，取其搜剔经络血瘀之功。蛇类药性味甘咸温，功能祛风通络，镇静定惊，攻毒散邪，其透骨搜风之力，能内通经络，外达皮毛，为"截风要药"，临床以白花蛇、乌梢蛇最为常用之品。

5. 气血虚衰，用独活寄生养血

痹病日久，气血衰少，正虚邪恋，筋骨失养，年老及久病而成顽痹之人多见。临证可有关节、肌肉酸痛，流连难已，时轻时重，筋骨抽掣、跳动，治疗当以扶正祛邪，调补气血为主，独活寄生汤加味。本方适用于肝肾两亏，气血不足，外为风寒湿邪侵袭而致之痹证。颜老临床喜加鹿角一味，温通督脉，对久痹督脉虚损者最宜。若气不足，风寒湿邪外客，肢体疼痛者，妄行疏散，更伤正气，病必难愈。诚如《类证治裁》云："总以补助真元，宣通脉络，使气血畅通，则痹自已。"对产后所致之血痹，其症以麻木为主者，临床以黄芪桂枝五物汤温阳行痹，亦效。此方重用生姜、大枣，即经旨"阴阳形气俱不足，勿以取针，而调以甘药"之义。

第七章　失眠诊治心法

失眠的临床表现不一，轻者仅表现为入睡困难，或睡眠不深，时睡时醒，醒后不能再睡，严重者则可通宵不睡。往往与情绪变化有关，可随着情绪的变化减轻和加重，伴有心烦、多梦、畏光、怕声等，在白天则往往有头晕、乏力、精神不振、记忆力减退等全身症状。发病时间可长可短，短者数天后可逐渐好转，长者数月持续难愈。

1. 诊断要点

1）多见于中青年女性，或年老体弱，或久病不愈，或长期从事脑力劳动者，或平时精神紧张焦虑，或突受不良情绪刺激者。

2）以夜间难以入睡，或多梦，容易惊醒，醒后不能再睡，或彻夜不寐为主要表现。

3）现代实验检查提示有自主神经功能紊乱、高血压病、动脉硬化或内分泌功能失调的患者多患此症。

2. 病机分析

人的正常睡眠是大脑皮质功能和自主神经功能正常的表现，在中医学中称为"神"。古代医家虽知与脑有关，称"脑为元神之腑"，但多数认为是心、肝、脾、肾等脏腑阴阳气血自然而有规律转化的结果。如《类证治裁·不寐论治》中说："阳气自动而之静则寐，阴气自静而之动则寤。"如果由于各种原因导致这种规律的破坏，均可导致失眠。造成失眠的原因很多，但不外虚实两种。一般而言，由于情志所伤，肝气郁结，心火偏亢，气滞血瘀；或痰热内扰，胃气不和，致令脏腑气机升降失调，阴阳不循其道，阳气不得入于阴，心神不安所致者，多为实证失眠。若因年老体衰，气血不足；或病后气血亏损，阴阳失调；或思虑过度，劳伤心脾，致令心失所养，神无所主；或血虚胆怯，肝失所养；或心肾不交，虚火上扰所致者，多为虚证失眠。在一定条件下，虚实亦可相互转化，彼此相互影响，形成顽固性失眠。

总之，脏腑机能紊乱，邪气阻滞，气血阴阳相对平衡失调，神志不宁是发生失眠的根本病机。

3. 辨证论治

失眠的辨证诊治，由于其致病原因不同，临床首先必须分清虚实，虚者有气、血、阴、阳之分，实者有痰、瘀、湿、火、郁、热之辨，概括其病机，总由脏腑阴阳失调，气血不和所致，所以调整脏腑气血阴阳是治疗关键，必须贯穿于治疗的始终。但根据不同症候，适当选用具有安神作用的药物也十分重要，只有做到两者的有机结合，才能收到预期的疗效，若片面强调安神，忽略整体调整，往往事倍功半，很难取得满意疗效。

4. 辨证用方

1）实证失眠：邪气盛则实。邪气包括风、寒、暑、湿、燥、火和痰饮、瘀血等。在失眠一证中，以痰热、瘀血、肝火和食滞最为常见。因此"清热化痰"、"理气化瘀"、"清肝泻火"、"和胃降逆"是治疗实证失眠的常用方法。总之，对于实证失眠，以祛邪为主，重在调整，佐以重镇安神。

清热化痰：这类病人多由于突然受到情绪影响，思虑过度，致令气机逆乱，脾胃运化失常，酿成痰湿，郁而化热，痰火内扰，神志不安而致失眠，多见于起始失眠或间断失眠，临床表现为入睡困难，烦躁不安，胸闷口苦，不思饮食，胸闷嗳气，腹中不舒，舌苔黄腻，脉滑数等。治疗当用清热化痰，和中安神之法，方用黄连温胆汤。若加入远志、人参、熟地、枣仁，名十味温胆汤，适用于痰热扰心，气血不足之失眠。若由五志郁火，灼津为痰，痰入心舍，瘀阻心脉而出现顽固性失眠，则加入菖蒲、远志、郁金、杏仁、丹参，痰瘀并治，清心安神。

理气化瘀：心主血脉，心主神明，故失眠与气血关系十分密切，气为血帅，气行则血行，气滞则血瘀。若患者情志不畅，肝失疏泄，日久必致气滞血瘀，凝滞脑气，神明受扰。症见入睡困难，易于惊醒，噩梦纷纭，或彻夜不寐，久治不愈，伴有烦躁不安，面部黧黑，肌肤甲错，舌质紫暗，脉来不畅等，方用王清任血府逐瘀汤。对久治不愈的顽固性失眠，无论有无瘀血指征，均可应用本法。加入磁朱丸、生铁落，其效更好。

清肝泻火：失眠与情志变化最为相关。"肝主疏泄"，情志所伤每致肝气郁结，"木能生火"，故凡肝木有余，必致心火亢进，心肝火旺而致失眠，法当从肝论治。如突受情绪刺激，烦躁不安，久久不能入睡，心烦口苦，舌红苔黄腻，脉弦数者，可用龙胆泻肝汤，清肝泻火。若老年患者素体肝阳偏旺，证见头晕而胀，目花耳鸣，性急易怒，面色潮红，入夜难以入寐，易于惊醒，舌红苔黄，脉细弦，可用大定风珠加减，以平肝镇静。若患者平时多疑善虑，为肝郁之体，常见夜间难以入睡，即使入睡也多梦易惊，或胸胁胀满，喜叹息，舌红，脉弦，当以疏肝解郁为主，方用丹栀逍遥散，或加柏子仁、远志、夜交藤、合欢皮等制成丸药，每晚吞服。

和胃降逆：古人有云："胃不和则卧不安"，由于饮食不节，肠胃受伤，宿食停滞，胃气不和而致失眠，常用保和丸，或越鞠丸加山楂、麦芽、莱菔子以消食导滞，继用半夏秫米汤和胃安神。有人认为"胃不和则卧不安"，只是指不能平卧而言，与失眠无关，但验之临床，确有因胃气不和，消化不良导致失眠的，因此，有很多报道用旋覆代赭汤。痰湿盛者加菖蒲、远志；热邪甚加黄连；食滞者加山楂、麦芽，随证加减。

2）虚证失眠：一般以心脾两虚和心肾不交最为常见，但近来很多学者从肝胆论治亦取得较好疗效。因此补益气血，交通心肾，柔肝养血，益气安神是协调脏腑功能，治疗虚证失眠的关键。

补养心脾：这类病人往往由于年老体衰，气血亏损或思虑过度，劳伤心脾所致。伤于心则阴血暗耗，神不守舍；伤于脾则食少形瘦，气血难复，由于血不养心，而成失眠。常见多梦易醒，或早醒不能再睡，心悸健忘，体倦神疲，饮食无味，面色少华，舌淡苔薄，脉细，用归脾汤，颜老常在方中加入川连粉 0.3g 吞服，其效倍捷。若患者平时心气亏虚，遇事善惊，失眠多梦，或心悸心慌，容易惊醒，舌淡脉细者，当以益气镇静为主，可用安神定志丸。若偏于心血虚者，如妇女更年期或神经官能症，用甘麦大枣汤，或在方中加百合以养心安神，兼补肝气，加龙齿、琥珀安神定惊，其效更好。颜老常用琥珀粉、珍珠粉各0.6g，睡前吞服，亦验。古人有用虎睛一对，置于枕下，配龙齿、珍珠母口服促进睡眠（《名医类案》），近人马泽人亦尝用之。

交通心肾：心主火，肾主水，心火下降，肾水上升，水火既济，心肾交通，睡眠才能正常。若由于相火偏亢，情欲妄动，或年老肾阴亏损，心火偏旺，均可导致心肾不交，而见心烦难以入睡，或五心烦热，头晕耳鸣，口舌生疮，口干腰酸，遗精滑精，舌红脉细数等，究其实质在心肾失调，治疗当协调阴阳，交通心肾，常用交泰丸（黄连三份、肉桂二份和匀研粉，每次服3g，一日二次），或用黄连阿胶汤亦佳。心肾不交有阴虚阳虚之分。若失眠伴心烦心悸，健忘，眩晕，腰酸，口干，潮热盗汗，舌红绛等阴虚火旺之证，为阴虚心肾失交，可用天王补心丹合交泰丸。若失眠伴畏寒，腰酸发凉，精神委靡，舌淡紫而暗等元阳虚衰之象，则属命门火衰，不能上济于心所致，治疗可用金匮肾气丸或右归丸，皆属可取。颜老在临床中根据"半夏得阴而生，夏枯草得至阳而长"之论，常用半夏9g、夏枯草15g浓煎服之，常能达到协调阴阳、交通心肾之效。

补养肝胆：论失眠之虚，虽强调心脾肾，但据临床所见，肝胆之虚亦不容忽视，古有仲景用酸枣仁汤治"虚劳虚烦不得眠"，即是从肝郁血虚立法之典范。故临床若见肝病日久，身体亏虚，虚烦而难以入睡或入睡后容易惊醒，终日惕惕，胆怯恐惧，遇事易惊，舌淡，脉细弦等，治当养肝安神，用酸枣仁汤最合拍。或选用参胡温胆汤（党参、柴胡、麦冬、茯苓、桔梗、橘红、香附、半夏、枳实、竹茹），随证加减。对于虚证失眠，总以调补为先，临床可略佐具有补益作用之镇静药如枣仁、远志、人参、龙眼肉、五味子等，使"元神之腑"阴阳平衡，而收安神之效。

鉴于失眠症情不一，有些失眠很难分清虚实，或为虚中夹实，故当权衡虚实，随机应变，对于这类失眠，颜老用柴胡加龙骨牡蛎汤：柴胡、黄芩、半夏、人参、桂枝、茯苓、龙骨、牡蛎、生姜、大枣、大黄、铅丹（可用生代赭石代替），多验。实验证明，本方善于调节高级神经活动，使其兴奋与抑制保持均衡，既有改善睡眠之效，又无导致倦怠之弊。

第五篇 医话

第一章 诊疗经验

一、四时感冒务明时气疫气

感冒之名，见于北宋《仁斋直指方·诸风》中，然类似感冒之描述，在《素问》中即有。如："风邪百病之始也……风从外入，令人振寒汗出，头痛，身重，恶寒。"迨至清代温病学说兴起，不少医家认识到本病与感受时行之气有关，《类证治裁》更明确提出"时行感冒"之名，然治疗总不外乎祛风解表之法。

颜老以为，风邪虽为六淫之首，但在不同季节，往往夹四时不正之气而入侵，春季之温、夏季之暑、秋季之燥、冬季之寒以及梅雨之湿，固是自然界之变化，但在四时之中，又有气候失常之时。如春应温而反寒，夏应热而反凉，秋应凉而反热，冬应寒而反暖，非其时而有其气，人感乖戾之气，都能入侵人体而致病。另又有感受"疫气"者，则高热口渴，阵阵剧咳，甚则呼吸困难，口唇紫绀，咯血，舌红，脉数，更不可作"伤风"之治，故曰：四时感冒务明时气疫气。

颜老治四时感冒，首辨寒热虚实，总不忘乎时气疫气，故喜用清热解毒，但常灵活变通。若风寒遏表，症见高热无汗，形寒，头痛，鼻塞流涕等，则用宣肺开泄腠理，倡以寒温并用，如羌英汤（羌活、大青叶、蒲公英）发汗退热，亦可用于风热不著者，投之辄效。若风热袭肺，症见高热面赤，汗出气粗，咽痛等象，投银翘散、抗毒饮常效。银翘散可日服 2~3 剂，抗毒饮为颜老经验方，由羌活、大青叶、黄芩、白芷、苦参、蛇床子等组成，具有抗病毒作用，尤其适用于流行性感冒。发汗用药首推羌活、清水豆卷，加柴胡可促使发汗退热。若高热长盛不衰，上病下取，釜底抽薪亦为良策。外邪闭肺，热不得泄，出现高热气粗，张口抬肩，常用泻腑之法，能使邪从下走，以达到退热祛邪之目的。

然老人感冒，又当别论。盖老年肺虚，外感时邪，易伤肺阴，且常反复不愈。古方人参败毒散、参苏饮，虽治虚人感冒，但药性偏于温燥，仍非所宜。颜老推崇陈士铎《辨证录》中加味补中汤一方，临证用之多验。该方由黄芪、白术、麦冬、当归、党参、柴胡、花粉、陈皮、茯苓、升麻组成，主治虚人感冒，持续不愈，或易于感冒，时作时辍，头痛鼻塞，畏寒倦怠，午后低热，咳嗽胸满。若表邪重者可酌加荆芥、防风、苏叶。此皆经验之谈，可资参考。

二、咳嗽上气不遗痰浊停食

咳嗽上气虽为肺系疾患，但历代医家均认为与五脏病变有关。颜老以为咳嗽上气有外感内伤之分，外感为六淫邪气侵袭，内伤为肺脏虚弱或其他脏腑累及于肺，此皆言其常，而往往有痰浊停食所致者易被忽视。故临证治疗咳嗽上气，在宣肺祛邪同时，则应注重辨别是否为痰浊停食所致。

肺主气，司呼吸，上连气道、喉咙，开窍于鼻，外合皮毛，内为五脏之华盖，不耐寒热，称为娇脏，易受内、外之邪侵袭而为病。病若从热而灼津为痰，肺气上逆，咳嗽痰黄；病若从寒而凝浊为饮，则咳嗽痰白而如泡沫。故治咳化痰首辨寒热。

1）肃肺祛痰：肺居高位，其气以下降为顺，故无论风燥痰热皆能造成肺气不利，治节失常，肃降受阻，肺气壅遏，气逆而上，此时火动痰升，风痰上壅，气机闭塞，宜降不宜升，以肃肺祛痰为最重要，常用麻杏石甘汤加葶苈子。葶苈子辛、苦、大寒而入肺经，功能祛痰止咳，下气行水，主治痰热壅肺之咳嗽，奉为圣药，故临证凡见痰热所致咳嗽上气，处方中辄加葶苈子一味，泻肺泄热，症状随解。或据情加入枇杷叶、苏子、南天烛、旋覆花以加强肃肺之力。

2）温化痰饮：风寒郁肺，气不布津，凝聚为饮，则咳嗽、上气、咯痰稀白而如泡沫。临证凡见恶寒或背冷，吐白沫痰，舌苔白滑三大主症，多用温肺化饮之小青龙汤治之。方中细辛为化痰止咳之要药，用量应与麻桂同量。若久咳痰黏难化，仅用温化，尤难中的，每加生半夏以祛痰化浊，常可使大量白痰倾囊而出。

3）化痰消食：前贤谓"肺为贮痰之器"，"脾为生痰之源"，故有治咳从化湿健脾入手，消食化痰亦有可取，盖胃中停食，则浸于肺，壅遏肺气，则咳嗽上气，寝食俱废，常用三子养亲汤加山楂、枳实、茯苓等以肺胃同治。

颜老曾治吴某，男，72岁，患咳嗽，身热，胁痛，日轻夜重，寝食俱废。或以年老病重为虑，然诊脉左手弦浮，右手弦滑，乃内有食积痰饮，外感风邪所致，少为消导疏散可愈矣。以苏叶、柴胡以解其表，青皮、白芥子以治其痰，桑皮、前胡、杏仁以治其嗽，半夏、山楂、莱菔子以治其食，二剂而症减，四剂而痊愈。此痰食停滞所致咳嗽为临床所常见。

三、哮发喘满常有气凝血泣

喘哮气急，原由寒入肺俞，痰凝胸膈而起。久发不已，气失宣降，气机不畅，必致心肺同病，五脏俱伤。盖心肺同居上焦，肺主气，心主血，肺气不畅则心血瘀阻，故哮发喘满；日久必由肺病及心，气血同病，气凝血泣，口唇紫绀，青筋暴露，胸部膨胀。

哮喘剧发，多缘寒痰胶滞，气失升降，病位在肺。治本大纲：离照当空，阴霾自散。故用药以温阳蠲饮为主，投麻黄附子细辛汤辄有立竿见影之效。附子温肾散寒，麻黄宣肺平喘，相得益彰，麻黄得附子，平喘而不伤正，附子又能制麻黄之辛散；细辛通阳平喘，喘息甚时非此不克，量必重用，一般用4.5g，喘剧者可用至9g以上。临床常见顽固性哮喘，用大量激素亦不为功，端坐喘息，日以夜继，投麻黄附子细辛汤（每味用量皆为9g），一剂而安。

哮喘为沉痼之病，缠绵反复，正气溃散，精气内伤，症状错综复杂，然毕竟以痰饮阴凝于内者居多，用麻黄、附子偕细辛温阳化气，饮化喘平，即使舌质稍红，津液不足，但实质寒凝为本，经用麻附后阳气来复，津液上承，舌质反转润泽，故治哮喘时用药不可拘泥。

生半夏化痰之力甚著，治哮喘亦常用之，一般用9g，加生姜二片，无副作用。然哮喘久发，虽不离乎肺，又不止乎肺。缠绵时日，久病必瘀，气凝血泣，痰瘀交阻，唐容川《血证论》说："瘀血乘肺，咳逆喘促，""人身气道不可有壅滞，内有瘀血则阻碍气道不得升降，是以壅而为咳。"如哮喘后期常见心悸，胸闷，口唇紫绀，青筋暴露，脉结代，久则血瘀化水而见水肿（肺心病、心衰），故常于温化之外参以化瘀，轻则加入苏木、丹参；重则加入水蛭、蒲黄。水蛭粉能改进缺氧现象，每服1.5g，一日二次，其效显著。

颜老曾治张某某，男，60岁。患哮喘十余年，每遇季节更迭，感寒而发。时因外感，哮喘骤作，咯痰如泡沫状，量多盈盆，不能平卧，形瘦神疲，口唇紫绀，胸部膨胀而窒闷，脉滑，舌暗苔薄腻。气凝血泣，寒饮束肺，当拟温化。处方：麻黄、桂枝、附子、细辛、生半夏、干姜、苏子、杏仁、水蛭粉（分吞）。投方三剂，哮喘渐缓，已能平卧，咯痰减少，口唇及舌质尚紫，原方加丹参30g，以加强化瘀之力，旋见口唇红润，精神亦振，此法用之多验。

四、失音治从金实不鸣

失音，早在《内经》中就有记载，如"人卒然无音者，寒气客于厌，则厌不能发，发不能下，至其开阖不致，故无音，""岁火不及，寒乃大行，民病……暴瘖，""人之卒然忧恚而无音。"可见致病原因不一，音嘶不亮，当分久暂，急起者大多为风邪袭肺，肺气失宣，属"金实则不鸣"；病延日久，肺气日衰，如晚期肺结核之音嘶，中医称之为"肺花疮"，属"金破则不鸣"，治法迥然不同。然亦有败血顽痰，填塞心窍，瘖不能言者，或气滞血瘀，会厌窒塞而不能言者，皆属"金实则不鸣"。故议治当"必伏其所主，而先其所因。"

1）风寒闭肺：咽为肺之窍，风邪闭肺，肺失宣畅，故见咳嗽声嘶，甚则失音，此证最为常见。临证习用炙麻黄、炙斗铃、炙紫菀、杏仁、桔梗、蝉衣、凤凰衣、玉蝴蝶、胖大海、桑皮之类，口含铁笛丸，疗效颇佳。颜老曾治一患者，擅长皮簧，翌日即将粉墨登场，忽受外感，音嘶不能出声，乃疏上方给予，一药而瘳，其病若失，知者皆哗，因西医按急性喉炎治之，其效不及如此之迅速也。

2）瘀血阻滞：忧恚过度，肝郁气滞，气滞血结，瘀阻会厌则瘖不能言，常见于声带息肉或声带闭合功能不全者，同时心为声音之主，肺为声音之门，若因意外刺激，大惊入心，致气血乖违，血瘀清窍，肺气不利则卒然无音，如癔症性失音。当此之际用活血化瘀，宣畅气机，可用血府逐瘀汤，加菖蒲引药入心，倍桔梗宣肺开音，升麻提升宗气，收效颇捷。

五、肺痨多属火灼真阴

肺痨又名"痨瘵"、"尸注"，以咳嗽、咯血、潮热、盗汗为主症。论其发病原因，当责内外二因，内因为气血虚弱，阴精耗损；外因为痨虫传染，然两者又相互为因。本病病位在肺，病情进展可累及脾、肾，甚则传遍五脏，故有"其邪辗转，乘于它脏"之说。

本病证候繁多，总论病机，肺阴亏损贯穿始终，故《医门法律》云："阴虚者十之八九，"《丹溪心法》云："痨瘵主乎阴虚。"

肺痨多属"火盛金衰"，火盛表现为相火及肝火偏旺，金衰则主要表现肺阴亏损，甚则肺肾两亏，故治疗上切忌大寒大热。颜老尝谓：痨瘵之疾，由相火上乘肺金而成之也，伤其精则阴虚而火动，耗其血则火亢而金亏。用药当以滋阴填精为主，参以清泄，禁用燥烈苦寒、升散尅伐之剂。临床喜以润肺而清痰热，缓肝以平气火，药如南北沙参、麦门冬、川贝母、白芍、杏仁、桑叶、地骨皮、青蛤壳、甘草等。相火偏旺，用知柏地黄丸吞服。

肺痨后期，每致肺病及脾，故健脾补肺滋阴也为常用之法，盖土能生金、子壮母安，常用药如白术、怀山药、石斛等，至于肺痨咯血，习用白及，因白及性涩，得秋金之令，能润肺止血，对结核杆菌有抑制作用。如治刘某，女，17岁，肺痨，初起寒热，继之咳嗽，咯血巨口，气促面㿠，两颧绯红，月经年余未行，舌红无苔，脉细数，抗痨疗效不显，乃嘱购白及40g，研细末分作10日量，每晨用鸡蛋一只与白及粉调和，开水冲服，过旬，咯血痰红已止，嘱改用每晨以白粥汤调服白及粉3g和炒白术粉6g，晚服八珍丸9g，一月后天癸通行，热退咳平，面色转润，步入康壮。曾用白及合千金黄昏汤（一味合欢）治肺痈空洞多例，皆验。

六、痰饮病穷原竟委

痰饮是指水液在体内运化输布失常，停积于某部的一类病证。痰饮涉及的范围很广，广义是指《金匮要略》所划分的四饮，即"痰饮、悬饮、溢饮、支饮"，狭义则是指四饮之一的痰饮。

古时"痰"字本作"淡"，晋唐时，如《脉经》、《千金翼》中均作"淡饮"。唐代玄应《一切经音义》云："淡饮，谓膈上液也。"淡与澹通，是水液摇动的名谓，《说文》云："澹，水摇也。"故丹波元坚《杂病广要》谓："痰本作淡，淡，澹动，澹水动也，故水走肠间，名为淡饮。"后世名家多有发挥和阐述，如宋代严用和《济生方》认为"人之气道贵乎顺，顺则津液流通，决无痰饮之患，调摄失宜，气道闭塞，水饮停膈而结成痰。"从气与水的关系来论述本病的病机，甚为精辟。清代叶天士总结前人经验，提出了"外饮治脾，内饮治肾"之大法，亦属精当。颜老从"痰瘀同源"说，用活血化瘀法治疗痰饮，亦取得了一定成绩。

1. 探求病因，阳虚为本

痰饮病之成因，历代医家论述甚多。由于痰饮有浓而稠及清而稀之不同，故病机迥异。临床所见，大凡咳嗽多痰，气逆喘息之病证，多属饮病。《金匮要略》云："夫病痰饮者，当以温药和之，"故有苓桂术甘汤、肾气丸之治，若阳气不到之处，即为饮邪停滞之所，饮为阴邪，得阳始化，故将痰饮之成因归咎于脾肾阳气不足。因脾主运化，饮食于中，全赖脾土之薰化转输，而脾阳又赖肾阳之温煦，肾阳不足，则火衰不能蒸土，土虚不能化物，以致水谷难以化为精微，而为痰饮，故痰饮病常由脾及肾，或脾肾两伤。同时，脾气健运，还须赖肝气的疏泄，肝脾不和，脾运不健又是停湿成饮的重要因素，盖木旺必侮土，土郁则水谷不化，湿即化为痰。另外，嗜酒多湿，嗜烟酿痰，也为常见原因，更有年届花甲，命火式微，阳不胜阴，火不敌水，则水谷所入亦可化痰成饮，因此老年命门火衰，肾气衰微，更易罹患饮病。

水积于阴则为饮，饮凝于阳则为痰，故通阳化饮，当为治痰饮之大法，临床常用苓桂术甘汤加减。患者如形寒肢冷，咳嗽痰稀，苔白脉迟者，加半夏、陈皮以燥湿蠲饮。若饮病而脾虚者，可配以六君子汤健脾化饮。若肝郁气滞，中虚停饮者，则配用香附、乌药、沉香、枳壳等理气化饮。中阳不足，寒饮较甚者，则以干姜、细辛助桂枝温运中阳。饮邪上逆，喘咳气促者，与旋覆花、代赭石、苏子降气化饮，但总不离乎"温药和之"之宗旨。

2. 痰瘀同源，活血化痰

痰和瘀是两种不同的致病因素。痰是津液不化而形成的病理产物，所谓"积水成饮，饮凝成痰"，故"痰"、"饮"名虽异而实同。而瘀是人体血液循行不畅或离经之血着而不去的病理表现，在这种痰瘀认识指导下，辨证用药迥然不同。但由于津血同源，很多痰饮病与瘀血相关，应用活血化痰的方药治疗痰饮则有较好疗效。

医学科学是一门自然科学，其理论的产生和发展，必然以实践为依据，临床实践给医学科学理论提供了取之不竭的源泉，如痰瘀同源、同病、同治的理论和实践，由来已久。甘肃汉墓出土的一批医简，其中一个处方为：干当归、芎䓖、牡丹皮、漏芦及虻（虻为贝母之别称），此方活血养血加贝母化痰散结，是痰瘀同治的典型方剂。《内经》中四乌鲗骨一芦茹丸，实际上就是痰瘀同治方。至元代朱丹溪对痰瘀相关进行了探讨，认为"痰挟瘀血，遂成窠囊，"需痰瘀同治才能收效。清代唐容川则说得更为明确，在《血证论》中指出："血积既久，亦能化为痰水，""须知痰水之壅，由瘀血使然，但去瘀血则痰水自消，"故痰饮与瘀血成为病理产物和致病因素。若在阳气不运，痰饮阻滞情况下，则血行不畅，痰瘀交结不解，可出现互相转化的病理变化，临床中常见慢性咳喘患者多因心肺功能减退而致口唇、四肢紫绀，青筋怒张。为此常在化痰药中加入赤芍、桃仁、丹参或水蛭研粉吞服，以祛瘀血而消痰水，另外常用消瘤丸（水蛭、玄胡、牡蛎）以治多种血管瘤而获显效，均为活血化痰之明鉴。

3. 外饮治脾，内饮治肾

前贤曾谓"脾为生痰之源"，"肺为贮痰之器"，叶天士认为痰由脾阳不运而生，饮由肾寒水泛而成，故有"脾阳虚为外饮，肾阳虚为内饮"之说。颜老以为内饮属肾，外饮属脾，不仅是指病位不同，更表示病机的不同和病情的深浅。一般而言，痰饮初起，脾虚湿滞为患，病浅而轻，故称外饮，责之脾运不健。若饮病久发，外湿引动肾水，水泛为饮，病深且重，故属内饮，咎之肾阳虚衰。《金匮》设苓桂术甘汤以辛甘通阳，健脾燥湿，虽为健脾通阳化饮，但本方温通有余，健运不足，所以治疗痰饮之滞，形瘦体弱，神倦肢重，纳谷不香，大便溏薄，眩晕（属中阳衰弱），脾运不健者，常加苍术、小半夏汤、泽泻汤或理中汤，使中阳充足，脾胃健运则痰饮潜移默化。肾虚水泛为饮，《金匮》有真武、肾气两法。颜老治饮病气短，腰膝酸楚，肢体浮肿，喘促倚息者，亦常以肾气丸合黑锡丹、坎炁、紫河车以温补下元，利水蠲饮。然饮属阴浊有形之邪，证虽虚而欲补，但须补而不滞，才称完美，故用附子、补骨脂、巴戟天、葫芦巴、甜苁蓉以补肾助阳，纳气平喘。若老年久病，正气大虚，饮邪难化，则用参附汤、黑锡丹、参蛤散以峻补下元，扶元镇固，以冀转危为安。

4. 痰饮挟感，标本兼顾

痰饮患者，饮邪充斥，淹蔽阳气，以致阳不卫外，无能御邪，所以只要稍一触冒风寒，即可引动伏饮，挟感而发。若久发不止，正气溃散，精气内伤，肾之真元损伤，根本不固，则非一般宣肺化痰之药所能胜任。仲景治支饮，拟小青龙汤散寒解表，温肺化饮，实为饮病挟感而设，临证习用之。然小青龙汤毕竟为宣散之剂，温阳之力尚嫌不足，唯有加入附子一味，温扶阳气，使邪正对峙之局得以改观。临床凡见咳喘，咯白色泡沫状痰，背寒冷如掌大，舌苔白腻等，即可投之，若表证重者重用麻、桂，水气重者重用姜半夏。至于外邪郁而化热，出现身热、口渴，咳嗽痰浓，苔黄，脉滑数者，又常以小青龙汤加石膏，或用大青龙汤，急则治其标，在散寒蠲饮同时，兼以清热疏表为治。

5. 未病先防，预防为重

饮病每于春冬受寒而发，可知饮病发作常和季节密切相关。然饮为阴邪，能淹蔽阳气，夏秋尚可，入冬阳微阴长，则阳气不能卫外，触寒受风，最易引发，故对于饮病，预防复发十分重要。颜老则常以"冬病夏治"，嘱患者在三伏天服用苓桂术甘汤加附子，借天之阳气以助药力，铲除深伏人体中之痰饮宿根，防患于未然。亦可趁春夏阳盛季节，用肾气丸以培补肾阳，疗效更著。至于饮病日久，肺脾肾三脏俱虚，诸症蜂起，往往有顾此失彼之感，常宗"培土生金"、"上下交病，当治中焦"之旨，用香砂六君子汤加苍术、怀山药等品以健脾化饮，断绝生痰化饮之源，具有预防作用。

七、背寒症探颐

金匮云："心下有留饮，其人背寒冷如掌大，"唯有《千金》释"留饮"最切当，谓"结积留饮成澼囊，"颜老尝譬之如潦水之有科臼，久而冰伏，冰冻三尺，非一日之寒。参照《陶华六书》"背恶寒者，属少阴，附子汤及灸气海"治疗多起背寒，有一定效验，颜老曾治"背寒冷一片"怪病二则。

镇江金山寺住持，久患背寒。当心后侧一片，盖饮留之处阳气所不到达，脉沉弱，呈现一派脾肾真阳虚馁之象。僧人素食，兼胃阳不足，遂疏一方：生附子一大枚，公丁香四十九粒，麸裹煨熟研末，每服1.5g，一日三次，糜粥下。附子温以助气化，丁香温以破留饮，糜粥温胃运脾。方药简洁，一料宿疾得瘳。

某老翁，背冷一块久治不愈，已濒束手，观前医投药，或扫群阴，或驱阴邪，屹然不动，益参附、术附维阳立论，亦不为果。细察脉行迟细，舌紫苔薄，气血以并，阳失斡旋，取王清任急救回阳汤加味，别出蹊径，以冀弋获。处方：党参、附片、干姜、白术、甘草、鹿角、桃仁、红花，五帖，服后其患若失。"怪病必有瘀"，征之信而不爽。

以上二例，一从破阴凝化冰伏入手，一从"血为百病之胎"立论，亦思之巧而已矣。

八、面色黧黑从瘀论治

面色黧黑见于黄褐斑、阿狄森氏病、皮肤黑变病等疾病，以颜面部或周身皮肤出现黄褐、青紫，甚则灰黑色为主要表现。黑色从肾，大凡医家多从肾论治，颜老认为面色黧黑与血瘀相关，治疗每从气血论治而获良效。

人生之贵莫过于气血，气血充盈，畅流上潮，则面色红润有神；气血虚馁，无余上承，则面色萎黄少润；瘀血为污秽之血，其色紫黑，若蓄于颜面，则面色黧黑不泽，故《灵枢·经脉篇》谓："血不流则髦色不泽，故其面黑如漆柴者，"《难经·二十四难》谓："脉不通则血不流，血不流则色泽去，故面黑如黧，此血先死，"《诸病源候论》亦谓："五脏六腑十二经血，皆上于面，夫血之行俱荣表里，人或痰饮渍脏，或腠理受风，致气血不和，或涩或浊，不能荣于皮肤，故发黑皯，"均明确指出瘀血是形成面色黧黑的主要病因，所以面色黧黑一证，病位不在肾，而在心、肝二经。心主血脉，其华在面，肝藏血，主疏泄，心肝功能协调得宜，气机升降有序，血脉条畅，气血上荣于头，则面润色红，若反复感邪，或情志违和，或体弱正虚，气机疏泄失常，血脉流畅失和，气滞血瘀，映于面部，则面黑如尘。临床所见，面色黧黑的患者多伴有巩膜瘀斑，舌紫，脉涩或弦等瘀血体征。

颜老治面色黧黑证，主张以疏肝气、通心脉为治疗大法，习用血府逐瘀汤化裁投之，取四逆散疏肝理气以通气滞，桃红四物汤通心脉以化血瘀。头为诸阳之会，唯风可到，故每于方中加桑叶、桑皮轻清上浮，引药上行，以获事半功倍之效。

九、耳聋失聪新解

耳为清空之窍，清阳交会流行之所，感受六淫之邪，或气虚肾亏者，皆能失聪。耳为肾窍，肝胆二经皆络于耳，故历来耳聋或从肾论治，或从肝胆论治。颜老据"南方赤色，入通于心，开窍于耳，"以及刘河间所谓"耳聋治肺"之说，从气血诊治耳聋，效果满意。

肺主声，耳所以闻声音者，故耳亦为肺窍。肺又主气，心主血，气血上行，荣养诸窍，则两耳聪明，反之，心肺失常，气血失和，则耳鸣、耳聋丛发。耳聋辨治，首分虚实，暴病者多实，久病者多虚，少壮热盛者多实，年老体衰者多虚。实证为耳窍通脑之路为邪所阻，气血闭塞不通，治当行气活血，通之则聪。颜老临证习用《医林改错》之通气散，方用柴胡30g，香附30g，川芎15g，共研细末，和匀，早晚开水冲服9g。取柴胡升阳达郁，香附理气开结，川芎活血祛瘀，三药合用，行气宣郁，活血通窍，俾郁开而窍通，窍通而聋已。若气郁血瘀甚者，则配合以通窍活血汤同用，疗效更佳。虚证则为脑气与耳窍之气不接，气血无法上灌，治宜补气活血，通补相兼。颜老常取补中益气汤加川芎、葛根、路路通等活血通窍之品主之，方中黄芪、党参、白术补气以生精，升麻、柴胡升举清阳，当归与川芎、葛根、路路通行血化瘀，诸药同用，使气血上养空窍，则耳聋可愈。

颜老曾治张某，男，12岁。缘于学习紧张，复涉之于水，以致突发耳聋，左耳甚于右耳，伴有头晕头痛，入夜乱梦，舌红苔薄白，脉小弦，证属气血郁结，耳窍阻塞，药用桃仁9g，红花9g，川芎3g，赤芍3g，红枣7枚，鲜姜3片，老葱3根，柴胡6g，香附6g，麝香（吞）0.03g。服药3剂，耳聋即失。

十、化瘀通窍治呃逆

呃逆一症，古无此名，《内经》谓之为哕，因其呃呃连声，故后人以呃逆名之。其病机见于《灵枢·口问篇》，谓"新故相乱，真邪相攻，气并相逆，复出于胃，"指出其病乃气机上逆所致，历代医家或从脏治，或从腑治，或以寒热虚实论治。

颜老治呃逆则从气血上逆例立法，推崇王清任氏所谓"呃逆是血府有瘀，一见呃逆，无论轻重，即予化瘀"之说，认为呃逆虽有寒热虚实之辨，但其病机均为气逆于上，而气为血之帅，气逆则血必逆，血逆于上，蓄滞其间，则呃逆难平，故对呃逆初起，兼见胸胁胀满作痛者，即取血府逐瘀汤加降香，理气活血，降逆止呃。若久呃不止，病久入络者，则投以活血化瘀、开窍降呃之通窍活血汤，方中麝香最善通窍化瘀止呃，凡呃逆轻证，取单味麝香0.03g，吞之，亦有疗效，而配以桃、红、芎、芍活血祛瘀，佐以老葱、鲜姜、黄酒辛散升腾，载诸药上达病灶，则效果更佳。若湿浊弥漫者，则加辟秽之玉枢丹，每次0.6g，一日二三次；而中阳不振，寒湿遏阻者，必佐以理中丁香柿蒂汤，以扶正达邪。

如治陈某，女，34岁。患者夙有痛经，因产后受凉，且遭受精神刺激，遂发呃逆。每晨起床后即作，持续数小时不止，入睡即停，啖寒受气后更甚。初用针灸虽能小止，不久即失效，迭经中西药物医治未效。舌边色紫，苔薄白，脉沉迟。证属肝郁气逆，寒凝血瘀，方用通窍活血汤主之，赤芍9g，桃仁9g，老葱3根，红枣7枚，川芎5g，红花9g，生姜2片，麝香0.15g（吞）。上方服7剂，呃逆即止，后以少腹逐瘀汤善后，经来紫块累累，痛经亦失。

十一、变法巧治喉痹

喉痹相当于慢性咽炎、声带小结或息肉、咽部淀粉样变性等疾病，以咽部微痛微痒，或似有异物阻于咽喉，声音嘶哑等为主要表现，医家多从风燥痰热或阴虚火旺论治，颜老则习以气血为纲辨治喉痹，颇有效验。

1. 阳虚喉痹

足少阴肾脉循喉咙，挟舌本，若外感热病或急性乳蛾治不如法，过用寒凉滋腻之品，戕阳伐气，邪入少阴，以致火虚于下，寒凝其中，格阳而上，无根之火内灼咽喉，证见咽喉微痛，或感肿胀，或似虫爬，咽部黏膜淡红，肥厚呈水肿样，伴有畏寒肢冷，神疲乏力，痰多色白，舌胖苔白，脉沉弱或弦紧等，治疗当宗"甚者从之，从者反之"之义，投以辛温。《伤寒论》谓："少阴病，咽中痛，半夏散及汤主之。"半夏散甘辛合用而辛胜于甘，其气又温，不仅能解客寒之气，还可复已弱之阳气。本经谓半夏主咽喉肿痛，桂枝治结气喉痹，甘草解金疮肿毒，足见此方对喉痹极为适宜，临床每加大黄反佐之，大黄能使热药不致被浮阳格拒，因势利导，直捣病处，有相得益彰之功。

如治徐某，男，36 岁。患咽喉疼痛半月，始按风燥论治，病势更甚，且觉有冷气上泛，诊其两脉沉细，舌苔白润，察咽喉痛处，其色淡红。脉证相参，显系阳虚寒伏喉痹，乃投附子、酒炒大黄各 4.5g，肉桂 1.5g，甘草 3g，姜半夏 9g。药后大便畅行，咽痛随止。

2. 瘀血喉痹

咽喉素有关隘之称，饮食气息行其中，五脏六腑经脉循于壁，故咽喉不仅是饮食、呼吸之要道，而且是气血循行之境地，如六淫闭伏，七情不遂，日久不解，均可导致气郁化火，气滞血瘀，瘀热上熏咽喉，证见咽喉刺痛，或感灼热，或觉堵塞，咽部黏膜深红，或有瘀斑，伴有口干不欲饮，嗳气难出，烦躁易怒，舌紫苔黄，脉弦数或细涩等。立法当按"久病必有瘀"之说，治以活血祛瘀。方用血府逐瘀汤，此方由桃红四物汤合四逆散而成，不仅善行血分之瘀积，解气分之郁滞，而且内含甘桔汤，功能利咽止痛，用于瘀血喉痹，最为合拍。若合并声带闭合不全者，则加升麻以升提开喉，往往可收事半功倍之效。

如治丁某，男，42 岁。患咽喉灼痛半载，用各种抗生素及养阴润燥、清热降火、宣肺化痰等法，均不见效，症状且有加剧，舌紫苔黄，脉弦细，咽部黏膜暗红色，有片状瘀斑。证属风燥痰热失宣，营血受灼，久之化瘀潜络。药用桔梗、赤芍、桃仁、红花各 9g，甘草 3g，牛膝、柴胡各 4.5g，川芎 4.5g，当归、枳壳各 6g，生地 12g。4 剂后痛去大半，续服 5 剂，病即痊愈。

3. 痰瘀喉痹

足厥阴肝经循行喉咙，环口唇，若郁怒伤肝，肝失条达，气滞血瘀，肝郁犯脾，痰湿内生，以致痰湿与瘀血互结，循肝经上结声户，证见咽喉似有物阻，梗塞不舒，或胀痛不已，入夜尤甚，局部水肿、肥厚或结节，伴有痰多，胸闷作痛，胃纳不馨，舌暗苔白滑，脉滑而弦等。治疗当从"疏其血气，令其条达，而致和平"之旨，行气以化痰，活血以祛瘀，方用导痰汤合四物汤出入。血瘀化热加白薇、丹皮，声哑加蝉衣、诃子，结节或肿块则佐以海藻、昆布、牡蛎、僵蚕等。

如治刘某，男，57 岁。咽喉部灼热作痛，发音嘶哑半年，经检查诊断为咽部淀粉样变性，用激素、抗生素等治疗无效。患者咽痛声哑，口干喜饮，痰多色白，大便维艰，脉细弦小数，舌紫苔薄白。痰瘀胶结不化，治宜祛瘀化痰，软坚散结。药用半夏、海藻、昆布、丹皮各 9g，白薇、花粉、诃子各 12g，陈皮、蝉衣各 6g，赤芍 15g，生牡蛎 30g。上方出入半年，查咽部肿块缩小，但症状仍有反复，原方加入清热活血之药：黄连 3g，水红花子、桃仁、僵蚕各 9g，紫草 12g。又服 3 月，症状次第消失，复查咽部呈高低不平如橘皮样改变，肿块已不明显。

十二、胸痹重痰瘀，勿忘补心脾

冠心病临床表现属于中医学"胸痹"、"真心痛"等范畴，由于其成因之不同，论治多责之于痰饮、瘀血、寒积、气滞以及心之气血阴阳亏虚。

1. 通阳化浊，宗长沙法

心居阳位，为清旷之区，诸阳受气于胸中，故凡素体心气不足，或心阳不振，或终日伏案少动，则致胸阳不振，气血运行不畅，外寒乘虚而入，阳失斡旋，以致寒凝心脉而胸痹、心痛。此时可用"阳虚阴凝"四字加以概括，故治疗重在通阳化浊。如临床常见胸膺痞闷，或心痛彻背，甚则背部畏寒，舌淡苔白而润，以瓜蒌、薤白通阳为主，酌加半夏、茯苓、橘皮、枳壳、桔梗、菖蒲、郁金、降香等，其中菖蒲能引药入于心经，缓解症状较为迅速，半夏常以生用，先煎入药，以加强化饮散结之力。然饮为寒邪，得温则化，得寒则凝，故求宣痹化饮，温通心阳，酌加桂枝、附子以取"离照当空，阴霾自散"之意。

颜老曾治孙某某，男，56岁。几年来经常心前区隐痛，心悸，时有阵发性心动过速，心房纤颤，西医诊断为冠心病，曾用中西药治疗，效果不佳，证见胸骨后闷痛，舌质淡，脉细涩，拟为胸阳痹阻，仿瓜蒌薤白汤合丹参饮之意。以全瓜蒌、薤白、香附、郁金、红花、丹参、桃仁、玄胡、降香、炙甘草等。七剂后胸痛已减，精神好转，前方再进七剂，胸痛已除，舌淡胖，有齿痕，原方加生黄芪、桂枝以益气温阳，固本清源，病情稳定。

2. 活血宽胸，升降气机

心主血脉，是血液运行之主导。凡情志所伤，气机郁结，气滞日久，血流不畅，则脉络瘀滞，或久病入络，气滞血瘀，心脉瘀阻，均可发为胸痹。证见胸闷心痛，或刺痛时作，或疼痛如绞，舌紫脉涩，凡见此证，瘀血不除，则心脉难畅，故当活血宽胸，升降气机，用王清任血府逐瘀汤加减。但剂量上与一般用法有所不同，其中柴胡、枳壳、川芎量应加大。方中柴胡，有人谓其性升，多舍之不用，颜老临床体会柴胡、桔梗与牛膝、枳壳同伍，一升一降，调畅气机，开通胸阳，有行气活血之妙。同时柴胡配生地，既监制生地之滋腻，又抑制柴胡之升散。若心痛剧烈，酌加血竭粉、三七粉和匀，每服1.5g，一日三次，或加失笑散、乳香、没药、麝香粉以开导经脉，活血定痛。

曾治苏某，女，48岁。有冠心病史数年，胸闷胸痛反复发作，彻夜不寐，舌淡苔薄而紫，脉沉。证属气滞血瘀，脉道不畅，拟方：柴胡、川芎、枳壳、当归、桃仁、红花、桔梗、生地、甘草、牛膝、赤芍。四剂后胸痛未作，夜寐欠酣，脉弦细结代，舌紫苔薄，辨证气滞血瘀，心肾失交，再取前方加琥珀粉，临睡时吞服，四剂后能入睡6~7小时，心痛消失。

3. 回阳救逆，振奋心气

宗气贯于心脉而行气血，气盛则血行，气虚则血滞，盖胸痹患者，宗气渐亏，不能行血，必致瘀阻心脉，鼓动无力，而见心痛厥逆，病多凶险。王清任"急救回阳汤"可谓合拍，用于心绞痛、心肌梗死、心源性休克、心力衰竭等危重期。附子是回阳救逆之主药，使用时既要大胆，又要适当配伍。制有余，调不足，配伍方法有：①阳中配阴，配生地、麦冬；②甘缓调和，配炙甘草；③阴阳双调，配生脉散；④镇潜抑逆，配龙齿、磁石。另如参附汤、麻黄附子细辛汤皆具回阳救逆，振奋心气之功，可酌情选用。

曾治于某某，男，71岁。胸闷心悸，不能平卧，面色灰滞，口唇紫暗，神疲肢厥，自汗不止，舌质胖紫，脉沉细结代，亟当温阳化瘀救逆，宗急救回阳汤之义，以附子、白术、茯苓、甘草、赤芍、桃仁、红花、桂枝、生半夏、干姜、党参，三剂，加复方丹参注射液静滴，每日一次，药后胸闷心悸渐减，原方增损调治而愈。

4. 扶正补益，心脾兼顾

心痛之证，多突然发生，忽作忽止，迁延日久，正气必虚，故胸痹之病，以本虚标实最为常见。发作之际，攻伐虽能使症状得以缓解，但欲求改善心肌功能或控制其发作，须加用补益之品，才能巩固。补法很多，但治胸痹，重在心脾。盖心主血而贯宗气，故培补宗气可使心脉充实而行全身，而"脾统四脏，脾有病，必波及之，四脏有病，亦必待养于脾，故脾气充，四脏皆赖煦育，脾气绝，四脏不能自生……凡治四脏者，安可不养脾哉。"颜老临床自拟益心汤一方，用黄芪、党参培补宗气而养心脾，以增强心肌功能；配丹参、赤芍、葛根、川芎，升发清气，活血化瘀；降香、决明子以降泄浊气，使清旷之区得以复原，治冠心病颇验。若心悸，脉虚数，舌红而见气阴不足，则用生脉散合天王补心丹；若心悸气短，疲乏无力，脉来迟缓或结代无力，则用归脾汤以健脾补心。

曾治周某某，男，68岁。有冠心病、心绞痛、心肌梗死史，曾多次住院治疗。近来胸闷心痛又作，痛彻项背，心悸气短，脉沉细，舌紫苔薄。古稀之年，心气不足，血阻心脉，当剿抚兼施，投益心汤加味。党参、黄芪、葛根、川芎、丹参、赤芍、山楂、菖蒲、决明子、降香、参三七粉、血竭粉，七剂后，心痛已瘥，加人参粉1.5g，一日二次，病趋坦途。

十三、周围血管病治疗五法

周围血管病包括闭塞性脉管炎、雷诺氏病、大动脉炎、红斑性肢痛症、下肢静脉曲张、下肢深静脉血栓形成等疾病，临床治疗颇为棘手。虽然它们的发病原因与病理变化有所不同，但都存在着血液循环障碍和微循环障碍，因此属于中医"血瘀"范畴。长期以来，颜老本着"流水不污"、"脉宜常通"之原则，用"通"法治疗这类疾病，颇有良效，常用方法有五。

1）活血化瘀：用于各种脉管炎、静脉炎、雷诺氏病等，证见局部肿胀、刺痛，皮肤红斑、结节、紫绀，舌黯脉涩等。盖气血乃构成人体的基本物质，气血流通无所不行，故"血脉流通，病不得生，"特别是"脉者，血之府，"血管病表现为血瘀最为常见，虽然其临床表现不一，但其瘀阻血脉，隧道不通之机理则一，用活血化瘀，异病同治，殊能奏绩。常用红花、桃仁、赤芍、川芎、当归、丹参、郁金、水蛭、生蒲黄、川牛膝等，其中水蛭一味，咸入肝经血分，其性与瘀血相感召，破血不伤气血，疗效尤殊。

2）温经散寒：适用于肢体寒冷发紫，疼痛剧烈，舌淡，脉细或难以触及等寒凝性慢性血管病。《伤寒论》中用通脉四逆汤治阴证厥逆，脉沉微细欲绝，取其伸发阳气，化凝通脉，足资效法。临证常以阳和汤与麻黄附子细辛汤加减，药用麻黄、附子、桂枝、细辛、毛冬青、白芥子、当归、川芎等，本法温经散寒，回阳通脉，扩张血管，具有改善肢体血液循环作用，若与补气养血等法配合，灵活运用，疗效更佳。

3）清热解毒：用于局部红肿疼痛，高热烦躁，舌红脉数等热毒型周围血管病，如急性血管炎症以及病程日久，肢体出现溃烂继发感染者，在具体应用时，应根据热毒轻重和体质不同分别使用清热解毒、清热凉血、养阴清热等方法，常用方剂如仙方活命饮、五味消毒饮、犀角地黄汤、四妙勇安汤等，特别是脓水流漓，为湿热偏盛，加用三妙散，适当配合乳香、没药等活血止痛药物以提高疗效。

4）祛邪扶正：用于身体虚弱，肌肉萎缩，肢体慢性溃疡久不愈合，或疾病恢复期，正气耗伤的周围血管病。凡见此证，因气血亏虚，血行不畅，或血脉空虚，无余以流，皆艰涩成瘀，因虚而瘀，因瘀而虚，互为因果，久病难复，故须祛邪补益并进，才能拨乱反正。如正气虚弱，热毒炽盛，当以补气与清热同用。若病情稳定阶段，多以补益气血与活血化瘀兼顾，以防复发，临床常用黄芪桂枝五物汤、补阳还五汤、桃红四物汤等。

5）软坚散结：用于患肢结节、硬索状物，肿胀疼痛，或肢体麻木，发冷疼痛等痰瘀阻滞型的周围血管病，如结节性脉管炎、血管瘤等，常用药物如夏枯草、牡蛎、玄参、海藻、昆布等，与化痰药如瓜蒌、贝母、海浮石或活血药当归、莪术、红花同用，若病状顽固难愈，则用虫类搜剔，如水蛭、虻虫、全蝎、地龙以加强疗效。

十四、化瘀搜剔法治疗多发性大动脉炎

多发性大动脉炎的病理改变可累及动脉各层，产生不同程度的管腔狭窄或闭塞。晚近有人提出本病是一种与免疫复合物沉着有关的自身免疫性疾病，它具有病程长、疗效差、不时举发等特点，为临床难治之证。考祖国医学之脉痹颇多相似，如"其不痛不仁者，病久入深，荣卫之行涩，经络时疏，故不通，""在于脉则血凝而不流。"可见脉痹的基本病变是脉道闭塞，血流不通。目前西医一般应用肾上腺皮质激素、免疫抑制剂、血管扩张药、降压药及抗炎和改善微循环等手段来治疗。颜老诊治以气血为指归，采用化瘀搜剔法颇有效验。兹介绍一则典型病例。

丁某，男，61岁。1992年8月21日入院，住院号3114。患者有多发性大动脉炎病史18年，已经某医院动脉造影确诊。多年来，下肢痿软无力，伴头晕目眩，耳鸣不爽，夏日轻减，寒冬频发，虽然发展缓慢，总呈逐年加重之势。近两月来，两下肢艰于步履，举一足，一足着地欲仆，四肢不温，下肢为甚，胸闷不舒，神萎纳少，口津不渴，溲清便溏，多方求治，未见寸功。入院后按常规治疗不明显，察患者面色晦滞无华，眼眶灰暗，唇甲青紫，两足逆冷，肤色发黑，趺阳无脉，舌布瘀点，舌下脉络紫暗充盈，下肢动脉血压测不到。病机要点乃阳气式微，火不煦土，脾气已衰，肢末供养不佳，另则阴邪凝集，血脉塞流，肾阳受制，阴霾密布难散。疏方以青葱、桂枝、附子、干姜、川牛膝、桃仁、蒲黄、鬼箭羽、露蜂房、威灵仙、地鳖虫、甘草。服药10帖，步行已能支撑而走，服药30帖，精神明显好转，纳便正常，两足发黑转青，再加黄芪、消瘤丸，煎服60帖，除趺阳脉尚不能按察外，其他诸象均解除。

活血化瘀治疗久病寒瘀相挟，必当佐以温经通络，虫蚁搜剔方能得力。从本例观察，病因以感染与变态反应相关者，黄芪与消瘤丸合用，每能收到奇效，重复实验亦复如此。

十五、以"通"为补治胃痛

胃脘痛以胃脘饱胀疼痛，嘈杂泛酸，纳便不调为主证。由胃气不和，腑气少运所引起，治胃脘疼痛，重在"通"之一字，但强调通又有通气、通血之别，亦有寒通、温通之法，故当活法活用，随机应变。

1. 注意胃腑的和降通达

胃为阳土，多气多血，故有阳明阳府之称，胃为水谷之海，日以纳食消谷为职，经曰"六腑者，传化物而不藏，"故有"胃以通为补"之说。然胃之通降，既赖阳气之温运，亦赖津液之滋润，一般阳明通降失司之因有四。

1）胃火过亢：经曰："诸逆冲上，皆属于火，""诸呕吐酸，暴注下迫，皆属于热。"胃火灼盛，热积胃腑，通降失司，于是胃痛及呕酸，嘈杂易饥，口干口苦之症悉由所起，热者清之，故常用左金丸加山栀、蒲公英以清胃家之太过，佐芦根、花粉、石斛、沙参等甘寒以滋阳明之液，参入八月扎、娑罗子、檀香、麦芽等以疏肝理气，消胀止痛，常效。若呕酸甚，加入海螵蛸、白螺蛳壳以制酸，或佐生姜、半夏而成辛开苦降之法，泻心胃之火，复阳明之用。

2）脾胃湿滞：湿困中焦，遏阻清阳，胃气不展，失之通降，则见胃痛，伴以脘闷、纳呆，或见呕酸、吐清涎。经曰："清气在下，则生飧泄，浊气在上，则生䐜胀。"因脾胃同居中焦，脾主运化，胃主受纳，脾失健运则水湿内停，故胃湿之萌，过在脾土。此外，素嗜酒醴之人，每多患此。酒者，质寒性热，胃火旺者，从阳化热，成为湿热蕴积之候。中阳虚者，从阴化寒，而成湿困府阳之证。治湿阻中焦，颜老平素最喜用苍术一味。元代朱震亨曰："苍术治湿，上中下皆有用，又能总解诸郁……故苍术为足阳明经药，气味辛烈，强胃健脾，发谷之气，能径入诸药。"颜老临证习以苍术为君，辅以川朴、陈皮、姜半夏、白茯苓等以健脾运中，偏寒者加桂枝、干姜，挟热者加黄芩、山栀、川连，其他如党参、白术之健脾补虚，木香、香附、甘松之理气止痛，均随证酌情而投。

3）胃阳不足：阳虚生寒，寒性凝泣，气行不畅，府阳失运，证见胃痛以及饱胀，反胃呕酸，形寒不渴，舌淡脉细，经曰："阳气者，若天与日，失其所则折寿而不彰。"凡见此证，用药则以温通，盖非温而通者，不得复其阳，非通而走者不能祛其寒，可用釜底加薪，温通胃阳之法。药用附子、桂枝、吴茱萸、荜茇、荜澄茄、干姜、半夏、公丁香等。气滞者加川朴、枳壳；挟食者加鸡内金、神曲、陈皮；若寒客厥阴之络而兼少腹胀痛，加入乌药、茴香之类，尤其是附子一味，常谓只能温肾阳，其实胃寒得附子，犹如釜底加薪，则火能生土，坎阳鼓动，中宫大健，则胃之通降功能得复矣。

4）燥土失润：前贤谓太阴之土，得阳始运，阳明阳土，得阴自安，以脾喜燥恶湿，胃喜润宜降故也。故若胃阴不足，津液亏乏，失其本来下降之性，则府气上逆，发为脘痛，兼见嗌干，恶心呕吐，常用清养胃阴之法，药用酸甘滋润，使津液来复，胃之通降始复。如木瓜、白芍、乌梅、麦芽、石斛、沙参等品，可加入佛手柑、绿萼梅、醋制香附以舒胃之用。

2. 详辨病在气分血分

胃脘疼痛虽有属虚属实之异，或寒或热之别，然在起病之初，总属气机郁滞，或由肝郁气滞，横逆犯胃；或由脾胃气滞，升降失司，久之气病及血，血因气瘀，于是络道不利，气血俱病。故当注意病在气分血分之别，凡病入血络者，常见胃痛如刺，久发不已，按之尤剧，或曾呕血、黑便，唇舌紫黯，瘀积不消，难拔其根。临床常用丹参饮合失笑散，加桃仁、赤芍，甚则用膈下逐瘀汤破积逐瘀，推陈致新，挟热者加红藤、丹皮，挟寒者加炮姜、桂枝，中焦虚寒加理中汤。由于气为血帅，气行则血行，故诸如木香、郁金、娑罗子等理气消胀之品均酌情选用。

蔡某某，男，55岁。患十二指肠球部溃疡，胃窦炎，曾多次因幽门梗阻而住院。证见胃脘疼痛，恶心频频，朝食暮吐，形寒畏冷，腑气四日未行，前医已投通下之剂无效，舌淡苔白腻，脉沉小弦。证属胃中无火，难以腐熟水谷，胃失和降，用温通胃阳之法：附子9g，干姜2.4g，姜半夏10g，川朴6g，枳实9g，代赭石15g，莱菔子30g，茯苓12g，大黄9g。一剂后，恶心顿减，未再呕吐，胃脘疼痛消失，知饥思饮食，后以健脾和胃收功。

王某某，男，49岁。胃小弯、胃角多发性复合性溃疡，证见脘痛如刺，按之尤甚，胃纳不馨，食之痛剧，大便时时发黑，舌红苔薄腻，脉细弦。久痛蓄瘀，瘀滞经络，肝胃不和，治用活血化瘀，疏肝和胃。药用丹参30g，百合12g，桃仁12g，乌药4.5g，赤芍12g，九香虫3g，白螺蛳壳12g，砂仁2.4g，川楝子9g，延胡9g，姜山栀9g，失笑散9g。服十四剂，即显其效，疼痛减轻，食欲较佳，大便转黄，原方加生白术，再服十四剂，症状次第消失而愈。

十六、化瘀愈腹泻

慢性非特异性溃疡性结肠炎是一种原因不甚明了，以结肠黏膜溃疡性改变为病理变化的疾病，以腹痛腹泻，稀便夹有黏液、脓血，伴有里急后重，但大便培养阴性等为特征。此病常反复发作，累年经月不已，归属中医"肠澼"、"肠风"、"泄泻"等范畴，尤与《难经·五十七难》中所述："小肠泄者，溲而便脓血，少腹痛"相似。

慢性非特异性溃疡性结肠炎的特点，"此利在下焦"，主张从肝论治。肝属木，司疏泄，脾属土，主运化，肝木和顺适中，则可助于脾运，若情志不遂，或偏嗜辛热，肝气横逆太过则脾伤，运化失和，则痛泻由生。病初气滞食积，久病入络而为瘀，气滞血瘀，瘀阻肠角，则症见腹痛即泄，痛有定处而拒按，便夹脓血等。颜老临证善取王清任氏膈下逐瘀汤主之，疗效显著，此方以桃红四物汤去生地，加丹皮、五灵脂以活血化瘀为君，其中当归活血养血，能益久泻之阴伤，取桃仁得春阳升发之气，味苦下泄，逐瘀而不伤新血，二者相伍，义具通因通用之妙；臣以乌药、枳壳、香附、玄胡等，理气止痛，以助血行；佐使甘草缓和药性。此方逐瘀力强且药性趋下，功能清廓肠角之瘀积，推陈致新，使肠腑之气血得以调达。若兼见脾肾阳虚者，则可加入参、附以扶正达邪。应手后则应以参苓白术散善后，以巩固疗效。

十七、补消法治食管贲门失弛缓症

食管贲门失弛缓症是食管神经肌肉功能障碍所致的一种疾病，其主要特征是吞咽时食管下端括约肌不能正常地松弛，以致食物不能顺利地通过该处，滞留于食管内，逐渐引起食管肥厚、扩张以至扭曲等变化。症状有咽下困难，食物反流和下端胸骨后疼痛。目前对其病因尚未探明，除饮食调护外，治疗包括药物、扩张术及外科手术三类。但难以根治。

本病与《金匮要略》水气病篇"心下坚，大如盘，边如旋杯"之心下水气坚凝证绝相类似。颜老五十岁时曾罹此症，海上名医有主用左金、胃苓法者，又有主投旋覆代赭汤者，偶尔小可，甚至用到十枣丸，终鲜成果，以屡治不效。考虑到病之源总缘脾胃受损，水饮凝结，似当下而不可下，以坚大而不满痛，是水气虚结，取攻法则益损其不足，而补之又多邪气恋膈，遂用辛开苦降以宣化气机之法，用白术60g，枳实大者五枚切片，水煎服，补正以破坚，行气而开结，大气一转，其气乃散，一补一消，竟得大效，连服七剂，改日服枳术丸二次，每次6g。药后嗳气、泛漾先止，痰涎继消，未逾月，即平安如初，经年未作。

古人所指心下疾，大多系胃脘病。胃上脘包括解剖上的食管、贲门区。脾胃受损，则饮入之滞而不消，痞结为坚，必强其胃气，坚凝可望消解。白术健脾强胃，枳实消痞散气，即所以逐停水，枳实白术汤以汤荡涤之，改汤为丸，以丸消磨之，各具深意。明代王节斋《明医杂著》云："人不唯饮食不节，起居不时，损伤脾胃，胃损则不能纳，脾损则不能化，脾胃俱损，纳化皆难。元气斯弱，百邪易侵，而饱闷、痞积、关格、吐逆、腹痛、泻痢等症作矣。"颜老好杯中物，酒湿本重，既损脾胃，尅伐终非所宜，前医所投，近是而实非。故白术、枳实二味，补消合德，补中有消，消中有补，诚医中之王道。

十八、逐湿运脾治疗脂肪肝

颜老曾于1962年患急性黄疸型肝炎，谷丙转氨酶高达500单位，住院期间，除服清热解毒方外，连续用葡萄糖加胰岛素冲击疗法，遂致湿困脾阳，健运失司。证见身面虚浮，胁痛绵绵，痰多白沫，清晨须略去盈碗后方能纳谷，精神萎顿，体重由65kg陡增至82.5kg。院外会诊拟为"脂肪肝"，疗养数月，竟无寸效，多次复查ALT试验，均高出10%，用护肝保肝，症情有增无减。自忖"见肝之病，知肝传脾，当先实脾，"治肝无功，转以治脾，颜老自疏方逐湿运脾饮。凡一月，浮肿先退，痰沫既消，胃纳大增，脸色红润，复查ALT已低于5%。"逐湿运脾饮"即五苓散加苍术，是仿许叔微《本事方》而制，许氏述其少年时曾患悬饮，备尝温补、逐水之剂不效，自揣脾土恶湿，水留则湿著，用苍术燥脾胜湿，连服三月而愈。从中获得启发，症因土壅侮木起，疏土则木茂矣。一月后改以苍术研末，每次吞服9g，体气健复，至今30余年从未再发。后用此法治脂肪肝多例，亦验。并将单味苍术制成"健脾片"，施于临床治疗脾气卑敦，肝气受制者，功胜保肝护肝之品，实践证明，古人所谓"健脾不如运脾，运脾莫过苍术，"洵不诬也。

人生一小天地，呼吸升降，象法天地。脾胃中土主分清泌别，饮食入胃，精气输归行春夏之令，滋养五脏；升已而降，行秋冬之令，传化糟粕。譬之天地之气，地气上为云，天气下为雨，二气协和风调雨顺，若仅有地气上升，必令天气窒塞，仅有天气下降，必致地气淖泽，升降失职，乖舛立至。肝与春令生发之气相应，辨虚实发病传变规律，肝木为水土所湮，生机匮乏。苍术入脾胃，善解湿郁，升则健脾，降则和胃，大气一转，云翳蔽日可豁然开朗。来自众多的报道，脂肪肝因长期应用高糖、高能量饮食，体重过度增加是一大致病根源，与中医土壅木萎的病机是相符的，逐湿运脾饮、健脾片制方之旨均立足于兹，是治疗脂肪肝的有效方药。

十九、气瘀分消愈腹水

腹水，属于癥积、臌胀范畴，先人虽有气臌、血臌、食臌、虫臌之分，但总论病机，大抵属于肝克脾土，脾失转输，清浊相混，气血凝滞，隧道壅塞而成。

臌胀之起，多系湿热互结脾胃，阻塞气机，津液不能运化而停聚成水，发为胀满，或肝失疏泄，气机郁滞，气滞血瘀，木邪侮土，水湿潴留而成。其病位在肝脾、气血。水之为病，既各有侧重，又相互为因，一般而言，以气虚为本，血瘀为标，腹水乃标中之标。因气病而水病者，治气即所以治水；因血病而水病者，化瘀即所以行水，明乎此，则不至于见胀治胀，舍本逐末矣！

常法治水，非利即攻，虽取效于一时，然总属于权宜之计，张景岳谓："凡治肿者，必先治水，治水者必先利气，若气不能化，则必不利。"臌胀逐水当气血同求，气瘀分消，故在临床中常遵循"治水者，当兼理气"之旨，以散剂治标，汤剂治本，吞服颜老自拟之"利尿散"（甘遂6g，芫花6g，小茴香15g，枳壳6g，白术9g，麝香0.9g，蝼蛄七只，蟋蟀七只），共研细末，每服0.9g，日服三次，开水或药汁送下，一般三日即见小便增多，利气通阳而不伤正，内服方以济生肾气汤化裁，构成固本清源之治疗大法，每有效者。

然血水同源，正如喻嘉言所谓："胀病不外水裹气结血凝。"《医学衷中参西录》谓："血臌之起，多兼水与气也，迨至瘀血渐积渐满，周身之血管皆为瘀血充塞，其回血管肤浅易见，遂呈紫色。"当此之时，血瘀之证已谛，以理气化瘀，去其壅塞才为正治。临床常用沉香与琥珀研吞，泽泻、白术与莪术同用，或益母草、腹水草配伍，皆具气瘀分消之义。

陈某，女，60岁。1988年11月7日初诊，患者有"迁延型肝炎史"，近五个月来，心悸、疲乏无力，食欲不振等症状加剧并出现脘胀胁痛，腹部逐日臌隆，齿龈出血。检查肝肋下3cm，脾肋下6cm，腹部有移动性浊音。它院给予保肝、止血、利尿等对症处理，并配合静滴人血白蛋白，腹围曾一度缩小，但停药复发，再服上药无效，因病情危笃，腹水加重，特来诊治。证见面色晦暗，精神委靡，骨瘦如柴，腹大如鼓，青筋露绽，纳呆，胁痛便溏，舌暗紫，脉涩。证属肝郁气滞，瘀水交阻，治拟气瘀分消以利水湿，药用：升麻3g，泽泻、白术、莪术各9g，益母草、赤芍、桃仁各12g，柴胡、党参各9g，小茴香、沉香、琥珀各3g。患者服上方一月余，诸症锐减，于1989年1月复查，腹胀基本消退，移动性浊音阴性，食欲倍增，小便清利，已能下地活动，偶觉右胁部隐痛，转拟疏肝理气，佐以健脾之品善后。病情稳定，未见复发。

二十、治水肿当别气血

水肿之证，早在《内经》已有"水"、"风水"、"水胀"、"石水"等记载，后人对水肿论述颇丰，其中以张景岳所述最为扼要，如云："凡水肿等证，乃肺脾肾三脏相干之病，盖水为至阴，故其本在肾，水化于气，故其标在肺，水唯畏土，故其制在脾。今肺虚气不化精而化水，脾虚则土不制水而反克，肾虚则水无所主而妄行。"说明三焦气化失常为水肿病机之肯綮。治疗水肿，首先应当辨其病在气分、血分。气分之治，大略有二：宣肺利水，风药新用。肺居上焦，主宣发肃降，通调水道，凡风邪上受，首先犯肺，肺失宣降则风水泛滥，故曰水无风则平静而澄，遇风则波起浊泛，如慢性肾炎蛋白尿，水肿缠绵不解，祸根往往在风邪作祟。常用"疏风汤"：生紫菀9g，浮萍9g，蝉衣6g，荆芥9g，防风9g，芫荽子9g，西河柳9g，薄荷4.5g，米仁根30g。风药新用，治疗水肿初起，头面浮肿甚者颇验。温肾助阳，化气利水，水肿日久，肺脾肾三脏同病，大水弥漫则群阴用事，汨没真阳，当此之际，唯有温补肾阳，助其气化，才布阳和之局。盖肾中真阳之气得温而上升，脾之斡旋，肺之治节乃能复其职司，水肿大势即撤，则常用"温阳逐水饮"，药如鹿角、肉桂、巴戟天、附子、黄芪、杜仲、猪苓、商陆、黑白丑、泽泻、椒目、茯苓，用于慢性肾炎之水肿，屡用屡验。

津血同源，水能病血，血能病水，气滞则血瘀，血涩不通，三焦气化通路受阻，亦必然加重水肿。殆缘湿浊与瘀血阻滞，气化不及州都，肾之封蛰失职，相互为因。正如《灵枢》云："血道不通，日大不休，府仰不便，趋翔不能，此病漾然有水。"《血证论》云："瘀血化水，亦发水肿。"《兰台轨范》云："瘀血阻滞，血化为水，四肢浮肿。"对于此类水肿，当从血分论治。现代研究证实，各型肾炎水肿均有瘀血指征，运用活血化瘀法能达到消除水肿之目的。如山西中医研究所之益肾汤，活血化瘀配合解毒药治疗肾炎水肿，颇有所验。显然，瘀血病水，当宜血水同求，病在初期颜老习投泽兰叶、益母草化血为水，中期善用生蒲黄、水蛭化瘀通络，以去其壅塞而利隧道，晚期因阴凝颇重，气血乖违，形成关格之证，多以温脾汤加苏木、红花、桃仁温阳化瘀泄浊，尚有可为。

二十一、臌 胀 论 治

臌胀为常见病证，古代虽有气臌、水臌、血臌及食臌、虫臌之称，但气血水每相互为因，唯有主次之分，而非单独成病，一般而言，气臌、食臌为初起征象，水臌为中期征象，血臌为后期征象，虫臌则从病因而言，故病名虽多，但论治必先辨其虚实。实证多见便秘、溲浊、脉滑数，虚证则见便溏、溲清、脉细涩，但临床常有虚实挟杂，因此用药全在医家灵活，兹介绍颜老治疗臌胀四法。

1. 寒湿臌胀，调肝脾喜用禹余粮丸

肿病，遍身头面俱肿，易治。单臌胀清者不升，浊者不降，实因脾气之衰微所致，肝病日久，必横逆犯脾，素体脾虚，寒湿内盛，则脾阳不振，土不胜水，水蓄不行，常见腹大脐凸，畏寒无热，二便涩少，舌暗不荣，脉细涩迟缓。对此类臌胀，治当斡旋中

阳，祛寒除湿，从调理肝脾入手，常用禹余粮丸加减。禹余粮、蛇含石、钢针砂，皆醋煅研末，量人虚实随证加入羌活、川芎、三棱、莪术、白豆蔻、肉桂、炮姜、青皮、木香、当归、小茴香、附子、陈皮、白蒺藜，各研为末，与前药和匀，加适量神曲糊为丸，如梧子大，每服20～30丸，日2服，服后腹水减退。王晋三曾谓："统论全方，不用逐水之药，不蹈重虚之戒，斯为神治也。"此方之义重在调和肝脾，熔通气活血，壮阳祛寒，除湿行滞于一炉，为治寒水臌胀之无上佳方，临床用之多验。

2. 湿热臌胀，清湿热选用小温中丸

臌胀为病，常由情志郁结，饮酒过多，或感受虫毒，黄疸日久，湿热壅结，肝脾同病所致。临床表现为腹大坚满，胁腹饱胀疼痛，纳差，烦热口苦，渴不欲饮，小便赤涩，大便不畅，舌红苔黄腻，脉弦滑数。此类湿热臌胀，治宜清热利湿，抑肝扶脾，常用丹溪小温中丸。方以黄连、苦参清热燥湿，白术、陈皮、生姜健脾运中，钢针砂抑肝祛湿，得《内经》"土郁夺之"之旨，可加甘遂、芫花、大戟等泻水之品以增强效力。凡湿热内壅，正气尚实之证，均可投之。但本病发展缓慢，初起不易觉察，迨至腹已臌大，则已进入晚期，肝脾皆伤，不易痊愈。若一味强调攻下则正气受戕，病更难愈。故当酌情予以攻补参用，加入参芪术草以扶正培本，祛邪外出。

3. 瘀滞臌胀，行气血参以虫蚁搜剔

初病在气，久病入络，臌胀亦然。盖病程日久，隧道壅滞，气血互结，与水湿之邪相搏，留滞而成癥块。证见腹大坚满，脉络暴露，胁腹攻痛，面色黧黑，头颈胸臂有蟹爪纹，手掌赤痕，巩膜瘀丝，舌紫脉涩，治当理气活血，而行血水。常用犀角、泽兰叶、丹参、桃仁、赤芍、丹皮、三棱、莪术、五灵脂等活血消癥，配合沉香、茴香、枳壳、香橼皮以行气利水，即所谓治水者先治气，气行则水自行，尤其是沉香、茴香辛温芳香，直达下焦，能率诸药发挥作用，最喜用之。但臌胀晚期，血络阻滞日久，并非单纯草木之药可去，须配虫蚁搜剔以祛其阻塞，可用将军干、土狗、蜣螂虫、䗪虫等药以焙干研吞，或加入人参鳖甲煎丸，或用大黄䗪虫丸6g，每日二次吞服，配合汤药，多有痊愈者。

4. 臌胀虚证，益脾肾当补而不滞

臌胀一证，病延日久，肝脾日虚，进而肾脏亦虚，由于肾阳不振，命火式微，火不生土则肝脾更虚，形成恶性循环。故曰：凡臌者，皆肝脾肾三脏之病。临床中常见臌胀日久，腹胀畏寒，面色苍白，下肢浮肿，胸闷纳呆，便溏腰酸。当此之时，则用温阳利水，崇土健脾法，方用苓桂术甘汤合金匮肾气汤加减，或仿张洁古枳术丸健脾消癥，适当加入陈皮、大腹皮、小茴香、泽泻以行气化水。总之，臌胀虚证虽见虚则补，然须补而能通，才合法度，若投呆补，滞而不通，反使气机闭塞，胀满更甚。只有做到补而不碍邪，去邪不伤正，才称完美。

曾治黄某某，男，51岁。肝硬化腹水合并糖尿病，向日好饮，湿浊本重，肝伤及脾，重度腹水，大如抱瓮，脐凸筋露，溲少唇黑，神疲，喘促不能平卧。病久正气已衰，亟为扶正培土，而冀转机。方用禹余粮丸12g，党参15g，黄芪15g，白术15g，鳖甲24g，煨甘遂6g，带皮茯苓15g，葶苈子9g，葫芦巴9g，红枣10枚，另琥珀粉、沉香粉各1.5g

吞服。上方先服五帖，二便畅利，腹筒随宽，精神胃纳见振，原法巩固而愈。

又治陆某某，男，52岁。始而右上腹癥块有形，着而不移，继之腹部臌胀，食后更甚，前医迭进攻利，虽见小效，但反复发作，脉虚细，舌淡苔薄。证属肝郁气滞，瘀水搏结，病久正虚邪实，攻补两难。当用党参15g，茯苓12g，白术15g，甘草3g，枳壳6g，鸡内金9g，金铃子9g，青皮6g，荜澄茄4.5g，另服人参鳖甲煎丸6g，一日二次，开水送下。此方连服十五帖，所患渐减，日渐康复。

二十二、慢性肾炎过六关

慢性肾炎为常见多发病之一，目前西医尚无特殊疗法，求治于中医者甚众，然缘于本病病程延绵，证候复杂而易反复，治疗颇为棘手。颜老以为治疗本病应根据所处的不同阶段，解决好水肿、蛋白尿、血尿、贫血、高血压及晚期出现的尿毒症六大关。

1. 去水肿，温肾阳中病即止

肿本乎水，经曰："三阴结谓之水，"手足太阴肺脾，一主通调水道，一以转输水精，然则权柄均操纵于足少阴肾，即所谓"其标在肺，其制在脾，其本在肾"也。因肾司开阖，肾气从阳则开，从阴则阖，阴气太盛，关门常阖，气不化水，通调转输之机亦废，大水弥漫，彻内彻外，群阴用事，汩没真阳，当此之际，开腠理，致津液，通三焦，破痼冷，非借温肾一法，难布阳和之局。肾中真阳之气得温而上升，脾之斡旋，肺之治节皆能复其职司，故主张温肾治水，宜峻宜猛，否则难以成功。药如附子、桂枝、巴戟、干姜、椒目、茴香。但宜中病即止，水肿大势已却，即当减量或停用，矫枉过正非良策也。临床常用自拟温阳逐水饮。鹿角片9g，肉桂3g，巴戟天9g，附子4.5g，黄芪12g，杜仲9g，猪苓9g，商陆9g，黑白丑各9g，泽泻15g，椒目2.4g，茯苓15g。本方附桂同用，能守能走，其守者，下元得暖而肾气方充，其走者，经络淹瘀一并冲决，大有还复真火，启发神机之功。如治侯某全身浮肿2年余，曾用中药治疗，肿势屡有进退，然反复不愈，因面目四肢浮肿，按之凹陷不起，伴腰痛酸重，怯寒神倦，尿量减少，脉沉细尺弱，舌胖质淡，苔薄白，而投以上方，浮肿渐消，共服43剂，恢复工作，多次随访，情况良好。

2. 消蛋白，重气化勿忘祛邪

消除蛋白尿乃治慢性肾炎一大难题，诸贤谓肾之封藏失职，精气外泄，从固肾涩精论治，虽有效者，然不效者亦多。因肾炎尿蛋白者，虽见大量蛋白排出，但尚有许多细胞沉渣，此乃清浊不分。片面强调固涩，易使沉瘀胶结，浊气不能外泄，精气反而渗漏，故颜老治蛋白尿重在气化，盖气化而愈者愈出自然，临床常用宣肺化气之风药，颇有效验。或以祛邪化瘀，拨乱反正，则清浊自分。常用方法：①疏风汤：生紫菀9g，浮萍9g，蝉衣6g，荆芥9g，防风9g，芫荽子9g，西河柳9g，薄荷4.5g，米仁根30g。水煎服，用于顽固性蛋白尿、胆固醇高伴有呼吸道或皮肤感染者，近期效果甚佳。②僵蚕粉：僵蚕研末，每次吞服1.5~2g，日服2~3次，适用于大量蛋白尿和低蛋白血症。③龙蜂方：龙葵30g，蜂房9g，蛇莓30g，蜀羊泉30g，对病程较长容易反复者可选用此方。以上三法可根据病情结合运用。曾治程某某，肾炎反复发作五年，24 小时尿蛋白定量达 6g，投龙蜂方加减，同时吞服僵蚕粉，服 40 剂后，尿蛋白少许，24 小时蛋白定量 1.5g，肾功能正常。

3. 止血尿，重清热须辨虚实

论血尿之成因，多缘热蓄肾与膀胱，迫血妄行，然热有虚实之分，实热起病甚急，缘于外邪入侵少阴，临床常见肉眼血尿或镜检红细胞满视野。当以清热凉血，小蓟饮子加减能建殊功。虚热病程较长，君相之火下移小肠，灼伤血络，古贤每取育坎藏之真阴法。颜老每从清离宫之亢阳立法，因心主血，君火一动，相火随之，损伤脉络，血遂妄行，欲止其血，必平其亢，故常用琥珀散。即取琥珀粉 3g，珍珠粉 1.5g，朱砂末 1.5g，滑石 10g，甘草粉 3g，和匀。每取 9g，用整木通去粗皮 10g 煎汤调服。尤应强调，肾炎浮肿而伴血尿，不宜概用止涩之品，恐积瘀难化，易致尿闭变证，故浮肿而伴血尿，既要止血又要利尿，小蓟、蒲黄、茅根等既能凉血止血，又能化瘀利水，对肾炎血尿颇为适宜。

4. 纠贫血，治中焦首重补脾

肾炎导致贫血，原因颇多，每至于此，诸症蜂起，治疗颇为棘手。脾是贫血转归之关键。脾脏功能的健复，对改善各方面机能均有积极作用。"脾统四脏"，一荣俱荣，一衰俱衰，临床每见脾气一败，江河日下，元气渐离，故纠正贫血，每从补气益脾入手。药用黄芪、生晒参、怀山药、生甘草、首乌、胎盘等分研末。每服 1.5g，日服 2～3 次，用大枣，鹿含草煎汤过口，疗效颇佳。

5. 降血压，潜肝阳当寓补肾

慢性肾炎出现高血压，病之本在于阴阳失调，其标为瘀浊内阻。肾藏阴而寓阳，以阴阳互根之理而论之，单用平肝潜阳，此乃舍本而求末，非治本之法。当以滋阴补阳并进，木得阴阳两气之助，能遂其条达畅茂之性，颜老自拟"加减二仙汤"：仙茅 9g，仙灵脾 9g，当归 9g，赤芍 9g，丹皮 9g，黄柏 9g，知母 9g，生地 15g，川芎 4.5g，泽泻 9g。上盛者加望江南 9g，石楠叶 9g，下虚者加牛膝 9g，杜仲 9g。恶性高血压有危象先兆者加山羊角 30g，石决明 30g，常能取效。

6. 除溺毒，破关格手执六法

肾炎晚期，每致尿闭、呕吐并见，此乃溺毒内闭、关格之证。《伤寒六书》云："关则不得小便，格则吐逆。"每至于此，脾肾阳衰，阳不化湿，水湿内停，浊邪壅滞三焦，故"三焦相溷，内外不通"当是病之渊薮。颜老治此证，本着急则拯关格，缓则调气化之原则，常用方法有六：①升清降浊，降中有化。关格之证，呕恶频作，汤药难进，故解决呕吐，实乃关键。可用小半夏加茯苓汤和胃降逆，升清降浊。半夏常以生用，以加强止呕泄浊之力，常先煎，用量达 30g 未见副作用。②湿热兼治，清化浊邪。湿浊之邪最易化热，故溺毒日久，每见呕恶秽臭，苔黄而腻，若不及时清化，病情可日趋加重，当用黄连温胆汤以化湿清热，只要掌握时机，常能应手。③标本同治，补中寓泻。于附桂八味丸基础上加生军、六月雪、黑大豆等品，大黄乃降浊要药，其性苦泄，有蠲疾祛邪，泄热通腑之功，于此用之，促使溺毒从大便而去。也寓通后阴以利前阴之意。④活血化瘀，血水同求。关格一证，常由水气病久治不愈而成，临床常见唇萎舌青，口燥，自欲漱水不欲咽，肌肤甲错等瘀血表现，故可酌加泽兰叶、益母草之属以化血利水，或加水红花以活血化瘀，水蛭粉破血，皆有验。⑤利肠下泄，邪去正安。用生军、六月雪各 30g 煎成 100~150ml 保留灌肠，每日 1 次，保留 1 小时，起到相当于结肠透析的作用。⑥温补肾阳，阴中求阳。可用附桂八味丸加减以温补肾脾，促使脾肾之阳虚得以恢复，常用于恢复期。

二十三、遗尿失禁新解

遗尿多见于童稚，失禁多见于老人，以肾司二便，膀胱主约束，故前人谓其与肾、膀胱相关。颜老从肝、从肺辨治遗尿、尿失禁患者，取得颇为满意的疗效。

1. 从肝论治

足厥阴肝脉环阴器，下元之病，亦与肝脉攸关。肝体阴而用阳，以血为体，以气为用，藏血以养其体，疏气以遂其用。若肝失疏泄，初则气滞，久成血瘀，足厥阴肝脉气血失于宣通，气血不养前阴，以致膀胱失约，尿遗不止。颜老临证习用血府逐瘀汤，寓疏肝理气于行血之中，以顺肝之条达，气血畅通，则不治遗尿而尿遗自止，如兼有下元亏损者，常加紫石英、韭菜子，气机下陷者，则加升麻、白茵壳。

曾治淡某，女，17 岁。遗尿反复发作 11 年，口干，经常低热，入夜多梦，巩膜瘀斑累累，脉细弦而小数，舌紫红，苔薄腻，迭进补气益肾之剂无效，乃实其所实，治当疏肝理气，活血化瘀。药用：生地 15g，当归 9g，川芎 9g，赤芍 9g，红花 9g，桃仁 9g，柴胡 6g，桔梗 6g，枳壳 6g，韭菜子 9g，白茵壳 9g，升麻 6g，生甘草 3g。服药 1 月余，遗尿即止，其他症状次第消失。

2. 从肺论治

肺为相辅之官，治节出焉，统辖一身之气，无经不达，无脏不转，肺又为水之上源，与膀胱通气化，故肺气宣发，气行则水行，津液四布，水道通畅。小溲之通闭，与肺关系至密，若肺气壅滞，气化不及州都，膀胱失约，则遗尿不止。颜老临床习用麻杏石甘汤出入，以清宣肺气，通调水道，下输膀胱，启州都之气化，通上而达下。兼气机膹郁者，加枳壳、桔梗；气虚而滞者，加黄芪、党参、升麻等。

曾治吴某，女，55 岁。小便失禁 1 月，以睡中遗尿为主，轻时每夜 1 次，重则一夜 3 次，经常在子丑时刻发作。昼日也常因咳嗽、喷嚏而出现小便自遗，迭服温补固涩之剂效果不显。患者神疲乏力，胸闷胁胀，咳嗽不爽，痰黄且稠，咯吐不畅，舌红苔薄黄，脉细弦。证属肝郁化火，上犯刑肺，肺热不能约束水道所致，治以清肺疏肝。药用：生麻黄 6g，杏仁 10g，生石膏（先煎）30g，生甘草 3g，白术 10g，白芍 10g，防风 6g，陈皮 6g，升麻 3g，葛根 6g。服药 5 剂，遗尿即见好转，持续服药 1 周，夜间遗尿未发，昼日小便失禁亦消失。

二十四、性 病 论 治

性病因症状殊异而病名颇多，中医通常以疳疮、梅疮、便毒、结毒等称之，其病因外则沉匿柳巷花街，扰动淫火，感染邪毒；内则欲念萌发，淫火内灼，或膏粱厚味充斥口腹，遂生湿热瘀毒，浸淫下注，以致小溲淋漓涩痛，茎上生疮，肿痛不已，久而遍溃。颜老根据足厥阴肝脉绕阴器，肾主二阴，认为此病当从肝肾论治，实证治宜泻肝，虚证当以补肾，临床每取内外同治之法，有一定疗效。

内治之法，可借用治疗诸疮毒之法，总以清热解毒为治，初病属实，宜泻肝；久病多虚，宜辅以补肾，以扶正达邪。如病初阴茎肿痛，小溲涩痛者，治宜清热毒，疏肝结，泻肾火，可以八正散、龙胆泻肝汤主之；若已溃者，则宜清热解毒，凉血祛湿，方用黄连解毒汤、六味解毒汤（忍冬藤、土茯苓、木通、川芎、大黄、生甘草），兼有筋骨作痛者，加四物汤及羌独活、海桐皮之类；若病久血液耗伤，肌肤不泽者，可服六味地黄丸、七宝美髯丹等以培根本。

外治之法，则以拔毒生肌为主，多用于疳疮已溃者，凡轻证可取轻粉或胆矾、白矾、铜绿、水银用香油调后外敷，也可用黑灵丹（橄榄核煅存性30g，加冰片少许，研极细末，麻油调敷）；重症则用八宝化毒丹（犀黄1.5g，珍珠3g，人中黄9g，琥珀9g，朱砂9g，乳石15g，冰片1.5g，共研极细末，麻油调敷或干渗）；若疳疮愈后瘢痕明显者，可用大黄、白矾等分，研细末，外敷患处。

曾治一例梅毒性关节炎，患者两年来全身关节酸麻疼痛、手足肿痛，服多种止痛药无效，经查血清康华氏反应阳性，诊断为梅毒性关节炎。中西药遍治罔效，乃疏一丸方常服，土茯苓150g，忍冬藤、海桐皮各60g，防己、独活各45g，怀牛膝、白芍各30g，桂枝、甘草各24g，研末蜜丸，每服10g，1日2次。1月后，全身发出湿疮累累，蠕痒甚剧，随即痹痛竟失，手足肿大亦消，行动屈伸便利，复查康华氏反应阴性。

二十五、内外同修治癃闭

小便闭塞，点滴不出，初病为闭，久则为癃，统而言之曰癃闭。癃闭乃急症之一，其气机闭塞，胀满不食，气逆喘急，若不加控制，则有关格之变，多见于肾衰竭、前列腺增生等难治病。颜老治癃闭，常从气化失司立法，习用内外同修之法，其效捷便。

1. 内治重在畅通气机

《素问·灵兰秘典论》谓："三焦者，决渎之官，水道出焉。""膀胱者，州都之官，津液藏焉，气化则能出。"膀胱主藏尿，其通利与否必赖以三焦气化，气化一日不畅，水道必然一日不通，临床辨治癃闭虽有病气、病血之分，但总旨不离三焦气化功能失常，内治当以畅通气机为重，常用方法有三。

1）提壶揭盖法：滴水之器，上窍开则下窍通，此物化之常，核之医理，其理亦通，治疗尿闭，欲降先升，古人治此多用吐法，颜老仿其意而变其法，每在辨证基础上加入升麻、桔梗以升提其气，其效亦捷。

2）宣畅肺气法：肺为水之上源，主治节而能制约膀胱，通调水道。故凡因肺失宣肃而下窍之气不化者，当以宣肃肺气为治，每用生紫菀开泄肺郁，宣通窒滞，以解癃闭之苦；若肺气壅塞，胸痞尿闭者，则投以葶苈子直泻肺气，以求"泄可去闭"之效。

3）通阳化气法：治水者，必先治气，若阳气虚弱，则水必不利，唯有通补阳气为治。若肺气虚者，临证习用西洋参煎汤送服琥珀粉治之，每有开上启下之妙；脾气弱者用黄芪补气，苍术运脾，俾水津四布，清升而浊降；肾气亏者则以肉桂益火，或取附桂八味丸补水中之火，阴中求阳；并配以小茴香与泽泻同用，或以沉香与琥珀并施，以补中兼通，使气行则水行。

2. 外治主以通窍开闭

经云：大小不利治其标，大小利治其本。颜老以为治疗癃闭证，配以外治法，有"急则治其标"之效。外治法每选滑利渗透之药，但必须佐以辛温芳香之品，方可使药性透过皮毛，内达脏腑，使气机疏畅，窍开尿通。常用方剂有四：①豆豉15g，山栀9g，加葱一握，盐半匙，生姜2片，捣烂贴敷关元穴。②田螺1只，或以活蝼蛄2~3只，加盐一匙，麝香0.15g，共捣烂，调敷脐下。③石蒜、蓖麻子等分，捣敷两足底涌泉穴，外用纱布扎定。④生大黄、六月雪各30g，加水煎至150ml，待温，点滴保留灌肠。此方用于慢性肾衰竭、尿毒症患者。

曾治彭某，男，61岁。寒热后睾丸胀坠作痛，小便2日不通。患者口不作渴，少腹胀满，脉弦细，舌红苔少。乃用豆豉15g，黑山栀9g为末，加葱、盐捣烂成饼，贴于脐下关元穴，另服滋肾通关丸12g，两小时后小溲即通。

二十六、头为天象，清则灵，眩晕责之杂和钝

头为天象，诸阳会焉，若清则灵，若杂则钝。故凡六气外袭，痰浊内停，精血内虚，瘀阻清窍，皆能使清阳不升，眩晕乃作。临证发现大凡眩晕之作，虽病位在头，但病因各异，故须根据病程之久暂，病证之虚实而灵活施治，着重掌握风、痰、虚、瘀四个关键，方能不误。

1. 风

凡风者有内风、外风之别，又有虚实之分，而眩晕者多见于肝阳化风。常挟有痰浊上扰，如高血压病之眩晕，证见头目眩晕，易怒失眠，面红口苦，脉弦，舌苔厚腻，经曰"诸风掉眩，皆属于肝"，盖肝乃风木之脏，体阴用阳，其性刚，主动主升，若烦劳过度或情志郁勃，久则化火生风，内风上旋，且风火相煽，挟内壅之痰浊上扰巅顶而致眩晕，此类眩晕非一般化痰之法所能奏效，因肝阳有余之证，必以介类以潜之，或以咸降，以清泄阳热，而平上升之肝风。颜老常用羚羊饮子加紫贝齿、磁石、石决明、天麻等。若外感风邪，上犯巅顶，眩晕而痛，吹风受凉加重，则用川芎茶调散加减，可酌情加入蜈蚣、全蝎、僵蚕以搜风通络。

2. 痰

痰与眩晕，先贤阐述颇丰，故丹溪翁有"无痰不作眩"之说。此类眩晕临床颇为常

见，如梅尼埃病多属此类，证见眩晕如坐舟车，胸脘痞闷，耳鸣，恶心呕吐，脉滑苔腻。究其病机，有痰热中阻或水饮痰浊上泛之别。颜老以为前者宜用辛开苦降，药用黄连温胆汤或清震汤加减，后者可用泽泻汤加味以利水化饮，临床有较多验案可证。

3. 虚

因虚而眩，有阴虚、阳虚之不同，复有气虚、血亏之区别，故治虚眩，有育阴潜阳、养血柔肝、益气升阳之不同。育阴潜阳法适用于老年阴亏或素体肝肾不足，阴亏于下而致虚阳上扰，眩晕欲仆，头重脚轻，耳聋失眠，腰膝酸软，脉细弦，舌红苔薄等症。因肾水不足，肝阴亦亏，木失涵养而阳浮于上，龙雷之火上升。临床颜老常喜用龟板、鳖甲以填补真阴，龙骨、牡蛎以平潜肝阳，配杞菊地黄汤疗效更佳。养血柔肝法适用于肝失所养，眩晕时作，面色萎黄，口唇爪甲少华，肢体颤抖，脉细舌淡等证。因肝藏血，赖肾水以滋之，血液以濡之，故肝之用，全赖乎血。若失血过多，血不养肝，则头目眩晕，肢体颤抖，也属"血虚生风"范畴。然血虚则生风，非真风也，类似风动，故曰内虚暗风，此决非单纯潜镇所能奏效，肝为刚脏，非柔不克，必以补之、柔之。药用生地、当归、白芍、首乌、杞子、杭菊、黑芝麻等。益气升阳法适用于中气不足，中州失于斡旋，谷气不得升浮，症见眩晕绵绵，遇劳更甚，少气懒言，脉细，舌淡之证。盖脾胃同居中州，为一身气机之枢纽，敷布精微于全身，脾升则健，胃降则和，若脾胃功能失常，水谷精微无以化纳，气血生化乏源，升降之机紊乱，清阳之气不能上升，则为眩晕。颜老治此证，多从脾胃入手，以益气升阳为法，李东垣之益气聪明汤可谓合拍，药用黄芪、党参、升麻、葛根、蔓荆子、白芍等，或用补中益气汤加减，其中升麻一味，轻清上逸，挟黄芪之补，引脾胃之气上腾，复其本位，便能升浮以行生长之令，屡用屡验。

4. 瘀

瘀与眩晕，前贤较少论及，颜老从医70余载，潜心活血化瘀的临床实践，颇有所得。"人之一身不离乎气血，凡病经多日疗之不痊，须当为之调血，"眩晕亦然。何况头为天象，清则灵，容不得半点杂和瘀，若因外邪入据脑户，阳气被遏，气血运行受阻，瘀血交滞不解，则眩晕缠绵难愈；若因跌仆外伤，瘀血停留，阻滞经脉，清窍失养，其瘀之端倪更显。故用通窍活血一法，治眩颇佳，常以王清任通窍活血汤重用川芎，加通天草、水蛭等以加强破血之力。

二十七、肝厥治疗心法

肝厥，《素问·厥论》谓之"厥阴之厥"，至《儒门事亲》则专列条目。其症状为头沉沉然，目疏疏然，唇漯漯然，口不能言，身不能惮，明显带有七情所伤的特点。肝厥一证以肝风痰火及龙雷上冲为本，或挟胆怯心虚，或兼营卫乖乱，发则卒不知人，辨证不难而治之匪易。先贤马培之徵君能得其括要，龙雷起于海底泽中，其不潜不镇者，气血逆乱则翻江倒海，血之与气，并走于上，厥骤然莫制，宗"调其血气，令其条达而致和平，"则气血并而不悖矣。以此类推，临床常用血府逐瘀汤加磁朱丸、生铁落以疗精神、神经系统疾病，颇能应手取效，故传为心法。

曾治周某,女,46岁。患者1976年作乳房癌手术,1977年又行双侧卵巢摘除,1978年再作甲状腺瘤切除术。术后五六日,无明显诱因,突然呛咳,憋气窒息,声如鸡鸣,神情紧张,恐惧欲死,取水饮之而渐缓,此后不定期发作,每发作则饮水自救,或按合谷,亦能暂缓其苦,日久已致声哑失音,历时达四年,百治不效。邀颜老会诊,得脉细舌红,系术后气血瘀结,阴阳乖违使然,遂订四逆散、四物汤加丹参、香附、郁金、桔梗、牛膝、水红花子。仅七剂,憋气已舒,发音清朗,一反潇肃之象。后给予衡法调治,1月后竟得痊愈。

又一例赵某,女,40岁。阵发性昏厥频作6载,发作时精神恍惚无主,有濒死之感,血压骤升,曾经当地多家医院会诊,不明其所以,遍用镇静药及中药补益之品,无效。于1988年10月6日请颜老会诊,证见眶周色素沉着,口唇青紫,脉细涩,舌紫苔薄,与王清任所云脑气与脏气不接者吻合,取血府逐瘀汤去牛膝,加失笑散、郁金。14帖药后,厥未再作。原方加葛根、紫贝齿调治,6年之宿疾得愈。

二十八、失眠痼疾不忘气血

失眠一证,虽涉及五脏六腑,但其病机总与营卫气血运行失常相关。临床辨证有内外因之分,外因多由外邪深入,或喘咳之不休,或诸痛之不止,或疟痢之不已,或肿胀之不愈,以致营卫气血出入失度而不眠;内因则总由情志不遂,气血失畅,导致五志逆乱,入夜不寐。历代医家论治失眠,或治心神,或疗肾水,众说纷纭,各执己见。颜老从气血失和论治,疗效显著。失眠患者每以情志变化为主因,又以失眠加剧而五志之逆乱,气血之失衡,故而治疗当以调畅脏腑气血为宜,若一味强调安神则有所偏颇。而肝主谋虑,主疏泄,主藏魂,与气血之调畅关系最密,论治顽固性失眠,尤当以治肝为先。故临床常备二方,以调畅气血枢机,每多应手。

1. 从气郁论治,主以柴胡加龙骨牡蛎汤

柴胡加龙骨牡蛎汤,取小柴胡之半为主药,以调畅气机,疏肝解郁,升清降浊;辅以苓、桂平冲安神,龙、牡及铅丹镇静定魂;佐使大黄泄热去实;诸药相配,共奏疏肝气,泄郁火,定肝魂,镇心神之功。故柴胡加龙骨牡蛎汤对肝郁化火,证见入夜烦躁,难以入睡,或梦呓频作,或有梦而遗,兼有急躁易怒,头晕目眩,便秘溲赤,舌红苔黄,脉弦数等顽固性失眠者最为适宜,方中铅丹多以磁石或磁朱丸替代,大黄每用制大黄,取其泄热镇惊之效,不堪泄泻者,代以黄连亦佳。

刘某,男,32岁。患神经官能症10余载,迭进各种镇静药无效,患者入夜难眠,梦遗累发,头晕耳鸣,胸痞心悸,小溲黄赤,舌红苔薄黄,脉弦数,证属气郁化火,肝魂不宁。药用:柴胡18g,黄芩12g,法半夏18g,党参18g,煅龙骨30g,煅牡蛎48g,茯苓24g,大黄12g,桂枝12g,生姜6片,红枣10枚。上药共研粗末,每日取27g,水煎服。服至1料后,诸症均减,入夜能睡眠6小时,梦遗亦止。再以原方续进1料后停药,疗效巩固。

2. 从血瘀论治，方用血府逐瘀汤

气滞血瘀患者每多情怀不遂，肝失疏泄，初则气机郁结，日久必致气滞血瘀，凝滞脑气，神明受扰而失眠，即使入睡，也乱梦纷纭，兼有情志郁郁不乐，时喜叹息，胸胁胀痛，舌紫，脉弦或涩等。颜老以为血府逐瘀汤能平衡气血，调整阴阳，治疗瘀血失眠者，常可获显效。此方取桃红四物汤为君，功在活血化瘀；臣以四逆散疏肝理气；佐使枳壳、桔梗一升一降，调畅气机，牛膝导血下行。俾气通血活，则肝顺条达，瘀去郁散，脏气与脑气相接，神魂自安。如加磁朱丸、生铁落等重镇之品，则疗效更佳。

陈某，男，42岁。顽固性失眠2年余，彻夜难眠，少睡则乱梦迭作。患者性情忧郁，头晕且痛，面色黧黑，胸背部汗斑累累，下肢肌肤甲错，舌紫苔黄腻，脉细弦。证属肝郁日久，气滞血瘀，神魂失养，药用：柴胡9g，生地15g，赤芍15g，当归9g，川芎15g，红花9g，桃仁9g，枳壳5g，枳梗5g，牛膝5g，磁朱丸（包）9g，生甘草3g。2剂后自觉精神舒畅，入夜亦能安睡，再服7剂，头晕痛明显好转，每夜睡眠可达5小时以上，乱梦亦平，上方去磁朱丸又服2周，失眠告愈，肌肤甲错，汗斑亦见消退。

二十九、血 无 止 法

血上溢由口鼻而出，无非阳络之伤；血下溢从二阴而下，不外阴络之伤。出血一证，即血溢脉外之谓。颜老论治出血证，力主"血无止法"之说，主张审证求因，辨证施治。

1. 实火迫血，投药不厌寒凉

血之为物，温则行，冷则凝，火热内炽，则迫血外溢，故《济生方》谓："夫血之妄行也，未有不因热之所发。"古代医家虽有"服寒凉百不一生"之儆语，然对起病急、来势凶、血色鲜红而量多的实火血证，则当宗唐容川"治火即是治血"之说，亟宜苦寒之剂折其火势。若囿于不宜苦寒之说，必然姑息容奸，延误病情。故强调对实火出血，药不厌凉，凉不厌早。不厌凉乃指用药宜凉宜重，不厌早则谓用药宜早，热去即止，不可过量，以避冰伏之虞。临证对火热炽盛之咯血吐血，颜老习用犀角地黄汤清热凉血，甚则合紫雪丹投之，考紫雪丹既有犀、羚、石膏、寒水石之凉，又有沉香之降，功能清热泻火，降逆止血，每日1.5g，分2次冲服，既验且便。对出血反复，正虚邪实者，尤推崇张璐玉之瑞金丹（大黄、秋石），取其一清一滋，亢者平而亏者盈，且大黄得秋石之制，不伤阴，不败胃，允为良方。

2. 气逆血溢，降气即是降火

凡血液上逆，或唾或呕或吐，或咳或咯或衄，每每兼见烦躁面赤，胸闷灼热，或腹中热气上冲等，多因气逆所致。气为血帅，气有余便是火，火盛则气逆，气逆则血溢于上。《血证论》谓："治病之法，上者抑之，必使气不上奔，斯血不上溢。"故治血必须治气，降气即是降火，火降则气不上升，则血无溢出上窍之患。临床对胃火炽盛，气降火升之吐血者，颜老每用泻心汤加代赭石、枳实、旋覆梗之类；肝火上炎，迫血上溢之呕血者，多取当归龙荟丸加白芍、丹皮、桑叶之类；肺失肃降，随火上逆之咳血者，则投

千金苇茎汤加黛蛤散、枇杷叶、杏仁之类；并均参以降香一味，既降气，又化瘀，俾气降瘀消，血络自安。此外，还常用外治法以降气止血，如鸡蛋清调大黄末敷太阳穴，或姜汁调附子末敷涌泉穴以导气趋下。

3. 血瘀脉络，活血则血自止

血瘀内阻，血行不循常道，出血不时举发，遂成血证之根。瘀血出血表现为血色鲜紫相混，夹有血块，头痛或胸腹疼痛，颜面黧黑，巩膜瘀斑等，多因反复出血，或用药寒凉太久，骤补太早，以致败血留积。何梦瑶曾言："凡血妄行瘀蓄，必用大黄、桃仁行血破瘀之剂，盖瘀败之血，势无复返于经之理，不去则留蓄为患，故不问人之虚实强弱，必去无疑。"活血祛瘀能使血循脉道而行，不止血而血自止，故颜老临证习用桃红四物汤出入治肌衄，生蒲黄、土大黄、白及等分研末治呕血、便血，花蕊石散治咯血、尿血，水蛭粉吞服治小脑血肿，生蒲黄治眼底出血，血府逐瘀汤治崩漏等。对其他原因引起的出血，亦常佐入参三七、蒲黄、茜草之类，防其留瘀，以求事半功倍之效。

4. 血随气脱，亟宜益气固摄

虚证出血多见于血出如涌后，或长期反复出血者，血去正伤，证由实转虚，辨证有阴亏、气虚之分，阴亏者易于辨认，气虚者则易疏忽。根据"阳虚阴自走"的理论，血不自运，必藉阳气以运之，阳气虚弱，阴血失其固摄而外溢。证见出血频作，遇劳则发，神倦肢冷，面色㿠白少华，舌淡苔白，脉细软等，治此亟当益气固摄。用药不避辛温，如重用一味白术治咯血，独参汤、理中汤治吐血，黄土汤、参附汤治便血。即使属阴虚出血者，也每在滋阴剂中佐入益气之品，如生脉散加黄芪治咳血，知柏地黄汤合补中益气丸治尿血等，以求固摄止血之效。

三十、治血执四法，临证细度量

内科急证出血，来势湍急，出血量多，并有咳血、吐血、便血、尿血与衄血之不同。大凡在急性期多表现为火升血溢，热迫血络，即所谓"血无火不升"，"出血总缘于热"。日久则可耗伤气血，瘀阻血络，呈现虚实错杂之证。故颜老指出，在临诊时应注意辨其标本的轻重缓急而应变，注意气火的亢害承制、瘀滞与出血的因果关系以及正胜与气脱的顺逆转归而灵活施治，一般常用治血四法。

1. 清热泻火，急折其势

血证骤发，气盛火旺者较多，盖热迫血络，血受热灼，血热妄行，则血出汹涌，且多血色鲜红，不可抑止。当是之时，"正宜下之，以折其势，"可逆其腾溢之气。大黄正具其功，对消化道出血者尤著。大黄不但味苦辛寒而具泻火凉血之功，还因其药性向下能使已入血分之瘀滞、热毒、痞块得以下行。临床广泛用于火盛血动患者，往往能奏奇效，还可研粉与鸡蛋清调敷两侧太阳穴以治咳血、吐血之一切血涌向上之证，能折其血热之势。而对血证缠绵不愈或年老体弱，虚劳吐血瘀结者，张璐玉之瑞金丹（大黄、秋石）多验。然火热动血每与心肝肺关系至密，故当犀角（或水牛角代）以泻心火，羚羊角以熄肝火，焦山栀以泻胃火，黄芩以清肺火。

2. 降气调气，宁络和营

陈无择谓："人之脉者，乃血之隧道也，非气使则不能行。"气为阳，血为阴，阴阳并行而不悖，才能气血调畅，血循常道。若由于气郁、气逆、气火迫血，营阴不能循其常道，则脉络不宁，血溢脉外。临床常见烦躁郁怒，喜冷饮，出血量多，面红目赤，此时气火为病之渊薮，非降气则不能抑其火，不调气则难以顺其血。故当降气调血，宁络和营，降气即降火。可首选降香，因降香味辛苦而性寒，辛开苦降能治气火上逆之血证。其他如牛膝、紫草、赤芍、丹皮也能降气泻火以折火势而宁络，可酌情选用。

3. 祛瘀止血，推陈致新

出血与瘀血互为因果，出血每致留瘀，瘀血不去，则新血不生，诚如唐容川所说，"经隧之中，既有瘀血踞住，则新血不能安行无恙，终必妄走而吐溢矣，故以祛瘀为治血要法。"验之临床诚然，故于临证常以去蓄利瘀，使血返故道，可结合清热、降气、益气等法而广泛用于出血诸证。如用止血粉（土大黄、生蒲黄、白及）化瘀降火而宁络，治疗上消化道出血，投花蕊石散以治咯血、便血、溲血，以水蛭粉吞服治小脑血肿，用生蒲黄治眼底出血，取贯众治子宫功能性出血，用蒲黄加马勃治舌衄，投四鲜汤（鲜荷叶、鲜生地、鲜侧柏叶、鲜艾叶）治疗再障出血，皆取祛瘀生新之意，不用涩血药而血自止。

4. 补气摄血，速以固脱

气存血中，气无所依则可随血而脱，而气虚不摄则更易险象叠生。临床常见大吐衄，或反复失血，面㿠不华，脉细无力，甚则大汗淋漓，肢冷而厥，前贤有"有形之血不能速生，无形之气所当急固"之训。颜老临床常用独参汤以益气摄血，固阴归经，以求气复返而生，亦常用黄芪、升麻益气摄血以治血崩气脱，尤其是王清任急救回阳汤（人参、附子、干姜、白术、甘草、红花、桃仁），益气与活血药同用，对血家厥逆有较好疗效。对各类大出血具有失血性休克倾向者可作为抢救措施之一。

如治叶某，男，38岁。鼻出血量多不止，面色潮红，口苦，心烦易怒，睡眠不酣，大便干，舌红苔黄，脉弦数。此为肝火灼络，气升血溢，应以降气清肝为先。药用：龙胆草9g，石决明30g，降香3g，丹皮6g，炒山栀9g，黄芩6g，郁金6g，生地18g，女贞子15g，旱莲草15g。另用白茅花15g，豆腐一块，用清水两碗同煨。去渣顿服，两剂后衄血已止，心烦大减。

又如治王某，男，34岁。血小板减少性紫癜，四肢紫斑色暗，口干溲赤，反复不愈，治以化瘀止血，推陈致新。药用：虎杖30g，丹参15g，升麻6g，红花9g，桃仁9g，生地12g，赤芍12g，当归9g，川芎3g，全部活血之剂而无一收涩之品，用药一月，紫斑消失，血小板恢复正常。

三十一、中医药抢救异型输血

异型输血引起之溶血反应，出现急性肾衰竭、心肝功能损害、肺部感染，可用"急瘀症"命名之，其瘀有别于"久病多瘀"。在短时间内气血凝结，症势凶险，现代医学多以抗休克、利尿、抗感染、防止出血等综合抢救措施，但尚无一种有效的针对性药物，也很少考虑中医中药的参与。故而对中医来说，是一个新课题。

颜老曾治王某，女，28岁。第一胎因妊娠中毒症行剖宫产，术中出血较多而误输异型血200ml，三小时后多汗少尿，恶心呕吐，高热39℃，烦躁不安，心率106次/分，血压170/110mmHg。实验室检查：血常规：红细胞2.4×10^{12}/L，血红蛋白72g/L，白细胞14.9×10^9/L，中性粒细胞比例81%，淋巴细胞比例19%；电解质：钾3.43mmol/L，钠132mmol/L，氯96mmol/L；肝功能：谷丙转氨酶165U/L，麝浊2，麝絮（-），脑磷脂絮状试验（-），蛋白倒置，非蛋白氮85；尿镜检：蛋白少许，红细胞（2+），白细胞（+），比重1.1015。邀颜老会诊，脉弦数，舌红苔薄，拟为产后百脉空虚，异型之血入客，凝结为瘀，瘀热燥灼营阴，呈正虚邪实之候，亟予清营化瘀，理气利尿，扶正达邪。处以生脉散，洋参为君，加大剂量丹参、丹皮、紫草、桃仁、山楂化瘀解凝，辅以紫雪丹、连翘、山栀泄热润燥，琥珀、沉香利尿。二剂凶势已趋平稳，改紫雪为广犀角，五帖热退身和，唯现气阴两虚本象，转益气养阴收功。

由此可见，活血化瘀是适合异型输血后病理变化的一种治疗方法。因不同血型的血液混合时，凝集原与相对的凝集素互相作用，造成红细胞互相凝集和大量破坏，血红蛋白从红细胞逸出，游离在血浆中，引致广泛性毛细血管渗血，使血液内固有之凝血物质大量消耗，血小板、纤维蛋白原及凝血酶原等降低而产生溶血。实验室所见，血液具浓、黏、聚的瘀血特征。活血化瘀疗法对异型输血抢救成功，为解决诸如急性弥漫性血管内凝血（DIC）、充血性心力衰竭、急性哮喘症状持续不止、中毒性肺炎及脑炎等"急瘀症"提供了线索，为中医内科急症抢救开创了活血化瘀治疗的新途径。

三十二、痛经不孕取乎解郁与暖宫

女子以血为本，血液枯耗，固能导致冲脉失盈，任脉失养，影响摄精受孕，而血行瘀滞，尤能滞涩气机，阻塞胞脉，致使难以受精成胎。凡治不孕，必先调经，而不孕兼有经前腹痛者，则首当辨治痛经。痛经病因多异，一般而言，刺痛为瘀，绞痛为寒，疼痛绵绵属虚，腹痛灼灼属热，痛而兼坠为气虚，时痛时止为气滞。颜老以为痛经以血为病，主张"血病以行气为先"，"血病以热药为佐"，执简驭繁，可将痛经不孕分为气滞血瘀、寒浊凝滞二型辨治，收效显著。

1. 气滞血瘀，治宜解郁化瘀

女子以肝为先天，易于怫郁，郁则气滞，血亦凝泣，继而波及五脏六腑之气血，造成寒热虚实的不同病理。经行腹痛虽表现不一，但其大旨总不出乎肝郁气滞，甚则气滞而血瘀，其表现多见经前或经期小腹坠胀作痛，拒按，经量少而不畅，色紫夹有血块，血块排出后痛势顿减，或有胸胁胀痛，舌质紫暗，或有瘀点，脉沉弦，或沉涩。治此宜用解郁化瘀法，颜老临证习用血府逐瘀汤出入，以理气解郁，活血止痛。若肝郁甚者，每配合以逍遥丸；血瘀明显者，则加泽兰、益母草之属，常可获得肝疏心恬，自然欢合之效。

2. 寒浊凝滞，主以温暖胞宫

女子临经之际涉雨受凉，或贪饮凉物，最易导致寒浊着入胞宫，经水之道随之闭塞不通，证见经前或经行时小腹拧痛抽痛，喜暖恶凉，按之痛甚，经量少，色黯红，或紫有块，四肢不温，胁肋掣痛，舌质紫，苔白润或腻，脉沉紧。治此须用辛温之品，以祛寒化浊，温暖胞宫，俾胞宫寒浊得以温化，经水得以通畅。临床常用少腹逐瘀汤、化瘀赞育汤（血府逐瘀汤加紫石英、蛇床子等）化裁，祛寒暖宫，促其受孕。

曾治刘某，女，30岁。患者早婚，婚后即患痛经，周期紊乱，经来色紫，有血块，婚后5年未育。经检查男女双方均无器质病变，患者脸色苍黑有瘀斑，性情乖违，手心灼热，胸肋刺痛，口干失眠，舌紫苔薄，脉沉弦。证属肝郁血瘀，寒凝胞宫。治以日服一剂血府逐瘀汤，月经来前连服五剂少腹逐瘀汤。治疗3月后，月经周期正常，腹痛消失。遂停服血府逐瘀汤，改为每月经前服少腹逐瘀汤五剂，半年后即孕，顺产一男婴。

三十三、脏躁辨治当分虚实

"脏躁"属情志之病，多见于女性。历代医者皆从养心安神，健脾益气入手，不可不谓偏颇单一。临证所见，脏躁一证，大多病程日久，缠绵难愈，脏阴不足，干燥躁动，必致肝郁气滞，心火偏亢，气滞则血瘀，火盛则灼津，病情复杂，变生多端，故谓脏躁辨治，当分虚实。大凡情绪不宁，胸胁胀痛，烦闷急躁，易怒善哭，失眠多梦，脉实形盛者，此乃实证。缘于情志不舒，肝郁气滞所致，治当以疏肝理气，活血化瘀，所谓"木郁者达之"、"血瘀者逐之"，投血府逐瘀汤多能奏绩。若见面部色素沉着，肌肤甲错，形体消瘦，或经行腹痛，月经血块，舌质紫黯，脉细涩者，加服水蛭粉1.5g，或入益母草、泽兰叶各9g；若郁郁寡欢，佐菖蒲、郁金之属；若烦躁不安，气郁化火者，佐山栀、丹皮，或入黄芩、龙胆草之泄肝泻火，也可用龙牡镇潜。颜老曾治杨某某，每次行经前即有精神忧郁，情志烦乱，哭笑无常，少寐多梦，手心烦热，眶周发黑，巩膜瘀丝累累，舌红苔薄，脉细弦。该患者肝郁气滞，郁火上扰，瘀血内停，脏阴不足之象已谛。故治拟疏肝逐瘀之法，稍佐养阴之品，用血府逐瘀汤加淮小麦、甘草，按法调治，诸症顿失。翌年因投考大学，思虑繁重，旧疾又作，复予前法，效如桴鼓。至于虚证，多因病久精血暗耗，心失所养，心神不宁所致。当以养心宁神，前贤多有阐述，甘麦大枣汤、百合地黄汤及归脾汤，皆有效验，可随证施用。

三十四、小儿夜啼多因客忤起

世传小儿无七情之变，未尽然也。传统辨证责之心肝有热，投以导赤散或泻青丸，亦有寒盛腹痛而致者，投温寒止痛之理中、良附辈，然则往往不能取效。考《医林改错》中有关小儿夜啼项下，有四则可参。①夜睡梦多是血瘀，此方一二副痊愈，外无良方；②夜不能睡用安神养血治之不效者，此方若神；③何得白日不啼，夜啼者，血瘀也，此方一二副痊愈；④夜不安者将卧则起，坐未稳又欲睡，一夜无宁刻，重者满床乱滚，此血府有瘀，此方服十余副可除根。

夫小儿入夜惊啼，证除此而外，或有发热，或有汗濡衣，或无汗身燥，面青若紫，手足蠕动，是白天见非常之物，听非常之响，或失足落空，跌仆闪挫，归纳之为客忤所起。大凡睡卧不宁者，魂不安之故，魂为阳，夜则魂藏而不用，魂不能藏，所以不宁；寐必恍惚，魄亦不安，魄为阴，寐则阴气不足故，古人之谓邪气乘于心，惊气袭于肝，神气怯弱者，尤能乖乱气血。稽血府逐瘀汤，以川芎、赤芍、桃仁、红花为化瘀之核心；柴胡疏畅肝气，为化瘀之辅；当归、生地养血活血，可矫化瘀之偏；另以桔梗引上，枳壳调中，牛膝导下，使药力遍达三焦；殿以甘草和胃协理其间，化瘀以解惊气之结，活血以畅气机之聚，丝丝入扣，故常在一、二副即能取胜。

现代医学认为第一信号指具体的光、声、嗅、味、触，直接作用于眼、耳、鼻、舌、身等感受装置，如超越常度的刺激则能引起大脑皮层功能之紊乱，西医多采取安慰剂治疗，但疗效平平。颜老恒以"血府"为平衡气血之手笔，调整阴阳，协调五脏不和之象，对神经、精神科疾患，投之皆有效验。其对小儿夜啼之所以有效，亦缘于此，历年以此法治愈小儿夜啼症甚众，收效亦捷，有药到病除之趣，临床一得，堪足介绍。

三十五、带状疱疹后遗疼痛之治疗

近有男性华某，68 岁，患带状疱疹后 3 年，局部红势已退，唯胸胁皮肤疼痛不已，胜似火燎，于 1995 年 7 月 21 日来门诊求治，诊时患处疼痛如灼，不能触摸，大便干结不畅，苔薄腻，脉弦数。诸痛疮疡皆属于心，而胸胁为肝胆之分野，当以清心泻肝，凉血败毒立法。方拟生地、水牛角、丹皮、赤白芍、紫草、胡黄连、七叶一枝花、连翘心、生甘草、当归、绿豆衣等，服 14 帖。二诊时诉药后大便畅利，痛势顿挫，但未几又作，局部灼热依旧，于前方中加龙胆草以泻火泄热，生蒲黄以化瘀疏络，又 14 帖。灼热减而痛又作，火热大势已退，久痛络道瘀阻、营气亏虚，余邪难得骤解者，还当扶正养血。即疏黄芪、白术、防风、当归、芍药、甘草、丹皮、黑栀、薄荷、丹参、生蒲黄、五灵脂、珠黄散等出入为方。21 帖后热痛均消，脉气和缓，舌苔净化，精神爽朗，3 年之顽痛一旦清除，竟有云开日出之感。

目前带状疱疹发病原因尚不清楚，一般认为当某些因素使潜伏于神经细胞内的感染病毒激活并复制，即在皮损的相应区域内出现疼痛。西医多采用对症治疗，如阿司匹林、干扰素、转移因子，预后多数良好。但留有后遗神经痛，治疗颇为棘手，如本案曾经使用镇痛药、催眠药、安定药，直至麻醉药，效果均不佳，延及 3 年，已成痼疾。颜老区分带状疱疹的原则，凡干焦而周围红晕焮赤，其色妖瘁者，必是心肝二经火毒相攻，治当清热败毒，如清热不彻，败毒不尽，皮损虽愈，必后遗疼痛；而另一类多属风毒夹湿，皮起风粟，作痒作痛，疱浆饱满，破溃流滋，不可过用风药，宜利湿败毒。一般本病皮损与疼痛相隔未几而愈，若疼痛历时久远，必当分辨虚实投药。

三十六、活血化病法治疗心脑血管病

1. 冠状动脉粥样硬化性心脏病

本病主要病机为"阳虚阴凝"，多由于机体阴阳寒热失调，气机逆乱，导致血液瘀滞,心脉痹阻,不通则痛,故瘀血为冠心病之病理基础,因人因时,可有痰浊、寒凝、气滞、阴虚、阳虚等不同兼证。临床表现,又可分为隐性冠心病、心绞痛、心肌梗死等型。颜老应用活血化瘀法治疗该病,其辨证论治可分为:

1) 气滞血瘀:症见胸痛如刺,或绞痛阵作,痛有定处,甚则胸痛彻背,背痛彻心,或痛引肩背,胸闷如窒,常喜叹息,舌质紫暗,或有紫斑,苔薄白,脉弦或有歇止。治以活血化瘀,行气通络。方用血府逐瘀汤:生地12g,赤芍10g,当归10g,川芎6g,红花9g,桃仁9g,柴胡6g,枳壳6g,牛膝6g,桔梗6g,甘草3g。加减:血瘀气滞并重,胸部闷痛甚者,酌加参三七末3g,血竭末3g(另吞)或沉香1.5g,檀香1.5g后下,或降香4.5g;血瘀较重,胸部刺痛甚者,加郁金6g,延胡索10g,丹参10g;阳虚阴寒,胸痛剧烈,伴畏寒肢冷者,酌加桂枝6g,高良姜3g,细辛3g;气郁化火,烦躁眩晕,口苦咽干者,加丹皮6g,桑叶9g,山栀6g。

2) 痰瘀闭阻:症见胸闷气短,动辄喘促,胸痛彻背,咳嗽痰多,身重头晕,心悸不宁,舌质紫暗,苔浊腻,脉弦滑。治以祛痰通阳,活血化瘀。方用温胆汤加味:竹茹6g,枳壳6g,法半夏10g,陈皮6g,茯苓10g,全瓜蒌15g,丹参10g,郁金6g,赤芍9g,甘草3g,薤白9g。加减:痰瘀痹阻心阳,胸痛彻背,加桔梗6g,桂枝6g;痰瘀痹阻肺气,胸痞气促甚者,加旋覆花(包)9g,红花9g,檀香1.5g;痰瘀痹阻胃脘,胸脘胁腹胀满,加白蔻仁3g,广木香9g,山楂9g。

3) 气虚血瘀:症见胸痛隐隐,劳则更剧,频繁发作,心悸怔忡,胸闷短气,神萎乏力,动则自汗,舌质胖紫,苔薄白,脉弦细无力,或脉结代。治宜益气养心,活血化瘀。方用颜老验方益心汤加减:黄芪15g,党参10g,葛根9g,川芎6g,丹参12g,赤芍10g,山楂10g,菖蒲6g,决明子30g,降香4.5g。加减:气虚阴盛,胸痛甚者,加肉桂3g,参三七末(另吞)3g;气虚甚者,党参改人参粉(冲服)3g;气虚及阳,脉迟肢冷者,加附片6g,桂枝6g;阳虚欲脱,面色苍白,四肢厥冷者,加别直参(另煎服)3g,附子9g,干姜3g,桂枝9g。

4) 阴虚血瘀:症见胸闷心痛,心悸怔忡,头昏耳鸣,口干烦躁,手足心热,入夜少眠,舌红或紫暗,紫斑,苔薄净或剥苔,脉细弦。治以育阴养心,活血化瘀。方用育阴通脉汤:首乌10g,女贞子10g,旱莲草10g,桑葚子10g,胡麻仁10g,丹参12g,赤芍10g,葛根10g,煅龙牡(先煎)各30g,五味子6g,麦冬9g。加减:阴虚肝阳上亢,心烦易怒,加双勾(后下)15g,桑叶9g,丹皮6g,山栀6g;阴虚心神不宁,烦躁不眠,加茯苓10g,枣仁10g,远志9g,合欢皮9g。

2. 脑卒中

中医之"中风"、"卒中"、"痦痱"等皆属于脑卒中。可分出血性和缺血性两大类,出血性脑血管病包括脑出血和蛛网膜下腔出血;缺血性脑血管病包括脑血栓和脑栓塞。颜老认为其病理特点皆与血瘀有关,其辨证论治如下:

1) 瘀血阻络:症见口眼㖞斜,口角流涎,语言不利,肌肤麻木,半身不遂,或有寒热,肢体拘急,肌肉关节疼痛,舌紫红苔腻,脉弦滑。治拟活血祛风,和营通络。方用大秦艽汤加减:秦艽10g,羌活9g,防风6g,白芷6g,白附子6g,全蝎3g,当归9g,川芎10g,赤芍10g,细辛3g,甘草3g。加减:口眼㖞斜加用番木鳖适量研末,醋调外敷颊车穴；痰瘀阻窍，语言不清加菖蒲 6g，远志 6g，郁金 6g；痰瘀阻于经络，肢体疼痛加地龙 6g，僵蚕 9g；瘀滞化热，头痛面赤者，加黄芩 6g，生石膏（先煎）15g。

2）肝阳夹瘀：症见半身不遂，口眼㖞斜，舌强语謇，眩晕头痛，心烦易怒，面赤身热，气粗口臭，或有肢体抽搐，甚则牙关紧闭，口噤不开，两手握固，舌紫红苔黄腻，脉弦滑而数。治以清肝潜阳，活血熄风。方用镇肝熄风汤加减：龟板（先煎）15g，龙骨（先煎）15g，牡蛎（先煎）30g，赤白芍（各）10g，天麻 4.5g，元参 10g，牛膝 10g，丹皮 9g，地龙 4.5g，全蝎 3g，甘草 3g，菖蒲 9g，水蛭 1.5g。加减：肝火内蕴，大便秘结加生军（后下）9g，芒硝（冲）9g；头晕头痛者加羚羊粉（冲）0.6g；痰热迷心，昏迷不语，急用安宫牛黄丸一粒冲服。

3）痰瘀交阻：症见半身不遂，口眼㖞斜，舌强语謇，静卧嗜睡，四肢不温，喉间痰涎壅盛，甚则神志昏迷，舌紫，苔薄腻，脉滑。治宜祛痰开窍，活血化瘀。方用涤痰汤加减：竹茹 6g，半夏 9g，枳实 9g，胆南星 6g，白术 9g，赤芍 9g，丹参 12g，川芎 6g，石菖蒲 6g，陈皮 6g，甘草 3g，水蛭 3g。加减：头晕、头痛加天麻 4.5g，夏枯草 10g，白蒺藜 12g；瘀血阻络，肢体麻木加桃仁 10g，红花 9g，地龙 4.5g；痰迷心窍，神昏痰鸣者，急以苏合香丸一粒化服；正气虚脱，突然昏仆，四肢厥冷，急以附子 9g，生晒参 15g，煎汤鼻饲。

4）气虚血瘀：症见肢体麻木，半身不遂，口眼㖞斜，面色㿠白或萎黄，倦怠乏力，气短心悸，自汗便溏，舌淡紫苔薄白，脉细。治以益气活血，祛瘀通络。方用补阳还五汤：黄芪 30g，当归 10g，川芎 10g，赤芍 10g，桃仁 10g，地龙 4.5g，红花 10g。加减：气虚较重，脉虚无力者加倍用黄芪；瘀血较重，肢体不仁加水蛭 3g，地鳖虫 4.5g；气血两虚，神疲头晕加熟地 15g，鸡血藤 30g；肝肾不足，下肢瘫痪加桑寄生 15g，川续断 9g，牛膝 9g。

三十七、肺性脑病从痰瘀论治

肺源性心脏病、肺性脑病，一般多责肺肾之虚、痰涎之盛，或兼郁热，或由水泛，而少有从瘀论治者。颜老以为慢性肺源性心脏病除具有咳喘、咯痰等痰浊蕴肺症状外，往往伴有不同程度的面色晦滞，甚至黧黑，唇甲紫绀，颈脉怒张，肝大压痛，舌质淡紫或黯红，或有瘀斑，舌下静脉青紫、粗大、屈曲，脉象迟、涩、促、数等瘀血指征。肺性脑病乃肺源性心脏病之危象，病及肺、心、脑等重要脏器，肺主气而心主血，脑为元神之府，至高至上，乃清灵之地，纯则灵而杂者钝。若气滞使津成痰，血凝致瘀，痰瘀交阻于肺，蒙蔽于心，交杂于脑，以使肺失宣肃而喘促，神明失主而妄言，脑府失灵而昏迷，种种危象，总因痰瘀，治疗亟当逐瘀、涤痰，以合"必伏其所主，而先其所因"之旨，临床每取抵当汤合葶苈大枣泻肺汤同用，或加水蛭、苏木以活血；海浮石、半夏以祛痰；石菖蒲、远志以宣窍醒神，则疗效更捷。

如治张某，男，60岁，患慢支、肺气肿病史 10 余年，每因气候交变时发作。近 2 周因受凉而病情加剧，咳喘，胸闷，夜间不能平卧，下肢浮肿，于 1994 年 3 月 17 日入院。患者呼吸喘急，口唇紫绀，神志尚清，精神萎软，至傍晚则出现嗜睡，呼之尚能睁眼，小便失禁，颈静脉怒张，球结膜水肿，两下肺闻及干湿啰音。血常规：WBC 7.8×10^9/L,

N%80%；血气分析：PH 7.296，PCO$_2$ 79.5mmHg，PO$_2$ 30mmHg，SO$_2$（%）48%。诊断为肺性脑病，属中医"肺胀"危候。急予吸氧，呼吸兴奋剂尼可刹米、洛贝林，抗生素先后予青霉素、氧哌嗪、头孢哌酮，解痉剂喘定，利尿剂双克、氨体舒通及补液支持，纠正电解质，中药小青龙汤加味等中西药抢救，但病情未能好转。至3月26日，患者神志昏糊，烦躁不安，语无伦次，颜面浮肿，球结膜水肿，舌质红绛无苔，脉细滑。证属痰瘀交阻，蒙蔽心脑，肺失清肃，宣降无权，郁久化热，暗耗阴液，急当下瘀泄热，宣窍豁痰。方用抵当汤合葶苈大枣泻肺汤加减：水蛭3g，大黄9g，葶苈子30g，大枣7枚，半夏30g，菖蒲30g，海浮石30g，苏木4.5g，降香2.4g，枳实9g，2贴。进服一剂，当天大便畅解，量多，至次日神志清醒，应对清晰，精神略振，咳喘稍平，口干欲饮，纳食思进，小溲畅利，颜面浮肿消减，球结膜水肿消退。方药颇合病机，病势已衰，乃改以小其制而进，前方减葶苈子为15g，大黄为6g，再进3剂，诸证悉平。复查血气分析：PH 7.344，PCO$_2$ 55.97mmHg，SO$_2$（%）96.9%。乃改以健脾宣肺，养阴化痰之剂善后，病情日见好转，于4月19日出院。

三十八、治糖尿病不忘化瘀

糖尿病属中医"消渴"范畴。虽有上、中、下三消之分，但其致病因素多与火邪相关，临床辨证有虚实之分：因积食化热或五志化火所致者多为实火；因先天不足或房劳太过所致者多为虚火。不论虚火、实火，均可炼熬血液而致瘀血。临床所见，糖尿病患者所表现的面色灰黯、皮肤甲错、肌肤麻木、胸闷胸痛、舌紫等咸为瘀血指征。糖尿病的众多合并症也是瘀血作祟的结果，如瘀血阻于心脉则胸痹，阻于脑络则中风，阻于眼目则失明，阻于肢体则疼痛麻木，阻于脚趾则肉烂骨坏等。颜老从瘀论治糖尿病，辨证分型有三。

1）瘀热蕴结型：症见咽干舌燥，口渴引饮，心烦易怒，多食易饥，大便秘结，肌肤痈疽频发，舌紫红苔黄腻，脉弦数等，其病在上中焦，治宜清肺胃热，活血化瘀，方用人参白虎汤、桃红四物汤出入，药如石膏、知母、西洋参、生地、桃仁、红花、赤芍、葛根、天花粉等。

2）气虚血瘀型：症见易于饥饿，稍饥则馁，饥不能食，渴饮不多，小溲清长，神萎乏力，面色黧黑憔悴，舌淡紫苔薄白，脉细弱等，其病在中焦，治宜益气健脾，清热活血，方用李东垣氏清暑益气汤、温清饮加减，药如黄芪、生地、麦冬、当归、葛根、赤芍、黄连、黄柏等。若气虚湿阻，舌苔厚腻者，则宗"二阳结，谓之消"之说，加苍白二术运脾化湿，其效益彰。

3）阴虚血瘀型：症见烦渴引饮，尿频量多，色浑浊如脂膏，或有甜味，面色日见晦黑，腰膝酸痛，骨蒸盗汗，咳嗽咯血，失眠梦遗，舌紫绛苔少，脉细弦而数等，其病在下焦，治宜滋阴生津，凉营活血，方用六味地黄丸、清营汤化裁，药如生熟地、山药、山萸肉、丹皮、连翘、赤芍、丹参等。

颜老在辨证基础上，还常加入治疗糖尿病有效的"药对"，以求事半功倍之效。如凉血清热、化瘀通络之地锦草、鸟不宿，理脾泄肝、化食生津之木瓜、知母，补脾敛阴、益肾固精之山药、山萸肉等。

如治王某，男，54 岁，口渴、易饥伴精神萎顿 6 月，查空腹血糖 9.8mmol/L，尿糖（3+），患者面色苍白少华，神疲乏力，口渴欲饮，时有饥饿感，入夜尿频，胸痞心悸，舌淡紫苔薄白腻，脉缓，证属气阴不足，血脉不和。药用生黄芪 15g，生熟地（各）12g，苍术 10g，葛根 10g，麦冬 10g，丹参 15g，枳壳 10g，桔梗 5g，知母 10g，黄连 3g，黄柏 5g，地锦草 30g。上方出入 2 月，诸症渐渐见退，精神转振，复查血糖 6.2mmol/L，尿糖（-），随访半年，疗效巩固。

三十九、帕金森氏病育阴填精有效

帕金森氏病现代医学将其归为原因不明性脑病，临床主要特征为进行性运动迟缓、肌肉强直和震颤。此病治疗颇为棘手，颜老曾与上海长海医院神经专科合作攻关，发现滋阴填精药物能缓解症状，有的经治病例，可维持 8～16 小时，远较平肝熄风，活血通络或镇潜定痉为优。如治陈某，男，56 岁，有高血压病史 20 余年，两年前起右上肢发抖，一年后右足步履无力，言语不清，血压 170/120mmHg，外院诊断为帕金森氏病。近以发抖加剧来门诊，观其右上肢震颤，伴有紧掣，不良于行，甚则萎而不举，语謇不楚，目眩，脉细数，舌红苔薄，肥人多痰与肝家瘀热胶着，筋失所养，先予清宣瘀热法合柔肝养筋。药用当归、白芍、木瓜、蚕沙、千年健、伸筋草、牛膝、红花、丹参、络石藤、豨莶草、白术、地龙、灵磁石、煅龙牡。药后震颤小止，语謇亦楚，唯头昏，举步无力，神萎，更与当归、白芍、木瓜、虎杖、红花、黄芪、白术、丹参、千年健、熟地、龟板、健步虎潜丸，加强养阴填精力度，调治一月，病呈小康之局。

盖以肝主筋，肝血不足则筋失柔润，遂有"痉"症。肝为风木之脏，以血为体，以气为用，体阴而用阳，体柔而性刚，主升主动，且为少阳相火寄居之地，肝脏之所以能宁谧不妄，全赖肾水以涵之、血液以濡之、肺金清肃下降之令以平之、中宫敦阜之土气以育之，则刚劲之质得柔和之用，遂条达畅茂之性。若因精血衰耗，水不涵木，木少滋荣，肝阳偏亢，必致虚风潜起。由此而知，本病病机为肝阴不足，阳扰风旋，肾精不充，筋脉失于濡养所致。肝为刚脏，非柔润不能调和，治当熄风和阳，然必用柔缓。柔缓之治，不外育阴填精，反对使用驱风通络。虚风由脏阴内耗所起，故而择用之品，多取酸甘之类，酸能柔筋，甘能缓急，肾水不充者借之厚味填补，阳亢风动者佐以介类潜藏。上例即取此意，滋水涵木，濡血柔肝，佐金制木，培土养肝，更加活血化瘀，共奏"滋其化源"之谐音。临床治疗一月而达小可之境，绝非侥中。

四十、干燥综合征论治

干燥综合征是以外分泌腺病变为主的全身慢性炎症性结缔组织自身免疫病，临床表现出口、眼干燥和类风湿性关节炎三组症状。本症除唾液腺和泪腺外，汗腺、气管、阴道、大小阴唇、鼻道内的分泌腺均可萎缩，从而引起皮肤干燥、反复呼吸道感染、性交困难、萎缩性鼻炎等症状。其发病隐匿，很多情况下常在外分泌腺显著萎缩后才被认识。现代医学尚无有效疗法，属难治病范畴。

颜老曾治谢某，女，42 岁，全身关节疼痛已 14 年，10 年前人工流产后出现月经周期不准，量少，继而闭经。6 年前开始口干、唾液少，症状逐渐加重，进食不饮水则难以下咽，大便干燥，数日一行，小便赤涩。颜面、口唇紫黑，舌红绛而紫，脉弦数。曾在河北医学院附院检查：血沉 60mm/h，抗核抗体（+），AFP（−），同位素检查，注射示踪剂 5 分钟，于前后左右侧照相，腮腺及颌下腺、舌下腺均无放射性浓集。超声检查：肝脾肿大。诊断为干燥综合征。北京医学院附属口腔医院查：IgG 23.2mg/ml，IgA 3.25mg/ml，IgM 1.72mg/ml，蛋白电泳 γ 球蛋白 26.7%，β 球蛋白 9.2%，α 球蛋白 1.7%，白蛋白 5.68%，抗核抗体（+），病理报告支持干燥综合征。先后曾用增加抗体免疫药物及其他药物对症治疗，效果不显，转入中医科治疗。证属肾精不足，瘀热化火，伤阴劫津，亟当育阴化瘀，泄热生津，通络润燥。取陈士铎"宁火汤"加丹参、虎杖、麦冬、乌梅、文蛤、天花粉、石斛、升麻、当归、赤芍、桃仁。服药 30 帖，如甘霖沛降，大便润畅，经期准潮。冰冻三尺，非一日之寒，原法赓进 30 帖，复查各项指标已达正常。

中医病因辨证，燥盛煎炼真阴，脏腑枯涸，经脉失养，水亏火旺乃其本，血瘀夹毒乃其标，互为因果。清得一分火，即保得一分阴，消得血中毒，便能化瘀生新，故治法多标本兼顾。"宁火汤"渊出《辨证录》，由元参、青蒿、生地、甘草四味组成，热淫当清，四药皆有清热作用，风燥当润，四药又兼滋润之功，四药各展其长，元参善于养阴润燥，青蒿长于清热泄邪，生地益肾滋液，甘草泻火解毒，分则效力减弱，合则效力倍增。口渴与元气不升有关，养阴队伍中加入升麻，可使阳升阴降，自有云行雨施之妙；李时珍称文蛤能生津液，止消渴；加虎杖疗骨节酸痛；其中丹参、赤芍、桃仁引药入血，乃疗难治病"不二法门"。

四十一、标本同治斑秃愈

斑秃，中医名为"油风"。油者，毛发脱落部皮色光亮如涂油然；风者，乃点明病因病机，毛孔开张，邪风乘机袭入，以致风盛血燥，不能荣养毛发，或干焦成片，或纷纷脱落，或痒如虫行。本病起病突然，合"风者善行而数变"的特点，皮肤油光，发脱成片，甚至累及眉、须、腋毛，风淫有肃杀之气，如秋冬树叶之凋零；肤痒如虫蠕蠕然，血虚风动之象，凡痒处多有即将爆落之势，一如枯叶风吹瑟瑟飘落。究其病根，属血虚腠理失密，风邪客乘，加之心肾不交，肝失调达，即所谓精神过度紧张或受刺激者，风气莫制，血少滋荣，发失所养，在短时间内形成斑驳光秃，自与其他脱发病机不同，俗称"鬼剃头"，只因莫名其故，使治疗上产生了难度。

颜老临床习用滋育肝肾、养血祛风之法。内服方以《外科正宗》之内服神应养真丹，以熟地、当归、川芎、白芍养血和营，以"发为血之余"，血足自能生发护发；菟丝子补肾益精，以"肾其华在发"，精充则生发有源；佐以羌活、木瓜、天麻祛风止痒，诸药协和，共奏谐音。此方尤重用天麻，天麻旧有赤箭之称，无风而独摇，有风能定风，得金气最足，风盛者可抑，风弱者可益，得刚柔造化之性，现代药理证实有促进毛发生长的作用。辅以外洗"香艾汤"，其效益显，方曰：川藁本 9g，白芷 9g，艾叶 9g，藿香 9g，荆芥 9g，甘松 9g，防风 9g，川芎 9g。水 300ml，煎煮 20 分钟，淋洗之，日二行，每剂可用两天。实验揭示本方具抗菌、抗过敏及类激素样作用。颜老曾以内治其本，外洗理标的方法治疗斑秃 22 例，全脱 1 例，均收到满意效果。

四十二、狐惑病辨治心法

狐惑病首载于《金匮要略》，即蚀于喉为惑，蚀于阴为狐之谓，与现代之白塞氏病相似。颜老认为，本病初起多由感受热毒邪气，或湿邪内侵，郁久化火，日久不解而兼夹血瘀；中晚期又因汗、吐、下太过或苦寒过剂，以致亡津伤阴，阴虚火炎，或中阳受损，脾虚聚湿。湿、热、火、毒、瘀诸邪上攻口眼，下注二阴，外犯肌肤，内侵脏腑，伤及肝、脾、肾众脏。早期一般多为实证，中晚期则为本虚标实，正虚邪恋。颜老根据其病程和病机可分三型论治。

1. 热炽致毒，法当清热解毒

狐惑病多因热毒为患，热邪弥漫，郁久成毒，热毒熏蒸，伤及诸脏，内扰心神，症见发热绵绵，默默欲眠，卧起不安，甚则神情恍惚；壅于脾胃则厌食恶心，漾漾欲呕；毒火循经，上攻肺系，下注外阴而发为口腔、咽喉、外阴溃疡等。此症属热毒之邪由表入里，由气入血，气血两燔，亟当泻火解毒，临证习用新加黄芩黄连汤。药用：黄芩9g，黄连3g，生石膏30g，知母9g，赤芍9g，金银花18g，鲜生地30g，苦参9g，升麻6g，甘草4.5g，赤小豆15g，木通4.5g，金雀根30g，徐长卿30g。新加黄芩黄连汤以黄芩、黄连、金银花、升麻、甘草清热解毒为君；臣以生地、赤芍、木通，清心凉血，石膏、知母以清泄肺热，苦参、赤小豆清泄脾湿；佐使以治狐惑病的特效药金雀根、徐长卿。诸药合用，共奏清热解毒，凉血渗湿之功。

2. 瘀热互结，治宜清热化瘀

热邪犯体，煎熬血液，或热迫血动，而溢出脉外，均可致瘀。狐惑病患者若见巩膜瘀丝，肢体肿胀疼痛，肌肤甲错和色素沉着，局部溃烂脓肿等瘀血征象，检测血液流变学和甲皱微循环亦见异常者，则当从气血失衡，血瘀内阻而立法，治此每投以清热活血之剂，调其血气，令其条达，而致和平，方用红紫解毒汤。药用：水红花子30g，紫草9g，丹皮9g，赤芍9g，生鳖甲（先煎）15g，丹参15g，黄柏9g，生槐米9g，生苡仁30g，水蛭粉（吞）1.5g，制军9g，水牛角（先煎）30g，川牛膝9g。红紫解毒汤以水红花子活血祛瘀，紫草凉血解毒为君，以奏活血解毒之效；辅以水牛角、赤芍、丹皮，乃取犀角地黄汤之意，以增解毒之功；配以水蛭、鳖甲、丹参、制军、生槐米，以助活血之力；佐使黄柏、生苡仁、牛膝兼祛湿热之毒。全方融活血、解毒、清热、祛湿于一炉，用于狐惑病湿、热、瘀、毒互结不化者，最为合拍。

3. 湿淫火炽，治以清热祛湿

狐惑病因湿热内蕴，不能宣泄，上攻于目，则目赤如鸠眼，下注二阴，则溃烂肿痛，内淫肌肤，则斑疹迭发。湿被热蒸，热为湿遏，既不能辛温以助热，又不可苦寒以助湿，唯有辛开苦降法以治之，辛开以祛湿，苦降以泄热。颜老临床习用甘草泻心汤加减，合以赤小豆当归散，淡渗通阳以利小便。若目赤肿痛剧烈者，加羚羊角、石燕，石燕性凉，能除湿热，利小便，退目翳，用于狐惑病目赤者多有效。药用：生甘草30g，法半夏9g，黄芩 9g，干姜 5g，党参 9g，黄连 3g，当归 9g，赤小豆 30g，赤芍 9g，丹皮 9g，蚤休 30g。加减甘草泻心汤取大剂量甘草泻火解毒为君；配以半夏、干姜之辛开，黄连、黄芩之苦降，以泄热化湿为臣；佐使当归、赤小豆以活血利湿，蚤休、赤芍、丹皮以解毒凉血。诸药相配，共奏清热利湿，凉血解毒之功。

4. 内外同修，重在活血解毒

治狐惑病，在辨证论治基础上，每配合以外治法。外治之方，多以活血解毒为原则，与内服药同用，以求相得益彰之效。①口腔溃疡：野蔷薇根 30g，煎水漱口，配以珠黄散、西瓜霜外搽。②前阴溃疡：苦参 30g，蛇床子 15g，煎水熏洗。③后阴溃疡：取雄黄、艾叶适量，点燃后烟熏局部。

四十三、阵发性摇头不止证治一得

头摇不能自制，多由内风猝动所致，而阵发者，虚多实少。头为诸阳之会，脏腑清阳之气上注之，手足三阳经脉上走之，督脉汇集人身诸阳循达之。岂不明，阳之能安于上，必有阴能实于下，此乃造化之常道。内风的产生，多由于水不涵木，阴不敛阳，然则证亦分虚实，相激相荡者系之实证，降火即所以熄风，多用"泻南补北"法；相摇相曳者多属虚候，则用"填塞空窍"法。对虚实参半者，颜老以为需求助于"衡法"治则。

如治王某，女，28 岁，护士。患者阵发性头部摇动及上肢抽动，已达半年，因在外院医治无效而转来中医科。来院时发作频繁，发则头部摇动不已，伴上肢抽动，摇至神怠无力方得小休，经针灸、内服药物，均告无效。诊脉得弦滑，舌紫不泽，询得产后，瘀滞未消，筋失所养，入夜乱梦，呓语喃喃，一派血虚夹瘀之象。处方甘麦大枣汤加丹参、生铁落、龙骨、牡蛎、山羊角、全蝎，复与血府逐瘀汤，两方参差服用，住院 29 天，症状消失出院，恢复正常工作。患者为产后而患该病，产后百脉空虚，血不养肝，肝属风木，性喜条达，其变动为震颤强直。肝主急，应以甘缓之，甘麦大枣汤加味，养心阴，益心气，柔肝熄风，这是辨证的一个方面。另一方面，产后最易蓄瘀，临床多见梦魇呓语，舌紫脉弦等血瘀症状，故取攻补兼施之法。患者先在外院医治半年，补其不足有余，攻其有余不足，故无所获。临床治疗，补药太过或杂药乱投的久治不愈病人，势必气血乖违，用血府逐瘀汤平衡阴阳，即使辨证方面没有瘀血，也往往易于取效，亦"衡法"的微旨在焉。

第二章 方药心得

一、常用"药对"举隅

相传上古有两部《药对》，一部出自桐君（见《七录》），一部为雷公所作（见《旧唐书》）。陶弘景在《药总诀》序中说："雷公桐君更增演本草，二家药对，广其主治，繁其类族。"先圣已经认识到，药物若孤立地看待，仅具有单纯的一般属性，可是当它们形成一定的组合时，其整体则由于药物与药物之间相对稳定的联系，而产生新的复杂的意义。药物组对的产生，乃导源于八卦，爻爻相叠，演化以广其用，表达了朴素的整体结构和动态平衡观念。归纳起来，配伍及其效应有三大特点：相须协同、相辅佐助、相反相成。我们从颜老的手稿及验案中总结了部分其习用的药对，列举如下。

1）相须协同类：瘀血在心，菖蒲-郁金；在肝，癥用三棱-阿魏，瘕用水红花子-炮山甲；在肾，泽兰-益母草；在肺，苏木-降香；在脾，五灵脂-香附。当归-侧柏叶，治疗血虚脱发；鸟不宿-地锦草，治疗消渴；鲜藕-红枣，治血崩；三七-蒲黄，能治膜样痛经，使瘀块及内膜化屑排出；牛角腮-棕榈皮，治功能性子宫出血；骨碎补-石菖蒲，治链霉素中毒性耳聋；全蝎-蜈蚣，止偏头痛及血管神经性头痛；黄药子-刘寄奴，治疗各种囊肿；土茯苓-百药煎，改善组织变性。

2）相辅佐助类：水蛭-通天草，治疗老年性痴呆；水红花子-泽兰，治疗结节性脉管炎；当归-细辛，治疗大动脉炎；黄芪-升麻，治低血压病；莪术-苡仁，治疗子宫颈癌；生山楂-泽泻，降脂；威灵仙-白茄根，治跟骨刺；海藻-莪术，治高血压、动脉硬化；佛耳草-款冬花，治一切咳嗽、昼夜无休；南烛子-蜡梅花，疗百日咳；鬼箭羽-露蜂房，治类风湿性关节炎、关节变形；海桐皮-海风藤，治风湿性关节炎；牛膝-乳香，排尿路结石；鸡血藤-升麻，治放射性白细胞减少症；马鞭草-甜茶叶，疗不明原因之发热；广犀角-泽兰叶，治重症肝炎、转氨酶指标居高不下；仙人对坐草-老勿大，治乙肝抗原阳转阴；丹皮-泽泻，治眼前房积水；米仁根-乌蔹梅，治慢性肾炎蛋白尿；六月雪-鹿衔草，治慢性肾衰高氮质血症；生麦芽-檀香，运脾和胃助消化；小茴香-泽泻，利气泄浊治尿闭；半夏-夏枯草，治失眠；琥珀-沉香，开癃闭。

3）相反相成类：黄连-川朴，治慢性胃炎（寒热合用）；降香-葛根，治疗冠心病心肌缺血（升降同用）；附子-磁石，治疗顽固性高血压（动静结合）；干姜-五味子，治过敏性哮喘（敛散并用）；紫河车-连翘芯，治疗再生障碍性贫血（补泻并进）；细辛-熟地，治疗慢性肾炎水肿（刚柔并施）；苍术-黑芝麻，治疗雀盲（润燥并用）；生半夏（先煎两小时）-生姜，治疗尿毒症、饮食即吐（相畏相杀）；乌附-半夏，治疗哮喘持续发作（相反相恶）。

颜老用药对并不止限于二味，如习惯用麻杏石甘葶，即有五味药物（麻杏石甘汤加葶苈子）组成，用治咳逆上气，常能一剂而安；又如治疗男子不育、女子不孕，喜于活血化瘀方中加紫石英、蛇床子、韭菜子；治冠心病心绞痛用人参、琥珀、三七为末吞服；薄荷、丹皮、山栀，取"火郁者发之，木郁者达之"之旨，调治更年期抑郁症；龙葵、蜀羊泉、蛇莓替代免疫抑制剂；附子、干姜、大黄泄浊，以助肌酐的清除等。

按照旧说中的相畏、相杀是指一种药物抑制另一种药物的毒副作用，是应用毒性药物时的一类配伍。而相反、相恶原属配伍禁忌，李时珍说："相反两不相合也，""相恶者，夺我之能也。"相反会产生不良反应或使毒性加剧，相恶会使药效下降或消失。颜老以为这些结论还当重新评价，如临证常以人参配五灵脂、丁香配郁金、甘遂配甘草，治疗某些重症、顽症，"相反适相成，相恶以相激，"变法之用，正取其剽悍之性。可见"相须、相使同用者如王道，相畏相杀同用者犹法道，相恶相反同用者乃霸道。有衡有权，全在善用者之悟性与胆识耳。"

二、中药治蛋白尿及代激素之探究

1. 中药治蛋白尿

肾病综合征蛋白尿，从现象分析，以前多认为尿中大量精微物质流失，是肾之封蛰失职，精气外泄的表现，治从固肾涩精入手，但难以为功。问题是尿中除蛋白以外，还有诸多细胞沉渣，关键是精浊不分，只注意脏腑亏损的一面，而忽略了浊瘀内停的另一面。肾病综合征呈本虚标实之候，浊气不能外泄，精气反而渗漏，浊气不去，精微不固，正所谓"邪不去则正不安"。水浊同下，是为正常排尿活动，水浊夹精而下，一味固涩，似非善策。颜老治疗蛋白尿，重在气化，气化而愈者，愈出自然，固涩亦偶然有得，愈出勉强。

精浊混处的原因比较复杂，主要在于脏腑功能失调。肾司开阖，脾主升清，肾病综合征有严重低蛋白血症，可使胶体渗透压降低，形成水肿，其表现为水肿长踞不退，肤肌淖泽，按之如泥，精神萎顿，面色无华。多因脾虚不能制水，水渍妄行，当以救脾为先，脾得健运，以复升降功能，枢机一转，停水自行。若因肾阳不振，精血从乎阴化，水肿多属虚败，非温补肾阳，难回阳和之局。所以说脾虚者不可复行破气，肾虚者自当慎投伐水，真气真水对预后及防止复发，提高远期疗效都有不可估量的作用。肺主一身之气，而治节行焉，肺气通调，气化有责，尤其对水精不能四布，壅聚膀胱，尿少而蛋白不时下渗的患者，参合运脾温肾诸法能提高消减蛋白尿的速度。故而说，肺气的宣肃、脾气的升降、肾气的开阖是气化的三大要素。

颜老经多年临床探索，总结消减蛋白尿验方数则，介绍如下。

益肾汤：生地、太子参各15g，党参10g，黄芪20g，茯苓、巴戟天、补骨脂、葫芦巴各9g。水煎2汁，1日分服。临床观察，本方对提高血浆蛋白，消除蛋白尿有一定作用。

龙蜂方：龙葵、蜀羊泉、蛇莓各30g，露蜂房9g。水煎2汁，1日分服。具有清热解毒，祛风利水之效，可治肾病蛋白尿反复不愈，有相当免疫抑制剂的作用。

僵蚕粉：僵蚕研末，每服1.5g，日服3次，也可用蚕蛹代替。本品能抗过敏及提高血浆蛋白。

疏风汤：苏叶、荆芥、防风、芫荽、西河柳、浮萍各9g，蝉蜕6g，薄荷4.5g，薏苡仁根30g。水煎2汁，1日分服。治疗蛋白尿久治不愈。

对肾病综合征可先投僵蚕粉；病程较长而症情复杂，且反复发作的病例，则给以龙蜂方或疏风汤；对血浆蛋白偏低者，则予益肾汤；病程较长，久病入络者，宜加活血化瘀药如益母草、泽兰叶、水蛭粉。

如治郭某，男，12岁，2年来间歇性浮肿6次，其病日甚。西医诊断"真性类脂性肾病"，乃转入中医病房。全身浮肿如一大水囊，小便极少，腹围73.5cm，体温38.6℃，血压110/82mmHg，尿常规：比重1.007，尿蛋白（4+），可见颗粒管型，红细胞（+）；血生化：总蛋白33.5g/L，白蛋白11.9g/L，球蛋白21.6g/L，A/G 0.555：1，胆固醇17.32mmol/L，X线摄片显示胸膜炎，两侧横膈升高。已呈弥留阶段，症极危笃。脉沉细、舌淡、苔白。见水休治水，气化肿自退，治以健脾补肾。处方：生地、党参、黄芪、茯苓各15g，破故纸、葫芦巴、炙鸡内金、白术、巴戟天、生紫菀各9g。煎2汁，每日1剂。外治方：鲜石蒜、蓖麻子等分捣烂如泥，敷两足涌泉穴，外以纱布扎定，日1换。

药后症状日见好转，尿量最多可达4400ml/日。服54剂后浮肿全退，精神转佳。尿检：比重1.022，尿常规无异常，血总蛋白74g/L，白蛋白49g/L，球蛋白25g/L，A/G 1.95：1，胆固醇2.89mmol/L，痊愈出院。随访20余年，迄今无复发。内服方立足于肺、脾、肾三经，制水之正治也；外敷之石蒜叶，似蒜韭，开白花，多见于江南庭院花圃边沿，与蓖麻子捣烂敷两涌泉穴，确能利尿。

2. 中药代激素探索

激素的兴起，为某些疾病的治疗新辟了途径，其作用主要在抑制机体异常免疫，确有疗效，然而它容易影响人体正常免疫功能，亦为人所共识，出现药源性后遗症更使人视为畏途。曩年曾试从中药方面寻找同类药物，以冀取而代之，经使用于肾病综合征，颇有所获。

代激素方：首乌、淮山药、黄芪、太子参、甘草、紫河车各等分，合成散剂，每服1.5g，日3次，开水送下。

服用本方过程中，无不适反应。经治30余例，皆取得满意疗效，未见后遗症，亦未见复发。在试用本方治疗的2组中，1组已用过激素，另1组则未用。临床观察，对激素依赖型，在激素减量撤退中出现反跳，加服本方后能顺利达到撤激素的效果；而对接受激素即产生严重副作用，或碍于血尿、高血压、氮质血症等一些不能耐受激素治疗的患者，服本方后能有效地控制蛋白尿和改善血胆固醇症，疗效巩固，很少复发。

临床还发现用激素产生副作用后，气血乖违已成为一个干扰正常治疗的因素。肾病未愈而继发医源性皮质醇过多症或继发感染，由于水去浊留，蕴积化热，临床表现出面红体胖，五心烦热，夜寐少安，心悸头晕，咽干溲赤，大便秘结，舌红苔腻，脉滑而数。服上方时可加清热解毒之品，如白花蛇舌草、紫花地丁、带心连翘等。出现柯兴氏征，可配伍生地、知母、益母草使用，病久瘀浊交阻，肌肤甲错，舌紫苔白，脉弦而数，服上方时加活血化瘀药必不可少。

如治李某，男，9岁，诊断肾病综合征，已用过激素。浮肿显著，精神委靡，脸色㿠白，血清蛋白降低，白蛋白仅2g，血胆固醇13mmol/L，尿蛋白（4+）。用泼尼松30天无效，改服代激素方半载，症状逐渐消失，实验室检查全部正常。随访 20 年，无复发，婚后得 1 子，已 6 岁。

又如治赵某，女，7 岁，诊断肾病综合征，未服过激素。头面及全身浮肿，经门诊用麻黄连翘赤小豆汤、防己黄芪汤等中药治疗无效，乃收入病房。给予服用代激素方，每服 1.5g，日 2 次，连续服用 5 个月，症状消失，实验室检验正常出院。随访 20 年，无复发，婚后育 1 女，母女均健。

三、附子为通十二经纯阳要药

附子辛热，有大毒，其性走而不守，功能助阳补火，散寒除湿。附子为百药之长，功兼通补，温补阳气，有利于气血复原，散寒通阳，可促使气血畅通，对经治不愈的难治病，颜老每在辨证基础上辄加附子而获效。

1. 配麻黄，温肺化饮治肺胀

附子味辛，辛入肺经，故能温肺散寒，助阳固表，与麻黄配伍，宣补并用，攻补兼施，则善治肺胀咳喘。肺胀一证，饮邪充斥，淹蔽阳气，以致阳不外卫，无能御邪，稍一冒寒触风，即可引动伏饮，挟感而发，证属本虚标实，此非一般宣肺化痰药所能胜任，三拗汤、华盖散、小青龙汤等之麻黄功在宣散，温阳之力多嫌不足，唯有加入附子一味，温扶阳气，庶可克敌，临床凡见咳喘频发，咯痰清稀，背俞寒冷，舌苔白腻等阳虚阴凝证者，取小青龙汤加附子投之，每能奏效。

如治高某，男，52 岁，素有咳喘，近因感寒复发，咳喘不能平卧，痰多白沫，形寒背冷，脉细缓，舌红苔薄白。证属痰饮凝滞，脾肾阳亏，治以温阳化饮。药用：淡附块 6g，炙麻黄 6g，桂枝 4.5g，细辛 4.5g，干姜 2.4g，白芍 9g，半夏 9g，五味子 9g，茯苓 6g，甘草 3g。服药 1 周，咳喘略平，喉间痰声已无拽锯之象，原方加麻黄、附子用量至 9g，再服 7 剂，诸症均瘥，续以调理之品善后。

2. 配生脉，养心温阳治胸痹

附子主入手少阴心经，功能大补心阳，其性走而不守，善于祛除寒邪，疏通血气，用治胸痹有一举三得之妙。心居阳位，为清旷之区，凡心阳不足，阳气失于斡旋，寒邪乘虚而入，两寒相得，凝滞气血，痹阻心脉，不通则痛，而致胸痹心痛。证见脉细而微，舌胖而淡属阳微阴弦者，当取附子汤温阳散寒；若见脉虚而数，舌红质干属气阴两亏者，则宜附子合生脉散同用，用附子振阳，生脉养阴，共成复脉之师。

如治彭某，男，63 岁，患高血压、冠心病多年，近日胸闷气促，两下肢凹陷性浮肿，脉搏缓慢，心率 50 次/分，患者口唇紫绀，头晕胸痞，动则气促，下肢浮肿，舌紫质干，有裂纹，脉迟细。气阴两虚，血瘀水停之证，治宜攻补兼施。药用：淡附片 6g，北沙参 9g，麦冬 9g，五味子 6g，枳壳 9g，桔梗 6g，丹参 15g，葛根 9g，决明子 15g，泽兰 9g，益母草 30g。服药 10 天，胸闷见缓，心率升至 65 次/分，下肢浮肿见退，再服半月，诸症悉平。

3. 配茵陈，暖脾化湿退阴黄

附子性大热，不仅祛寒，尚能燥湿，故张元素谓："附子温暖脾胃，除脾湿。"附子与退黄专药茵陈相使而用，温阳化湿，专治阴黄。黄疸发病，当以湿邪为要，所谓"黄家所得，从湿得之，"湿性黏滞，缠绵难祛，最易遏气损阳，故而黄疸日久不退，必然损伤阳气，加重水湿的停滞，遂成阴黄变证，症见肤色如烟熏，舌润脉沉，治此当在茵陈剂中，佐以少量附子，振奋脾阳，以求"离照当空，阴霾自散"之效。

如治李某，女，45岁，患胆囊结石多年，近期频发，以致肤色灰黄不华，巩膜黄染，上腹胀满，右胁作痛，呕吐不食，小便短赤，大便秘结，舌红苔灰黄腻，脉沉细。证属湿困肌肤，脾阳受损，治宜温阳化浊。药用：淡附片6g，茵陈30g，山栀9g，大黄（后下）9g，柴胡9g，青皮6g，广木香6g，姜半夏10g，焦楂曲（各）10g，金钱草30g，车前草30g。服药1周，黄疸渐退，呕吐亦平，胁痛腹胀见减，原方继续治疗10天，黄疸全消，其他诸症次第消失。

4. 配石韦，温肾通淋疗尿石

附子气雄，擅补肾阳，温膀胱之气，与石韦等清利通淋之剂同用，则有温阳行气，通淋排石之力。石淋一证，肾虚气化失利为本，湿热蕴结下焦为标，肾主水，司二便，肾阳旺盛，气化有权，生化有序，湿热无以蕴结，结石无法形成，若肾阳衰弱，气化乏力，清浊泌别失司，湿浊无法下注而沉积为石，治疗若拘泥清热通淋，不但结石难以攻下，且久服攻利，反有耗气损阳之弊，而施以温肾通阳之附子，以补代通，阳气充盈，气化则能出焉。

如治胡某，男，46岁，右肾盂结石，腰酸伴尿频尿急，患者面浮色苍，畏寒低热，腰间酸楚，少腹拘急，舌淡苔白，脉细无力。证属肾虚湿热凝结，治以温肾通淋。药用：熟附子9g，巴戟天9g，鹿角9g，仙灵脾30g，黄柏9g，知母9g，石韦9g，牛膝9g，金钱草30g，石打穿30g，甘草梢3g。服药3天，腰痛加剧，随之结石从小便中排出，诸证亦见消失。

5. 配大黄，温阳泄浊治关格

附子与大黄相配，乃取《金匮要略》大黄附子汤之意，主治寒积实证，多用于慢性肾炎尿毒症期、脾肾阳亏、寒湿内生、浊邪弥漫三焦。小便不通者曰关，呕吐不止者曰格。大黄为降浊要药，有祛浊通腑之力，唯其性寒凉，久服必伐肾阳，附子辛热，功能温散寒浊而开闭结，并能制大黄寒性而存其走泄之性，二味同用，共成温散寒浊，苦辛通降之剂，而奏通关除格之功。

如治邵某，男，56岁，慢性肾炎20余年，颜面及两下肢浮肿，小便短少，口出秽气，泛恶呕吐，胸中痞满，血压180/120mmHg，肾功能：尿素氮91mg/ml，血肌酐4.4mg/ml，舌红苔垢，脉细。证属水浊交混，气化失司。治以温阳化浊，药用：熟附子9g，生大黄9g，麦冬10g，葶苈子30g，生蒲黄10g，水蛭3g，珍珠母30g，生石决30g，茯苓皮30g，生地30g，将军干2.4g，泽泻15g，生紫菀15g，冬葵子10g，羚羊粉3g。服药3天，浮肿大势已减，呕吐止，精神见爽，血压降至120/80mmHg，5天后复查肾功能：

尿素氮46mg/ml，肌酐2.7mg/ml，改予益气利水方善后。

四、升 麻 探 幽

升麻气甘苦，性微寒，功能升阳解毒。四时之令，春夏之气温而升浮，则万物发生，秋冬之气寒而降沉，则万物肃杀。人肖天地，升降出入，无器不有，人之气道贵乎顺，若气道不宣，升降失司，则疾病丛生，颜老临床常用升麻以调畅气机，治疗多种疑难病证。

1. 升麻配苍术，升清泄浊治泛恶

脾宜升则健，胃宜降则和，脾胃同居中州，是气机升降的枢纽，脾气升浮而胃气和降，则行生化之令，如脾胃失和，则清气不得宣升生发，浊气失于和降而停滞，呕恶、腹胀、泄泻蜂起。先贤李东垣创脾胃学派，发明升阳益胃汤、清暑益气汤诸方，倡"升清降浊"之说，颜老对此颇为推崇并有发挥，临床习用升麻、苍术相配，调理脾胃气机，《本草经》谓升麻"辟瘟疫瘴气邪气，中恶腹痛，"取其轻清，以升脾气，辅以苍术味苦燥湿，以降胃气，一升一降，升清泄浊，治疗泛恶等症，颇多效验，若湿热中阻者，则佐以左金丸、温胆汤；寒湿内盛者，则合以玉枢丹、旋覆代赭汤。

如治赵某，男，68岁，患胃脘胀痛多年，经胃镜检查示"慢性浅表性胃炎伴糜烂"，近2月来腹胀日甚，泛恶频频，曾先后服"吗丁啉"、"胃复安"未见好转。刻下患者脘腹饱胀，泛泛欲呕，便溏不实，脉细，舌红苔薄白腻，当从脾气不升，胃气失和立法。药用：炒升麻4.5g，苍白术（各）9g，姜半夏9g，枳实9g，旋覆花9g，代赭石（先煎）30g，陈皮6g，荜澄茄2.4g。服药1剂，泛恶顿失，连服7剂，诸证悉安。

2. 升麻配黄芪，益气升阳愈眩晕

眩晕一证，常责之于清阳不升。头为天象，诸阳会焉，阳气不到，血难上承，则目眩头晕。颜老临床习用升阳益气法治之，取升麻、黄芪配伍。《药鉴》谓升麻"盖阳气下陷者，可升提之，若元气不足者，升之则下益虚，而元气益不足矣，"升麻气味俱薄，轻清上升，最能引清阳上升于头，配以黄芪补益元气，则功擅升阳益气，升阳而不伤气，益气而不壅滞。临床每取益气聪明汤、补中益气汤、李东垣氏清暑益气汤化裁，并佐以川芎、红花、葛根、丹参等活血化瘀之品，气血双治，则效果更佳。

如治李某，男，67岁，眩晕反复发作2年有余，经脑血流图及眼底检查，拟诊为脑动脉硬化。患者眩晕阵作，胸闷心悸，两臂发麻，口干口苦，神萎乏力，脉细弱，舌淡苔薄白。年逾花甲，气血日衰，清阳不升，瘀血阻滞。治以益气升阳，活血化瘀。药用：炒升麻4.5g，黄芪30g，麦冬9g，五味子4.5g，白术9g，陈皮4.5g，川芎9g，葛根9g，黄柏6g，枳壳4.5g，桔梗4.5g，通天草9g。服药20剂，眩晕渐减，其他症状次第消失，随访一年，疗效巩固。

3. 升麻配虎杖，活血消斑疗肌衄

升麻既走气分，亦行血分，功能凉血化瘀，为消斑治疹良药，如《本草纲目》谓升

麻"消斑疹，行瘀血。"斑疹布于胸腹，或发于四肢，无高出肌肤，其表现与血液病的紫癜颇为相似，《温疫论》谓："邪留血分，里气壅闭，则伏不得外透而为斑。"揭示斑的形成与血热、血瘀相关，升麻治此最为合拍，若与清热活血的虎杖相须使用，凉血以消斑，祛瘀以生新，用治血小板减少性紫癜，多有效验。颜老临床每与桃红四物汤合用，有相得益彰之功。

如治赵某，男，47岁，全身反复显现紫癜年余，以两腿内侧为重，查血小板计数 $18 \times 10^9/L$，诊断为血小板减少性紫癜。经泼尼松、辅酶A等治疗月余，疗效不显。患者有全身散在性紫斑，下肢尤甚，伴头昏乏力，口干欲饮，脉细弦，舌紫苔黄腻，证属血热致瘀，治宜凉血化瘀。药用：升麻3g，虎杖30g，生地12g，当归9g，赤芍9g，桃仁9g，红花9g，川芎9g，丹参15g，红枣7枚。服药1周，紫斑见退，原方再加龟板胶4.5g，鳖甲胶4.5g，连服1月，全身紫斑全退，血小板上升至 $60 \times 10^9/L$。随访3月，病情稳定。

4. 升麻配石膏，清热解毒疗口疮

升麻性凉，经归阳明，善清胃热，主治口疮，如《本草经》谓其能治"诸毒喉痛口疮，"王好古则誉称升麻"为疮家圣药"。升麻生用有凉血解毒之功，炒用则有升提阳气之效。临床习以生升麻代犀角而用，泛治热毒诸证，颇有疗效，可取升麻与石膏相配，专入阳明，清胃解毒，主治口疮反复不已，口干口臭，大便燥结，舌苔黄腻等属胃热内炽者。实火者，多合以玉女煎，虚火者，则参入养胃汤，辨证而施，奏效更捷。

如治黄某，男，44岁，因患"嗜酸性细胞增多症"应用化疗，引起严重口腔溃疡，反复发作5月，局部灼热疼痛，言语及饮食时疼痛加剧，口臭，便秘，脉细数，舌红苔薄黄腻。从胃火上扰立法。药用：生升麻9g，生石膏30g，玄参15g，麦冬9g，北沙参9g，赤芍9g，丹皮9g，蒲公英15g，竹叶9g，生甘草3g。7剂后，口疮见减，疼痛亦轻，原方加入七叶一枝花30g，虎杖15g，连服21剂，口疮见平，诸症消失。

五、血中气药推川芎

川芎味辛气温，归肝、胆、心包经，功能活血行气，祛风止痛，治气血瘀滞证。"久病必有瘀，怪病必有瘀"，颜老治疑难病证，每取川芎为君臣之品。川芎上行头目，中开郁结，下调经水，既能活血化瘀，又可行气通滞，辨证而施，则有"气通血活，何患不除"之功。

1. 川芎配羌活，功擅祛风止痛

川芎辛温香窜，走而不守，尤能上行头目，为治疗头痛要药。"头为诸阳之会，唯风可到"，宗"治风先治血，血行风自灭"之说，对风寒、肝火、痰浊、瘀血等引起的顽固性头痛，当取川芎为君，以活血通络，配以羌活宣发风邪，二者相使，引药上行脑络，奏止痛之效，既治表证头痛，亦疗内伤头风，故《本经逢原》谓："羌活与芎䓖同用，治太阳、厥阴头痛。"外感头痛多以川芎茶调散化裁，内伤头痛则取桃红四物汤加减，若痰湿甚头痛且重者，配苍术、半夏、升麻；肝火旺头痛且胀者，辅黄芩、夏枯草、石楠叶；久痛不已者，则辅以全蝎、蜈蚣、露蜂房等虫蚁搜剔之品。

如治宋某，女，32岁，头痛反复发作7年，多方治疗无效，拟诊为偏头痛，头颅摄片阴性。患者自觉头痛彻巅，日轻暮甚，痛甚则彻夜难寐，每于劳累或气候变化时加剧，经事前后易诱发，脉细缓，舌苔薄腻，久痛入络为瘀，从"治风先治血，血行风自灭"立法。药用：川芎15g，羌活9g，当归9g，生地12g，赤芍12g，桃仁12g，红花9g。服药1周，头痛见减，但夜间仍有小发，原方加全蝎粉、蜈蚣粉各1.5g另吞服。1周后头痛痊愈，随访经年未发。

2. 川芎配黄芪，功能引血上行

川芎善长祛风行血，黄芪功擅补气升阳，二者相配，则能补气活血，引血上行。血液上行头目，全赖清阳之气升发，人体随着年龄的增长，清阳之气日渐衰弱，以致气血上奉减少，血气不升，脑络失养，则头痛、眩晕、健忘、痴呆等症丛生，诸如老年高血压、脑动脉硬化、脑血管意外、老年性痴呆等，多由清阳下陷，血瘀内滞所致，治此颜老习用清暑益气汤、益气聪明汤、补阳还五汤等方出入，并重用黄芪、川芎二味，收事半功倍之效。

如治胡某，女，67岁，有高血压病史多年，曾大小中风数次，左侧肢体不用，头项易于下坠，口苦，舌苔薄腻，脉细弦。证属瘀阻脉络，阳气不行，方用补阳还五汤加味。药用：黄芪30g，桃仁9g，赤芍9g，广地龙6g，虎杖15g，红花9g，千年健9g，蜂房9g，菖蒲4.5g，丹参15g，炒苍术9g，扦扦活15g，防风6g，川芎9g。上方出入治疗1月，患者已能独立行走，颈项不坠，其他症状亦减，原方继续治疗半月，以竟全功。

3. 川芎配当归，功效补血化瘀

川芎与当归合方，名曰佛手散，众多传统名方中多含有此方。当归性润，功能补血和营，配以川芎活血行气，则补血而不滞，活血而不伐。血虚者常兼血瘀，盖血液盈余则流畅，若病久营血耗损，血脉空虚，无余以流，则艰涩成瘀，而瘀血不去，则新血不生，互为因果。故治疗再生障碍性贫血、白细胞减少症、血小板减少性紫癜等血液系统难治病，则取当归、川芎为君，颜老尝谓"于补血药中加入行血药，其效益倍。"属热者则辅以虎杖、升麻等清营泄热；属寒者则佐以补骨脂、肉桂、鹿角、牛骨髓等温经壮阳；兼有脾运失健，纳呆腹胀者，则加入苍白术、谷麦芽，以鼓舞中州，促进药物吸收，寓"上下交损，当治中焦"之意。

如治方某，女，50岁，乳腺癌术后化疗，导致白细胞在$2.1×10^9$/L～$3.0×10^9$/L，用西药升白药无效，诊见头晕目眩，神疲乏力，面色少华，口干唇燥，脉细数，舌紫苔薄，证属气血俱虚，瘀血阻滞，治拟养血化瘀。药用：当归9g，川芎6g，赤芍9g，虎杖30g，鸡血藤30g，何首乌30g，丹参15g。1周后精神渐振，口干见减，复查白细胞$6.7×10^9$/L，药合病机，仍守前法治疗半月，疗效巩固。

4. 川芎配苍术，功用疏肝解郁

朱丹溪谓："气血冲和，万病不生，一有怫郁，诸病生焉。"创越鞠丸，用苍术、川芎以疏肝行气，活血化瘀，示后人治郁大法。颜老认为百病皆生于郁，《内经》虽有"五郁"之说，但总以木郁气滞为多见，肝主疏泄，斡旋周身阴阳气血，使人的神志活动、水谷运化、气血输布、三焦气化、水液代谢宜通条达，一旦肝失常度，则阴阳失调，气血乖违，气滞、血瘀、痰生、火起、风动，诸疾丛生，魏玉璜谓"肝为万病之贼，"确具至理。苍术气味芳香，不仅善长燥湿，更能行气解郁，配以川芎，气血双调，用于多种难治病，有"疏其血气，令其条达，而致和平"之效。

如治李某，男，71岁，中风3次后，出现神识呆滞，终日不言不语，面色苍白，皮肤干皱，小便淋漓不畅，舌胖紫苔白腻，脉弦数，脑电图示局灶性慢波，脑血流图示两侧脑血管弹性减退，CT检查示轻度脑萎缩。证属气虚血滞，积瘀阻于清阳之巅，治宜益气活血。药用：黄芪15g，川芎9g，生蒲黄（包）15g，白术9g，赤芍9g，川牛膝9g，川断9g，杜仲9g，海藻9g，通天草9g，菖蒲6g，水蛭3g。服药半月，神识呆滞好转，生活基本自理，续服上方半年，病情缓解。

六、水蛭善化瘀血而不伤正气

水蛭味苦咸而腥，性微寒，主入肝、膀胱两经，功能破血瘀、散积聚、通经脉、利水道，而其散瘀活血之力尤强，张锡钝曾谓水蛭"破瘀血而不伤新血，专入血分而不伤气分。"颜老习用水蛭主治瘀血所致的各种疑难病证，颇有心得。

1. 应用心法

瘀血一证，病因众多，或新病骤成瘀血，或久病入络致瘀，或气滞导致瘀血，或气虚引起血瘀，或血热煎熬成块致瘀，或寒凝血液成块致瘀。不论瘀血是何种原因所致，均可选水蛭投之，一般新病瘀血多实，宜峻剂攻瘀，祛瘀务净，以免残瘀羁留，造成后患。故用水蛭剂量宜大，使瘀血骤化，然后渐次减量，以祛残留之瘀。久病之瘀多虚，宜峻药缓攻，缓缓图治，以免攻伐太过，耗伤正气，故初用水蛭，剂量宜小，待有动静，渐次加重，使瘀结之凝血缓缓消散，达到气血调和。如治中风，每宗"头为诸阳之会，唯风可到"之说，取水蛭配菖蒲、蒲黄、川芎、通天草等以通窍活血；治胸痹，则根据其"阳微阴弦"之病机，取水蛭配黄芪、党参、葛根、丹参等以益气活血；治癃闭，则以"气化则能出焉"为准绳，取水蛭配乌药、小茴香、泽兰、益母草等以行气活血；治血管瘤，仿"坚者削之"之意，取水蛭配延胡索、生牡蛎等以散结活血。临床随证配伍，颇多效验。

颜老用水蛭，多以生水蛭粉吞服法，其用量少则每日1g，多则每日6g，取生用者，乃取水蛭破血逐瘀之力，若经加热炮制，其功效大减，几无活血散瘀之力，但由于水蛭腥味甚浓，入煎剂往往令人作呕，故每用生水蛭粉装入胶囊口服，可防腥味伤胃。

2. 治验举隅

案1　巨肢症案

王某，女，19岁，自幼患左侧前臂、手背血管瘤，尺骨中、下段增粗，尺桡远端关节脱位，外科多次建议截肢。查患者左前臂周长39cm，左手背周长28cm，患处肤色紫暗，青筋暴露，疼痛难忍，舌暗红苔薄白，脉弦细，证属瘀热交滞经脉，气血凝结成瘤。治宜清热化瘀，软坚散结。药用：水蛭粉（吞）3g，生牡蛎（先煎）30g，丹参、赤芍、王不留行、泽兰、威灵仙各12g，地龙、丹皮、红花各9g，川芎、丝瓜络各6g，炮山甲、地鳖虫各4.5g。头二汁内服，三汁外熏。上方出入治疗1年余，复查左前臂周长缩小至26cm，手背周长减至24cm，患肢温度正常，功能恢复。患者先后服水蛭2斤多，未发现任何副作用。

按语 血管瘤属"血瘤"、"筋瘤"范畴，其病因或内伤胎毒，或外感火毒，煎熬血液，以致血凝瘀积成瘤。由于病程年久，邪深入络，胶结不散，故非一般药物所能攻逐。水蛭为嗜血之物，专入血分，善于搜剔瘀血，其攻力虽猛，但不伤正气，能使瘀血默消于无形，治疗血管瘤有破瘀而不伤新血，散结而不损正气之效。

案2 臌胀案

曹某，女，65岁，患者面色黧黑，皮肤板滞，腹膨如鼓，右胁作痛，下肢浮肿，小溲短少，纳呆泛恶。肝功能：总蛋白39g/L，白蛋白19g/L，球蛋白20g/L，锌浊度12单位。西医诊断为肝硬化腹水合并硬皮病。舌边尖有紫斑，脉弦细而小数。证属肝郁气滞，久病入络，治宜疏肝理气，活血化瘀。药用：水蛭粉（吞）1.5g，香附、乌药、赤芍、川芎、桃仁、红花、丹皮、延胡索、泽兰各9g，枳壳5g，益母草30g。上方出入治疗1月，患者腹膨逐渐见退，右胁作痛亦平，浮肿消失，复查肝功能：总蛋白45g/L，白蛋白27g/L，球蛋白22g/L，锌浊度6单位。患者皮肤亦见柔软。

按语 肝主疏泄而藏血，若肝失其常，则气血失和，初病气机郁结，久病则入络致瘀。血瘀阻络，气机受阻，津液输布无权，以致水湿停蓄脘腹则成臌胀，或津液不布肌肤则肤板如革，其证虽异，病机则均因瘀血作祟，故取水蛭合桃、红、芍、芎等活血化瘀，辅以香附、乌药疏肝，泽兰、益母草化瘀为水，异病同治而奏功。

案3 狐惑病案

陈某，男，42岁，患者四肢散发大小不等红斑，手足背多处结节性深静脉炎，按之如豆，疼痛异常，口唇、舌体多处溃破，两眼伴发虹膜睫状体炎，诊断为白塞氏综合征。迭进甘草泻心汤、龙胆泻肝汤，并配以大量激素口服，但疗效不显。舌红苔黄腻，脉弦紧而数。证属湿热毒夹瘀阻于肌肤，治以凉血化瘀，清热利湿。药用：水蛭粉（吞）1.5g，生地、金银花、徐长卿各15g，赤芍、丹皮、水红花子各9g，金雀根30g，牛膝6g。服药2周，患者四肢静脉结节逐渐消失，疼痛亦除。继续用上方出入治疗3周，诸证均见明显好转，门诊仍以原方加减治疗年余，病情稳定。

按语 狐惑一证，方书皆谓湿热为患，初病投清利湿热之剂即可奏功，若病久不愈，湿热弥漫，侵气入血，湿邪最易阻遏气机，热邪每能煎熬血液，气阻则滞，血熬则瘀，瘀随脉络上下窜流，故而病证此起彼落，状如狐惑。方用水蛭意在活血化瘀，调畅气血；配以银花、生地、赤芍、丹皮凉血清热；徐长卿、金雀根祛逐湿毒，湿、热、瘀同治而获效。

案4 中风案

甄某，男，77岁，患者素体肥盛，有高血压史10余年。入院当日因恼怒而突然昏厥跌仆，不省人事。经苏合香丸鼻饲苏醒后，出现口眼㖞斜，舌强语謇，左侧肢体不用，喉间痰声曳锯。CT检查诊为缺血性中风，舌紫红苔白腻，脉细滑。证属肝阳夹瘀浊蒙蔽清窍，横窜经脉，治当平肝逐瘀。药用：水蛭粉（吞）1.5g，生石决（先煎）、山羊角（先煎）各30g，丹参、生蒲黄（包）各15g，石菖蒲、远志、赤芍、法半夏、通天草各

9g，枳壳、桔梗、陈皮各6g。上方连服半月，患者已能扶杖行走，出院后继续用上方出入治疗月余，诸症悉除。

按语 经谓"血菀于上，则为薄厥。"中风成因，或曰气，或曰风，或曰痰，其病因虽多，但病机则一，即血瘀上蒙脑络，阻滞经脉，则昏厥、肢体不遂丛生，故活血化瘀当属中风的治本之法。本例取水蛭合通天草引药上行，以除脑络之瘀；佐以石决、山羊角以熄风；半夏、远志以祛痰；枳壳、桔梗以调气。标本同治，守法不变，而获气通血活之效。

七、斩关夺隘话大黄

大黄，又名将军，其性苦寒，擅长泻下攻积，解毒化瘀。大黄既是气药，又是血药，止血不留瘀。所以，颜老临床常用于多种急危重证。

1）止血：历代医家治疗血证，都很赏识大黄，用于气火上扰致血热妄行之出血甚效，如咳血、吐血、衄血等。如配生蒲黄，白及共研为"止血粉"用于上消化道出血；配降香、紫雪丹治各种咳血、衄血等。另用生大黄粉与鸡蛋清调敷太阳穴或两足涌泉穴以引火下行，以利止血。

2）中风：中风多从风、火、痰、气、血立论，稽其证候属性多为本虚标实，发病伊始，标实证为急，尤其是出血性中风，常病势凶险，因离经之血，阻于脑窍，致气血逆乱，升降失调，常出现一派大壅、大塞、大闭之象，此时非通腑逐瘀不可，尤其是血瘀日久化热者，应通腑下瘀。此时大黄尤为合拍，腑气一通，风火得降，虽非直接祛瘀，然大便通利，秽污得排，升降得调，气血调畅，则瘀血得除，中风得愈。

3）关格：关格属急危重证，多见于水肿、癃闭、淋证等疾病之晚期。概其病机，"三焦相溷、内外不通"，"溺毒内留"当为病之渊薮，故通关格，祛溺毒为常用方法。颜老习用生军、六月雪各30g，煎成100～150ml保留灌肠，每日1次，若本虚标实，则当以补肾泄浊，在附桂八味丸基础上加生军、六月雪、黑大豆等品。因大黄乃降浊要药，在此用之能促使溺毒从大便而去，亦寓"通后阴以利前阴"之意。

4）通腑：阳明胃与大肠，其气以下降为顺，若有宿食秽物积滞，壅遏升降之机，腑实不通则胀满而痛。大黄为通腑之第一要药。若气滞甚加枳壳、川朴、莱菔子，热甚加山栀、芒硝，湿盛加苍术，若阴寒凝滞，则配附子以温通，全在灵活化裁。曾治吕某，男，64岁，宿有胃病，突然脘腹剧痛，遍及全腹，西医拟为"弥漫性腹膜炎，胃穿孔"，收入外科，因腹透未发现膈下游离气体，故予抗炎保守治疗，症状未缓解，遂求治于中医。诊见少腹硬满，大便不通，口苦纳呆，舌红苔厚腻，脉滑数。阳明积滞未化之证，亟宜宣导。药用：生军、川朴、枳壳、莱菔子各9g，三剂而大便日行2次，少腹硬满已折其半，继以原法肃其余氛而愈。

八、生半夏功擅燥湿化痰

半夏燥湿化痰，生用效果尤显。《伤寒论》用半夏者有43方，其中内服37方，外用6方。无论内服外用，概取生半夏，用水外洗，即可入药，实为后学之楷模。后世畏其性燥有毒，竟相制用，以求万无一失。其实，制后毒燥之性虽去，而药力亦大为减弱，轻证初病，或可取效于一时，重病痼疾则丝毫无益。颜老应用生半夏，宗仲景之法，主张久煮半小时以去其毒，并配以他药，用于多种顽证难病，颇多效验。

1. 配生姜，善治胃逆呕吐

生半夏配生姜，即仲景之止吐名方小半夏汤。生姜不仅能制生半夏之毒性，且能增加其和胃止呕之功，有一举两得之妙。颜老临证习用此方加味治疗胃失和降之泛恶呕吐者，疗效确切，收效亦速。若痰湿弥漫，纳差呕恶，舌苔白腻者，每佐以玉枢丹芳香辟秽；痰湿化热，吞酸呕吐，舌苔黄腻者，则加入左金丸辛开苦降；中阳式微，虚多实少，症见面色㿠白，四肢欠温，频频呕吐，竟无休止，舌淡脉细等，多见于消化系统梗阻性疾病或尿毒症，单用镇逆无效，宜取生半夏为君，以干姜易生姜为臣，佐以人参、附子，更使以伏龙肝煎汤代水，取其以土厚土之意，冀脾胃之阳振奋，寒浊得除，胃气和降，则呕恶自已。

2. 配竹茹，擅治湿热胸痞

《别录》谓半夏"消心腹胸膈痰热满结，咳嗽上气，心下急痛，坚痞，时气呕逆。"生半夏味辛善开胸痞，唯气温性燥，有劫阴动火之弊，故凡治湿热中阻，气机痞塞之胸痞，每与竹茹同用，此乃温胆汤之意，生半夏辛开通泄，功能燥湿祛痰，竹茹性凉微苦，专长轻清泄热，二者相使而用，可使胶腻之湿热得以分离，湿祛则热无所附而自除，气机自畅，胸痞即除。此法多用于冠心病、急慢性胃炎、肝胆病等湿热内阻，胸脘痞闷作痛者。若佐以枳壳、桔梗一升一降，以调畅气机，则收效更佳。

3. 配葶苈，逐痰泻肺治咳喘

生半夏为化痰妙品，配以苦寒之葶苈子，则可制其温燥之性而发挥其化痰之长，而广泛应用于各型痰浊壅肺之咳喘证。症见咳喘胸闷，痰多白沫，形寒神怯等寒痰内盛者，习以麻黄附子细辛汤投之，附子温里散寒，抑制麻黄之辛散，使麻黄宣肺而不伤正，但对久咳痰多难化者，仅用附、麻温散，犹难中的，必须加生半夏祛逐痰浊，葶苈子直泻肺气，使大量之痰倾囊而出，方能收事半功倍之效。症见咽痒咳喘，痰黏难出，舌红苔黄腻，脉滑数等风燥痰热交犯者，则用麻杏石甘汤加生半夏、葶苈子，直泻肺金之痰热，一鼓而下，每可立竿见影。

4. 配菖蒲，开窍化浊治癫痫

生半夏为除痰要药，若配以菖蒲，则引药入心，专化蒙闭心窍之痰涎，用于痰迷心窍所致的癫痫、神昏、谵语等证，每能得心应手，奏桴鼓之效。痰迷心窍证有热痰、风痰、郁痰之异。若见哭笑无休，烦热不寐，口干唇燥，痰结如胶，脉洪等热痰内盛者，则佐以黄芩、胆星、莲子芯之类；对于风痰所致的癫痫频作，兼有眩晕头痛，胸膈痞闷，舌苔白腻者，则加以天麻、白术、陈皮之属；若癫妄因思虑不遂，妄言妄见，神不守舍等郁痰所致者，则参入郁金、香附、远志等品。

生半夏虽有如许妙用，但终属燥湿祛痰辛烈之品，临床应用，须取其长而避其短。

缪希雍《本草经疏》谓半夏"古人立三禁，谓血家、渴家、汗家也，"临床上虽非绝对禁用，然而诸凡阴虚、血枯、虚劳羸弱之人，仍应慎用，切勿孟浪从事。

九、附子半夏同用临证一得

本草者，固医家之稷锄弓矢也，药品虽多，其味不过五，其性不过六，故有专用其气者，有独用其味者。《本经》云："当用相须相使者良，"此言其常也。然临床不应囿于此说，如本草明言乌、附反半夏，而颜老于临证常配伍应用，屡用屡验，无不良反应。因附子药性刚燥，走而不守，能上助心阳以通脉，中温脾阳以健运，下补肾阳以益火，是温里扶阳之要药。半夏辛温燥热，祛痰降逆，以开中焦气分之湿结，两药合用，同气相求，具温阳化饮，降逆散结之殊功。

1）厥逆：手足厥冷，此名厥也，历代有薄厥、煎厥、尸厥、痰厥、蛔厥、气厥、血厥之称，但总不越《内经》所曰："阳气衰于下则为寒厥，阴气衰于下则为热厥，"病因不同，治法迥异。寒则温之，临证常用附子、半夏配伍，以治寒痰致厥。如治孙某，女，7岁时患肺炎，因误汗，突然神志不清，喉间痰鸣漉漉，面色㿠白，遗尿肢冷，脉沉而细，乃据寒厥例。投以附子9g，半夏6g，菖蒲4.5g，桂枝4.5g，一剂后，肢冷随和，脉也略起，再剂神志渐清，痰声亦平。

2）痰饮：生半夏燥湿之功有余而温化之力不足，《金匮》曰："病痰饮者，当以温药和之。"阳气不到之处，即为痰饮停滞之所，故配附子以补半夏温化之不逮，以治寒饮哮喘，常有桴鼓之应。如治陆某，肺心病、心衰，咳喘日久，动则气促加剧，难以平卧，咯痰白色泡沫，盈盆盈碗，面浮肢肿，口唇紫绀，取麻附细辛汤加生半夏，症情迅速缓解。

3）反胃：景岳谓："反胃系真火式微，胃寒脾弱，不能消谷。"故用附子领半夏以温通胃阳，降逆止呕。古人谓附子温肾阳，岂不知胃寒得附子，尤如釜底加薪，则火能生土，坎阳鼓动，中宫大健，胃之腐熟功能得复矣。如治蔡某某，患胃病幽门梗阻，胃脘疼痛，恶心呕吐，朝食暮吐，形寒畏冷，腑气不行，舌淡苔薄，前医予硝朴通积汤未效，拟为胃阳不振，难以腐熟，改用附子温阳，半夏降逆，大黄通腑，稍佐理气之品，一剂后恶心顿减，未再呕吐，知饥思食，以健脾和胃收功，疗效之神速匪夷所思。另用附子与生半夏久煎同服，以治慢性肾炎尿毒症关格吐逆，亦验。

十、"风"药新用

风与人类关系甚大，古人对其认识原本于自然现象。最初，似乎只和人们的生存活动相关，后来渐渐把它延伸进社会文化生活之中。《灵枢》以北斗星斗柄所指方位的"月建"推岁序节气，复由"风雨之应"以瞻风来之乡，再结合医学发病学判断其邪之虚实及对人体的利害关系，这才使"八风"之名实由始初的含义移植到医学诊断治疗学中来，而且直接影响了医学理论的衍化。在中医经典里，"风"是一个广泛概念，如"风为百病之长"、"风者善行而数变"、"热极生风"、"血虚风动"、"风能燥湿"等，不一而足。

鉴于祛风解表药在治疗荨麻疹等过敏性皮炎中的疗效，触类旁通，颜老曾用以治疗各种原因引起之蛋白尿、病毒性心肌炎、过敏性哮喘、慢性鼻炎等变态反应性疾病，虽然各有不同之临床表现和转变过程，但同时也具有病变范围不定、倏来倏去、忽隐忽现、时作时休等共性，使用"风"药能收到意想不到的疗效。如治王某，男，14岁，1986年胸膜炎后发现蛋白尿，经治未愈，即投以荆芥、防风、蝉衣、苏叶、米仁根、黄芪、益母草之属，经服药两周，蛋白尿由3+降为微量，再服两周，尿蛋白转阴，即以运脾药善后，病经三载，一方而定。近更扩展应用范围于新陈代谢疾病之痛风、结缔组织疾病之类风湿性关节炎，亦有弋获，个中情趣，颇堪回味。又如治嗜酸性细胞增多症一例，曾用西药治疗无效。血常规检查：白细胞$44.5×10^9$/L，中性粒细胞比例13%，嗜酸细胞比例77%，淋巴细胞比例8%，单核细胞比例2%，嗜酸粒细胞直接计数$2200×10^9$/L，骨髓穿刺提示：嗜酸细胞增多症。病者头痛如刺，按"头为诸阳之会，唯风可到，"颜老用风药倍量川芎，加川乌、石楠叶、虎杖等，一剂症减，再剂全已，原方服月余，复查血象、骨髓象完全正常。

足见风症范围极广，风药应用亦广泛，风药的作用，内涵尚未揭开，颜老曩年用治血液病，医人咸怪之，然效用之奇，不可思议。学无止境，旨哉斯言。

十一、引经药之奥旨

《洁古珍珠囊》在药物归经的基础上再创"引经"理论。引经药乃是指用某一味药物在治疗上对某脏某腑起着显要作用，或引导其他药物对某一脏腑更加发挥效用，如手少阴心-黄连、细辛，手太阳小肠-藁本、黄柏，足少阴肾-独活、知母、肉桂、细辛……。归经是遣用每味药的专司，而引经是导使全方发挥的专主。张氏所历举的诸药，后世人曾批评其"理路不通"，其实真正的问题关键还是没有将归经与引经两个概念分辨清晰。《伤寒论》以六经括病，已尽分经论治之妙，如麻黄汤中之麻黄，直走太阳之卫，桂枝汤中之桂枝，径入太阳之营，盖麻桂二物为君，既是归经，又是引经，故而麻黄汤中四药专司专主分明，但桂枝汤中桂枝只作归经，引药之用在生姜、大枣，生姜为卫分之引领，大枣为营分之导向，为谐和营卫起到了重要作用。所以引经药包括了药物的专司和制方的专主两个方面。

《神农本草经》曰："菌桂，气味辛温无毒，主百病，养精神，和颜色，为诸药先聘通使。"这就分明道出了引经药的两大特点。凡药各有形性、气质，古人已经发现了药物与疾病中间存在一种特有的对应关系，这叫同气相求，如因形相类、因性相从、因质相仿。如薄荷、辛夷花同属辛味，气皆轻清，而形各异，薄荷一茎多歧，故可作表散剂中引药；辛夷花生在树梢，花尖向上，故能引肺气而通鼻窍。又如动物介类壳体多重，主沉潜能引药下行，唯有蝉之蜕，轻薄透亮善于发越，配以玉蝴蝶、凤凰衣治音声不扬。荷叶如盖，能理雷头风，荷蒂结实能固胎，莲须洁净能清心。夏枯草值火旺时而自枯，故能平降血压。明矾具澄浊之性，借以治湿重热轻之黄疸不退等等，都是习常惯用之引经药。

史载之传载："蔡元长苦大肠秘，医不能通，堪诊脉已曰，请求二十钱，元长曰何为？曰，欲市紫菀耳，末紫菀以进，须臾遂通。"引药确有画龙点睛之趣。颜老回眸髫年侍父襄诊时，按语方药，皆具规范，处方之末尾一行，必殿以药引一味或双味。如以鲜姜皮发汗、荷梗清暑、梨皮润肺、煨姜暖中、灶心土煎汤代水止吐、牛膝配青盐引肾火归宅。颜老常言："惜乎近世颇少及此，处方选药，信手拈来，不求精思，忽视中医传统特色，殊可虑也。"

十二、老鹳草酒治"五十肩"

"五十肩"即肩关节周围炎，又名冻结肩、肩凝症、漏肩风。因好发于 50 岁左右之中年人，故称作"五十肩"。肩关节是全身关节中运动幅度最大的一个关节，能作前屈、后伸、内收、外展、内旋、外旋和环转等动作，了解局部解剖结构及生物力学机制很有必要，吸取中西医两家之长，更应发扬中医骨伤科特色。颜老诊治此病主张处理好通络与化瘀、运动与休止、柔筋与壮骨之间的关系，治疗上推崇外治内服并举。本病急性期主要表现为肩部大面积疼痛，痛势放射至上臂及前臂，患肢无力，肩关节活动尚无明显功能障碍，以内服药酒为主，疗效确切。亚急性期表现为肩部酸痛逐渐局限和固定，痛点在肩峰前后侧、腋前后部、三角肌，但活动障碍趋于明显，选用外用药酒搽拭。慢性期表现为肩部酸痛重滞，转动掣痛，有严重之肩关节功能障碍，肩部肌肉可出现不同程度的痉挛和废用性萎缩，甚至强直，此时唯有内外兼修，方能见功。

老鹳草酒：

1）内服老鹳草酒：老鹳草 45g，桂枝 15g，当归 30g，赤芍 30g，红花 30g，木瓜 30g，五加皮 30g，鹿角片 15g。浸入白酒 1000ml，一周后服用，每日一次，以酒量定每次 10~30ml。

2）外擦老鹳草酒：桂枝 15g，秦艽 9g，杜红花 6g，当归 12g，片姜黄 9g，川芎 6g，羌独活（各）9g，木瓜 6g，老鹳草 15g，乌梢蛇 15g，党参 15g，桑寄生 15g。用白酒浸没药物，一周后搽拭痛处。

老鹳草一物味苦微辛，功善祛风，疏经活血，健筋束骨，通络脉、开痹闭、治麻木、疗损伤。谢利恒评曰：此物治风疾甚效。配伍诸味多能兼顾筋骨并重、刚柔结合、辛润相佐。

肩关节运动出现障碍，周围软组织有慢性劳损，肌细胞变性、渗出、纤维化，强制运动往往带来不利治疗的后果，韧带撕裂、出血、痉挛、肿胀常是手法粗暴或旋转扭错所引起，对待肢体病态，不能视作器具损坏的修理，忽视人体筋骨自身内在固定力的限度，过犹不及，应注意运动的循序渐进和自发能动作用。肝主筋、肾主骨，年岁增加，气血日薄，肝肾不足，一方面筋萎不能束骨，筋拘不利关节活动，另一方面是肩关节的退行性改变会引发周围肌群的退行性改变，两者相互影响，投药不能偏废。犹如通络不遗化瘀，化瘀兼利通络。这些观点，都在"老鹳草酒"的制方中体现出来。

十三、桑叶妙用

桑叶清肺泻胃，凉血燥湿，祛风明目，晚清颇为盛行。"桑菊饮"举其为君药，成为时方要药，江浙一带治热性病喜用"霜桑叶"，以其经霜后凉血清热之力更著，又有"饭霜叶"者，乃置饭锅上蒸制而成，去其散风之力，而取其轻清扬上，善治头目诸病。时医多赏用之，颜老临床探索其奥，尚有以下妙用。

1）盗汗：《医学入门》云："思虑过度，以致心孔独有汗出者……青霜第二番叶，带霜采阴干，或焙为末，米饮调服。"盖"阳加于阴谓之汗"，桑叶清凉能抑阳益阴，而走表卫，故有此效，临床用之诚验。如乡妇王氏，年六十，盗汗已二年余，询其别无所苦，饮食如常，唯觉精神疲乏，始用益气固表，继用滋阴降火均无效，后以霜桑叶研末，米饮调服1g早晚各服一次，半月已愈，终未复发。先贤秦伯未先生，亦喜以此味治头面出汗（俗称蒸笼头），皆有渊源。

2）阴虚内热患者，又罹新感，寒热往来：此时不宜柴胡之辛散，先贤颜亦鲁公喜以桑叶与丹皮同用以代柴胡，乃仿叶桂手笔。颜老用之每多应手，他如血家新感与经期寒热亦用此法，防止热入血室，盖桑叶清凉善入血分，携邪外出，轻清以去实，从而血络安宁，微汗而解，引为心法。

3）引经药：临床治脸部色素沉着，用血府逐瘀汤清荣化瘀，佐以桑叶（桑皮）引经入肺，取肺主皮毛之义，治急慢性肾炎方中，常以桑叶或桑皮为使，引经入肺，提壶揭盖，以畅水源，有利于利尿退肿。肺与大肠相表里，治老年性便秘，用桑皮宣畅肺气，有利更衣，此法多验。

4）世传验方：经验证者如《圣济总录》治吐血不止，晚桑叶焙研，凉茶服三钱。《千金方》治头发不长，用桑叶、麻叶煮泔水沐之。《集间方》治风眼下泪，用腊月不落霜叶煎汤，日日温洗。或与黑芝麻为丸，治高血压、头晕目眩、风湿麻痹、皮肤甲错等，常用不衰。

5）民间以霜桑叶阴干制枕能治头晕目糊，安神入眠，确有效果，早开"药枕"之先河矣。

十四、白术探胜

古人赞白术云："味重金浆，芳渝玉液，百邪外御，五脏内充。"盖言其功之广。好古则称"在气主气，在血生血，无汗则发，有汗则止，与黄芪同功。"张元素称其功有九："温中一也，去脾胃中湿二也，除胃中热三也，强脾胃进饮食四也，和胃生津液五也，止肌热六也，四肢困倦嗜卧，目不能闭，不思饮食七也，止渴八也，安胎九也。"确属经验之谈。颜老临床探索，亦有下列诸胜可供品味。

1）止血：脾为后天之本，为气血生化之源，又主统血，运行上下，充周四体，五脏皆受气于脾，若脾气虚弱，则不能统摄而注陷于下，或渗溢于外，多见便血、尿血或漏下、肌衄。白术益气健脾，收敛止血，颇有殊功。曾治大咯血气脱，有形之血不能速生，无形之气所当急固，旋以白术100g，米汤疾火煎服一大碗，药后两小时血止神清，肢和脉起，竟未复发。亦以之治肺结核大咯血，居经不行，每晨晚各以米汁调服白术粉一匙，一月后血止经行，体渐康复，血家当以胃药收功，土厚火敛，信而有征也。

2）通便：人知白术止泻，殊不知白术既能燥湿实脾，复能缓脾生津，津润则便畅，凡老年人便秘，以白术30g煎汤服之，可治肠液枯燥，使大便通畅。盖脾为太阴之脏，藏精气而不泻，多脂多液，脾主运化，为胃行其津液，重在生化，故凡脾土本虚，胃强脾弱，耗伤脾阴，或老年腑燥，产后体虚，皆使脾气不得敷布，失其转输之能而使脾阴亏损，证见消渴便秘，治当补益脾阴，然滋阴之剂可补其阴液，不能助其生化，唯有白术一味，以资其化源才是治法，《慎斋遗书》云"专补脾阴之不足，用参苓白术散，"诚良言哉。

3）浮肿：浮肿之因甚多，故治法迥异，张景岳谓："水唯畏土，故其制在脾。"白术一味，既能健脾制水，又能燥湿利水，故治脾虚浮肿甚效，尝与赤小豆同煎。昔在自然灾害时期，浮肿病比比皆是，投之多验。

4）小儿单纯性泄泻：小儿为纯阳之体，生机蓬勃，然脾运不健，又常为饮食所伤而为泄泻，故有"脾常不足"之说。张元素称白术"去脾胃中湿。"因湿胜则濡泄，湿去则泻止。故用生白术、生扁豆同煮元米粥，日服二次，颇效。

5）预防哮喘：哮喘日久，必有伏饮，饮为阴邪，遇寒则发。《金匮要略》云："当以温药和之。"张元素称"白术温中。"根据"冬病夏治"，"培土生金"之旨，颜老尝于夏令以白术煎服，日服二次，常服可控制哮喘病发作。

6）耳源性眩晕：耳源性眩晕为常见之证，西医谓之美尼尔氏病，症见眩晕耳鸣，如坐舟车，恶心呕吐。《证因脉治》云："中州积聚，清明之气窒塞不通而为恶心眩晕矣。"究其病机责在水饮痰浊上泛。故用白术与茯苓各15g，煎服其汁，利水化饮，潜移默化，其效堪佳。

7）保健：《神农本草经》曰："久服轻身。"寇宗奭称："嵇康曰……饵术、黄精，令人久寿。"从"脾统四脏"之理论出发，嘱久病者服之，促进康复，收效颇捷。

十五、运脾胜品论苍术

元代朱震亨曰："苍术治湿，上中下皆有用，又能总解诸郁，痰、火、湿、食、气、血六郁，皆因传化失常，不得升降，病在中焦，故药必兼升降，将欲升之，必先降之，将欲降之，必先升之，故苍术为足阳明经药，气味辛烈，强胃健脾，发谷之气，能径入诸药……"确是高见。金代刘守真谓："苍术一味，学者最宜注意。"亦言其效验之广，颜老临床擅用此品，总结其用有四。

1）运脾醒脾：人体脏腑组织功能活动，皆依赖于脾胃之转输水谷精微，脾健则四脏皆健，脾衰则四脏亦衰，故有"脾为后天之本"之说。苍术燥湿而不伤阴，湿去脾自健，脾健湿自化。故治慢性病，以"脾统四脏"为宗旨，习以苍术为君，振奋生化之权，起废振颓。如合升麻治内脏下垂、低血钾、肺气肿、冠心病皆应手而效，治老年人之脾胃病，独擅胜场。如赵某某，胃病史多年，胃镜检查提示：慢性浅表性胃炎伴糜烂，因腹胀日甚，泛恶频频，经投黄连温胆汤及旋覆代赭汤未效，改拟燥湿运脾。药用苍术、姜半夏、枳实、旋覆花（包）9g，炒升麻4.5g，代赭石3g，陈皮6g，荜澄茄2.4g，服一剂后，泛恶顿失，诸症悉减，共服七剂而安。

2）制约纠偏：先贤有谓，补脾不如健脾，健脾不如运脾。盖脾运一健，则气血生化有源，故先人补血用熟地常拌砂仁，宗其义，常于滋腻之大补气血方中加苍术一味，既能监制补益药物之滋腻，又能促进药物之吸收。如常用之归脾汤、补中益气汤皆辅以本品，服药后无中满之弊。如曾治一"再障"患者，前医投大补阴阳之品，血象不见好转，乃加苍术一味，豁然开朗。另用于寒凉药中，可防伤胃，均属得意之笔。

3）化阴解凝：痰瘀俱为黏腻之阴邪，故欲化痰瘀，须赖阳气之运化。苍术运脾祛痰饮皆其所长。化瘀固须行气，然根据痰瘀同源以及脾统四脏之观点，在瘀浊久凝时亦常加苍术以速其效，事半功倍。另如用苍术入泽泻汤治耳源性眩晕，与苓桂术甘汤防治哮喘，单味煎服治悬饮、消渴、夜盲，皆验。

4）治肝取脾：据"知肝传脾，当先实脾"之义，治脾以防治肝病，亦颇所获。1962年秋，颜老本人肝病急发，除输液外，复投保肝一类滋腻品，造成湿困成饮，白沫痰盈碗，转氨酶高至500单位，乃按土壅侮木例投苍术合五苓散，一月而瘥。颜老旋即悟出保肝不如健脾之义，历年来遵此旨治疗肝病多例，如沪上"甲肝"流行之际，对出院病人皆以"苍术片"预后，疗效满意。

苍术之施用，应善于配伍，对寒湿重者常与附桂同用；湿热交困与甘露消毒丹、黄连并投；伤及胃阴与石斛、玄参、麦冬配伍；湿热流注经络则与石膏、桂枝齐施；肝阳挟湿，目糊便燥常与黑芝麻入煎；气虚者益以黄芪、升麻等，习为常度。

十六、豆豉治口腔炎

口腔炎是一种常见的口腔疾病，以口腔黏膜及舌面出现溃疡为主要临床表现，溃疡成点叫口疮，融合成片如糜粥样，称口糜、口疳，自觉灼热疼痛，妨碍饮食，烦躁不安。其中亦有因长期应用抗生素引起真菌生长所致，治疗尤感棘手。《巢氏病源》列有"鹅口候"条文："小儿初生，口里白屑起，乃至舌上生疮。如鹅口里，世谓之鹅口。"小儿的发病率高与胎中伏热蕴积心脾有关，发病迅捷，或因白屑延及咽喉，阻塞气道，甚至见有面青唇紫等恶候，殊属危险。

《本草纲目》引《圣惠方》以焦豉末，治口舌生疮，含一宿即瘥，和《葛氏方》以豆豉煮服，治舌上出血之记载。颜老乃以豆豉研末外治口腔炎，疗效满意，对小儿尤佳，试用于真菌性口腔炎，亦有显著疗效。曾治一麻疹后口腔炎，症见满口及舌腭溃疡糜烂，不能进食，口水极多，经龙胆紫、金霉素、碘甘油、冰硼散、珠黄散等治疗均无效，后用豆豉粉外敷局部，一日三次，翌晨即见局部干燥，口水减少，至第四日痊愈。后又治疗多例皆效。

豆豉，气味苦寒，入肺胃两经，善开发上焦之郁热，宣泄阴浊之留着。邹澍曰："豉有震象，治上则取蒸盦已后之轻扬，治下则取豆黑性沉，能于陷伏中拨出阴邪外迪于外，其与逢热便清，遇火即折之黄连、龙胆大相径庭。"其药理作用与治疗本病颇合。再考现代医药研究，发现豆豉中含有蛋白质、脂肪、糖类、维生素 B 族、菸酸及钙、铁、磷盐等物质，其作用不但利于溃疡之发作期，还能有效地制止复发，是一味值得开发的药物。

另介绍一则颜老治疗复发性口腔溃疡验方：豆豉 9g，栀子 9g，小麦 30g，石膏 30g，地骨皮 9g，茯苓 9g，淡竹叶 6g，胡黄连 4.5g，凤凰衣 6g，橄榄苗七茎。方以豆豉为君药，说明豆豉之与本证确有渊源，颇堪玩味。

十七、车前子疗高血压

高血压为常见病，颜老早年受"双氢克尿塞"利尿降压作用的启发，遂选择茯苓、泽泻、车前子做实验研究，动物实验和250例高血压患者临床验证结果表明，茯苓、泽泻基本无效，而发现车前子疗效确切，作用温和，有效率达82.5%，尤其是在改善浮肿、眩晕、头痛、目糊、失眠等症状方面疗效显著。而且，车前子不降低正常血压，对于血压偏低者还能起到升压的调节作用。这些特点是其他降压药物所不能比拟的。服法为每日9g，经治一月不效，则加至30g，水煎服。三个月为一疗程。其中对舒张压降低特别具有临床意义。

车前子降压原理经实验研究认为：第一，车前子利尿作用能减少细胞外液体及心输出量，从而降低血压，这一作用与"双克"相似。第二，临床发现其止咳化痰平喘作用颇佳，引起对其降压作用与组织胺有关的认识，车前子酸、琥珀酸、车前甙、胆碱这些成分，能引起某些组织释放组织胺或直接作用于组织胺受体，使血管扩张，血压下降，在用抗组织胺药苯海拉明后，降压作用明显减弱，说明其降压作用是通过组织胺受体来实现。第三，车前草素能兴奋副交感神经，阻抑交感押经，由此使末梢血管扩张导致血压下降。另外，减慢心率、改善心功能、降低血液黏稠度、降血脂、抗血小板聚集、镇静等作用，亦是车前子降压作用的部分原因。中药疗效奇妙之不可思议者甚多，正有待发掘。单味车前子水煎服治疗高血压的报道尚未见之，颇堪作进一步研讨。

十八、肾病综合征当重用黄芪

目前认为激素、免疫抑制剂加中药联用是治疗肾病综合征的最佳方案。先用激素诱导缓解，然后用免疫抑制剂加强缓解，并协助激素减撤，这种方法仅是通过外因起作用，一旦激素减撤后常出现反跳，加用中药治疗的经验近年来报导颇多，核之临床，得失参半。

肾病综合征的蛋白尿，主要原因是由于肾小球基底膜病理改变所致，而基底膜的改变与特异性免疫反应有关，因此要消除蛋白尿，修复基底膜是一重要环节。临床观察，未接受激素和免疫抑制剂治疗的病例，蛋白尿常随水肿的消长而进退，最常用的方剂为黄芪防己汤。某些病例消肿后仍有蛋白尿者，则多认为脾肾两亏，有失封固，主黄芪建中汤。在使用过激素和免疫抑制剂后，情况比较复杂，联合疗法固佳，但激素和免疫抑制剂的副作用和复发率都是难以解决的问题。颜老临证习用益气化瘀法则，因久病患者，其气必虚，久病入络，滞积为瘀，虚实挟杂。益气治本，化瘀治标，对加强及巩固治疗效果，减轻激素及免疫抑制剂的副作用均胜人一筹，重用黄芪，屡经验证。

如治周某，女，14岁，1985年3月，下肢虫咬搔破，经治痊愈后出现面目、下肢浮肿，尿频尿急。小便常规检查：尿蛋白（3+），红细胞（+），白细胞少许，拟诊急性肾炎，予激素及抗生素治疗，上症消失，尿蛋白降至微量，后复因感冒，症状反复，浮肿时作，7月份起尿蛋白持续（2+~3+）之间，腰痠乏力。在外院用激素、中药等治疗，症情无好转，于10月8日转入颜老处治疗。初诊：水气病，颜面下肢浮肿，腰痠乏力，口渴喜饮，纳馨便调，两下肢有淡紫色瘀纹，舌暗红而胖，苔薄腻，脉细小数，尿蛋白（3+），24小时尿蛋白定量1.19g。始而湿热下注，日久脾肾受损，水失宣化，病久入络，封蛰失职，精气外泄。处方：赤芍、当归、川芎、桃仁、紫花地丁各9g，丹参12g，红花6g，蒲公英15g，益母草、白花蛇舌草、白茅根各30g，水蛭粉（冲）5g，黄芪60g。服药 14 帖，症状次第好转，尿蛋白（-），24 小时尿蛋白定量 0.4g。出院随访，两年来一直稳定。

肾病综合征的治疗以黄芪为帅，用量每达 60g。盖取其潜三焦之源流，壮营卫之气血，《别录》云："行营气，逐恶血。"阐明其内涵，更添"发卫气，举清阳"之效能。颜老擅在固本清源之法则中起废振颓，本案例仅其一端而已。

十九、虎杖与血象

虎杖一味，近年颇为医者赏识，不仅以其具有广谱的抑菌作用，且有降血脂、通络止痛、以及排石、止血等效用。文献中提到"虎杖甙"可引起白细胞总数减少。颜老历年来有意识对虎杖作了系统观察和分析，发现虎杖还具有平衡周围血象之升降的作用。初在感染性疾病的治则中恒加虎杖，如治肺炎、胆囊炎等疾患，确能使白细胞总数下降，后即在血液病的治疗中作临床检测，屡有所得，如用治白细胞减少症、嗜酸细胞增多症、血象明显左移、血小板减少症等，调节作用令人满意。如治蔡某，女，44 岁，因左眼手术后用巯唑嘌呤抗免疫，引致粒细胞缺乏症，经投虎杖、西洋参、升麻等，白细胞由 0.105×10⁹/L 到 0.5×10⁹/L，0.9×10⁹/L，3.1×10⁹/L，5.4×10⁹/L，7.1×10⁹/L，获效迅速。又治赵某，男，16 岁，因感冒入院，实验室检查：红细胞 3.46×10¹²/L，血红蛋白 102g/L，嗜酸细胞直接计数 2200×10⁹/L，淋巴结活检：嗜酸细胞大量浸润，骨髓穿刺提示：嗜酸细胞增多症。西医用氯羟嗪、氯苯那敏、青霉素治疗月余不效，转入中医病房后，以虎杖伍入桃红四物汤逐步取效，出院时白细胞 6.200×10⁹/L，中性细胞比例 56%，淋巴细胞比例 33%，单核细胞比例 9%，嗜酸细胞比例 2%，嗜酸细胞直接计数 800×10⁹/L，症状逐渐消失而愈。虎杖对慢性白细胞升高亦有效果。如治疗肖某，因车祸致脾破裂，合并锁骨、肋骨骨折，经脾切除后，白细胞总数升高，持续在 15×10⁹/L 左右，西医治疗经年，罔然无效，投虎杖加化瘀药七帖即显效用。颜老将虎杖作为主药，参伍活血化瘀之味，用于治疗非感染性白细胞升高、血小板、红细胞不正常等患者，多能应手。

虎杖调整血象的特性，明显表现出双向调节作用，单用"虎杖甙"实验证实之减少白细胞总数的结论似乎不能说明问题，必须重视其有效成分的分离，通过临床论证，庶可揭开虎杖功能之秘。虎杖合升麻具有刺激骨髓之作用，伍强肾益髓之品能改善细胞空泡变性，参活血化瘀药物能加强抗凝和纤溶，促进代谢和免疫功能。

二十、经方辨治急难重证举隅

《伤寒论》、《金匮要略》内诸方组成严谨，配伍精当，辨证而施，功效卓著。颜老临床习以经方治疗急难重证，屡起沉疴。

1. 十枣汤治渗出性胸膜炎

《金匮要略·痰饮咳嗽病脉证并治》曰："饮后水流在胁下，咳唾引痛，谓之悬饮。"渗出性胸膜炎所见的咳嗽、胸胁痛、短气等，当属"悬饮"范畴。水停胁间，吐之不去，汗之不消，唯有泻下逐水治之，故张仲景有"病悬饮者，十枣汤主之"之说。十枣汤以甘遂善行经隧水湿，大戟善泄脏腑痰浊，芫花善攻胸胁癖饮，三药性皆峻烈，逐水而又各执所长，合而用之，攻逐经隧、脏腑、胸胁积水之力甚著，恐伤正气，故取大枣甘缓护胃。颜老用时改汤为丸，取"治之以峻，行之以缓"之意。若痰热互结，恶寒发热，咳嗽痰黄，胸胁刺痛者，则配以黄芩、瓜蒌仁、桔梗、杏仁、葶苈子以清化痰热；若痰饮聚肺，咳嗽气短，胸胁满痛者，则佐以茯苓、桂枝、橘络、半夏、白芥子温阳蠲饮；病久阴虚，低热缠绵者，则加银柴胡、鳖甲、白薇、青蒿、地骨皮以育阴泄热。

如治王某，男，40岁，始而发热恶寒，咳嗽气促，胸胁胀痛，继而神昏谵语，手足躁动。超声波检查示：右侧包裹性胸膜炎，经投白虎汤合牛黄至宝丹后，神昏谵语见退，但胸痛剧烈，难以忍受，舌红苔白腻，脉滑数。证属痰饮留滞胁下。径投十枣丸，每日1g，冷开水送服，2天后痛减，1周后胸腔积液明显吸收，遂用中药调治2周而愈。

2. 风引汤治脑溢血

风引汤为《金匮要略·中风历节病脉证并治》篇之附方，又名紫石汤，主治"除热瘫痫"。瘫既以热名，则明其病因热而得，故临床习用此方治疗火亢血逆之脑溢血，颇有效验。风引汤取牡蛎、龙骨、赤石脂、白石脂、紫石英等大队石类药镇潜以制肝阳之暴逆；辅以石膏、寒水石、滑石咸寒以泻风化之火；大黄苦寒直折，釜底抽薪，使逆上之血下行；反佐干姜、桂枝之温，以防诸石寒凝之弊；使以甘草调和诸药。诸药相配，共奏消热泻火，熄风摄阳，引血下降之功。病初内风动跃，气血逆乱，当避桂枝、干姜、赤石脂之辛温固涩，症情渐趋平稳，则可投桂枝疏通经隧，助肢体活动恢复。

如治陈某，男，62岁，突然昏厥，经抢救苏醒后，右侧肢体活动不利，头额两颞胀痛，患者面色潮红，溲赤便燥，舌红苔黄腻，脉弦数，经检查诊断为脑溢血。证属水亏木旺，气血错乱，痰火上逆，蒙蔽心窍。急投风引汤加减：寒水石30g，生龙牡（各）30g，石膏30g，生大黄6g，丹参15g，石菖蒲15g，生蒲黄（包）15g，赤白芍（各）15g，陈胆星6g，通天草9g。7剂后大便通畅，头痛即止。上方出入1月余，右侧肢体渐复，其他诸症遂平。

3. 麻黄附子细辛汤治慢性肺源性心脏病

《伤寒论》谓："少阴病，始得之，反发热，脉沉者，麻黄附子细辛汤主之。"此方原治少阴感寒证，取麻黄发汗解寒，附子温里补阳，细辛散寒温经，三者组方，补散兼施，虽微发汗，但无损阳气，故历代医家称其为散寒温阳之神剂。慢性肺源性心脏病多属本虚标实之证，由于咳喘日久，肺病及肾，正气不固，屡招寒袭，形成寒饮蕴肺，肾虚不纳的病理状态。治疗亟当宣肺散寒，补肾温阳，麻黄附子细辛汤最为合拍。方中麻黄虽治咳喘，但作用在肺，其效甚暂，必与附子相配，肺肾同治，内外衔调，方可使风寒散而阳自归，精得藏而阴不扰；细辛归肺、肾两经，功能温肺定喘，用量宜达4.5～9g，方能起效，其虽辛散有余，但合以附子，则可泻肺纳肾，攻补兼顾。临床常与小青龙汤、三子养亲汤、苓桂术甘汤同用，有相得益彰之功。

如治陆某，男，70岁，慢性肺源性心脏病有年，近期发作，咳喘气促，不能平卧，咯痰白沫，盈盆盈碗，脸浮唇紫，胸闷心悸，手足紫冷，经小青龙汤合三子养亲汤出入治疗，症状时有进退，舌淡而紫，苔薄白，脉沉细无力。证属太阳少阴合病，亟当肺肾同治，攻补兼施。原方加入麻黄附子细辛汤治之，药用：熟附子9g，法半夏9g，白芍9g，苏子9g，炙麻黄6g，桂枝6g，五味子6g，葶苈子6g，细辛4.5g，干姜4.5g，炙甘草3g。3剂后白痰顿减，咳喘随平，继用半月，诸症渐失。

4. 附子汤治冠心病

附子汤为治疗少阴寒化之剂，《伤寒论》谓："少阴病，身体痛，手足寒，骨节痛，脉沉者，附子汤主之。"提示此方适宜于各种虚寒性疼痛。方以附子温阳散寒，人参、白术、茯苓甘温益气，芍药和营活血，诸药合用，共奏温经散寒，益气活血之功。冠心病心绞痛及心肌梗死等引起的胸痛，多伴有痛势彻背，神萎乏力，汗时自出，舌淡质紫，脉沉弱等，其实质多属阳虚阴凝。阳虚为本，阴凝为标，立法用药当以温阳为主，解凝为辅，故每以附子汤加减投之。胸闷心悸者，加丹参、葛根；胸痛剧烈者，加参三七、血竭；唇青舌紫者，加莪术、水蛭等。

如治吴某，女，65岁，患冠心病心绞痛10余年，近日频发，证见胸闷心痛，痛势彻背，气促心悸，神疲畏寒，动则汗出，大便溏而不畅，舌紫苔薄，脉沉细，迭进活血、祛痰之剂，病情仍反复不已。证属阳虚阴凝，血瘀心脉。方用附子汤加味：熟附子12g，党参9g，白术9g，茯苓9g，葛根9g，丹参15g，赤芍15g，甘草3g，参三七粉、血竭粉（吞）各1.5g。服药1周，胸闷已除，疼痛亦平，续服3月而停药，疗效巩固。

5. 通脉四逆汤治病态窦房结综合征

通脉四逆汤为治疗少阴虚寒重证的方剂，方中干姜较四逆汤中所用增加一倍，附子也选大者，温阳散阴力宏，配以甘草甘缓益气，药简力专，诚为回阳通脉之良方。《伤寒论》谓："少阴病，下利清谷，里寒外热，手足厥逆，脉微欲绝，身反不恶寒，其人面色赤，或腹痛，或干呕，或咽痛，或利止脉不出者，通脉四逆汤主之。"并指出药后若"其脉即出者愈"，表明此方对脉微欲绝或脉不出者有良效，故仲景以通脉名之。病态窦房结综合征所表现的脉象如沉、迟、涩、结、代等，当属通脉四逆汤证，病机则为阳气衰惫，寒凝血脉，立法务必峻补阳气，逐寒通脉，方用通脉四逆汤大辛大热之剂，意在"离照当空，阴霾自去"，则脉复出。如神疲短气者，加党参、黄芪以补气；舌红口干者，加麦冬、五味子以养阴；胸闷不舒者，加郁金、菖蒲以开郁。

傅某，女，52岁，胸闷心悸多年，多次发生昏厥，经心功能检查确诊为病态窦房结综合征。患者面色萎黄，胸闷作痛，神疲乏力，四肢发冷，口干少寐，心率40次/分，舌胖苔薄白而干，脉沉迟时见结代。此乃心阳不振，心阴亦衰，阳虚阴凝，心脉失畅，宜助阳配阴，祛寒通脉，药用：淡附片（先煎）9g，桂枝9g，麦冬9g，黄芪15g，党参15g，生地15g，干姜6g，五味子6g，菖蒲6g，青葱1.5g，炙甘草3g。服药半月，胸闷作痛得减，脉沉迟见起，结代脉消失，心率维持在54～64次/分，昏厥也未再发作。

二十一、肺炎方治急性肺炎

肺炎涉及中医学"风温"、"咳喘"、"厥脱"等范畴，病初多见发热，恶风寒，咳喘，胸痛，口渴，倘若失治误治，病邪入里，则见高热呓语，神昏肢厥等变证。辨证虽有卫气营血之分，但其病机总由温邪直袭肺卫，热毒与气血相搏而为病，其主证高热、咳喘、脓痰均与热毒有关。热毒搏结营卫，卫强营闭而高热；热毒壅遏肺道，气失肃降而咳喘；热毒灼伤津液，炼津煎液而为脓痰。故治疗急性肺炎，当从热毒袭卫，痰瘀壅肺立法，颜老临床自拟"肺炎方"，疗效显著。

肺炎方由半枝莲、鸭跖草、开金锁、鱼腥草、虎杖、百部等药组成。方取半枝莲、鸭跖草为君，其性味苦寒，功效清热解毒，善退热毒之邪；开金锁即金荞麦，与鱼腥草均为治疗肺痈良药，既能清热解毒，又可活血化痰，辅助君药增强清肺解毒之力；肺与大肠相表里，故佐以虎杖泻腑通便，俾邪有出路；使以百部，润而不燥，开泄降气，化痰止咳。诸药合用，共奏清肺解毒，活血化痰之功效。若恶寒无汗者，加羌活发汗退热；高热便秘者，加生大黄通便泄热；咳喘甚者，加葶苈子直泻肺热。

如治周某，男，42岁，壮年感邪，恶寒发热、咳嗽3天，始而鼻塞咽燥，咳痰不爽，继而胸痛气促，大便秘结，4日未解，查体温39℃，两肺呼吸音粗，血常规：白细胞1.4×10^9/L，中性粒细胞比例84%，胸片示左下肺炎，舌红苔黄腻，脉弦数。证属风温袭肺，热毒壅盛。遂投肺炎方加生大黄10g，日服2剂，药后汗出腑通，热退咳静。此方验治百例以上，疗效肯定。

二十二、益心汤治心绞痛

冠心病心绞痛属"胸痹"、"真心痛"等范畴，临床以胸部闷痛，短气，喘息不得卧，甚至胸痛彻背，背痛彻胸为主症，其病机仲景用"阳微阴弦"概括之。此病之"本"为心气不足，胸阳不振；病之"标"为痰瘀交阻，气血逆乱。临床治疗用药要诀有三：一为益气培本，气行血行，宗气贯于心脉而行气血，气虚则血滞，气盛则血行，习用黄芪、党参培补宗气，俾心脉充实而血液畅行；二为宣畅气机，升清降浊，每用葛根、川芎升散清气，用降香、决明子降泄浊气，一升一降，使清旷之区舒展；三为温通心阳，祛寒解凝，胸痹之根本乃阳气式微，阴邪弥漫，须用附子温通心阳，取"离照当空，阴霾自散"之意。颜老自拟"益心汤"，取补气与活血同用，通补兼施。固本清源，用于冠心病心绞痛，颇有效验。

益心汤组成：党参15g，黄芪15g，葛根9g，川芎9g，丹参15g，赤芍9g，山楂30g，决明子30g，菖蒲4.5g，降香3g。益心汤重用党参、黄芪益气养心为君；辅以葛根、川芎、丹参、赤芍、山楂、降香活血通脉为臣，君臣相配，旨在益气活血，俾气足则助血行，血行则血瘀得除；少佐微寒之决明子，既可防君臣之药辛燥太过，又取其气浮之性，疏通上下气机，以增活血之力；使以菖蒲引诸药入心，开窍通络。诸药相配，共奏益气养心，行气活血，祛瘀止痛之功，适用于冠心病心绞痛，症见胸闷心痛，怔忡气短，劳则易发，神疲懒言，动则汗出，形寒喜暖，舌淡而胖，有瘀斑或瘀点，苔薄白，脉细弱，或迟，或见结脉、代脉等气虚血瘀者。

益心汤的常用加减法：若血瘀气滞，心痛如刺痛、绞痛者，加血竭粉、麝香粉、三七粉，等量和匀，每服1.5g，以活血止痛；气机阻滞，胸部窒闷者，加枳壳9g，桔梗5g，一升一降，调畅气机，开通胸阳；心神失宁，心律不齐者，加琥珀粉、沉香粉各1.5g，以宁神养心；阳微阴凝，胸痛剧烈，肢冷脉微者，加附子9g，以温阳通脉，多能应手。

如治周某，男，68 岁，冠心病心绞痛，心肌梗死多次发作而入院。入夜胸痛频发，发则胸闷胸痛，痛彻背俞，心悸气短，舌紫苔薄白，脉沉细。患者年迈古稀，气虚阴凝，血瘀脉阻，投以益心汤剿抚兼施。服药后胸痛日趋减轻，其他症状相继消失，一月后停药。随访 5 年，除因过度劳累而偶发心绞痛外，病情稳定。

二十三、净胰汤治急性胰腺炎

近年来随着胆囊炎、胆结石、胆道疾患的增多，急性胰腺炎的发病率有逐年增高之趋势。急性胰腺炎中最凶险的急性出血坏死型，过去都常规采用早期手术疗法，即一旦诊断明确，立即施行手术，但结果不能令人满意，不仅术后并发症多，死亡率仍高达 40% 左右。颜老自创净胰汤，为综合止痛、解痉、抗炎、抑制分泌作用的一张有效方剂。

净胰汤组成：柴胡 9g，黄芩 9g，姜半夏 9g，白芍 15g，生大黄 9g，地丁草 30g，芒硝 9g，川朴 9g，黄连 3g，木香 9g，延胡索 9g。若兼有胆囊、胆道疾患出现黄疸者，加茵陈 30g，山栀 15g，金钱草 30g，龙胆草 15g；有蛔虫骚扰胆胰者，加乌梅 10g，苦楝子皮（各）15g，使君子 9g，槟榔 9g。

如治丁某，男，46 岁，宴会后腹痛如锥如裂，拒按，呕吐，高热，高度黄疸，血尿淀粉酶及白细胞均剧高，拟诊急性胰腺炎入院。立即予生大黄 10g 泡饮，复投净胰汤二帖，每 3 小时服一汁，服药 1 小时后大便畅通，排下粪便恶臭，腹痛渐安，翌晨热退，黄疸减轻，实验室检查次第恢复正常，调理旬日而愈。该病病机始终贯穿一"瘀"字，由瘀而结，继之以闭，以陷，为三部曲。治疗时按急症急攻为原则，需采用大剂量生大黄，一般一次量为 10g，每天至少用 30g，还可参照症情加量，以舌苔黄腻程度及大便次数为调整药量的标准。大黄破瘀攻积，启闭提陷，一专多能，颜老曾治疗急性胰腺炎 150 例，与西药治疗 150 例作随机对照观察，结果证明有效率相似，但净胰汤组胃肠减压、症状、体征消失明显优于对照组，退热最快 1 天，平均 3.6 天，血白细胞恢复正常最快 2 天，平均 5.3 天，血尿淀粉酶测定，平均恢复正常为 12.8 天，平均住院 15.4 天，住院费用比较低廉，与对照组相比，具有一定优势。

急性胰腺炎治疗当立足于疏、清、攻三字诀。所谓疏，即疏泄肝胆以畅气机；所谓清，即清肝胆实火及三焦湿热；所谓攻，即荡涤肠腑，洁净积垢。与瘀有密切关系的气滞、血蓄、痰阻、热结、湿蕴、食积，都能导致腑闭，大黄以过关斩将见称，故以之为君，参合诸药，各具精能。其作用机理大致有：①抑制与急性胰腺炎发病有关的多种胰酶，如胰蛋白酶、胰弹性蛋白酶、胰糜蛋白酶、胰激肽释放酶、胰脂肪酶等的作用；②降低奥迪氏括约肌张力，增强肠蠕动、推进能力，有利于及时地将被激活的胰酶和被消化的坏死组织所产生的毒物尽快排出；③有抗厌氧菌作用，而重症胰腺炎大多并发厌氧菌感染。对重危急性胰腺炎的治疗构想包括：①血蓄腑闭，净胰汤加重生大黄剂量，可用 24~30g；②内陷厥阴，主以三甲饮加活血化瘀之品；③瘀阻厥脱投急救回阳汤。这些经验在中医攻克急症中，每有所得。

二十四、疏肝饮治乳痈

乳房属肝，乳头属胃，故乳痈一症，每与足厥阴肝经和足阳明胃经病变相关。肝气郁结，胃热壅滞，势必导致血液凝滞，故治疗乳痈多以疏肝清胃，活血软坚为大法，颜老自拟疏肝饮治之，临床甚属应手。

疏肝饮组成：全瓜蒌12g，蒲公英12g，金橘叶12g，小青皮4.5g，延胡索6g，银花12g，醋炒柴胡4.5g，当归6g，赤芍6g，丝瓜络6g，僵蚕9g，甘草4.5g。方中以柴胡、金橘叶、青皮疏肝理气，蒲公英、银花清胃泄热，以行清泄肝胃之功，《本草求真》谓蒲公英"能入阳明胃、厥阴肝，凉血解热，故乳痈、乳岩为首重焉。"配以当归、赤芍、延胡索活血化瘀，瓜蒌、僵蚕、丝瓜络软坚通络，以奏行血化坚之效；甘草调和诸药，以护胃气。全方标本同治，气血兼顾，可用于乳痈各个阶段。

对乳痈初起，热毒互结，乳房肿胀，色红作痛，舌红苔黄，脉弦数者，宜加黄连、黄芩；便秘则加生大黄、元明粉；若已有化脓之兆者，则加香白芷、皂角刺、炮山甲，另吞"一粒珠"（由穿山甲、蟾蜍、珍珠、朱砂、腰黄、苏合香油、冰片、牛黄、麝香等组成），此丸促使自溃颇有特效；乳房红肿疼痛者，均可加入炙乳没，或吞服犀黄醒消丸；对于乳房肿块迟迟不能消散，兼有面色少华，肢体乏力，舌淡苔薄，脉细弱者，证属气血虚弱，散结无力者，治当补益气血，散结消肿，每于疏肝饮中加入黄芪、党参、白术、王不留行、炮山甲等，亦验。

颜老辨证治疗乳痈，还常配合以民间单方同用，如取麝香1g，木香3g，陶丹3g，朱砂3g，共研细末，摊于棉花之上，外塞鼻孔，左乳痈塞右鼻孔，右乳痈塞左鼻孔，用治乳痈初起，消散迅速。

如治朱某，女，28岁，因哺乳时感染而引发右乳红肿疼痛，局部化脓，经抗生素治疗无效后，切开引流时不慎伤及乳腺，以致切口处流乳不止，伴有心烦易怒，神萎汗多，舌红苔薄白，脉小弦。方用疏肝饮加黄芪15g，党参10g，白术10g，王不留行10g。服药15剂，乳房流汁渐止，其他症状亦退。

二十五、虎没丸治顽痹

顽痹者何？古谓之贼风挛痛，《灵枢·贼风篇》有所述。盖由腠理不密，贼风邪气破屏蔽而入，聚营卫成恶血，留着于关节不去。临床以关节疼痛、肿胀及功能障碍为主要表现，本病虽亦不离痹症范围，但病情缠绵顽固，单从风寒湿三气杂至着手，非唯不能确切解释病机，套用治痹之方更不能解其苦厄。

晚近医家又命名为"尪痹"，《医宗金鉴》解历节之"魁羸"作"尪羸"，尪痹的叫法也是有出典的。它与现今之类风湿性关节炎较相似，而与风湿性关节炎相仿的痹症有明显不同。

本病的特点是邪胜正弱，临证见气之壅滞则调其卫，见血之泣涩则通其营，见痰之闭痹则利其痰，见湿之阻碍则逐其湿，风之由外入者鼓舞正气以驱散之，风之由内而生者调其血脉以濡养之，纵是随机而发，只是苦于周旋。颜老特制一方，能峻攻，复能骤补，相得益彰，方名虎没丸。

"虎没丸"源出《圣济总录》，原方为酒炙虎胫骨120g，没药210g，共研细末制丸，用治顽痹其效如神。当虎骨货源尚有可为之时，复加蜈蚣、全蝎各45g，蜜丸，每服5g，日二次，开水送下。颜老曾施治于本病50余例，疗效达95%，开始止痛有效日期，最快者5天。如治惠某，男，39岁，类风湿性关节炎史三年，手足不能涉冷水，伸屈不利，遍历中西名贵药品，针灸、推拿俱不为功，经服虎没丸300g，未竟剂而瘳，长期病休而得以复工。

虎为国家一级保护动物，取材匮乏，施以豹骨代替，亦难以为继，易以鹿骨，皆非多得之品，则采用黄狗脊骨，仍有一定疗效。黄狗脊骨为代用品，也是典出有源的，《圣济总录》"骨补丸"原注："黄狗脊骨功能暖精、益骨、壮筋、利血脉。"稽虎骨之效用，甄权云："治筋骨毒风挛急，屈伸不得，走注疼痛。"张石顽云："追风定痛，强筋壮骨，风病挛急，骨节风毒。"无非假虎之矫强悍烈之性，考李时珍称没药散血止痛，后世沿用作止痛专品，益以全蝎、蜈蚣搜剔经络之风，疏通筋节之邪，综合功效不在虎骨一味，故虽易虎胫为狗脊骨，亦多应验。

宋代寇宗奭称："没药通滞血，血滞则气壅瘀，气壅瘀则经络满急，经络满急故痛且肿。"通则不痛，为没药药性所长，清代王清任拟身痛逐瘀汤，用没药而不用乳香，殆取其擅散瘀血之力。新制虎没丸吞服后，能迅速产生全身一时性的灼热感，稍瞬即逝，故善理久治不愈，关节不用之痹痛拘挛，但热痹还当慎用。

二十六、创胚散抗早妊

颜老创制的"创胚散"与前列腺素联合使用于早妊流产，曾在产科临床观察20例，成功率达80%，一般于12小时内发生流产。对照组单用前列腺素薄膜及针剂者12例，成功率仅20%，显见"创胚散"能提高早妊人流率。

创胚散由紫草、黄药子、桃仁、川芎、莪术、生山楂等组成。"创胚散"主药紫草，《中药大辞典》记载其药理，"动物试验表明，以30%的紫草根粉末喂饲动物，可抑制大鼠动情期，口服我国东北紫草可降低白鼠的生育率，并有明显的抗垂体促性激素及抗绒毛膜性腺激素的作用。"配以黄药子破血去积，川芎、桃仁、莪术行血化瘀，生山楂破积利气畅中，减轻胃的反应。临床取得一定疗效后，又作进一步提高，即连服"创胚散"四帖后，加服桃核承气汤一帖，不加用前列腺素，其有效率相仿。过去游医妄投青娘虫、红娘虫或外贴麝香膏药，或从阴道塞药，偶有中者，因毒物作用每有毙命之险。本方药用较安全，无明显副作用。颜老每于诊断早妊后给病人先服"创胚散"，每日一剂，连服四天，隔一天后给阴道填塞前列腺素薄膜2mg，每2.5小时一张，共用四张，随薄膜使用之后再肌注前列腺素2mg，通常在使用前列腺素薄膜第二张时开始有出血现象，四天后流产。

如治谭某，女，30岁，停经68天，检查尿妊娠试验阳性，子宫增大符合停经月份。给予"创胚散"四帖，服药期间肠蠕动活跃，小腹有坠胀感，服完中药后加用前列腺素阴道塞片及肌注。8小时后流产，胚胎完整。

二十七、犀泽汤治乙肝

乙型肝炎的病变过程与温病的传变规律相似，表现为病邪由外而入，初期多兼恶寒、发热等卫分症状，随着病情发展，相继出现气分、营分、血分等证候。因其具有强烈的传染性，故又属"温疫"范畴。

临床所见，乙型肝炎患者常面色晦黄，巩膜混浊，神萎肢重，烦躁易怒，五心潮热，或低热缠绵，口苦而黏，嗳气泛恶，脘腹胀满，胁肋胀痛或刺痛，小溲黄赤，脉弦数或濡数，舌红有瘀斑，苔黄白而腻等见症。其病变多为湿热毒邪侵淫营血，以致缠绵难祛和蔓延流注的特点尤为显著。初病气结在经，久则血伤入络，湿热毒邪久恋不去，浸淫血分，势必煎熬血液成瘀，若从气分论治，投以疏肝理气，清气泄热之剂，往往难以奏效，据此，颜老自拟"犀泽汤"，从营血论治乙型肝炎，获得满意疗效。

犀泽汤的组成：广犀角 3g（或用水牛角 30g），泽兰 15g，苍术 9g，仙人对坐草 30g，土茯苓 30g，平地木 30g，败酱草 15g。水煎服。犀泽汤以犀角、泽兰入血分，以清热解毒，活血祛瘀为君；臣以土茯苓、仙人对坐草、平地木、苍术疏肝泄热，利湿化浊；败酱草凉营活血为佐使。诸药配伍，共奏凉血泄热，祛湿解毒，疏郁祛瘀之功。颜老临床治疗乙型肝炎喜用犀角、苍术二药，犀角不仅善清热凉血，且解毒之力甚宏，李时珍谓其"能解一切诸毒，"临床对 HBsAg 转阴及降低转氨酶有效；苍术功擅燥湿、解郁、辟恶，历代医家对其极为推崇，如刘守真谓："茅术一味，学者最宜注意，"朱丹溪谓："苍术治湿，上中下皆有可用，又能总解诸郁，"李时珍则谓其能"辟一切恶气。"犀角与苍术同用，则凉血解毒而无寒凝之虑，燥湿解郁而无助火之弊，尤其擅长搜剔血分湿热毒邪，对于缠绵难愈，湿热毒交结的慢性乙型肝炎患者，常可取得意想不到之效。

犀泽汤的加减法：气滞郁结，脘胁胀闷者，加沉香曲、川楝子、大腹皮、枳壳、广木香；血瘀显著，右胁刺痛者，加丹参、桃仁、郁金、红花、赤芍、延胡索、三棱、莪术；湿甚于热，肢重纳呆者，加猪苓、赤苓、生苡仁；热甚于湿，口苦心烦者，加银花、黑山栀、夏枯草、蒲公英，甚者则选加白花蛇舌草、龙葵、蜀羊泉、蛇莓、石打穿、半枝莲、七叶一枝花等。

部分乙型肝炎患者经用犀泽汤治疗后，病情好转，HBsAg 转阴，但停药后旋即反复，此属湿热毒邪清而未尽之象，可嘱患者在疾病初愈后，继续服药 1～2 月，或以犀泽汤改制成丸剂服用，以巩固疗效。

如治徐某，女，26 岁，患乙型肝炎多年，神疲肢重，右胁灼热疼痛，饮食不馨，脘腹胀满，心烦易怒，入夜少寐，齿衄频发，月经衍期，舌紫红苔薄黄腻，脉弦数，查 SGPT：200U/L，HBsAg 阳性，证属湿热毒侵淫血分，瘀结气滞肝脾。方用犀泽汤加银花、夏枯草、黄连、田基黄、垂盆草等。服药 2 月，神气转振，胁痛消失，胃纳好转，月经如期而至，复查 SGPT 降至正常，HBsAg 转阴，乃以原方制丸再服 2 月停药，随访 3 年，疗效巩固。

二十八、利胆丸治胆石症

胆石症之名未见诸中医古文献，但《灵枢》有"善呕，呕有苦，长太息，心中沾沾，恐人将捕之，邪在胆，逆在胃"之说，《外台秘要》有"凡人无故忽然振寒，便发黄，皮肤黄麹尘出，小便赤少，大便时闭"之论，均极类似胆石症发作时的证候，当属"胁痛"、"腹痛"、"结胸"、"黄疸"等病证范畴。

胆石症病位在胆，但其病机则与脾胃息息相关，肝胆与胃相邻，足厥阴之脉"挟胃属肝络胆"，胆为甲木，疏土助运，协助脾胃腐熟消化水谷。若外感湿热，内伤情志，或饮食不节，导致肝之疏泄失常，胆之通降失和，势必使脾胃气机升降失职，运化无权，则气郁而致血瘀，食停而致积滞，津凝而致痰浊，瘀、食、痰交结日久，遂成胆石。

脾胃为气机升降之枢纽，脾胃和调，气机升降正常，则肝气条达，胆气通降，正如黄元御所云："肝气宜升，胆火宜降，然非脾气之上行，则肝气不行，非胃气之下行，则胆火不降。"故治胆石症，不能忽视辨证而过用苦寒攻逐之剂，当以调理脾胃为主法，颜老临床创制"利胆丸"，用于胆石症患者，颇多效验。

利胆丸的组：制半夏9g，陈皮6g，神曲9g，生山楂9g，谷麦芽（各）9g，莱菔子9g，莪术9g，生大黄4.5g，茵陈15g，皂角刺9g。取前八味药共研细末，以茵陈、皂角刺煎汤泛丸，如绿豆大。每服5g，1日2次，开水送下。利胆丸用半夏、陈皮、莱菔子以运脾气，消痰积；神曲、山楂、谷麦芽以助胃运，消食积；莪术、大黄以疏肝气，消瘀积；辅以茵陈、皂角刺以理胆气，消胆石。诸药配伍，共奏运脾和胃，疏肝理胆，软坚消石之功。制以丸剂，取"丸者缓也"之意，使有形之胆石得以渐消缓散，而不伐正气。全方从脾胃肝胆论治，兼祛痰、食、瘀诸邪，消不伤正，通不恋邪，尤其适用于病程日久，脾土虚弱，健运失职，痰、食、瘀内生，反侮肝胆之胆石症患者。

如治俞某，男，48岁，1987年1月初诊。素有右胁阵痛，近日脘胁胀满疼痛，纳食腹胀，进油腻食物更明显，两目黄染，口苦，便秘不畅，倦怠乏力，舌红苔黄腻，脉弦滑，B超检查：胆囊泥沙样结石。投以利胆丸，1日2次，每次5g，服药月余，目黄渐退，胁痛也除，大便通利，复查B超：胆囊壁粗糙，已无明显结石可见。

二十九、清肝汤治胁痛

清肝汤出自《类证治裁》一书，由柴胡3g，当归9g，生白芍9g，川芎3g，焦山栀6g，丹皮6g等组成，功效清肝解郁，活血止痛，主治胁痛。方取柴胡疏肝解郁，清泄厥少之郁，具"木郁达之"之功效；辅以当归、白芍、川芎补中有行，养中有化，以柔肝理气，活血止痛；山栀、丹皮清肝泻火，与柴胡同用，则清泄相兼，俾肝气得疏而调达，郁热得清而安宁，胁痛得止。清肝汤实为丹栀逍遥散去白术、茯苓、甘草、薄荷，加川芎而成。去白术、甘草，乃恐甘味助湿，壅遏气道；去薄荷、茯苓，是防发汗、渗湿太过，耗津损气；加入少量血中气药川芎，以求气血双调。全方药专力宏，攻补相兼，符合"养肝而不宜伐肝"之义。用治急慢性肝炎、胆结石、胆囊炎、胰腺炎、肝脾肿大、肋间神经痛等引起的胁痛多效。

临床用清肝汤，每在辨证基础上加入行之有效的药对，以收事半功倍之效。如肝郁化火，两胁灼痛者，加木贼草、钩藤；气滞甚于血瘀，两胁胀痛者，加青皮、香附；血瘀甚于气滞，两胁刺痛者，加川楝子、延胡索；血瘀成癥瘕，肝脾肿大者，加牡蛎、丹参；肝血管瘤、肝囊肿之胁痛者，加王不留行、炮山甲、莪术等。

胁为肝之府，《灵枢·五邪篇》谓："邪在肝，则两胁中痛，"胁痛多责之于肝。肝性喜散而恶敛，主一身气机疏泄，凡寒热气血痰食，皆能使肝失疏泄，气机郁滞，而致胁痛。肝为将军之官，体阴而用阳，气郁稍久，最易化火，若盲投辛香疏理，正如教猱缘木，必致偾事，故林佩琴谓："凡胁痛，药忌刚燥，以肝为刚脏，必以柔济之乃安也。"肝主藏血，如肝郁气滞，每易导致血液瘀滞，脉络不通，故叶天士有"初病在经主气，久病入络主血"之说。清肝汤集疏肝、清火、活血于一方，标本兼顾，用治肝郁胁痛，最为适宜。

如治江某，女，40岁，右胁胀痛有年，多次查肝功能均正常，患者面色晦滞，性情急躁，胁痛波及背俞，月经衍期，色紫不畅，舌紫苔薄黄，脉细涩。曾服疏肝剂百余帖，效果不显。肝郁化火致瘀，方用清肝汤加钩藤（后下）9g，木贼草12g，川楝子9g等。服药1月，胁痛见平，月经亦按时而下。

三十、阳和汤之新用

阳和汤载于《外科全生集》一书，由鹿角胶、熟地、炮姜、肉桂、麻黄、白芥子、甘草等药组成。该方取鹿角胶助阳散寒，配以熟地滋阴养血，二者相配，则补阳而不伤阴，补阴而不黏腻；炮姜、肉桂温阳气，通血脉；麻黄、白芥子消痰结，通气滞，合用能使气血宣通；甘草调和诸药。全方气血双通，阴阳互补，为一张攻补兼施之名方。颜老根据其温阳散寒，化瘀祛痰之功，常灵活运用于多种疑难病证，颇有效验。

1. 骨痨

骨痨证属中医阴疽范畴，而今之骨结核多属之，因其易流窜它处，溃后脓液，稀薄如痰，故又称之为流痰，古人多以气血虚寒，痰阻清道凝结而成。寒痰侵犯经络，必然导致营卫失调，气血凝结，日久损阳，而致阳虚寒凝，痰滞瘀阻，痈肿化腐为脓，久之伤筋坏骨。故此症早期亟当宣畅气血，每以阳和汤投之。取麻黄、白芥子以宣气开其腠理，肉桂、炮姜以畅血解其寒凝。若脓瘀已成而未溃破者，宜加皂角刺、生黄芪、炙山甲等；若脓瘀破溃流脓者，则宜佐以黄芪、党参、当归、白芍等兼补气血。

如治李某，女，30岁，患腰椎结核，腰痛，屈伸不利，兼有低热，盗汗，舌淡苔薄白，脉沉弦，投以麻黄3g，熟地15g，鹿角霜6g，白芥子6g，炮姜3g，肉桂3g，续断9g，赤白芍（各）9g，当归9g，生甘草3g。上方出入8个月而见效，X线片检查示腰椎椎体硬化。

2. 哮喘

哮喘有新、久、虚、实之分，新喘属实，多责之于肺，久喘属虚，多责之于肾。其为沉痼之病，日久属纯虚者极少，且缠绵反复，正气溃散，精气内伤，最易招六淫之邪侵袭，而致哮喘频发。六淫之中，又以寒邪十居八九，寒犯娇脏，气失升降，痰浊内生，寒痰胶滞，则痰鸣气促，胸中满塞，不能平卧，故《圣济总录》谓："肺气喘息者，肺肾气虚，因中寒湿至阴之气所为也。"小青龙汤固然为寒喘病发的良方，但嫌其未能标本同治，而阳和汤以鹿角胶、炮姜、肉桂以温肺，麻黄、白芥子以宣肺，熟地以补肺，温、宣、补三法并用，攻补兼施，用治哮喘反复频发，本虚标实者，最为合拍。

如治刘某，男，34 岁，患支气管哮喘有年，入冬则发，咳喘并作，痰稀量多，胸脘痞闷，入夜难以平卧，舌淡苔白，脉弦滑。药用炙麻黄 4.5g，白芥子 6g，熟地 15g，干姜 3g，细辛 4.5g，肉桂 3g，葶苈子 15g，法半夏 9g，炙地龙 9g。先后服药 20 余帖，咳喘见平，入夜已能平卧，冬季亦未再发。

3. 顽痹

痹者，闭也，气血为邪闭于肌表经络也。痹证虽是风寒湿三气交杂所致，然每以寒邪为多见，寒性凝滞、收引，寒邪侵袭四肢百骸，导致气血闭阻，不通则痛，故有"寒主疼痛"之说，且寒为阴邪，易伤阳气，痹痛日久不愈，势必出现阳虚阴凝，气血失宣之证。因此治疗顽痹、久痹多宜补阳逐寒，活血通络之剂。阳和汤中既有鹿角壮阳扶正，又有姜、桂以散寒祛邪，麻黄、白芥子以宣畅气血，标本同治，扶正达邪，用于顽痹疼痛剧烈者，多能奏功。

如治张某，女，38 岁，患风湿性关节炎多年，四肢关节疼痛，天冷频作，遍尝中西药物，效果不显。发作时痛势剧烈，行动需人搀扶，关节处厥冷，舌淡苔白腻，脉沉弦兼紧。药用：鹿角 9g，桂枝 4.5g，麻黄 4.5g，羌独活（各）9g，川芎 10g，白芥子 6g，秦艽 9g，当归 9g，赤芍 9g，伸筋草 10g，千年健 9g。上方出入服 20 帖，痛势大减，效果满意。

三十一、神仙解语丹治中风失语

失语为中风主证之一，或言语謇涩，或舌强不语。近世论治此证，多从《内经》"内夺而厥，则为瘖痱，此肾虚也"之说。据肾虚立论，投地黄饮子治之，而化痰通络，泄风开窍一法，则常被忽视。颜老治中风后舌强不语，外无六经之形状，内无便溺之阻隔者，辄取神仙解语丹而应手。

《金匮要略·中风历节病脉证并治》云："邪在于络，肌肤不仁；邪在于经，即重不胜；邪入于腑，即不识人；邪入于脏，舌即难言，口吐涎。"言为心声，心开窍于舌，若痰蒙心窍，或瘀阻心脉，或肝风扰心，均可俾心神受蒙，舌体不用，以致语言不利，治当化痰涎，通血络，熄风邪，使心脉得畅，心神得复，则失语可愈。

神仙解语丹为《证治准绳》方，又名解语丸，由白附子、胆南星、石菖蒲、白僵蚕、远志、天麻、全蝎、羌活各 30g，木香 15g 组成，诸药共研细末，面糊为丸，如梧桐子大，辰砂为衣，薄荷汤送下 20～30 丸。清代程国彭《医学心悟》亦载有解语丹，为神仙解语丹去僵蚕而成，其功效大致相似。神仙解语丹取白附子、胆南星化痰开窍；天麻、僵蚕、全蝎熄风通络；木香辛香醒神；菖蒲、远志引诸入心；尤妙在用羌活入督脉而贯通百脉，以开心音，《医学心悟》谓其"能治贼风失音不语"；薄荷汤送服，取其辛凉芳香，清利咽喉，开通声道，具有向导之义。诸药相配，共奏熄风通络，化痰开窍，安神开音之功。临证每取此方出入，治疗脑中风、老年性痴呆等所致的失语，颇验。

如治胡某，女，54 岁，患脑血栓病，经抢救治疗，病情稳定，唯不能言，面赤心烦，胸痞痰多，少寐多梦，舌红苔黄腻，脉弦。证属痰热内扰心神，治以清心化痰，通络开窍。药用：别直参 3g，北沙参 9g，九节菖蒲 4.5g，牛膝 6g，茯神 9g，竹茹 6g，橘络 3g，远志 9g，豨莶草 15g，川贝母 6g，白蒺藜 9g，天麻 6g，神仙解语丹（吞）9g。5 剂后患者即能牙牙学语，10 剂后语言如常。

三十二、天王补心丹治心悸怔忡

天王补心丹为《世医得效方》收录，而传之甚早，有记载"终南宣律师课诵劳心，梦天王授以此方，故名，"在道藏中流传，可追溯到唐代。

其方内容为党参、天冬、元参、当归、茯苓、丹参、麦冬、朱砂、柏子仁、桔梗、生地、远志、五味子、枣仁十四味，主治思虑过度，心血不足，怔忡健忘，心胸多汗，烦热口疮等症。此丸之疗效不在镇静，药共十四味，都两两相应。心主脉，肺为心之华盖而朝百脉，以二冬滋水之上源；生地，元参补肾制火之品，使水能上交于心，能益水之下源，取"坎离既济"之义；丹参、当归生心血；党参、茯苓宁心气，得气血协和之势；枣仁收耗散之气，柏子仁舒忧思之气；五味子敛游神，远志宣郁结；桔梗引药上行，朱砂重以镇逆。求得内环境之稳定，乃是调摄机能失常的最佳方法。颜老用其治各种原因之心悸怔忡颇有效果。例如姜某，男，38 岁，患甲状腺功能亢进，动则心悸多汗，服此丸 6g，一日二次，迅速控制症状，延续三年症情稳定。又治唐某，男，39 岁，素有风湿性心脏病，心悸怔忡，亦用此治疗，效果颇显。此丸对神经官能症所致心悸及阵发性心动过速疗效则最著。天王补心丹有朱砂外衣，服久恐伤人神志，故有用至半载以上者辄去辰衣，同样能维持疗效。

究心悸怔忡之根源，显然是兴奋作用与抑制功能上的调节失偏。天王补心丹组方精确，不但"道藏"视为珍秘，今人亦多倾重，市售者多去朱砂，常服亦无虑矣。

三十三、瑞金丹治血证

《张氏医通》瑞金丹，用大黄与秋石等分，微炒研末，枣肉为丸，功能止血消瘀，降火宁络，主治虚劳吐血，瘀结不化。

大黄味苦性寒，既行气分，奏导滞泻火之功，又走血分，行活血祛瘀之功，其性沉降下行，故张仲景泻心汤取大黄折其冲逆之势，以治吐衄。秋石性味咸寒，功效滋阴降火，大黄得秋石之制，泻火而不伤阴，止血而不留瘀，一清一滋，俾亢者平而虚者盈，则吐衄可止。

经云：阳络伤则血外溢，血外溢则衄血，阴络伤则血内溢，血内溢则便血。血出上窍，皆阳盛阴虚，有升无降，血液妄行，随火而升，凡吐衄咳血，来势较急，色红量多，舌红脉数者，亟当清火止血，俾热清火降；但若一味苦寒清降，凝血止血，则又易使已动之血不返脉道，致瘀滞停留，壅塞生机，新血运行不畅，终有离经妄行之虞。故治疗阳盛阴亏之吐衄证，颜老习以泻火止血必辅活血之品，以动静相兼；化瘀止血必佐滋阴之药，以攻补结合。瑞金丹清中有泄，泻中有补，治疗吐衄，有固本清源之功。临床或加花蕊石末6g，以童便送下；或取紫雪丹1.5g吞服；或配以大黄粉与鸡子清调敷太阳穴，则效果更捷。

如治张某，男，69岁，患有支气管扩张，反复咯血，脸红语壮，咳嗽频作，痰血绵绵，张口则秽浊之气四溢，脉呈虚大，重按无力，舌红绛苔根黄腻。证系气阴两虚，瘀热炽盛，血络不安，投以瑞金丹，一药而瘳。

三十四、禹余粮丸治臌胀

胀为腹内发胀，臌则腹皮绷急，胀大如鼓。胀病并不多兼臌，而臌病无不兼胀。臌胀一证，多见于肝硬化、腹水等病，古人辨治，有气、血、寒、热、虚、实之别。颜老以为臌胀一证，多属本虚标实，虚实相兼之证，其病机多为阳气汩没，阴气凝聚，气滞湿郁，血瘀成癥，治疗慎勿浪用攻伐，每以禹余粮丸化裁治之。《丹溪心法》谓："病者苦于胀急，喜行利药，以求一时之快，不知竟得一日半日，其肿愈甚，病邪愈甚，真气愈伤，去死不远。古方唯禹余粮丸，又名石中黄丸，又名紫金丸，制肝补脾，殊为恰当，亦须随证顺时机加减用之。"

考禹余粮丸为《三因极一病证方论》所载方剂，由蛇含石、针砂、干姜、禹余粮、羌活、木香、茯苓、川芎、牛膝、桂心、豆蔻、大茴香、莪术、附子、青皮、三棱、白蒺藜、当归等组成。禹余粮味甘性寒，《本经》谓其主治"血闭癥瘕，"《名医别录》谓其"疗小腹痛结烦满，"合用蛇含石、针砂为君，以转利水气；臣以附、桂、姜、大茴香，离照当空，温阳逐寒；佐以羌活、木香、青皮、白蒺藜疏通气机，当归、川芎、三棱、莪术活血通脉，以调畅气血；使以茯苓、牛膝引水下行，诸药相配，共奏温阳气，调气血，逐寒浊之效。许叔微誉称"此方治臌胀之要药。"原方并载："兼以温和调补气血药助之。"颜老临床每加黄芪、党参、苍白二术、白芍等扶助正气。但若属实甚于虚者，又宜急则治标，如水壅气促者，加葶苈子、车前子；湿阻黄疸者，加山栀、茵陈；肝功能损害者，加仙人对坐草、平地木等。辨证而投，对臌胀日久，脚膝浮肿，上气喘满，小水不利等证，有效。

颜老曾治一黄姓肝硬化、腹水合并糖尿病患者，病延日久，气阴两衰，重度腹水，大如抱瓮，喘促不能平卧，脉沉弦，舌质红绛。证属水气上凌心肺，正虚邪实，攻补两难，病极危殆，投以禹余粮丸为主，辅以参、芪、鳖甲益气润阴，甘遂、葶苈子泻肺逐水，药后顿显奇迹，小便即利，腹笥渐松，嗣后正气渐振，病势终获缓解，此后仿治多例皆效。

三十五、桃红四物汤治血液病

桃红四物汤出自《医宗金鉴》一书，功效活血调经，前人多用于瘀血阻滞之月经不调、经行腹痛以及损伤瘀滞肿痛等证。

桃红四物汤寓祛瘀于养血之中，通补相兼，攻而不伐，补而不凝，有"疏其血气，令其条达，而致和平"之效，临症用治再生障碍性贫血、血小板减少症、粒细胞缺乏症、嗜酸细胞增多症、缺铁性贫血、血象明显左移等血液病，类似于中医的"血证"、"发斑"、"癥积"、"虚劳"等病证，这些病证的形成，均与血瘀相关，《血证论》谓："凡血证，总以去瘀为要，"寓意相通。

1. 出血

出血一证，先贤唐容川列止血、消瘀、宁血、补虚四法为治血大纲，推止血为第一要法，后世医家多推崇之。颜老倡"止血毋忘祛瘀"之论，古人早有"血无止法"之戒，意在血宜调不宜涩，倘见血辄止，则易致血凝气壅，伏留后患，临床习用桃红四物汤加蒲黄、三七、藕节等活血止血之品，治疗以出血为主证的血液病，颇有效验。

如治王某，男，34 岁，患血小板减少症有年，全身皮肤散在性紫斑，以下肢为甚，血小板计数在 $20 \times 10^9/L$ 左右，用激素治疗后一度高达 $80 \times 10^9/L$，但激素减量后血小板随之下降，再恢复原来用量亦不为功。辨证属血溢脉外，瘀滞肌肤，治以活血化瘀，方用桃红四物汤加虎杖、升麻、蒲黄、三七等，服方三周，复查血小板 $68 \times 10^9/L$，精神见振，紫癜日渐变浅而消失。按上方续服一月，血小板数逐步上升至正常，随访疗效巩固。

2. 贫血

贫血证，当属"血虚"之范畴，颜老崇"瘀血不去，新血不生"之说，血盛则流畅，虚则鲜有不滞者，故贫血患者每每兼夹血瘀，因血液耗损，血脉空枯，无余以流，则艰涩成瘀，由于瘀血作祟，致使气血生化受阻，故颜老临床习用桃红四物汤活血化瘀，以促新血滋生，每辅以升麻升清提阳，虎杖化瘀降浊，二者相使，升清降浊，以鼓舞气血之生长。

如治严某，男，10 岁，患再生障碍性贫血多年，血红蛋白持续在 50g/L 左右，白细胞 $2.8 \times 10^9/L$。前医投以补气养血之剂，竟无所获。患者正气虚弱，运血无力，瘀阻气机，生化受阻，治当祛瘀生新。药用桃红四物汤加虎杖、升麻。14 帖后血红蛋白升至 86g/L，白细胞 $5.0 \times 10^9/L$，上方出入治疗 5 月余，病情稳定。

三十六、龙马定痛丹治痹证

龙马定痛丹渊出清代王清任氏之《医林改错》中的龙马自来丹，原方为马钱子、地龙、朱砂三药合成，主治痫证，瘫腿。颜老取叶桂虫蚁搜剔之意，在原方内加入地鳖虫、全蝎各3g，取名龙马定痛丹，用治各种痹痛，多能奏效。

龙马定痛丹由马钱子30g，地鳖虫、地龙、全蝎各3g，朱砂0.3g组成。制作方法是先将马钱子用土炒至膨胀，再入香油炸之，俟其有响爆之声，外呈棕黄色，切开呈紫红色时取出，与地龙、地鳖虫、全蝎共研细末，和入适量蜂蜜，泛丸40粒，朱砂为衣。马钱子又名番木鳖，性味苦寒，有大毒，入肝、脾经，具活血通络，消肿止痛之功，《外科全生集》称其"能搜筋骨之风湿，祛皮里膜外之痰毒，"张锡钝亦谓"其开通经络，透达关节之力，实远胜于他药也。"配以咸寒走窜之地龙，破血通瘀之地鳖虫，祛风止痛之全蝎，共奏活血脉，化瘀血，祛风湿，止痹痛之功效。蜂蜜泛丸，朱砂为衣，则能制马钱子之毒性。

临床运用龙马定痛丹应严格控制剂量，常规服法为每晚临睡前用糖开水送服 1 粒，服 1 周后若不效，可于每晨加服半粒至 1 粒，连服 1 月为宜。若过量中毒则会出现肌肉强直、口唇、两颊及周身麻木，甚至抽搐、震颤等，此时可用浓糖水口服，或甘草、绿豆各 30g，煎汤频饮即可缓解。

为验证龙马定痛丹对痹证的镇痛作用，颜老曾取龙马定痛丹系统观察 60 例痹证的疗效，病种包括类风湿性关节炎 24 例、风湿性关节炎 26 例、痛风性关节炎 3 例、肩关节周围炎 1 例、腰椎间盘突出症 1 例、颈椎病 2 例、雷诺氏病 1 例、腰肌劳损 1 例、退行性关节炎 1 例等，治疗结果：显效 16 例，有效 38 例，无效 6 例，总有效率 90%。其中类风湿性关节炎有效 21 例，有效率 87%；风湿性关节炎有效 24 例，有效率 92%；其他病痛 9 例，有效率 90%。龙马定痛丹的药理研究也表明，龙马定痛丹在低剂量时镇痛作用较弱，在中剂量、大剂量时镇痛作用较强，药物发生作用较安乃近快，用药后 30 分钟内即显效，镇痛作用虽低于哌替啶，但维持时间较长，约 3 小时左右。龙马定痛丹对于躯体性疼痛效果较好，而对内脏化学刺激等引起的疼痛缓解作用不及哌替啶，但强于安乃近。

如治苏某，男，60 岁，患类风湿性关节炎多年，反复发作，四肢小关节红肿疼痛，晨僵明显，每逢天气变化及阴雨连绵时加剧，经用阿司匹林、激素及中药补益肝肾、祛风除湿之剂治疗，效果不显，改用龙马定痛丹 1 粒，每晚 1 次，一周后关节疼痛见减，连服 1 月，四肢关节红肿疼痛全退。

三十七、急救回阳汤治"三衰"

急救回阳汤渊出王清任氏《医林改错》，原本为吐泻转筋，身凉汗多之厥证而设，内容为党参、附子、干姜、白术、甘草、桃仁、红花等，原书附有歌诀曰："急救回阳参附姜，温中术草桃红方，见真胆雄能夺命，虽有桃红气无伤。"方用附子、干姜、甘草取四逆汤，以回阳救逆，配以党参、白术益气，红花、桃仁活血，相辅相成，以调补气血，诸药同用，共奏温阳益气，活血通脉之功。

心功能衰竭、肾衰竭、呼吸功能衰竭均属于中医学"厥证"范畴。厥证，手足厥冷之谓，历代虽有薄厥、煎厥、尸厥、痰厥、蛔厥、气厥、血厥、食厥等名称，但总不越《内经》所云："阳气衰于下则为寒厥，阴气衰于下则为热厥。"厥证多发于久病及老年病人，病理变化多呈阳虚血瘀之象，阳气虚衰，血行失畅，血瘀气闭，以致气血难以温煦四肢，阴阳离绝，正如《王氏医存》所谓："五厥五绝之证……皆系气闭，然五厥乃内有所阻而闭其气，五绝乃外有所遏而闭其气。"故治厥证，不宜壅补，而治当温通阳气，促使气通血活为先务。颜老临床习取急救回阳汤出入，治疗"三衰"病证，辨证而投，效果颇佳。

如治王某，男，65 岁，高血压、冠心病、慢性支气管炎、肺气肿急性发作合并心衰，患者咳喘胸闷，汗出心悸，张口抬肩，不得平卧，两目及下肢浮肿，小便失禁，口唇紫绀，四肢厥冷，脉细数而结代，舌质胖紫，苔薄白，血压 150/105mmHg，心电图示：室性早搏，心肌缺血，左前分支传导阻滞。证属心肾阳衰，水瘀交阻，导致气血乖违，厥逆急候。即投急救回阳汤加生半夏（先煎）10g，葶苈子（包）15g，以温化痰饮，泄肺之闭。服药 5 剂，肢冷见温，汗出亦少，其他诸症次第好转，乃改用补气活血剂以巩固疗效。

三十八、清暑益气汤新用

李东垣以"暑伤元气"、"暑必挟湿"立论，制清暑益气汤治疗体虚而伤于暑湿者，方取党参、黄芪、白术、麦冬、五味子、甘草益气生津，以扶元气；黄柏、苍术、神曲清热燥湿，消食导滞，以祛病邪；升麻、葛根、泽泻以升清降浊；当归、青陈皮以调畅气血；生姜、红枣以调和营卫。全方攻补兼施，标本并治，气血双治，营卫同调，不仅能防治疰夏、暑温等温病，而且对一些久治不愈的疑难杂证亦有效验。

1. 脑动脉硬化

《灵枢·口问篇》曰："上气不足，脑为之不满，耳为之苦鸣，头为之苦倾，目为之眩。"头为诸阳之会，元气虚弱，难以运血上行，则见眩晕耳鸣诸证。颜老认为此病多夹血瘀为患，缘因偏嗜甘甜厚味，痰脂内聚，阻滞血道，渐积成瘀，瘀阻脑络，以致清空蒙遏，脑失所养，治当益气活血，固本清源，习用清暑益气汤加川芎、丹参、赤芍、红花等活血化瘀之品，以标本同治。

如治赵某，男，68 岁，眩晕有年，发则头晕如空，目眩畏光，耳鸣如蝉，伴有神萎乏力，短气不欲言，下肢痿软。脑血流图提示脑动脉硬化。舌淡紫苔薄白，脉细弦。证属清阳不升，瘀浊内阻。药用：黄芪 15g，党参 9g，苍白术（各）9g，升麻 6g，葛根 9g，当归 9g，丹参 30g，川芎 9g，红花 9g，青陈皮（各）6g，黄柏 6g，生甘草 3g。6 剂后，眩晕即减，服药 1 月，诸症悉平。

2. 糖尿病

糖尿病缠绵不愈，阴虚及阳，气病及血，每每出现气虚血瘀之象。患者多饮多食，受纳、运化功能亢进日久，脾胃易趋衰退，气虚运血无力，导致血脉失和，瘀血内生，而症见神萎乏力，头晕目眩，胸闷胸痛，肌肤甲错，舌淡紫而胖等。清暑益气汤中既有麦冬、五味子滋阴生津，党参、黄芪、苍白术补气健脾；又有当归、葛根活血祛瘀。用于气虚血瘀型的糖尿病颇合病机，临床喜加地锦草以降血糖，效果尚佳。

如治陈某，女，47 岁，口渴多饮、多食、多尿 3 年，患者消瘦乏力，精神萎软，时而头晕目眩，胸闷心悸，查血糖 10.7mmol/L，尿糖（3+），舌紫苔薄黄，脉弦而小数。证属气阴不足，血瘀气滞。药用：生黄芪 15g，党参 9g，苍白术（各）9g，麦冬 9g，五味子 3g，葛根 9g，升麻 6g，当归 9g，丹参 15g，黄柏 6g，知母 6g，地锦草 30g。服药 20 剂，诸症悉退，复查血糖 6.2mmol/L，尿糖阴性。

3. 低血钾症

低血钾症轻者可见恶心呕吐，腹胀乏力，重者肌肉极度无力，呼吸表浅，脉搏无力，心律紊乱，严重者可发生血压下降，心力衰竭，手足搐搦。治此多从脾虚湿困立法，湿性重浊黏滞，最易困郁脾胃，脾为湿困，运化无权，可生泛恶腹胀，四肢困重，若日久不愈，伤及心肾，则能并发厥逆变证，治当补气化湿，升清降浊，颜老临床取清暑益气汤治疗多例低血钾症，疗效满意。

如治李某，男，70 岁，呕恶、胸痞、不思饮食 1 周，症状日趋加剧，神识时清时昧，查血钾波动在 2.5mmol/L 左右，虽经每日补钾，但血钾仍不见上升，舌淡苔黄腻，脉濡软。时值盛夏，暑湿交困脾胃，气阴见衰，亟当固本清源，药用：生黄芪 15g，党参 9g，苍白术（各）9g，麦冬 9g，五味子 3g，升麻 6g，葛根 9g，泽泻 9g，青陈皮（各）6g，黄柏 9g，生甘草 3g。服药 6 剂，呕恶渐止，胃纳好转，12 剂后复查血钾 5.6mmol/L，它症亦平。

三十九、血府逐瘀汤新识

血府逐瘀汤由当归、生地、桃仁、红花、枳壳、赤芍、柴胡、甘草、桔梗、川芎、牛膝组成。方中以桃仁、红花、赤芍、川芎为君，活血化瘀，畅通血脉。气为血帅，故用桔梗、柴胡、枳壳、牛膝为臣，理气行滞，其中桔梗开胸膈，宣肺气，以行上焦气滞；柴胡、枳壳疏肝理气，以畅中焦气滞；牛膝导瘀下行，以通下焦气滞。生地、当归为佐，养血和血，俾活血而不伤血。甘草为使，调和诸药，防止他药伤胃。诸药相配，共奏活血化瘀，理气行滞，调畅气血之功。

《内经》曰："气血不和，百病乃变化而生。"王清任亦谓"治病之要诀，在明白气血。"颜老以为六淫七情致病，所伤者无非气血，初病在经主气，久病入络主血，故凡久病不愈的疑难杂证，总宜以"疏其血气，令其条达，而致和平"为治疗大法。血府逐瘀汤既能活血，又可理气，用治多种疑难病证，随证加减，每获良效。如阳虚而瘀者，加党参、黄芪，甚则加肉桂、附子；阴虚而瘀者重用生地，加龟板、麦冬；寒凝血瘀者去生地，加桂枝、附子；热熬成瘀者去川芎，加黄连、丹皮；兼有痰浊者，加半夏、陈皮；湿阻者，去生地，加苍白术、厚朴；气滞甚者加檀香或降香；出血者，加生蒲黄、参三七；腹泻者去生地、桃仁，加木香、焦楂曲等。

1. 顽固性头痛

《医林改错》谓："查患头痛者，无表症，无里症，无气虚、痰饮等症，忽犯忽好，百方不效，用此方一剂而愈。"头痛缠绵不愈，必有瘀血作祟，瘀阻脑络，不通则痛，其痛必固定不移，痛如针刺，血府逐瘀汤能祛瘀化滞，俾血气流畅则头痛可止。古人谓：巅顶之上，唯风可到。故必重用川芎以祛血中之风，或辅以全蝎熄风，磁石镇风，则可收事半功倍之效。

如治王某，女，38 岁，头痛时发时止年余，发则头痛如裂，兼有胸闷易怒，失眠多梦，经潮时症状加剧，伴少腹胀痛，有血块，患者颜面晦滞，舌紫，脉细弦。瘀血搏结脑络，清阳难以上升，用血府逐瘀汤加全蝎粉 1g 吞服，3 剂后头痛明显减轻，再服 6 剂即愈。

2. 胸痹

胸痹以胸痛彻背，背痛彻胸为主症，多见于冠心病心绞痛、心肌梗死等病，胸背部为心肺之府，加上气之会穴膻中、血之会穴膈俞均在胸背部，故其病理以气血失畅为常。胸中为阳之位，阳气不布，则室而不通，故治疗冠心病等病，通阳亦至为关键，而通阳必用辛温，每取血府逐瘀汤加附子一味，以通阳活血，标本兼治，附子与方中生地同用，有通补阳气而不伤阴津之功。

如治甄某，男，70岁，冠心病，脑、肾动脉硬化10余年，胸痛彻背，入夜尤甚，神萎乏力，动则气促汗出，心电图示：室性早搏，ST段明显下移，迭用多种中西药物治疗，效果不显。舌紫苔薄白，脉细弱，结代脉频出，证属胸阳不振，血瘀气滞。方用血府逐瘀汤加熟附子5g，1周后胸痛渐平，精神转振，结代脉消失，复查心电图未见明显异常。

3. 失眠

失眠一证，历代多谓在于阴阳不通，如《灵枢·大惑论》曰："卫气不得入阴，常留于阳，留于阳则阳气满，阳气满则阳跷盛，不得入阴则阴气虚，故目不瞑矣。"颜老对顽固性失眠每从瘀论治，认为心主血脉，藏神，若瘀血阻于心脉，血气不和，血不养神，则夜不能眠。凡夜不能睡，或夜睡梦多，或梦游梦呓，服养血安神药无效者，均可取血府逐瘀汤以化瘀通脉，疏畅血气，俾神得血养，不安神而神自安。

如治陈某，男，42岁，失眠2年余，彻夜不寐，或少睡乱梦纷纭，伴有头晕且痛，思想不集中。患者面色黧黑少华，神萎，皮肤甲错，胸背部汗斑累累，舌紫苔黄腻，脉细弦。证属瘀滞络脉，血不养神，用血府逐瘀汤加磁石30g，1剂后反兴奋难以入睡，第2剂后始见效果，14剂后已能安眠5~6小时，肌肤甲错、汗斑也见消退。

4. 情志病

肝为刚脏，体阴而用阳，藏血液，性条达，以疏泄为顺，若肝气郁结日久，未有不致血瘀者，故王清任谓："俗言肝气病，无故爱生气，是血府血瘀，不可以气治，此方应手效，""平素和平，有病急躁，是血瘀，一二付必好，""瞀闷，即小事不能开展，即是血瘀，三付可好。"颜老强调情志病初起在经主气，久病入络主血，凡以疏肝法不效者，当从血分求之，对神经衰弱、癔病、神经性低热、老年抑郁症等难治病，习用血府逐瘀汤化裁治之，收效多捷。

如治周某，女，36岁，低热延绵数年，经多方检查，已排除肺结核、风湿、尿路感染及肝脏疾病，多法治疗，俱不见功，患者神萎乏力，口干不欲饮，腹满唇痿，舌青苔净，脉弦紧。证属瘀滞腠理，气血乖违，营卫失和，方用血府逐瘀汤加马鞭草30g，服至30剂后，热退，腹满亦平，他证悉除，随访正常。

四十、少腹逐瘀汤今用

少腹逐瘀汤为清代名医王清任所创制，取温经汤合失笑散化裁而成。方中以当归、赤芍、川芎、蒲黄、五灵脂、没药活血祛瘀；延胡索理气行血止痛；官桂、炮姜、小茴香温经散寒，并引诸药直达少腹。主治瘀血积于少腹的妇科病证，为散寒活血的代表方，功擅活血祛瘀，散寒止痛，临床辨证而施，用于诸多疑难病证，亦能获效。

1. 顽固性少腹痛

少腹为厥阴之界，厥阴为寒热之脏，故少腹痛病因以寒邪阻致滞不行，或热灼生郁不散为多见。寒能凝血，热能熬血，最终均可导致血脉凝涩，血瘀气滞，不通则痛，为此，通之一法，不能忽视。《血证论》谓："上焦之瘀多属阳热，下焦之瘀多属阴凝。"若寒凝血瘀少腹不解，则症见腹痛绵绵，朝轻暮重，喜暖喜按，苔白脉紧，治当温经逐寒，祛瘀止痛，投以少腹逐瘀汤每能奏功。

如治吴某，女，54岁，因阑尾炎手术后出现少腹部反复剧痛1年，痛剧时拒按，痛有定处，伴有呕恶，不能进食，多次作胃肠钡餐及胆囊造影检查均阴性，舌淡紫苔薄白，脉弦紧。术后有瘀，瘀阻气滞，不通则痛，方用少腹逐瘀汤加柴胡9g，姜半夏9g等，4剂后，腹痛霍然而愈，随访数年，从未复发。

2. 肠粘连

腹痛须分气血，不病于气，即病于血，腹腔术后，必有血瘀残留肠角，以致血瘀气滞，不通则痛，症见腹痛腹胀，痛有定处，大便秘结，呕恶时作，日久不愈，治宜以通为补。血喜温而恶寒，得温则行，遇寒易凝，习用温经活血法以消散宿瘀，取少腹逐瘀汤化裁治疗肠粘连引起的腹痛，颇有效验。

如治赵某，男，38岁，因结肠癌手术后引起肠粘连，小腹绵绵作痛，恶心呕吐，时作时止，缠绵年余，久治不愈，舌淡苔薄白，舌边紫斑累累，脉细涩。术后瘀滞，久羁损阳，治宜温经活血。方用少腹逐瘀汤加红藤30g，败酱草30g，龙葵30g，蜀羊泉30g。服药1周，腹痛顿减，陆续服药6月，腹痛告愈。

3. 不孕

不孕证每伴月经不调，或当至不至，或先期而至，或经血量少，挟有瘀块，或畏寒肢冷，小腹冷痛，喜暖喜按。治疗不孕首当调经，不孕病因多由肝郁、血虚、痰湿、肾亏、胞寒等引起气血乖违，瘀血内结，以致冲任不调，难以摄精受孕，而其中尤以胞宫虚寒夹瘀者最为多见，故常以少腹逐瘀汤祛寒化瘀，调和冲任，习加紫石英以增温经暖宫之力，投之多验。临床用于月经来潮前服5~7剂，以调和冲任，连服三月，则麟征可期。此方对瘀血为患的月经不调、痛经、闭经、崩漏、癥瘕等妇科疑难病证，亦有疗效。

如治刘某，女，36岁，夙有痛经，月经周期紊乱，经来色紫，有血块，婚后8年未孕，患者脸色苍黑，性情乖违，舌紫苔薄，脉沉弦。气瘀搏结，冲任无权，药用少腹逐瘀汤，月经来潮前连服5剂，平日则服血府逐瘀汤，1日1剂。3月后月经周期正常，痛经消失，半年后怀孕，生育一子。

四十一、通窍活血汤今识

通窍活血汤出自《医林改错》一书，由桃红四物汤去生地、当归，加麝香、老葱、生姜、大枣、黄酒而成。王清任创此方多用于头发脱落、眼疼白珠红、糟鼻子、白癜风、耳聋年久、妇女干血劳、男子劳病等瘀血之证。颜老根据本方配有通阳开窍之麝香、葱白等品，善行头面，而用治瘀阻头面，久治不愈或原因不明之呃逆、耳聋、昏晕、头痛、脱发、瘖痱诸证，每多应手而效。

1. 呃逆

呃逆有阴阳二证，阴证多属胃寒，阳证多属胃热，历代医家多以祛寒、清胃、下气、消痰论治。新病气结在经，多可取效，但久则入络，瘀血胶着不化，每为医者所忽略。呃逆常源于肝郁气滞，久之最易导致血脉凝涩，气机阻遏，胃气失降，故气通血活，乃为治疗呃逆之枢要。通窍活血汤功擅活血祛瘀，兼有赤芍泄肝，生姜降胃，用治瘀血呃逆，颇合病机。方中麝香治呃，也颇有奇功，往往药甫入口，病即匿迹，舍复方而单用麝香，亦多有效，但易复发，根治仍以复方为妥。

如治陈某，女，34岁，因于产后受寒，加之精神刺激，遂发生呃逆，每晨起床后即作，持续数小时不止，初用针灸能止，后亦失效，病延3年。患者表情淡漠，呃逆频作，兼有痛经，两脉沉迟，舌苔薄白，舌边色紫。证属肝郁气滞，寒邪凝结，血瘀清窍，胶着不化，投通窍活血汤7剂即止，后以少腹逐瘀汤善后，经来紫块累累，痛经亦失。

2. 耳聋

耳聋一证，古籍多责之于肝肾，以肾开窍于耳，足厥阴肝脉过耳窍。气血乃人体生命之源，举凡目视、耳听、头转、身摇、足步、掌握等活动，皆由气血调畅所致，若气血失和，气滞血瘀，诸窍受阻，则可致耳聋。治当行气活血，通窍复聪，每以通窍活血汤合通气散同用，通气散取柴胡30g，香附30g，川芎5g，共研细末，冲匀，每服9g，开水冲服，早晚各1次。其方以柴胡升阳达郁，香附理气开郁，川芎活血通郁，三药合投，俾郁开则窍通，窍通则聋已，对脑气不接或窍路被阻之耳聋多验。

如治张某，男，12岁，因学习紧张，过度疲劳而突发耳聋，两耳或如蝉鸣，或失聪不闻声音，左耳甚于右耳，迭用补益肝肾、滋水抑木之剂罔效，舌紫苔薄黄，脉小弦。证属气滞血瘀，耳窍被蒙，方用通窍活血汤加柴胡6g，香附6g，3剂后病证若失。

3. 眩晕

眩晕因瘀血阻滞，脉络不通所致者，往往病发持续不止，巩膜瘀丝累累，脉细涩，舌紫或见瘀斑。头为诸阳之会，若清窍空虚，外邪得以入踞脑户，阳气被遏，气血运行受阻，瘀血胶滞不解，则眩晕缠绵难愈；或因外伤跌仆，瘀血停留，阻滞经脉，清窍失养，则眩晕频发不已。前者重在清阳不升，瘀血阻络，治当益气活血，取通窍活血汤加黄芪、党参、苍白术之类；后者重在血瘀胶着，脉络不通，治当辛香活血，辄投通窍活血汤，并重用川芎，加入通天草、水蛭等品，以加强化血通窍之力。

如治邹某，男，74岁，患脑动脉硬化多年，眩晕频发，伴有耳鸣、神萎、胸痞，上肢时而麻木，下肢行走乏力，舌淡苔薄白，脉细弱。证属清阳下陷，血不上承，药用通窍活血汤加黄芪15g，党参10g，苍白术（各）10g，葛根10g。服药半月，眩晕渐渐见平，其他症状亦见减轻，嘱原方续服1月，疗效巩固。

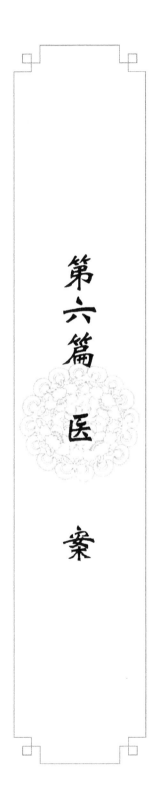

第六篇　医案

第一章 外感病证

颜老诊治外感病证首要分析邪正相争的态势，善于辨识郁热、结热、蕴热、伤阴致热或气阴两伤发热的特征，治疗上要早用汗法、重用清法、注意保阴。

外感病证之发热，大体上说，初、中期由于正邪剧争，阳热亢盛；若有寒邪外束，或有瘀、湿内滞，热必郁而不发，留结为患。及于末期，邪热久羁，阴虚而阳热仍炽，常呈虚实夹杂之候，其热蕴伏；或热久耗气伤津，劫精涸液，转为虚家发热。

在病之早期要及时运用汗法，注重"透"、"表"、"宣"、"达"四字，慎勿失表。如用表散而热仍不解者，即当考虑其热有所依。如夹瘀血，宜于疏表透汗、清热解毒之中，加入活血化瘀药物，疏达营分血滞，外邪易于透发。如夹痰湿，常取羌活胜湿汤加减。虚人暑湿感冒或疰夏，习用东垣清暑益气汤治之。

若热势较炽，早期即用清热药与羌活等寒热并用，颜老自拟经验方羌英汤疗效甚佳。如果热毒深入，阳热亢盛则宜重剂石膏，择方而从，俾迅速祛除病原，杜绝热势的蔓延。20世纪70年代末期在中医病房第一线，大量接诊肺炎高热患者，创制了以清热为主的肺炎方别具一格。另外，还善于重用大黄，这是应用清法的另一方面。所谓"客邪贵乎早逐"，"逐邪勿拘结粪"，"无拘于下不厌迟"，早用大黄是遏制病情向纵深发展的有效措施。

外感病证之治疗，还要注重保阴，因伤阴是其基本病理之一。因此，病尚在表，即有薄荷与石斛同打、豆豉与生地同用之例；在气，则石膏与西洋参、鲜苇茎汁、雪梨浆并用，大黄与玄参、麦冬、生地兼施；老年病人最防热入营血，常用紫雪丹制热，羚羊熄风除热，乃其孟河学派之风范，故有所发展。

1. 外感高热

胡某，女，62岁。病史：于6天前突然恶寒，高热，体温39℃，稍有头痛。血检WBC $10.4×10^9$/L，N 0.75，胸透正常，经前医对症处理，反见热势渐高，伴畏寒，以午后为甚，胸闷喜叹息，曾用辛凉解表化湿之剂，汗出热不退，遂请会诊。

初诊：恶寒发热骤起，头痛胸闷，前医予辛凉解表化湿之剂，汗出高热不衰，口中黏腻而不渴，有秽浊之气，舌红苔腻，脉弦数，证属风热之邪虽汗未解，湿热蕴滞三焦不去，治以宣化湿热，清透表邪。

处方：清水豆卷15g，黄连2.4g，青蒿9g，黄芩9g，枳壳6g，川朴4.5g，郁金9g，杏仁9g，米仁9g，赤茯苓12g，蔻仁3g，玉枢丹0.75g（吞）。（七帖）

二诊：药来热退身凉，体温正常。但汗出较多，动辄更甚，头晕，神疲，少气懒言，饮食欠佳，口中无味，舌红苔根黄腻，脉细。表解而湿热未清，治以清热化湿，兼助脾运以善其后。

处方：杏仁9g，米仁9g，白蔻仁3g，茯苓9g，炒白术9g，郁金9g，黄连2.4g，川

朴 4.5g，黄芩 9g，清水豆卷 12g，芦根 15g。（七帖）

按语 本例发热恶寒而兼胸闷口腻，纳呆而不欲饮水，且有苔腻，显系湿热胶结，而非汗出可散也，唯有先化其湿，其热始孤，故法以清透宣化兼施，湿浊得以宣化，无形之热则易解，此足见审证求因之重要。近人治热，曲解"热者寒之"之含义，一则输液，二则大剂寒凉。不审计"表"之宜解，或"湿"之应宣，"滞"之宜导，致多失治而致缠绵之候。本案平泛中可引为训。

2. 冠心病合并外感

孟某，男，63 岁。病史：有冠心病史，近因感冒，畏寒发热 2 天，昨日体温 39.4℃，经投银翘散口服，肌注复方柴胡针，身热似有下降，但今日热又复燃，检血常规 WBC 11×10⁹/L，N 0.79，L 18%，M 1%，E 2%，心电图提示：房颤，左室肥大，V3：T 波尖耸，ST 段抬高，胸片提示：主动脉弓膨出。

初诊：形寒身热，神萎骨楚，微有汗出，头痛纳呆，胸前痞闷，心悸气短，时而加重，甚则不能平卧，口干便燥，舌尖边红少津苔薄腻，脉弦滑小数。时而结代。年逾花甲，气阴两亏，胸阳不振，复感风热，经辛凉解表，风热未净，且有伤阴之兆。

处方：霜桑叶 9g，菊花 9g，桔梗 4.5g，清水豆卷 9g，花粉 9g，麦冬 9g，黄芩 9g，枳壳 5g，鲜菖蒲 9g，佛手 4.5g，杏仁 9g，米仁 9g，蔻仁 2.4g，芦根 30g。（三帖）

二诊：身热见退，测体温 37.4℃，恶寒已罢，微有汗出，余证悉瘥，舌淡红有津，苔薄黄，脉弦滑小数，时有结代，治以轻清以扫余邪，理气宽中以通胸痹。

处方：清水豆卷 9g，苏梗 9g，太子参 12g，全瓜蒌 9g，桔梗 5g，枳壳 5g，佛手 4.5g，麦冬 12g，杏仁 9g，米仁 9g，蔻仁 2.4g，菖蒲 9g，酸枣仁 9g。（二帖）

按语 老人年逾花甲，宿有冠心病史，气阴两虚且有痰瘀交阻，胸阳不振，感受风热，邪势伤阴，其治寒凉太过则易遏阻胸阳，辛温发汗，则易耗伤阴津。故用药应慎之又慎，案仿叶氏治温热法，以清水豆卷、桑叶、薄荷之轻清解表，佐以芦根、花粉、麦冬等养护阴津，且麦冬又有复脉之力，与菖蒲合用，又能宣痹，枳壳、桔梗、佛手等理气以使气通则血畅，有助宣通胸阳，更合三仁化湿宣畅三焦，气化湿亦化。叶氏遗训可以师法。老人久病皆宜"轻可去实"，方药不奇，贵在投则必中。

3. 冠心病合并暑湿

陈某，男，68 岁。病史：冠心病史住院 20 余次，其中抢救数次，两次病危。诊断：冠心病，快速房颤，房早，快慢综合征，动员装起搏器。近年发作频繁，一、二周"快速房颤"一次，一月需急诊一次，长期西药不停。1994 年 7 月 19 日因外感、发热、胸痛、心悸，心电图提示：异位心律－快速房颤，心电轴不偏，心肌损害，故而入院。

初诊：胸闷心悸时作，低热神萎，口干，舌尖碎破作痛，夜尿频频，苔厚腻，脉小数。暑湿蒙蔽清阳，心阳痹阻，治以清暑益气汤。

处方：党参 9g，黄芪 12g，苍术 9g，白术 9g，青皮 9g，神曲 9g，五味子 4.5g，麦冬 9g，黄柏 4.5g，升麻 6g，泽泻 9g。（七帖）

二诊：服上方 7 帖，再上方加味 7 帖，随访三月症情稳定。

按语 每入夏季，对于心血管疾病每喜用益气运脾，清热除湿，生脉生津之功。盖以暑月则暑必伤气，暑必挟湿，而"脉者，元气也，"肺主气，肺气旺则周身之气皆旺，其方中之人参、麦冬、五味子能补肺清心，能旺气而充脉，又合黄芪、甘草两味，能令人气力涌出，故脉绝者服此，或有复生之功，统观全方，用于夏日实具巧思。但运用须注意三点：①夏月尤宜。②凡病机属暑湿或湿热困脾和暑伤元气或饮食劳倦损伤脾胃者。③其药味组成，剂量多少，当随时加减，随证轻重，体质强弱，年龄大小而斟酌之。

4. 上消化道出血并外感

宗某，男，33 岁。病史：胃脘痛病史 10 年，每因劳累过度，饮食不节，或寒热失宜而诱发，于饥饿时痛势加剧，得食则减，伴嗳气泛酸。1984 年 1 月曾因黑便，经胃镜检查为：十二指肠球部溃疡，近 1 周因工作劳累，再以情志不舒，而致脘痛复作，口干而喜冷饮，自汗颇多，时有嘈杂，继之解黑色大便多次，量约 500g，化验大便隐血强阳性，伴有畏寒发热，身楚头痛，测体温 39.4℃，遂来就诊。

初诊：胃病多年，劳累则作，脘胀口干，自汗嘈杂，大便色黑，恶寒身楚，鼻塞流涕，发热咽红，舌淡苔白腻，脉细。内有瘀热，外有风寒犯表。治以清热止血，扶正解表。

处方：①"止血Ⅰ号"4.5g，每日 3 次（土大黄、蒲黄、白及粉等份）。②苏叶 9g，苏梗 9g，川芎茶调散 12g，蔓荆子 9g，太子参 9g，杏仁 9g，米仁 9g，陈皮 6g，白蔻仁 2.4g，茯苓 9g。（四帖）。注：药后身热退，头痛身楚瘥，仍有鼻塞，微恶风寒，再进二帖，诸症全消，大便日行一次，色黄成形，隐血阴性，纳可眠安，精神转佳，血家当以胃药收功，用香砂养胃丸善后。

按语 本例十二指肠球部溃疡伴出血，又挟外感。证由血家阴分不足，复感时邪而起，治疗颇费心机。亡血家禁汗，因汗本津液所化，属阴，血亦为阴，津血同源，汗之则阴更伤也，辛温伤阴，虑血妄动。本例畏寒发热，头痛身楚，证属风寒袭表。但出血未安，焉能孟浪从事，故以轻清宣解，达邪而不伤正为原则，用川芎茶调散合参苏饮，一方而安。至于止血Ⅰ号，能清泄肠腑之瘀热，与宣解不相矛盾，且肺与大肠为表里，腑气一通，肺气亦得宣解，相辅相成也。

5. 疰夏

薛某，女，35 岁。病史：每年入夏，便因"疰夏"而食欲不振，低热绵绵，头晕消瘦，无法工作，病休于家。

初诊：暑必伤气，神萎乏力，纳谷不馨，头晕心悸，汗出不畅，咽痛口黏，舌苔薄腻，脉濡细。宗东垣清暑益气汤之法，扶正达邪。

处方：葛根 9g，升麻 6g，苍术 9g，白术 9g，神曲 9g，泽泻 9g，黄芪 30g，党参 9g，青皮 4.5g，茯苓 9g，五味子 9g，麦冬 9g，黄柏 6g。（十四帖）

二诊：药后神情已振，纳食见馨，已能正常工作，虽有小恙，尚可坚持，终属佳象。刻已入秋，暑热尚未全消，再取前方巩固。

处方：升麻 9g，党参 10g，黄芪 30g，白术 10g，枳壳 9g，远志 9g，茯神 9g，当归 9g，陈皮 9g，五味子 9g，麦冬 9g，甘草 3g，桔梗 4.5g，芦根 30g。（十帖）

按语 清暑益气汤渊于李东垣《脾胃论》，有清解暑湿之功。是方以清燥之品达祛湿热、健脾运、复津液之目的，用于暑邪挟湿之四肢困倦、身热而烦、不思饮食、胸满气促、自汗体重、大便溏薄等症，颇有效验，深受后世医家赞赏。近年来颜老以之治疗"疰夏"，颇感神奇。沪上历年来高温之时，服药后其效颇著。本例典型且症情严重，服药后释然，病家依方施于同类病人，俱获佳效。方中药味，剂量，当随证而异；加入青皮则能振奋机能；黄柏一味为固阴降火要药，每随暑热之轻重而加减取舍。多有心得。

6. 经行外感

谢某，女，29岁。病史：四天前冒雨受凉，遂起发热，头痛，咽痛，适值汛期，少腹疼痛，量少色紫，检查血常规：WBC 12.0×10^9/L，N 0.78，用西药抗感染治疗，热不退，且腹泻数次，遂来就治。

初诊：经行感冒，发热无汗，微微恶风，头痛，咽痛，尿赤腹泻，纳呆口苦，口气秽浊，皮肤灼热，舌红苔腻微黄，左脉细滑，右脉滑数，当以清轻宣解，以防热入血室。

处方：薄荷4.5g，清水豆卷9g，桔梗4.5g，甘草3g，赤芍9g，黄芩9g，黄连2.4g，杏仁15g，米仁15g，茯苓9g，益母草30g，枳壳4.5g，石韦9g，大力子9g，冬瓜子9g，炒荆芥6g。（二帖）

二诊：药后热退。精神亦振，纳馨，稍咳，咽干微痛，大便日行二次，质软，月经量少，舌尖红，苔薄黄，转以清解余热，以善其后。

处方：上方去豆卷、川连，加竹茹6g。（二帖）

按语　感冒多由外感风寒或风热引起，治疗多用发汗解表或清热解表之法。然本例感冒在经期发生，不应以常法论治，因月经者，为冲脉所主，冲脉隶属于肝，肝藏血，调和营卫，汛期血虚，容易外感，感后又易热入血室，故本例治以清轻宣解外邪，而参益母草、赤芍活血畅经，以防热入血室，防患未然，寓"治未病"之意。经期发热，荆芥为防热入血室之要药。

7. 成人麻疹

刘某，男，21岁。病史：素体健康，于1985年4月4日骤感畏寒发热。体温38℃～39℃，伴头痛，鼻塞流涕，咽喉疼痛，咳嗽咯痰，曾在保健室治疗，体温不退，双目沉重，纳呆，口干不欲饮。便溏，继则发现面部、颈项部及胸腹上肢逐渐出现淡红色丘疹。经检查口腔黏膜有柯氏斑，遂确诊为麻疹。

初诊：畏寒发热，鼻塞流涕，咽喉疼痛，咳嗽咯痰，纳呆，口干不欲饮，便溏，面、颈、胸腹及上肢皮肤可见红色丘疹。舌红苔白腻，脉细数。证属疹毒内郁，治拟透疹解毒。

处方：银花9g，连翘9g，豆豉9g，杏仁9g，荆芥9g，升麻6g，蝉衣4.5g，牛蒡子9g，芫荽子12g，西河柳12g，桑白皮12g，芦根30g，薄荷4.5g。（一帖）

二诊：昨晚腹痛较剧，大便七、八次，泻下清稀，恶心呕吐一次，为白沫痰样，身热，头面及周身疹色带紫，舌红脉细数，疹毒较重，殊防邪毒内陷，阳气受遏，治以升阳化浊，予升麻葛根汤化裁。

处方：升麻9g，葛根9g，白术9g，荷叶一角，桔梗4.5g，半夏9g，橘红6g，姜竹茹9g，茯苓9g，荠菜花9g，炒银花9g。（一帖）

三诊：腹泻固使痧毒下泄，邪有出路，若泄泻太过，则使痧毒内陷。患者疹已出透，身热渐退，腹泻亦瘥，故属顺候。然邪虽透而未净，正已虚而未复，治当清其余邪，邪去正可安也。

处方：炒银花9g，炒升麻6g，葛根9g，荆芥炭6g，白蔻仁2.4g，生白术9g，生米仁15g，茯苓10g，通草2.4g，橘皮5g，竹茹6g，荷叶一角，黄芩6g，炒白芍6g。（二帖）

四诊：痧疹已退，身热亦清，纳谷渐馨，腹泻已止，口干欲饮，舌红苔薄，脉细，麻疹后期，以清痧毒，保阴为重。

处方：沙参9g，麦冬9g，茅根30g，生白术15g，米仁12g，甘草3g，桔梗3g，橘红4.5g，半夏4.5g，炒银花9g，茯苓10g。（二帖）

按语　麻疹，古谓"胎毒"，小儿多见，一般从内而外发，身热三天，发疹三天，收疹三天，若见疹发红润，到时疹渐隐而热渐退，神清意爽者为顺。关键在于麻毒有外出之路。成人麻疹多为凶险，治之不当，易致麻毒内陷，治法不离透疹解毒。患者药后腹泻，为邪有出机，但腹泻太过，可致痧毒内陷而致逆证，故及时升阳化浊，剿抚兼施，转危为安。麻疹已不多见，最虑有合并症，常见白面痧，牙疳，肺炎等皆易出现之逆症，瞬息万变，投方给药务必大胆心细，不离其宗，庶免有失。

第二章 心脑病证

颜老临证倡导气血学说，在心脑病证的治疗上首创以调气活血为主的衡法治则。

在心病治疗中则重视阳气与瘀血。因心居阳位，为清旷之区，诸阳受气于胸中，故凡素体心气不足或心阳不振，或终日伏案少动，致胸阳不展，气血运行不畅，又使外寒易乘虚而入，终致心病发作。颜老根据《内经》"阳气者，若天与日，失其所则折寿而不彰，""气复返则生，不返则死"的理论为指导，强调温运阳气、活血化瘀是治疗心病的重要法则。习用《伤寒论》之附子汤治疗冠心病心肌梗死，通脉四逆汤治疗病态窦房结综合征，麻黄附子细辛汤治疗肺心病，真武汤治疗心力衰竭，王清任《医林改错》之急救回阳汤治心衰，并自拟经验方益心汤治疗冠心病心绞痛等，皆有很好效果。

在脑病实践中，深感《医参》"脑髓纯者灵，杂者钝"意义精深，而加以引申发挥。颜老认为脑位于颅内，由精髓汇聚而成，其性纯正无邪，人体十二经脉，三百六十五络，其血气皆上于面而走空窍，脑窍中容不得半点污秽之物，只有保持其纯净才能发挥"元神之府"的功能。若七情干扰，或思虑不遂，或悲喜交加，或恼怒惊恐，皆能导致脏腑功能失调和阴阳失于平衡，进而产生气血乖违，痰瘀互结。人体如被这些杂质玷污则致使清窍受蒙，灵机呆钝，并引起中风、痴呆、癫狂、头痛等一系列疾病的发作。因此在诊治脑病时，强调邪去而正安，擅用调气活血豁痰诸法，而反对滥用滋肾补髓之剂。如用水蛭之散瘀活血，配通天草轻清上逸，引药入脑。川芎、黄芪气味俱轻，升发上行，两药同用，活血而不伤正，补气而不留邪，治脑病有标本兼治之妙。治头痛须重用川芎；治中风后遗症则重用黄芪，习用 60～120g。脑病瘀热留于高巅，取大黄与水蛭配伍，走而不守，搜剔脑络，导热下行。菖蒲芳香开窍，清香馨远，归经入脑，配黄连之泻火，善治火炎髓竭，元神渐昏之脑病。这些用药经验屡屡奏效，值得珍视。

1. 冠心病

于某，男，71 岁。病史：高血压史 10 余年，两年来胸闷心悸咳喘，近两月气急加重，渐至夜间端坐，下肢浮肿，甚则小便失禁，反复不已。

检查：血压 150/100mmHg，心电图示：窦性心律，电轴 -70°，多源性室性早搏，心肌损害，低电压，左前分支传导阻滞。以"高血压病、冠心病、冠心病、心衰、慢支、肺气肿"入院。

初诊：咳喘有年，胸闷心悸，不能平卧，面色灰滞，口唇紫暗，咯吐白色泡沫痰，神疲乏力，腰酸肢冷，汗出心悸，小溲短少，面目下肢浮肿，舌质胖紫、苔薄白，脉沉细而结代。心肾阳衰，水瘀交阻，亟应温阳化瘀，益气行水。

处方：附子 10g，白术 9g，云苓 30g，甘草 3g，赤芍 9g，桃仁 9g，红花 9g，桂枝 4.5g，生半夏（先煎）9g，干姜 2.4g，葶苈子（包）15g，姜汁炒党参 30g。（三帖）

药后胸闷心悸、咳喘气促悉平，原方增损调治，症情稳定出院。

按语　王清任之急救回阳汤，原为吐泻后转筋身凉汗多而设，此方回阳救逆，改善血液循环，曾施治于"三衰"病例，皆有效果。方渊于《医林改错》，方后附有歌诀："急救回阳参附姜，温中术草桃红方，见真胆雄能寿命，虽有桃红气无伤。"古人早已认识厥逆和血瘀有关，实具卓见。原方加生半夏温化痰饮，葶苈子泄肺中之闭，化痰利水，驱邪所以扶正，乃"急救回阳汤"之佐使而已。

2. 冠心合并心衰案

翟某，女，60岁。病史：冠心病反复住院，下肢凹陷性水肿，唇绀面紫，腹中胀满，电解质紊乱，X线摄片：右心扩大。以冠心病、心衰入院。

初诊：面浮足肿，不得平卧，饮水作喘，六脉沉细，舌胖淡暗。急喘治肺，慢喘治肾，痰浊夹瘀阻塞营卫，阴邪凝滞，阳失斡旋，气化失宣，慎防升降出入废，病垂危矣。

处方：桂枝8g，小茴香3g，葶苈子（包）18g，菖蒲9g，苏木9g，生蒲黄（包）9g，生半夏（先煎）9g，猪苓9g，茯苓9g，白术9g，椒目2.4g，防己9g，泽泻9g，黄芪15g，姜皮1.5g。（一帖）

服药一帖即见喘平，胸中满痞见减，原方出入调治，症势平安，门诊随访。

按语　病之始也，中药纳气补肺，西药激素，支持疗法均不为功，究其原因，气化不利，出入升降一旦见废，生机遂绌，通气活血后，电解质随之改善，再投之以补，方为着力。邪之不去，施补每多白费心机。温通之药，桂为百药之向导，劫痰之味，生半夏得药性之全，配以椒目截喘逐水，均有功于心衰。

3. 冠心病、心绞痛案

陆某，男，72岁。病史：两年前体检发现心律不齐，随之逐渐胸闷气短，近半年胸闷伴心前区刺痛，发作时间持续一、二分钟，自行消失。曾间断服用麝香保心丸及硝酸甘油片，其效不佳，近二周心前区疼痛频作。

初诊：胸痹心痛有年，头晕胸闷，心悸刺痛，眠差，面色黧黑，巩膜瘀丝累累，舌淡暗略胖，脉结代，予温阳化瘀。

处方：淡附片15g，生地12g，当归9g，失笑散（包）9g，川芎9g，赤芍9g，红花9g，桃仁9g，枳壳4.5g，桔梗4.5g，怀牛膝4.5g，菖蒲4.5g，桂枝4.5g。（三帖）

二诊：胸闷气促心悸之症已减，但动甚及饭后心悸较显，唇有疮痂，舌边尖红，苔薄白，脉细弦结代，守制再进。

处方：原方加生黄芪30g。（三帖）

三诊：投益气温阳，化瘀通络之法，脉结代，心绞痛明显好转，舌边尖起刺，苔薄少津，脉细缓，上唇痂红肿痛，治以前方化裁。

处方：同上方去桂枝，加远志9g。五帖随安。

按语　冠心病之治，可守五法：①心阳不振，必用附子，此案脉结代，舌胖淡，又夜间痛甚，故又加桂枝通阳，如嫌附子太燥，可加麦冬、五味子、玉竹、炙甘草以缓其燥性，阳旺阴消，邪尽正复。②气滞用降香、麝香、苏合香丸。③痰浊阻结用瓜蒌、薤白、半夏之类。④瘀血阻络用血府逐瘀汤，益气化瘀用补阳还五汤。⑤心功能衰竭用附子、干姜、葶苈子，多有应者。

4. 冠心病、心律失常、房颤案

阙某，男，74 岁。病史：怔忡心悸，头晕，手指震颤，病历两年多，本有高血压、冠心病病史，唯二年来症情明显加重，头晕欲仆，怔忡频发，两手指颤抖难以自持，下肢浮肿，血压 23/14 kPa（172.5/105mmHg）。心电图示：ST 段下移，房颤，经中西医多方治疗，罔效。

初诊：患者肢体肥胖，痰湿本重，郁久化热，气阴两亏，阴不足则虚火妄动，气不充则血停为瘀，肝风所以难平，怔忡因之屡发，亟予育阴潜阳，化痰通络。

处方：生地 15g，麦冬 9g，五味子 6g，北沙参 9g，太子参 9g，丹参 15g，百合 9g，淮小麦 30g，炙甘草 4.5g，大枣 6 只，海藻 9g，生蒲黄（包）9g，龟板（先煎）15g，珍珠粉 0.3g，琥珀粉 1.0g（二味和匀吞服）。（十四帖）

二诊：怔忡头晕见减，房颤未再复发，唯劳乏之后，肝阳上越，故头晕指颤仍见，加之秋燥在卫，咳嗽咽仄，痰咯不爽，舌红苔薄，脉弦小数。痰瘀交阻，久潜脉络，以平肝潜阳，痰瘀同化，方合机杼。

处方：生石决（先煎）30g，珍珠母（先煎）30g，郁金（矾水炒）9g，橘络 4.5g，僵蚕 9g，生蒲黄（包）9g，天麻 4.5g，海藻 9g，苏木 9g，益母草 30g，天竺黄 4.5g，降香 2.4g。（十四帖）

三诊：经治来，头晕怔忡已平，肢体震颤几未再作，高年之躯，气阴难复，面色潮红，舌紫苔薄白，脉弦数，水亏木旺之质，经脉失于濡养，拟滋水抑木，养心和血。

处方：生石决（先煎）30g，煅牡蛎 30g，丹参 15g，川芎 9g，生地 15g，全蝎 1.5g，双钩藤（后下）15g，天麻 4.5g，杭菊炭 9g，赤芍 9g，牛膝 9g，刺蒺藜 9g，麦冬 9g，泽泻 9g，白术 9g。（三十帖）

四诊：诸症渐平，口干喜饮，便结不畅，舌红苔薄，脉弦数，阴亏津乏之象也，滋水所以行舟，抑木乃能平风。

处方：玄参 9g，麦冬 9g，细生地 5g，桃仁 9g，火麻仁 9g，益母草 30g，山羊角（先煎）30g，钩藤（后入）15g，泽兰 9g，牛膝 9g，生首乌 15g。（六十帖）

经治五月，诸恙平复，随访，已能再上舞台演戏，喜之不已。

按语 水不足以制火，阴不足以恋阳，掉眩震颤，心不交肾。坎水离火两相契印则肝木达茂，脾土宣运，肺金通调矣。怔忡失宁，寝食不和，肝阳化风窜走经络则诸病丛生。脉行小数知少阴欠于藏蛰，治当举其纲领，撷其要害，毋遑病杂，若以杂应杂，必生偏胜之弊。

5. 冠心病、心律失常、频发室早案

王某，男，50 岁。病史：1980 年始见“心律不齐”，84 年确诊“冠心病”，症情逐步加重。三日来上证又作，心电图提示：频发室早，呈二联律。

初诊：胸闷心悸，呈阵发性，夜眠较差，易惊难眠，唇紫肢冷，舌淡红苔薄白，脉沉细结代，心阳不足，瘀滞脉络，治以温通心阳，活血化瘀。

处方：当归 9g，赤芍 9g，川芎 9g，红花 9g，附子 15g，桂枝 2.4g，枳壳 4.5g，桔梗 4.5g，川牛膝 4.5g，麦冬 9g，黄芪 15g，菖蒲 4.5g，降香 2.4g。（六帖）

二诊：诸证皆失，舌淡胖边齿印，脉沉细，瘀血渐化，心气仍具不足，改用益心汤以益气养心，活血化瘀善后。

处方：党参9g，黄芪15g，葛根9g，川芎9g，赤芍9g，丹参12g，山楂9g，石菖蒲4.5g，决明子9g，附子9g，降香2.4g。（十一帖）

心电图复查"大致正常心电图"。

按语 "冠心病"一般多取活血化瘀，以心主血，"脉者，血之府，"气血求其流畅，用附桂之温运阳气，加黄芪"逐五脏间恶血"之功，菖蒲、降香入心，调血中之气，又可制止参芪之壅滞，助桂之疏通。治疗一周心电图已正常，可见中医"固本清源"及"源清本固"乃治冠心病之基本法则。

6. 风湿性心脏病例一

朱某，男，59岁。病史：风湿性心脏瓣膜病十多年，动则气促，时而浮肿，久治少效。

初诊：风心病10余载，面色苍白不华，四肢不温且色素沉着，动则气促，下肢浮肿，舌紫苔薄，脉沉细无力。血不利则为水，瘀水交阻，心失所养，肺气失于肃降，治当活血祛瘀利水。

处方：苏木4.5g，降香2.4g，生蒲黄（包）15g，桂枝6g，益母草30g，葶苈子（包）30g，丹参15g，川芎9g，赤芍9g，桃仁9g，猪苓9g，茯苓9g，泽兰叶9g，泽泻9g。（十八帖）

二诊：药已中病，十四剂后浮肿先退，气促渐平，诸症随减，舌淡苔白，脉小数。前方合拍，效不更张。

处方：苏木6g，降香2.4g，生蒲黄（包）15g，桂枝6g，益母草30g，葶苈子（包）30g，丹参15g，川芎9g，赤芍9g，桃仁9g，猪苓9g，茯苓9g，泽兰叶9g，泽泻9g，苏子9g，白术9g，枳壳9g，红花9g。（十四帖）

三诊：温阳解凝颇合病机，诸恙渐退，秋分已届，当加味以资巩固。上方加附子4.5g。十四剂后康复。

7. 风湿性心脏病例二

董某，女，52岁。病史：罹患风湿性心脏病16年，近月来因感冒而引发心悸、胸闷、气促、肢肿，超声心动图提示二尖瓣狭窄与关闭不全，心脏听诊可闻及Ⅲ级收缩期杂音和Ⅱ级舒张期杂音。

初诊：心悸不宁，胸闷喘促，咳嗽，咯白色泡沫样痰，面浮肢肿，小溲量小，腹鸣便溏，完谷不化。唇绀，舌紫，苔白，脉沉细结代，心阳不振，瘀浊内困，气机受制，生化无权。治拟温运心阳，活血通脉。

处方：淡附片6g，炙甘草6g，桂枝4.5g，煅龙骨（先煎）30g，煅牡蛎（先煎）30g，茯苓9g，枣仁9g，党参9g，准小麦30g，远志9g，百合9g，白术9g，丹参15g，琥珀粉1.5g（吞）。（七帖）

二诊：心悸气促明显改善，精神亦振，大便成形，水肿消退大半，唯关节酸痛，腰膂尤甚。舌紫苔薄，脉小数，律尚齐。阳气初复，血瘀未消，活血通痹法续进。

三诊：诸症次第消失，偶尔肢体作痛，入夜难于安寐。舌淡，苔薄白，脉细缓。原方增损。

处方：附子（先煎）9g，桂枝 6g，干姜 24g，片子姜 4.5g，威灵仙 9g，枣仁 9g，远志 9g，当归 9g，木香 2.4g，黄芪 30g，党参 9g，炙甘草 3g，茯神 9g，苍术 9g，白术 9g。（二十一帖）

心血得养，心气得畅，诸羔见平。

按语 风湿性心脏病出现水肿，可归入"水气病"范畴。《金匮要略》有风水、皮水、正水、石水、里水、黄汗、心水、肝水、肺水、脾水、肾水之分，其治各异，本病治疗抓住"心主血，合脉，"以久病与舌紫为凭，决其水肿乃"血不利则为水"所致，以活血化瘀为主，取"化血为水"，水从水道而去。参入葶苈子、桂枝强心利尿，通阳化气，温中行血，既利肺气，又降逆气，所以能有一方而症平之效。案中"秋分已届"而加用附子，恰到好处。例一为"血不利则为水"示范，用药亦不尽相同，可资玩味。风心瓣膜受损，治疗自非易事，但心阳不振，瘀血内停是其主要病机，方用附桂、四逆之制，加减增损，如附子配麦冬、五味子、百合、小麦有阴阳互生之理；黄芪引领海风藤、海桐皮、木瓜、地鳖虫有益气通络之用；加威灵仙通利关节百骸，苏木畅胸中积滞之瘀，皆属心法。本例为温阳通痹章法，又与例一迥异。

8. 心肌病

余某，女，51 岁。病史：1982 年以来常感胸闷、胸痛，直迫咽喉，甚至昏厥，1985 年明确诊断为肥厚性心肌病，经中西药物治疗，均无显效而来求治。

初诊：形体丰腴，面色苍白，始而心悸，胸膈痞闷不舒，继之心痛阵作，自觉阴冷之气上冲，神萎乏力，夜间少寐，脉沉细，舌紫苔白。心肌为痰瘀交困，心阳失斡旋之职，气血流行受阻，脉络不通，遂成心痹之疾，用麻黄附子细辛汤加味以补心肾之阳，拯衰救逆。

处方：炙麻黄 6g，附片 6g，细辛 4.5g，赤芍 9g，白芍 9g，生山楂 9g，失笑散（包）9g，元胡 9g，煅龙骨 30g（先煎），煅牡蛎（先煎）30g，桂枝 4.5g，炙甘草 4.5g，九香虫 2.4g。（三十帖）

二诊：1 个月来所患已有转机，胸闷胸痛减轻，脉沉亦起，但舌体偶有强直，苔白腻。温阳解凝初见疗效。

处方：仍用前方炙麻黄改为 9g，加麦冬 9g，菖蒲 9g。（三十帖）

服药 2 个月，症势已呈苟安之局，能主持家务，面色亦转红润，头晕、心悸、胸闷、胸痛均减，遇劳后感胸痞，前方去麻黄加苍白术、黄芪继服之，随访半年，病情稳定。

按语 温运阳气是治疗心血管疾病的重要法则，尤其对危重的心血管病，更不可忽视。麻黄附子细辛汤原治少阴感寒症，麻黄解寒，附子补阳，细辛温经，三者组方，补散兼施，历代医家称其为温经散寒之神剂，故依此治疗虚寒型的心血管病，确有疗效。方中麻黄与附子并施，内外衔调，振奋已衰之肾阳，中病即止。方中九香虫能助肝肾亏损，有画龙点睛之趣。

9. 顽固性心律失常

高某，男，47 岁。病史：因劳累及工作紧张出现胸闷不适，自 1991 年 4 月至 1994

年3月反复出现室性早搏，呈二联律或三联律，动态心电图提示24小时室早40070次，最多2624次/小时，大部分呈二、三联律。心脏超声提示升主动脉扩张，西药反复加大剂量，依然无效，慕名而来求治。

初诊：头晕肢倦，胸闷心悸惕惕然，如人将捕之，手足欠温，纳食尚可，大便通调，少寐，脉沉细，时有结脉或代脉，舌红苔薄腻。阳失斡旋，心气不足乃其本，气血瘀滞为其标，拟温阳益气，化瘀通络。

处方：淡附片4.5g，丹参15g，麦冬9g，黄芪30g，生蒲黄（包）15g，川芎9g，煅龙骨（先煎）30g，煅牡蛎（先煎）30g，五味子6g，薤白头9g，桂枝4.5g，炙甘草6g。（三十帖）

二诊：经温阳化浊法，证势已定，面色亦展，胸前时有堵塞感，口干苦而不思饮，少寐，脉沉迟，舌淡紫，苔白。再以前法加味健运，盖脾统四脏，土旺则诸脏可安也。

处方：上方附片加至9g，再加菖蒲4.5g，苍术9g，白术9g，茯神9g，远志9g，淮小麦30g。（三十帖）

两个月后，症情大减，神清气爽，多次复查心电图均正常。3年痼疾得以痊愈。

按语　《诊家枢要》云："阴胜阳亏之候，为寒，为不足。"抓住"为寒，为不足，"以温通心阳，益气活血为基本法则，用参附、生脉、桂枝、龙牡等复方图治，并以菖蒲引药入心，见舌红仍用附子，因炙草、麦冬、龙牡均能监制附子刚燥之性。得效后，章法不变，且加强温阳之力。最后以健运中州，护养心神收功。用药加减灵活，故能收效满意。

10. 高血压病例一

姜某，男，70岁。病史：高血压史30余年，三年前有缺血性中风，近周来因恼怒头晕较剧。测血压225/120mmHg，以高血压病收入病房。

初诊：头晕目眩，面红颐赤，胸宇窒闷，左下肢疼痛，活动欠利，口干口苦，便艰溲黄，脉弦，舌暗苔腻，肝阳上亢，心脉失养，络道不利之候，治以平肝泻火，活血通络。

处方：龙胆草9g，黄连3g，黄芩9g，黄柏9g，决明子30g，生石决（先煎）30g，生蒲黄（包）9g，威灵仙9g，地鳖虫4.5g，防己9g，川芎9g，桃仁9g，水蛭1.5g，淮牛膝9g，生军（后入）9g。（七帖）

二诊：药后肝阳初平，肝火得下行之路，头晕胸闷减，目赤面红亦瘥，腑气已通，步履较前为利，血压略有下降，脉来亦缓，再予血府逐瘀汤善后。

11. 高血压病例二

范某，女，53岁。病史：1986年出现头晕，测血压升高，1989年出现胸闷且痛，诊断为冠心病，曾住院治疗。二月来头晕、闷痛加剧，测血压180/100mmHg，以"高血压病、冠心病"收入病房。

初诊：形体丰腴，面色潮红，巩膜瘀丝，头晕而痛，胸痛时作，口干喜饮，口气秽浊，大便维艰，夜寐欠安，脉细弦小数，苔薄黄腻，肝家气火本重，肝阳上亢，痰瘀阻于心脉，亟拟清肝泻火，平肝潜阳，辅以活血化瘀。

处方：丹皮9g，生山栀9g，赤芍9g，薄荷4.5g，水牛角（先煎）30g，生石决（先煎）30g，梧桐根30g，黄芩9g，海藻9g，黄连2.4g，生蒲黄（包）9g，血竭1.5g，三七粉1.5g（和匀吞服）。（七帖）

二诊：药后肝家气火得平，肝阳亦有下潜之势，头晕面红已除，唯胸痛隐隐，乃心脉痹阻，血府有瘀之征象，转以活血通脉。

处方：柴胡4.5g，赤芍9g，当归9g，生地12g，桃仁9g，红花4.5g，枳壳4.5g，桔梗4.5g，淮牛膝9g，川芎4.5g，生草2.4g，决明子30g，海藻9g。（七帖）

药后诸恙初平，出院门诊随访。

12. 高血压病例三

汪某，男，56岁。病史：高血压20余年，血压最高达200/110mmHg，一月来头晕胀痛加剧，伴腰酸乏力而收入病房。

初诊：形体丰盛，头晕胀痛，肢麻乏力，心烦易怒，夜寐欠安，脉细弦，苔薄舌紫，肝阳上亢，肝风内动，气血逆乱。治以平衡阴阳，调和气血。

处方：柴胡4.5g，赤芍9g，桃仁9g，红花9g，当归9g，生地12g，生草3g，桔梗4.5g，枳壳4.5g，淮牛膝9g，川芎6g，磁朱丸（另吞）9g，黄连粉（吞）1.5g。（七帖）

二诊：药后诸症悉减，情绪安宁，精神亦振，脉小弦，舌紫苔薄，血压稳定，出院门诊随访。

按语 高血压病与"肝"的关系至密，肝主疏泄，体阴而用阳，情志过用，肝气郁结，气郁化火，肝阴暗耗，风阳升动，上扰清空，发为眩晕，肝火炎上，面红目赤。例一：缘于肝火不泄，瘀血未化，投以三黄泻肝经之火，使火势之邪下行；例二：属肝郁不达，气火内炽，投以丹栀逍遥，从"木郁者达之"义取效；例三：属肝郁血瘀，血滞化火动风，拟投以血府逐瘀汤疏其气血，令其调达。凡例皆属肝病，不同证候用不同治则。其中有一共性病理即为瘀血乃病之根，三例中除辨体质、辨病机外，处方皆以化瘀软坚为治疗之基础，为立方之特色。

13. 高血压病例四

梅某，男，40岁。病史：素体强健，一年前觉头目眩晕，测血压165/105mmHg，二月来头晕目眩加剧，伴胸胁胀痛，B超提示胆囊收缩功能降低，以"高血压病、胆囊炎"收入病房。

初诊：头目眩晕，面色潮红，胸胁胀痛，纳食不馨，大腑通调，形体丰腴，眶周黧黑，脉细弦，苔薄白腻，肝阳挟痰瘀为患所致。

处方：钩藤（后入）15g，杭菊炭9g，虎杖15g，生山楂30g，丹皮9g，桑叶9g，薄荷（后入）4.5g，白薇9g，地骨皮9g，赤芍9g，白芍9g，川楝子12g，生山栀9g，紫草9g。（七帖）

二诊：药后头晕胁痛大减，血压维持在150/95mmHg，他症向瘥，但面红依然，骨穿提示：粒细胞增生减低，红细胞系统增生活跃，脉细弦，苔薄腻舌红，从"血实者决之"例立法。

处方：三棱9g，莪术9g，生蒲黄（包）15g，桃仁15g，大黄9g，丹皮9g，赤芍9g，

王不留行9g，威灵仙9g，路路通9g，虻虫4.5g，川牛膝9g，雄黄粉（另吞）0.5g。（十四帖）

服药二周后，头晕胁痛若失，面色潮红亦退，他证悉除，实验室检查好转，门诊随访二年，病情稳定。

按语 本例高血压、胆囊炎均属肝胆之病，肝主疏泄，喜条达，丹栀逍遥散获效后因面红如酒醉，久治不愈，血色素高达169g/L，一度曾考虑为"红细胞增多症"，经用桃核承气加味，面红退，血色素降至131g/L，血脂亦趋正常。颇符"血实者决之"之义。

14. 高血压病例五

浦某，女，47岁。

初诊：素有心肌炎病史，常感胸闷且痛，三月来头晕而痛，两颧潮红，烦躁易怒，居经三月，两少腹不适，便艰，测血压22/13kPa（165/95mmHg），脉细弦，苔薄腻，天癸将绝，冲任无权，阴阳失调，拟调补冲任，活血通经。

处方：仙茅15g，仙灵脾15g，黄柏9g，当归9g，巴戟天9g，淮牛膝9g，桃仁9g，锁阳9g，生紫菀9g，益母草30g，知母9g。（七帖）

二诊：上方出入治疗两周，诸症随安，血压稳定，月事得行。

按语 奇经的冲任二脉，冲脉主血海，任脉主一身之阴，与肝肾也密切攸关。冲任无权可致肝阳上亢，甚则肾阳亦衰而成阴阳两虚兼有虚阳上扰之症。本案年近七七，天癸将绝，冲任失调，肝肾阴亏，肝火偏亢，气血上冲而见头晕痛，面色潮红，心情烦躁，气血不畅，瘀阻胞宫而见少腹不适，居经不行，以二仙汤调补阴阳辅以活血通脉最为合拍。论治高血压，有热者泄之，有火者发之。附案五则已能反映颜老诊治本病之常矣。

15. 中风例一

冯某，男，79岁。病史：患者原有高血压病史30余年，平素血压最高为195/120mmHg，常服复降片等治疗。入院前一天晨起感右下肢乏力，行走不便，伴头晕，即于本院急诊，经对症处理后，头晕减，但逐渐出现右上肢活动不利，为进一步诊治入院。

查体：血压135/90mmHg，神志清楚，伸舌略偏右，右侧肢体瘫痪，肌力上肢1级，下肢0级，感觉正常，双侧巴氏征（－）。

初诊：大便三日未解，小溲黄赤，喉中痰声，舌质紫暗，苔黄腻灰褐少津，脉弦滑数。证属痰热蒙闭清阳，痰瘀交阻，治拟平肝清心，化痰泄热，风引汤主之。

处方：寒水石（先煎）30g，生石决（先煎）30g，山羊角（先煎）30g，天竺黄12g，石菖蒲9g，生大黄9g，生蒲黄9g，竹节三七9g，石韦12g，琥珀粉（吞）1.5g，莲子芯4.5g，茅根30g。（三帖）

服药三帖，大便畅利，日行二次，成形，但仍感口干而苦，口唇麻木，口中有秽浊之气，右侧肢体不能活动，继服上方三帖，患者感右侧肢体逐渐能活动，上肢已能抬离床，再予原方加桑枝，连服七帖，患者右侧肢体活动明显好转，且逐渐康复出院。

按语 本案高年肝阳上亢，痰瘀蒙闭，神明受制，且素有瘫闭及胸痹之疾，耗阴灼络之候，殊有神昏之虑，治当以风引汤。方用寒水石清热，石决明、山羊角镇潜，菖蒲重用开窍，辅以苦寒泻下之大黄釜底抽薪，俾炎上之风火得以平熄，琥珀、石韦止血通淋，蒲黄与三七活血化瘀为关键性药物，全方清中有通，通中寓清，乃治中风之要素。

16. 中风例二

凌某，女，55 岁。病史：患者有头晕不舒、心慌、心悸 10 余年。二周前头晕加重而就治，检血压 200/100mmHg，他医予平肝潜阳之品，头晕稍减。4 天前清晨，头晕突然加剧，头重脚轻，行动不能自主，视物模糊，左眼视一物有双影，右上肢麻木，血压170/100mmHg。

初诊：患者肝阳之体，眩晕时作 10 余年，近两周来眩晕加剧，伴有右上肢麻木，右眼视物模糊，自觉舌麻不仁，夜寐欠安，胃纳尚可，二便尚调，面色潮红，舌体胖质黯，苔白腻，脉弦。肝风与瘀浊交阻，脉络不利，此乃中风先兆，急宜平肝熄风，化浊通络。

处方：天麻粉（吞）1.5g，钩藤（后下）9g，石决明（先煎）30g，菊花 9g，茯苓12g，白术 12g，制半夏 9g，龙骨（先煎）30g，生牡蛎（先煎）30g，川芎 9g，指迷茯苓丸（吞）9g（五帖）。

二诊：药来眩晕已瘥，面色潮红已清，两目视物已楚，手指麻木亦减，舌黯苔薄，脉弦细，血压已好转，前方已效，毋用更张。

处方：上方再进 7 帖。

按语 患者素有眩晕，且面色潮红，肝阳之体也。突然发作，且有左目视物重影，右肢麻木，风阳挟痰浊上旋，干犯清空，中风之先兆也。以其面红、苔腻、舌体胖质黯、脉弦，辨为肝风痰浊交结为病，治以化痰行瘀，熄风通络之剂，使气血调畅平和，一方而效。

17. 中风例三

王某，男，68 岁。病史：1990 年 11 月因中风而致左侧肢体偏瘫，经治肢体功能恢复，4 天前无明显诱因下又感左侧肢体僵硬无力，语言欠利，伴头晕、周身骨节酸楚，头颅 CT 证实为脑梗死，为进一步诊治而入院。

初诊：头目眩晕，面色潮红，语言謇涩，咳嗽痰黏，左侧肢体瘫痪，脉弦滑数，苔垢腻，舌红绛，肺经痰热交阻，肺主一身之气，上焦之病波及下焦，阴虚津亏，筋脉失养，正虚邪实，亟拟化痰祛瘀，平肝熄风。

处方：南沙参 15g，北沙参 15g，青蛤壳 15g，竹沥油（冲服）1 支，天竺黄 9g，九节菖蒲 9g，黛蛤散（包）9g，桃仁 9g，桑白皮 9g，生蒲黄（包）9g，路路通 9g。（十帖）

二诊：药后症情轻减，痰热渐楚，络脉初通，咳嗽咯痰已少，肢体活动较前有力，语言也较前为利，脉弦滑舌红苔黄，再以前方加味。

处方：同上方加生紫菀 9g，伸筋草 30g。（十四帖）

服药二周后症情进一步好转，腑气已通，能自己下床及扶杖行走，纳佳寐安，出院门诊随访。

按语 《金匮要略》云："邪中于经，即重不胜，邪入于脏，舌即难言。"本例为中经之症，年近古稀，舌质红绛，气阴二虚可知，虚风挟痰瘀窜入络道，肢体疼痛瘫痪，心开窍于舌，脾脉络舌旁，心脾受制，舌僵语謇，再加肺经痰热本重，立法抓住宣化肺经痰热，疏通元神之府痰浊，用黄连清热引药入心，用九节菖蒲入脑，黛蛤散清化痰热，一战而定，二诊加生紫菀，伸筋草，意在痿躄，王道无近功，久服可望健步。

18. 颅内血肿

梁某，男，61 岁。病史：始而情绪不宁，继之神志不清，伴烦躁不安，口吐白沫，小便失禁，即去某医院就诊。至中午，出现了明显的精神症状。头颅 CT 检查报告谓"左枕顶部脑内血肿（3cm）"。10 日后复查 CT 报告：左枕顶部脑内小血肿（4cm）。而后头目不爽，思维迟钝。

初诊：中风而后，头目不爽，思维迟钝，舌苔厚腻，脉小弦。气血失衡已久，瘀浊交阻于清阳之巅。治以化瘀祛浊，升清宣窍。

处方：生蒲黄（包）9g、苏木 4.5g、川芎 9g、水蛭 3g、红花 9g、桃仁 9g、赤芍 9g、莪术 9g、威灵仙 9g、留行子 9g、通天草 9g、菖蒲 9g、葛根 9g。（十四帖）

二诊：服药以来，自觉头脑清醒，思维活跃，唯兼窿涩不畅，脉仍弦而腻苔欠化。化瘀祛浊、升清宣窍之法初见其效，兼顾可也。

方药：上方加升麻 9g，石韦 15g，炮山甲 6g。（十四帖）

上方进退，服至月余。在原就诊医院再作 CT，报告颅内血肿已吸收，而患者自觉思维清晰，动作灵活。

按语　颅内血肿为中老年常见病多发病，常继发于高血压病、动脉硬化症。轻则引起头晕头痛，神情异常，或突然跌仆、后遗瘫痪，甚则危及生命，为中老年主要死因之一。故对该病的有效治疗，一直是医家们孜孜以求的努力目标。这类病人平素常头痛头晕，多为气火亢盛于上，肝肾亏虚于下，气血失衡，本虚标实，根基不固而大厦有时时倾倒之虑。此时宜滋、宜温、宜潜、宜熄、宜疏、宜通，尤不能忘却瘀浊之兼挟。以衡法调治，或可防倾倒于未然。若失治、误治，而致发病，痛眩加剧，或突然昏仆，或颈项强滞，或恶心呕吐，或意识障碍，或后遗偏瘫，甚则发病即见沉沉昏迷，乃至一去不返。种种病症，均在脑部。颅内出血不同其他，一旦发病，治均棘手。预后多与出血部位之要次、血量之多少相关。以其为生灵之中枢，司命之总督，清则灵而杂则钝，最喜清阳皎洁，最忌浊阴布滞。此时当祛其浊而还其清，调其血气，以瘀浊得去，气血调畅，清灵得复为事。当然，对出血量多，部位要害，来势凶险之重证，不能千篇一律，孟浪从事。当辨或闭或脱，以留人治病为急。新患溢血病症，攻逐峻烈之品慎用，宜选择化瘀而又能止血之品，如蒲黄、三七之类。其中蒲黄生用甚妙，常用 10g、15g 乃至 30g 亦可。又因病位在巅，至高至上，虽相宜方药难以到达，故宜选用得力之导引。如葛根能升清而引上，即"治气"中之"升气"一法，通天草能宣窍涤浊且能引药达巅，能治气亦能治血，意境即宽，便能驾驭裕如，得心应手。

19. 脑卒中例一

冯某，男，79 岁。病史：前列腺癌，常服西药治疗而血尿未愈。胸痹多年，两天前自觉头晕，右侧肢体乏力伴行走不便，头颅 CT 证实为脑梗死。

初诊：神志清楚，面有戴阳之色，头晕，右上肢抬举不灵，右下肢行动欠利，尿赤，大腑三日未行，脉弦滑数，舌苔黄腻灰黄少津，质紫暗，痰瘀蒙蔽于清阳之巅，耗阴劫津，筋失所养，亟予平肝蠲痰，清心泄热，殊防神昏。

处方：生石决（先煎）30g，寒水石（先煎）30g，山羊角（先煎）30g，天竺黄15g，石菖蒲9g，生大黄6g，生蒲黄（包）15g，竹节三七各9g，石韦15g，琥珀粉（吞）1.5g，莲子芯4.5g，白茅根30g。（十四帖）

二诊：药后症势渐入坦途，头晕已除，肢体较前灵活，喉中痰鸣消失，口渴喜饮，大腑间日一行，舌红苔薄中见裂纹，脉左弦滑右小弦，痰瘀已有化机，络脉得利，阴虚之象显露，再予上方化裁。

处方：同上方加南沙参15g，北沙参15g，芦根30g。

两周后，右侧肢体活动进一步好转，阴分未复，原方加桑枝，淮牛膝巩固。

按语 高年血家，阴分本亏，肝肾之阴虚于下，风阳痰瘀扰于上，处方以山羊角、生蒲黄，平肝化瘀，菖蒲开窍，莲子芯、白茅根清心泄热，琥珀粉止血尿。尤妙在大黄一味，既治经络瘀血，又急下存阴，入血直能凉血止血，散瘀醒脑，堪为中风之要药。

20. 脑卒中例二

傅某，男，60岁。病史：一年前突然昏厥，苏醒后右侧手足废用，经CT检查确诊脑血栓形成，经中西医综合治疗，病情渐趋稳定，但右侧肢体活动欠利，麻木酸楚，失语，兼有嗜卧、神萎、入夜艰寐，头晕目眩。

初诊：右侧上肢活动欠利，书写不能，右下肢步履失稳，语言謇涩，脉小弦，舌红苔白腻，素来肝火偏旺，气滞血瘀，脑络不通，脏气之精华不能上承清窍，拟平肝化痰，活血化瘀。

处方：白蒺藜9g，石菖蒲9g，天麻9g，制南星9g，蝉衣4.5g，白芷6g，全蝎1.5g，川芎9g，钩藤15g，僵蚕9g，生蒲黄（包）9g。（十四帖）

二诊：手足麻木酸楚已减，活动亦见利落，唯口语不清，舌红苔薄白，脉小弦，其病在口而根在脑，前法进退。

处方：通天草9g，生蒲黄（包）9g，水蛭3g，川连3g，赤芍9g，红花9g，丹皮9g，海藻9g，石菖蒲9g，茯苓9g，莲子芯4.5g，丹参15g，川芎9g，远志9g。（十四帖）

三诊：肢体活动日见自如，精神纳便睡眠亦佳，发音依然故旧，口涎较多，痰阻廉泉，瘀着脑络，痰瘀交困，原方参入程国彭神仙解语丹意。

处方：上方去莲子芯、丹参、赤芍、红花、丹皮，加白附子9g，僵蚕9g，全蝎1.5g。（十四帖）

服药一月有余，霍有转机，口语已能分辨得清，但语音不响，上方加转舌丹1粒，薄荷汤下，更进21帖，音色清朗，精神顿爽。

按语 中风失语为后遗症中比较常见症状之一。临床所以经治不效者，良在不明"脑髓纯则灵，杂则钝"一语耳，杂者清空之区为痰瘀所踞，因历时已久，痰瘀交凝，结集难解，非得豁痰开窍与活血化瘀之悍厉之品不能启其闭塞，神仙解语丹固然有效，无活血化瘀药为之向导往往难以发挥效验。颜老家传转舌丹，颇获制方佳趣，录之以备临床考用：连翘50g，远志肉50g，薄荷50g，柿霜50g，菖蒲18g，山栀15g，防风15g，桔梗15g，黄芩15g，玄明粉15g，甘草15g，大黄15g，犀角9g，川芎9g，为细末，炼蜜丸弹子大，朱砂为衣，每取1粒，薄荷汤下。用之多验。

21. 脑卒中例三

乐某，女，65岁。

初诊：偏枯两载，心肝为痰瘀所困，脾胃为湿浊阻滞，头晕时作，语言欠利，神萎嗜卧，偶尔失神，步履无力，需人扶持，口甘，食而不知其味，脉细涩，唇萎舌青，亟为祛痰瘀，化湿浊。

处方：通天草9g，生蒲黄（包）9g，菖蒲9g，郁金（矾水炒）9g，鹿衔草30g，淮牛膝9g，海藻9g，木瓜9g，川断9g，杜仲9g，川芎9g，僵蚕9g，蔻仁（后下）2.4g，檀香1.5g，炒麦芽30g。（十四帖）

二诊：药来颇能安受，痰浊已得宣化之路，气血初有调达之机，头晕小作，神色已展，纳食较前为增。脉小弦唇舌亦较红，药已中病，继以前剂，更进一筹。

处方：同上方加水蛭3g，黄连2.4g，黄芪30g。（十四帖）

三诊：经治来症情日趋好转，面目清新，嗜卧已除，精神较前为振，但肢体活动仍欠灵活，脉小弦舌红苔薄腻，高年气阴亏虚，肝肾不足，痰瘀阻络，再以原剂加味，以期巩固。

处方：同上方加生紫菀9g，伸筋草30g。去檀香、炒麦芽、蔻仁。（十四帖）

上方长期服用，随访一年，症情稳定。

按语 中风后遗症历时较长，气血呆顿，精气内损，脑为元神之府，灵机之所在，因痰瘀所困而不能与脏气相接，当以化痰瘀为主。本例以新加补阳还五汤合鹿衔草补益肝肾，生紫菀、伸筋草以治痿躄，皆取得较好经验。

22. 老年性痴呆症

黎某，女，62岁。

初诊：近1年来头晕耳鸣，倦怠无力，精神呆滞，步履不正，逐渐加重。近来出现痴呆面容，记忆减退，经常呆坐，懒于动作，嗜卧，性格明显改变，时而狂喜，时而啼哭，昼夜颠倒，思维迟钝。CT检查：两侧脑萎缩。体检除记忆力减退，计算能力下降外无其他病理征象发现。舌淡苔薄白，脉沉细弱，辨证为肾精亏损，髓海失养，治以补肾填精，健脑益智，稍佐活血益气。

处方：何首乌10g，枸杞子10g，淮山药10g，巴戟天10g，山萸肉10g，菟丝子10g，桂圆肉10g，益智仁10g，熟地10g，石菖蒲6g，远志6g，黄芪15g，党参15g，当归15g，川芎15g，赤芍10g，珍珠母（先煎）30g。

服10剂后，睡眠转佳，可独自行走，情绪稳定，能打太极拳和收听收音机，症状明显改善。守上方连进2个月，痴呆面容消失，反应较前灵敏，步履变稳，记忆力增强，改用醒脑复智冲剂调理巩固。

按语 《内经》说："脑为髓之海。"肾主骨，生髓，上通于脑，临床运用补肾填精法可使老年人脑功能减退得到改善。然虚证无有气血不滞者，故治疗当忌蛮补，而宜通补相兼，在辨证基础上加入川芎、赤芍等，既能畅通脉道涩滞，并可消除补药粘腻，为发挥药效扫清障碍，则有事半功倍之效。

23. 脑震荡后遗症

张某，男，32 岁。病史：患者于二年前头部外伤后，经常头晕头痛，头痛以右侧为甚，反复发作，发作时伴有恶心，呕吐。经某医院诊断为脑震荡后遗症，采用多种疗法治疗，效果不显而来沪医治。

初诊：右侧头痛头昏，甚则伴恶心呕吐，舌苔薄腻，脉细弦。瘀血阻滞，损伤脑络，肝风上旋。治以活血化瘀，平肝熄风，佐以和胃降逆。

处方：丹参 12g，当归 9g，赤芍 9g，川芎 15g，桃仁 9g，红花 9g，珍珠母（先煎）30g，代赭石（先煎）30g，制南星 6g，竹茹 9g，姜半夏 9g，制川乌 6g，蜈蚣 2 条。（四帖）

二诊：按脑络瘀阻例立法后，头痛明显减轻，恶心亦少见，苔薄，舌质转红，脉仍弦。瘀血化而未楚，再守原方化裁。

处方：原方加姜黄连 3g。（七帖）

药后诸症步消。再予原方七帖，返回原地服用，随访二年未复发。

按语　脑震荡后遗症系由于头部外伤后所引起功能失调的病症。《医贯》曰："跌扑闪胁，重伤瘀蓄者，不内外因也。"祖国医学认为头部外伤后必有血液内凝，瘀血阻滞则灵窍失于畅通，肝风得以上旋，病机关键全在脑络瘀阻。本病例用桃红四物汤去生地加丹参以活血化瘀，疏通脑络为主，辅以珍珠母、代赭石、南星、川乌、蜈蚣平肝潜阳、祛风熄风，佐以半夏、竹茹和胃降逆，共奏活血化瘀，平肝和胃之功。药后瘀血除，脑络通，肝阳潜，胃气降而诸症消失。脑震荡后遗症较顽固，易复发，治则当立足于化瘀通络，曾以血府逐瘀汤重用川芎治愈多例，因"头为诸阳之会，唯风可到，"川芎化瘀熄风，倍其量即取此意。

24. 雷头风

徐某，女，49 岁。病史：患雷头风已一年余，初起恶寒壮热，头痛而胀，内如雷鸣，日发 5～6 次，每次约 30 分钟，在当地医院经中西医结合治疗热退，头痛经常发作。近日省亲来沪，夙疾发作，脑鸣日甚，前来就诊。

初诊：头痛而胀，轰鸣不已，眩晕欲呕，舌黯苔白腻，脉细弦，雷头风多由瘀湿挟风阳上扰。治当祛风化瘀，升清降浊，清震汤加味。

处方：升麻 9g，苍术 9g，荷叶 1 角，钩藤（后入）12g，姜半夏 9g，川芎 9g，蔓荆子 9g，藁本 9g，赤芍 9g，白芍 9g。（七帖）

二诊：药后头痛雷鸣已减，但感眩晕，寐差，面时潮红，心悸而烦，舌淡红苔薄腻，脉细弦，前法化裁。

处方：升麻 9g，苍术 9g，荷叶 1 角，钩藤（后入）12g，姜半夏 9g，川芎 9g，蔓荆子 9g，藁本 9g，夜交藤 15g，远志 9g，川连 3g。（七帖）

药讫，诸恙悉除。

按语　"雷头风"临床少见，其头痛特点与一般头痛不同，初起恶寒壮热，继之头痛而胀，脑内轰鸣，头面起核，或肿痛红赤，正如王损庵所说："雷头风者，或因风邪所客，起块起核，或因痰火上逆，如蝉如雷，"多责之风痰上扰。本例用清震汤加化痰祛风而效。考清震汤中升麻甘辛微寒，入肺脾胃三经，功能清热消肿，兼解湿毒，能升脾胃清阳。苍术辛温味苦，燥湿发汗，气浓香入脾胃，长于燥湿运脾，除中焦湿浊，《别录》谓"主头痛，消痰水，逐皮间风水结肿……"荷叶甘微苦平，能升发清阳，通窍解毒，散上焦郁火，散瘀止痛。三药合用，能清宣升散，透热化湿，平肝潜阳。半夏化痰，川芎、赤芍活血，钩藤、蔓荆子紫本疏风，"治风先治血"，古训可遵。

25. 舞蹈病

蒋某，男，37 岁。病史：四年前因在游船工作，经常用冷水洗澡，引起畏寒、发热，此后即出现腰酸与不自主舞蹈症状，头部和肩部摇动，一分钟可达数十次。多方求治，因无效果而来门诊。

初诊：风邪主动，其性开泄，故见头摇肩耸，头面与上肢抽动不已，脉弦数，舌苔黄腻。病经四载，营血已虚，筋脉失养，瘀血内阻使然，拟育阴熄风，化瘀泄热。

处方：生地黄 15g，丹皮 9g，龙骨（先煎）30g，牡蛎（先煎）30g，赤芍 10g，山萸肉 9g，泽泻 9g，紫贝齿（先煎）20g，九节菖蒲 30g，山药 12g，茯苓 9g，川军 2.4g，炒知母 9g，炒黄柏 9g。

二诊：药后发作次数减为每分钟 2～3 次，坐时已不抖跳，能安心工作，夜寐渐安，口粘多痰，纳食不馨，脉弦数，舌苔薄腻。肝风痰热仍炽，守原制更进一筹。

处方：生铁落（先煎）60g，蛤粉拌生地 15g，萸肉 9g，山药 9g，紫贝齿（先煎）30g，丹皮 9g，泽泻 9g，茯苓 9g，龙骨（先煎）30g，牡蛎（先煎）30g，赤芍 10g，九节菖蒲 6g，川连 3g，炒知母 9g，炒黄柏 9g，生半夏（先煎）9g，全蝎、蜈蚣、水蛭各 1.5g 研粉吞。（28 帖）

病状若失，已恢复工作。

按语　此症殆属于"痉"、"痫"、"惊风"范畴，与肝密切相关，因肝主筋，风主动，肝肾不足乃其本，痰瘀交阻乃其标，虚实兼杂。本例方取知柏地黄壮水之主，以制阳光，参以生铁落、龙牡、紫贝齿镇潜，以半夏、蛤粉制痰，以丹皮、赤芍入血散血，蜈蚣、全蝎合用名"止痉散"，最善搜风，走窜经络，无所不至，于各类痉证用之颇多功勋，加入水蛭粉吞服，增强化瘀之力。舞蹈病常乏有效治疗之情况下，可资参考。

26. 失眠

林某，女，34 岁。

初诊：失眠数载，屡进养血安神之剂，夜梦纷纭依然，甚则彻夜不寐，伴心悸、健忘，面色萎黄，兼有色素沉着，舌淡紫、苔薄，脉细涩。瘀滞窍络，心神受制，以血府逐瘀汤主之。

处方：当归 9g，赤芍 9g，生地 12g，川芎 4.5g，红花 9g，桃仁 9g，枳壳 4.5g，桔梗 4.5g，柴胡 4.5g，甘草 3g，牛膝 4.5g。

二诊：祛瘀生新，畅达气血，渐能入睡，夜梦亦减，脉细涩已起，舌淡紫、苔薄净，前法合度，义无反顾。上方加磁朱丸（吞）9g。

连服 40 余帖，已能安睡，面色转华，色素沉着消退，精神亦佳。

按语　《内经》云："阳气不能入于阴分，故目不暝。"失眠原因虽多，但基本均系阳不入阴，心肾不交所引起。前医重以养血安神罔效，《医林改错》指出："夜不能睡，用安神养血药治之不效者，此方若神。"该患者面部色素沉着，舌紫，脉细涩，皆为瘀滞窍络之征。此方调畅气血，祛瘀生新，即"衡法"之治，加磁朱丸，相得益彰。此方启示对色素沉着亦有效果，用之多有验者。

27. 小儿弱智案

赵某，女，15个月。

初诊：患儿系过期剖宫产，至今15个月。产后7个月始抽搐时作，对外界刺激无正常反应，两便不能自禁。某医院头颅CT示"结节性硬化"，睡眠下脑电图示"多量痫状放电"。舌淡苔薄，指纹淡红。先天脑海不足，痰瘀阻于窍隧，肝风内生，图治不易，予清心化浊、熄风开窍。

处方：川连2.4g，菖蒲6g，通天草9g，钩藤（后下）9g，天麻4.5g，郁金（矾水炒）9g，磁石（先煎）30g，桃仁9g，白术9g，赤芍9g，丹参15g，莲子心4.5g。（十四帖）

二诊：经清心化浊、熄风开窍，两手紧握已展，抽搐平，神识已清，面有笑容，呀呀学语，神情豁然开朗，脉小数，舌淡苔薄，血为百病之胎，痰瘀同源，前法循序渐进可也。

处方：改上方钩藤为15g后下，加僵蚕9g。（十四帖）

三诊：前方进退至今，抽搐未再，内风已熄，神识已清，然智力未及同龄小儿，前法清心化浊之剂续进，参养心益智之品可也。

处方：百合9g，远志9g，菖蒲9g，生晒参（另煎兑入）4.5g，橘络4.5g，半夏9g，丹参15g，通天草9g，川芎9g，红花9g，生蒲黄（包）9g，柏子仁9g。（十四帖）

四诊：前方进退至今，神态改观，智力渐复，呀呀学语，能称呼亲人，并能自主步行，脉弦舌红苔薄。脑腑欠充，瘀浊未清，再以前法养脑益智、清心化浊。

处方：太子参9g，天冬9g，生地9g，远志9g，菖蒲9g，通天草9g，川连2.4g，枣仁9g，生蒲黄（包）9g，莲心4.5g。（十四帖）

患儿前方进退以来，神情日佳，智力行为近常，守方巩固。

按语 小儿弱智，原因多端，表现为智能低下、反应迟钝、性格乖异、言迟行迟等症。按辨证常规，例案显属"五迟"。《医宗金鉴·幼科心法》云："小儿五迟之证，多因父母气血虚弱，先天有亏……皆肾气不足之故。"故一般多从亏虚论治而投以填补。颜老认为脑为元神之府，杂者钝而纯者灵，"杂"者，瘀血也，痰浊也。瘀痰交阻脑府，阻碍气血，不能与脑气相接，脑失其养，以致"钝"。故化瘀浊、宣窍隧，使血气条达流畅而和平，脑府清虚"纯灵"，实为治疗本病的关键。案中川芎、蒲黄、菖蒲、水蛭、丹参、赤芍、郁金，均为脑府中瘀浊而设。其中水蛭尤为颜老所喜用。《本草经百种录》云："水蛭最喜食人之血而性又迟缓善入，迟缓则生血不伤，善入则坚积易破，借其力以攻积久之滞，自有利而无害也。水蛭入肝经血分，其气与瘀血相感召，破瘀而不伤气血，为脑府血瘀之良药。""心者君主之官，神明出焉，"心脑相关，清心所以清脑。案中用川连、莲心等诸清心之味，即此意也。至于瘀血、痰浊均可动风，从而出现抽搐、躁动等风证，每参以天麻、钩藤、龟板、牡蛎等熄风之品。又脑位至高，药力难达，通天草轻清上逸，引诸药入于心脑，治头部顽疾，常用为引经药。

第三章 肺系病证

肺系病证，有寒热虚实之分，新感沉痼之辨，故辨证之法，各有特征要领。风燥痰热为患者，首重肃降肺气。盖肺位居高，号称华盖，为呼吸之门户，无论风燥痰热，均能造成肺气不利，治节失常，肃降受阻，气逆而上，则喘作矣，当是之时，以肃降肺气最为重要，麻杏石甘汤加葶苈子、南天烛等，能获一剂知，二剂已之效。而对新感引动沉痼者，法宜温阳化饮。因饮邪充斥，淹蔽阳气，以致阳不外卫，无能御邪，久发不止，正气溃散，若以西医消炎观指导中医临床，投之清热解毒之品更大谬矣！宜温扶阳气，使邪正对峙之局突然改观，庶可克敌。常取小青龙汤加附子，有力挽狂澜之妙。虚证则当从培补脾肾，因久病必及脾肾。特别重视从肾论治，寓滋苗灌根之意，温补下元，镇纳浮阳，协调阴阳，习用黑锡丹、菀龙丸、肾气丸之属，常用药对如熟地配沉香、菟丝子配地龙、人参叶配功劳叶、人参配蛤蚧、坎炁配鹅管石，多有验案。

1. 慢性支气管炎例一

陈某，男，32岁。

初诊：病经五载，咳嗽频仍，痰薄而稠，或白沫，或咯红，气喘吁吁，动辄尤甚。体形渐瘦，神萎畏寒，胸膺满闷，肺部听诊，两肺底湿啰音。脉小数，舌红少苔。肺肾阴虚乃其本，痰瘀交阻乃其标，肺失清肃，气化失司，肾少摄纳，逆气喘满。阴亏一时难复，痰瘀拟当先化，咳血者，络中必有瘀，喘促者，气道必有痰。亟予补肺纳肾、祛痰化瘀。

处方：南沙参9g，北沙参9g，生白术9g，功劳叶9g，怀山药15g，生蒲黄9g，坎炁2条，菟丝子9g，沉香拌熟地18g，桃仁9g，天冬9g，百合9g，橘红4.5g，橘络4.5g。（七帖）

二诊：症状见轻，喘咳渐平，咯红已止，唯痰咯不畅，神形萎软，舌红少苔，脉细滑而数。肺肾两亏，痰瘀阻络，仍守剿抚兼施之旨。

处方：上方去山药、天冬、百合，加海浮石9g，甜杏仁9g。（十四帖）

症情日见恢复，服药21帖告愈。

按语 治肺气虚证，每以南北沙参、生白术、功劳叶作起首三味，含义有①气阴双补，南北沙参补阴、白术补气、功劳补损，久病大多有损候；②肺脾同治，土能生金，培土即所以补肺。治肾气虚证，又每以沉香拌熟地、菟丝、坎炁三味殿后，含义有①引气归宅，不令游弋之气，散漫变火伤阴；②温坎水，降离火，设为天地之交泰。制方参合景岳用药法度，其中三才有统补上中下之义，山药具脾肾双补之功，百合收戢虚阳，橘络清化络道之痰，橘红剔除未成之饮，桃仁、蒲黄化瘀通络，方义隽永。肺气肿本肺脏器质性病变，治疗固有一定难度，此方调停熨帖，非泛泛而论者可比。

2. 慢性支气管炎例二

姚某，女，74岁。病史：有慢性支气管炎史10余年，反复发作。二周前由感冒引发，咳嗽气促，咯痰黄白相兼，心慌纳差，下肢浮肿。X线摄片提示：慢性支气管炎、肺气肿，心电图提示：窦性心律，低电压，肺型P波。

初诊：神萎乏力，咳嗽气急，难以平卧，痰黄白相兼黏稠难咯，颜面及下肢浮肿，舌红苔薄腻，脉滑而细数。肺肾两亏，痰浊内阻，肺失清肃。急则治标，姑拟肃肺化痰，降逆平喘。

处方：桑白皮9g，杏仁9g，象贝母9g，桔梗4.5g，旋覆花（包）9g，法半夏9g，化橘红6g，茯苓皮15g，枇杷叶（包）9g，石韦9g，款冬花9g，紫菀9g。（七帖）

二诊：咳嗽有减，浮肿已退，唯痰色转黄，难以咯出，动则气喘，舌红苔黄，脉滑数。痰浊郁久化热，当加强清肺。

处方：桑白皮9g，白苏子9g，枳壳6g，桔梗6g，鱼腥草30g，开金锁30g，化橘红4.5g，射干9g，杏仁9g，瓜蒌皮9g，炙冬花9g，黄芩9g，竹茹9g。（七帖）

三诊：肃肺化痰，已宁其嗽，痰亦见少；唯动则气促，下肢乏力，舌红苔薄，脉缓。肺肾不足，痰浊未净，治拟两者兼顾。

处方：苏子9g，莱菔子9g，菟丝子9g，广地龙9g，白茯苓9g，法半夏9g，象贝9g，化橘红6g，川芎9g，丹参15g，生蒲黄（包煎）15g。（七帖）

按语 治咳喘，"宣"、"肃"两法很重要，凡外感症多者，当用宣肺之剂，如麻杏石甘汤、小青龙汤；若病经日久，痰浊壅肺，气机闭塞，则重用肃肺之剂，如三子养亲汤及葶苈子、旋覆花、枇杷叶、桑白皮等。本案患者咳喘痰黏难咯，舌红苔黄，脉滑，乃火动痰生，积痰于肺，宜降不宜升，盖肺气得降，则咳喘自平矣，故用肃肺化痰而效。菟丝子补肾固本，地龙平喘抗过敏，两药合用，标本兼顾，甚验。

3. 慢性支气管炎例三

俞某，男，62岁。病史：慢性支气管炎史20余年，冬春加重，咳喘气促，甚则不能平卧，半月前因起居不慎，外感时邪，咳嗽咽痒，咯痰不畅，痰黄白相兼，病情反复不已。

初诊：咳嗽时而作喘，痰黄稠，咯吐不畅，兼泡沫，舌偏红，苔薄黄腻，脉弦小数。气阴二亏，痰热内恋，治以益肺补肾，佐以清化痰热。

处方：南沙参9g，北沙参9g，天冬9g，人参叶9g，生白术9g，功劳叶12g，海浮石15g，生半夏（先煎）9g，天竹黄9g，济生肾气丸（另吞）9g，局方黑锡丹（另吞）6g，熟地（沉香拌）12g。（六帖）

二诊：咳喘见减，夜卧不安，咯痰明显减少，纳可，苔腻稍厚，舌少红，脉细弦。

处方：同上方改熟地18g，加麦冬9g。（三帖）

症情稳定，咳嗽偶作，痰少色白，纳可，转入调理肺肾而告痊。

按语 老人痰饮咳嗽，日久正虚邪恋，由肺及肾，寒热温凉夹杂，正邪虚实兼有，治疗中难以取衡，往往偏于清凉则饮增而痰涌白沫，稍温则痰黏黄稠，反复不已，寒热之转机较难把握。本案抓住气阴两亏为主，以肺为贮痰之器，肺虚则痰不易化，故取沙参、人参叶、功劳叶以益肺，取熟地、天冬以滋肾，白术以健脾，杜其生痰之源，海石、竹黄清化痰热以治标，辅以济生肾气丸与局方黑锡丹，乃遵"久喘治肾"之义，正复则邪祛，一方定案，可为治虚喘者参考。

4. 慢性支气管炎例四

朱某，女，47岁。病史：自1984年咳嗽至今，其中曾咳血数次。家族中有结核史，门诊胸片示"慢性支气管炎，肺气肿"，痰找结核菌六次阴性，迭经中西药物治疗未效而收入院。

初诊：咳嗽七年，缠绵未愈，咳时觉气上逆，胸宇灼热，口干不思饮，纳可便调寐安，形瘦神萎，面色少华，眶周黎黑，巩膜瘀丝，脉细苔薄舌紫，血象有瘀，久病入络，痰瘀同源，肺失清肃之职，拟化痰瘀，降肺气。

处方：苏子9g，射干9g，白前9g，枳壳4.5g，桔梗4.5g，郁金9g，瓦楞子（先煎）15g，桃仁9g，丝瓜络9g，橘络4.5g，降香2.4g，苏木9g。（七帖）

二诊：七年之宿恙顿减，气逆之象初平，胸宇仍感灼热，脉细弦舌紫苔薄，原制中的，再予增损。

处方：同上方去丝瓜络，加黄芩9g。（七帖）

咳嗽已止，停汤改予丹参片、逍遥丸出院巩固。

按语 《素问·咳论》曰："五脏六腑皆令人咳，非独肺也。"咳嗽不仅出现于肺脏疾患，其他脏腑有病也可波及之。咳嗽首分外感内伤，本例咳嗽七载有余，从中医辨证当属瘀血无疑，故从瘀论治而见效，可见辨证论治的重要性。朱丹溪提出的痰瘀阻凝肺气的观点在治则上颇有效验。本案延绵不愈之关键在于瘀血不去，血络不安，升降不复，信然。

5. 慢性支气管炎例五

张某，男，67岁。病史：有慢性支气管炎史及胆囊炎、胆石症病史10余年。常因起居不慎感受风邪而发作，尤好发于秋季。一周前因"感冒"而致寒热，咳嗽、痰多色黄、胸闷，同时出现上腹疼痛拒按，目黄，尿黄。

初诊：起居不慎、感受风邪，引动宿疾，而发寒热，咳嗽，痰多色黄，鼻塞胸闷。又见腹痛拒按，目黄尿黄，舌质暗，苔黄燥，诊脉弦滑，痰热蕴塞，肝胆湿热，治以泻肺涤痰，清利肝胆湿热。

处方：茵陈30g，山栀9g，生军9g，黄芩12g，葶苈子（包）12g，杏仁9g，云苓15g，前胡9g，桑白皮9g，紫菀9g，花粉9g，芦根30g，开金锁30g。（三帖）

二诊：经服清肺化痰、清利肝胆之剂，咳减，痰转白沫，鼻塞欠通，右上腹疼痛明显缓解，舌红苔薄腻而少津，脉弦滑。前法已效，化裁再进。

处方：茵陈30g，黄芩12g，葶苈子12g，杏仁9g，开金锁30g，紫菀9g，桑白皮9g，前胡9g，天花粉9g，芦根30g，生军6g（后入）。（三帖）

三诊：寒热已清，咳嗽显减，咯痰黄白相间，咯吐较畅，腹痛已瘥，目黄已退，小便渐清。舌红苔腻，诊脉弦滑。肺络痰热渐清，肝胆湿热未楚，前法出入再进。

处方：茵陈30g，山栀9g，生军6g，黄芩9g，葶苈子12g，紫菀9g，桑白皮9g，杏

仁9g，白茯苓12g，开金锁15g，芦根30g，平地木15g，仙人对坐草15g。（七帖）

药来热净神爽，偶有咳嗽，无腹痛不适，纳容已馨，转健脾胃方善后。

按语　本例肺经与肝胆同病，来势均急。案以桑皮、黄芩、开金锁清肺，葶苈子泻痰，茵陈蒿汤清利肝胆湿热。各司其属，相辅相成。其中大黄一味，合桑皮、紫菀、葶苈以清肺泻痰，合茵陈黄芩以清利肝胆，一而多用，有事半功倍之效。

6. 慢性支气管炎例六

李某，女，30岁。

初诊：咳延三载，咽干且痒，阵咳无痰，与时令节气无明显关系，但欲漱不欲饮，脉弦数，舌紫苔薄。前医迭投育阴宁咳，化痰肃肺之剂，病未得解。久病入络为瘀，益以经来色紫，宿有瘀征，当从化瘀宣肺着手。

处方：丹参15g，赤芍9g，炙百部9g，炙麻黄9g，桔梗10g，泽兰9g，葶苈子（包）15g，瓜蒌皮9g，射干6g，玉苏子10g。（七帖）

二诊：从瘀血咳嗽例立法，咳已减轻，齿衄，脉小数，舌苔薄腻。血无止法，再参清热肃肺，守法不变。

上方加芦根30g，桑白皮9g。（七帖）

药后齿衄止，咳嗽净，三年宿疾，愈于一旦，为之一快。

按语　咳嗽小恙，缠绵三载未已，不能再以常情论处。患者具有口干不欲饮，经来紫块、舌紫等证，反映"久病必有瘀"的病理反应，故从瘀血论治而取效宜矣。处方中宣肃之味多用重剂，乃据脉弦数为瘀热交滞之征，瘀痰同源，贮于肺络，不参宣肺肃降之引经为使，则化瘀亦不为功。二诊见齿衄，为久滞之瘀热有泄散之机，见血不止血，仍守原法，皆从大方脉着笔。

7. 喘息性支气管炎

毕某，男，54岁。病史：该患者20余年前行右肺中下叶切除。术后一年发作喘息性支气管炎，春秋好发，近年加重，近半月因起居饮食不慎，宿疾引动，发热咳喘，咳引胸痛，咯痰黄白，夜不能平卧。

初诊：起居不慎引动宿饮，咳喘抬肩，恶寒发热，汗出不畅，咳引胸痛，咯痰黄白，动则喘甚，口苦，口干欲饮，纳便尚调，舌苔白腻，脉弦滑小数，饮邪化热，外寒包火，治以理肺化饮。

处方：桂枝3g，麻黄4.5g，生石膏30g，细辛3g，半夏9g，白芍6g，莱菔子12g，白芥子9g，苏子9g，鱼腥草40g，生姜2片。（四帖）

二诊：表里同治，寒热并投，表寒已散，肺热渐清，寒饮渐退，咳嗽气喘，痰多白沫，苔白腻多津，舌偏暗红，脉细滑，用小青龙法。

处方：桂枝3g，细辛3g，半夏9g，白芍6g，苏子9g，白术9g，白芥子9g，莱菔子12g，鱼腥草30g，茯苓9g，甘草3g。（三帖）

三诊：寒热退，咳嗽减，苔薄白腻，脉细滑，饮邪渐化，余邪未净，治拟健脾益肺，佐以清肃余邪。

处方：桂枝3g，茯苓12g，白术9g，甘草3g，苏子9g，陈皮6g，白芥子9g，莱菔子

12g，鱼腥草 15g，南沙参 9g，北沙参 9g，太子参 9g。（三帖）

按语 本案寒热挟杂，以温化寒饮为主，不能存丝毫之惑，临床见舌胖嫩，苔白腻或苔白滑，常用小青龙汤加石膏治之，辅以三子养亲汤；苔薄黄，寒象已消，则用麻黄杏仁石膏甘草汤加葶苈子。善后则从肺脾肾三脏入手，用苓桂术甘化痰饮，扶正以达邪。肾气乏者再合济生肾气以补脾肾。

8. 支气管哮喘例一

童某，男，83 岁。病史：患者自 1983 年起有哮喘病，每发辄痰壅，或有黄稠痰，每年于秋冬之交发病，10 年来病邪益深，体气日衰。

初诊：感寒引发，痰多白沫，不得平卧，脉滑，舌淡无苔，口不渴，纳便如常。高年肺肾两亏，升降失司，痰瘀内停，痰是关键，瘀是本源，金匮明训"血不利则为水"，治当疏化痰饮，畅利营卫，纳气归肾，金水相生。

处方：当归 9g，白芍 9g，半夏 9g，橘红 4.5g，茯苓 9g，炙草 3g，脐带干 2 条，参蛤散（吞）4.5g，熟地 30g，肉桂 2.4g，五味子 6g，益母草 30g，泽兰 9g，苏木 9g，降香 2.4g。（七帖）

二诊：药后痰饮渐平，气上喘促势减，唯胸中懑闷。

处方：上方熟地减至 15g 用蛤粉炒，加生蒲黄（包）9g。

调理一月，症情缓解出院。

按语 痰瘀同源，肺肾相生，脉沉无力，舌不红绛，动辄气急，多属肾不纳气，"金生丽水，玉出昆岗，"欲坚肾气必先益其上源，不治其肺，单以补肾，每至隔靴搔痒，不着实处。颜老的经验是，纳肾加重可取鹅管石、菟丝子；化瘀加重可选蒲黄、桃仁；化痰加重可投白芥子、鹿角霜。其中熟地用蛤粉拌炒，乃孟河特有之制，纳气平喘，确有效验。

9. 支气管哮喘例二

万某，男，56 岁。病史：自幼素有哮喘病史，每逢气候变化即发。近 10 年又罹患高血压、冠心病，以致哮喘发作日渐加剧。发则喘促不能平卧，胸闷，痰黄黏稠，难以咯出，屡进氨茶碱、泼尼松等西药，症难控制。

初诊：外感诱发，哮喘又作，端坐呼吸，喉间痰声辘辘，唇舌紫绀，苔黄腻，脉弦。肺主一身之气，心主一身血脉，肺病则气机失畅，心病则血流艰涩，气血失和则诸病丛生。治当疏其血气，令其条达。

处方：柴胡 6g，枳壳 6g，桔梗 6g，牛膝 6g，生地 15g，当归 9g，赤芍 9g，川芎 9g，红花 9g，桃仁 9g，葶苈子（包）15g，地龙 20g，清炙草 3g。（五帖）

二诊：哮喘已平，微有咳嗽，咳时胸痛，咯痰较爽，舌紫苔薄黄，脉弦，痰瘀炙结，化而未尽也。

处方：上方加全瓜蒌 15g。（十帖）

药后诸恙悉除。

按语 支气管哮喘可归属中医"哮喘"、"上气"范畴。《素问·大奇论》云："肺之壅，喘而两胁满。"表明肺气壅塞为哮喘的主要病机，故治疗当以开通肺气，兼以化痰降逆。然本案哮喘又兼高血压、冠心病，唇舌紫绀为血瘀明证。《血证论》谓："此证多系痰挟瘀血，碍气为病，若无瘀血，何致气道如此阻塞，以致咳逆息高不得卧哉。"用血府逐瘀汤加味而奏效，其奥秘不言自明。其中葶苈子集止咳、定喘、化痰等功效于一身，地龙清热化痰平喘，有痰瘀同治之妙用。

10. 支气管哮喘例三

刘某，男，58岁。病史：哮喘病15载，发则日轻夜重，喘甚大汗淋漓，喉间痰声辘辘，痰沫黏稠难出，若咳则阵阵如痉，每见红方止。胸部摄片提示：肺气肿。

初诊：喘作，气急，喉中痰鸣，口渴不欲饮，目赤如鸠眼，面浮肿，舌红苔黄腻，脉沉细而小数。病久及肾，肾不纳气，肺失宣肃，痰瘀交困，肺肾两亏。阳气不到之处，正痰瘀凝聚之所，乃实中有虚，虚中有实，夹杂相兼，正虚邪实。今以邪去则正安制法。

处方：麻黄9g，射干9g，葶苈子（包）30g，大枣6枚，海浮石9g，降香2.4g，莪术15g，盐水炒郁金9g，车前草9g，益母草30g，哮喘紫金丹（凉开水送服）7粒。（十四帖）

二诊：药来颇能安受，哮喘之势渐和平，然痼疾在身，非渐移潜化难拔其根，拟改用活血化瘀，开肺理痰之品，作丸方调治。

处方：炙冬花90g，紫菀90g，象贝90g，橘红45g，姜半夏90g，苏子90g，当归90g，川朴90g，桑白皮90g，蜡梅花45g。（一料）研末为丸，每日三次，每次6g。

按语 痰喘饮邪，必投麻黄，开肺祛痰非此莫属，尤对阻塞性肺气肿气道痉挛者更效。若与葶苈降气之品同施，很少有升高血压现象。海浮石化痰凝，其效减礞石一等，于胶固不化之痰，堪足称雄。车前草、益母草二味利尿以减肺动脉高压有效。活血与利水是治肺气肿两大法门。因肺气肿经治不效，久必导致肺水肿，从"气"到"水"这一时期，当理气为先，利水佐之，气不行则血瘀，血不利则为水，宜乎活血化瘀之用必也。

11. 支气管扩张例一

季某，女，35岁。病史：支气管扩张病史四年，每年反复咯血，日前突然胸闷咯鲜血数口，经西医用止血剂后，胸闷心悸，咳嗽，痰血绵绵，而来求诊。

初诊：咳嗽痰血，面色萎黄，纳差，舌紫红苔剥，脉沉细。瘀热交阻，肺阴亏损，治拟育阴化瘀。

处方：龟板（先煎）12g，鳖甲（先煎）12g，丹皮9g，赤芍12g，生蒲黄（包）12g，泽兰9g，水红花子9g，茯苓10g，黛蛤散（包）9g，水蛭粉（吞）1.5，花蕊石30g。（六帖）

二诊：咳嗽胸闷减轻，痰黄稠，微挟血丝，舌红少苔，脉细，肺阴已伤，痰瘀未清。

处方：同上方加海浮石9g，天竹黄4.5g。

十帖血止咳减，转入善后调治。

按 血家不能见血止血，此例因单纯止血而致胸闷心悸，后经化瘀清热宁络而效。方义据"瘀血不去，血络不安"之旨，见血不止血，取剿抚兼施之法，证情随安。论血家投化瘀药，亦必须选其化瘀宁络而不动血者，方中蒲黄、丹皮、赤芍、鳖甲均为上选。水蛭性寒，善吮人之血，为祛瘀猛剂，病家因犯实实之戒，反使血络壅而不畅，兵贵神速，故取重剂取效。治血亦有规范，不可不慎。

12. 支气管扩张例二

戴某，男，42岁。病史：结核病史已20余年，曾多次咯血。本次因再次大咯血住院。检查：体温36.8℃，心率82次/分，血压160/90mmHg，血红蛋白107g/L，红细胞$3.7×10^{12}$/L，白细胞$8.4×10^9$/L，出血时间一分钟，凝血时间3分30秒，两肺呼吸音清晰，左肩胛下部可闻及水泡音。诊断：两肺陈旧性肺结核，支气管扩张。入院后每隔2~3小时即咯血一次，每次约40~200ml，三天累计达3000ml左右。经采取各种紧急措施，包括药物、输血、人工气胸止血等均未有效。胸科医院会诊认为保守疗法困难，主张手术治疗。此时乃请中医会诊。

初诊：巨口咯红，盈盆盈碗，病经三日，势仍不衰，气促声壮，倚床而坐，脉细滑小数，舌红苔薄，血家瘀热交阻，迫血妄行，急当清荣泄热，化瘀安络。

处方：①广犀角（先煎）12g，鲜生地60g，丹皮9g，赤芍15g，生大黄9g，白及粉3g，参三七粉3g（和匀另吞）。②紫雪丹1.5g，分两次吞下。③附子粉、姜汁调敷两足涌泉穴；生大黄粉、鸡蛋清调敷两太阳穴。（三帖）

二诊：咯红势已大减，尚有余波，烦躁不宁，袒胸露腹，喜凉爽，下肢喜温，脉细缓而涩，舌红，苔灰黑，失血后气阴两亏，阴不敛阳，瘀热未化，血不循经，络伤血溢，正虚邪实，再拟育阴化瘀。

处方：生地12g，麦冬9g，五味子4.5g，石斛12g，桃仁12g，芦根30g，北沙参18g，丹皮9g，炒赤芍12g，冬瓜子12g，生米仁18g。

三诊：上方进退连服月余，脉静身凉，胸次懊憹，间或咯出紫暗色血块，乃瘀热未净，阻塞气机，气有余便是火，亟为扶正、化瘀、降气。

处方：南北沙参（各）15g，五味子9g，党参12g，麦冬12g，白芍12g，生地30g，白及1.5g，阿胶9g，丹皮炭9g，生蒲黄12g，降香2.4g。（七帖）

自服此方后，缠绵月余之大咯血即未复发，后以调益气血痊愈。

按语　《内经》云："阳络伤则血外溢，外溢则衄血"，"阳明厥逆，喘咳身热，善惊衄，呕血。"本例具阳明气逆之症状，火载血上，错经妄行，先以大黄折其势，但失血后气血已衰，出现肢冷脉涩，舌红而灰，以及袒胸露腹，烦躁等阴阳俱耗，瘀热未化，虚中挟实症状，既有厥逆之虞，又有再度失血之险，故用生脉散以防其脱，以千金苇茎汤、紫雪丹祛瘀清火，症情粗定，但气逆余氛非降香不克，故降香之启用，实为关键性之一役。

唐容川云："凡系离经之血，与荣养周身之血，已联绝而不同。"瘀血既是出血的原因，又是出血之病理表现，很多病因可引致瘀血，瘀血又导致出血，故"血无止法"乃祖国医学治疗血证的基本思想。历代医家治血证常用大黄，如葛可久之十灰散；朱丹溪喜用桃仁承气汤；唐容川用泻火汤取阳明皆是。大黄推陈致新，损阳和阴，祛瘀生血，确是佳品。对缠绵不愈或年老体弱，或用过大黄而不效者，则可考虑降气之法。《本草纲目》谓："降香能疗折金疮，止血定痛，消肿生肌。"缪仲淳曰："凡治吐血，宜降气不宜降火，宜行血不宜止血，宜补肝不宜伐肝。"是值得学习的古人经验。

13. 肺源性心脏病合并急性心力衰竭案例一

田某，男，71 岁。病史：有慢性支气管炎、肺气肿病史数 10 年，每逢气候变化而发。有冠心病史近 10 年。入院前一周不慎受凉而咳嗽气喘加剧，咯痰白黏，拟"慢性支气管炎继发感染、肺气肿、肺心病、冠心病"收入病房。入院后经用抗炎、解痉平喘及宣肺化痰之中药，症情好转不显。入院第 3 日，突然出现胸闷，气促，心悸，不得平卧，尿量减少，心率 120 次/分，两肺满布哮鸣音及干湿啰音。胸片：两肺慢性支气管病变继发感染，主动脉型心脏。加用强心剂并请会诊。

初诊：面色苍灰，神萎，昏睡，咳喘气急，胸闷，难以平卧，痰黏不畅，唇甲青紫，四肢厥冷，下肢呈凹陷性浮肿，舌质淡紫而胖，苔薄腻，脉芤，按之无力。心肺同病，咳喘日久，水饮内蓄，阻于心阳，阳气耗损，血脉失畅，致痰、湿、瘀交结不化。亟当温阳利水。

处方：麻黄附子细辛汤合苓桂术甘汤加减。炙麻黄 9g，附子 6g，细辛 4.5g，茯苓 15g，桂枝 4.5g，生白术 30g，生半夏（先煎）9g，党参 15g，化橘红 6g，益母草 30g，车前草 12g，泽泻 15g。（七帖）

二诊：药来咳喘大减，渐能平卧，胸闷心悸亦减，下肢浮肿消退，四肢见温，阳气初复，痰湿渐化，益气化瘀善后可也。

处方：党参 30g，白术 9g，黄芪 30g，茯苓 12g，生蒲黄（包）9g，益母草 30g，泽泻 15g，半夏 9g，陈皮 6g，生米仁 30g，降香 2.4g。（七帖）

诸症见平而后出院。

按语 阳为一生之主宰，得之则明，失之则不彰。本例即为用附子振奋阳气，使正邪相峙的局面顿然改观，取效一旦的典型病例。咳喘日久，阳气虚愈，气化失司，水泛心肺是其本，痰瘀交阻心肺，肃降失司，血脉不畅乃其标。本例初诊，阳气欲脱，水饮内泛，病势危急，治用附子、党参，温阳益气，麻黄、细辛、生半夏解表宣肺化痰，佐以苓桂术甘汤健脾利水，温化痰饮。因辨证正确，收效颇佳，待阳气来复后，再予益气化瘀之剂善后。本例气虚血瘀的病理状态贯穿肺心病整个病程，病久气血推行不利，血络之中必有瘀凝，故致迁延不去。痰为血类，痰瘀同治心力衰竭，收效较易，洵经验之谈也。

14. 肺源性心脏病合并慢性心力衰竭案例二

徐某，男，68 岁。病史：患者有咳喘史 20 余年，每遇气候交变即作，近年来日趋加重，动辄气促伴下肢浮肿，多次住院治疗。本次入院前两周因起居不慎，上症加剧，气促不得平卧，咯痰黄黏，胸中满闷，小溲量少，两下肢浮肿，两肺满布干湿啰音，心率 100 次/分，律齐，肝颈返流症阳性，拟"慢性支气管炎继发感染，肺气肿，肺心病，慢性心衰"收入病房。

初诊：咳喘不得平卧，咯痰黄黏，胸中满闷，两下肢高度浮肿，小溲量少，巩膜瘀丝，面色黧黑，爪甲青紫，舌质紫暗，脉细滑小数。咳喘有年，肺脾肾三脏俱虚，感受外邪，肺失清肃，痰热壅阻，运化失司，水浊内停，久病入络，虚实同巢，症在危途，治拟益气化瘀，清化痰热。

处方：党参 15g，沙参 12g，白术 9g，白茅根 30g，芦根 30g，竹沥半夏 9g，天竺黄 9g，陈胆星 9g，黄芩 9g，葶苈子（包）15g，带皮茯苓 15g，杏仁 9g，益母草 30g，泽兰叶 15g。（七帖）

二诊：一周后咳喘减轻，入夜已能平卧，咯痰量少，色黄而黏，豁之尚畅，两下肢浮肿仍甚，苔薄，舌质暗，脉细，继以原法。

处方：上方去天竺黄，加苏木 4.5g，降香 2.4g，并予丹参注射液 24g 静脉推注，另加水蛭粉 1.5g 吞服。（7 帖）

用药七天，余症均瘥，前方加育阴润肺之品善后而出院。

第四章 脾胃病证

脾胃为水谷之海，气血生化之源，人体脏腑组织功能活动皆依赖脾胃。故颜老推崇清代名医沈金鳌关于"脾统四脏，脾有病，必波及之，四脏有病，亦必有待养脾，故脾气充，四脏皆赖煦育，脾气绝，四脏安能不病……凡治四脏者，安可不养脾哉"的论述，突出了调治脾胃的重要意义。

脾胃同居中州，脾气升，主运化；胃气降，主受纳；阴阳相配，升降既济。一旦为病，胃为阳土，法宜润降，脾属阴脏，治当温运，是乃正治。然病变无穷，阳腑有阳伤之疾，阴脏有阴亏之虞，故有温胃阳，救脾阴之治者，乃为变法。如此则知其常，达其变，调整脾胃阴阳之法全矣。

阳腑阳伤，温胃当从釜底加薪，喜用附子、荜澄茄、荜茇、吴茱萸、公丁香、半夏、枳壳、川朴等品。阳腑津伤，法宗叶桂酸甘滋润，常用木瓜、白芍、乌梅、麦冬、石斛、沙参等品，口苦加蒲公英、山栀，脘胀加八月札、婆罗子、檀香、生麦芽，清胃而不伤津，理气而不伤阴。阴脏阳虚，温脾更须注重升清，多用附子理中汤、建中、黄土等方，尤喜以升麻、苍术同用。阴脏阴亏，滋阴和营须助生化，习用富含脂液之品，如苁蓉、首乌、白芍、当归、杞子、麻仁等品。但滋阴诸药虽可补其阴液，却不能助其生化，唯有加入苍白二术，滋其化源，才是正治之法。此即颜老常谓"补脾不如健脾，健脾不如运脾"之意。

1. 食管静脉曲张

蔡某，男，46岁。病史：患者曾反复呕血，便血多次住院治疗，本次因右上腹部持续疼痛，阵发性加剧，发热、呕吐等再次入院。检查：体温37.2℃，心率120次/分，血压140/80mmHg，右上腹压痛明显，有肌紧张，白细胞$10×10^9$/L，中性粒细胞0.83，淋巴细胞0.17，初步诊断为胆道感染，经抗生素与一般处理，症势略定，于第五天突然出现大便鲜血，一次达200ml，持续不止，用多种止血药无效，因钡餐检查食管静脉曲张极为广泛而显著，外科无法手术，而请中医会诊。

初诊：始而身热，继之便血，神萎面㿠，舌淡苔薄净，脉细沉。久病伤络，阴络伤则血内溢，血去气伤，复感热邪，以致气阴两亏，瘀热羁络，当剿抚兼施。

处方：黄芪30g，白及12g，北沙参30g，五味子9g，麦冬12g，云南白药、紫雪丹各1.5g（另吞），桃仁12g。（二帖）

二诊：血渐止，身热亦净，偶尔烦躁，脉亦转为细弦，舌淡红，气阴初复，瘀热未化，血海未宁，仍当扶正拔邪，凉血化瘀。

方药：前方加鲜芦根30g，生蒲黄（包）9g。（七帖）

血止神安，已能纳食，脉细缓，舌淡苔薄，血海初宁，生化之权未复，以归脾汤善其后。

按语　血证之因，有以阳乘阴者，血热而妄行；也有阴乘阳者，阳虚而阴无所附，不循经而妄溢，临床以前者多见，病初属火属实，日久则阴虚阳亢，本虚标实。本例食管静脉曲张反复呕血、便血，并见神萎面㿠白，舌淡，脉沉细，又患胆道感染，复见右上腹疼痛不已，发热，白细胞计数偏高，便血等瘀热交搏之象。审证求因，瘀热灼络，血海不安乃为其标；血伤气无以附，气虚不摄而致反复出血乃为其本，既不宜用黄土汤复助其火，又不宜用泻心汤再伤其正，故用黄芪合生脉散补气养阴，防其血伤气脱，以紫雪丹合千金苇茎汤以化瘀泄热，釜底抽薪，再以白药与白及活血止血，虚实兼顾，标本同治而取效。气血间密切关系，气逆或气虚均可引起失血，颜老治血证，除治瘀外即治其气，本例益气化瘀，即据此而来。

2. 食管炎

宛某，男，43岁。病史：咽部异物感八月，除局部可见充血外，钡餐造影检查无异常，兼有慢性肾盂肾炎史，小便镜检常有白细胞（+）～（2+），红细胞少许。经中西医常法治疗不效。1975年9月以食管炎，慢性肾盂肾炎收住中医病房。

初诊：咽部异物感八月，经常干燥作痛，中西医治疗不效，小溲灼痛时作，脉小数，舌之边缘紫块累累，苔黄腻。内经云：“一阴一阳结，谓之喉痹。”痹者，乃内结肿胀，必有血瘀，古人悉指此病为相火，故以化瘀清火之法。

处方：①生地9g，赤芍9g，川芎9g，当归9g，红花9g，桃仁9g，柴胡6g，枳壳6g，桔梗6g，川牛膝6g，生甘草3g。（七帖）。②铁笛丸，日含一粒。铁笛丸组成：诃子肉300g，茯苓300g，桔梗600g，青果120g，麦冬300g，贝母600g，凤凰衣30g，瓜蒌皮300g，甘草600g，玄参300g。共研为细粉，炼蜜为丸，每丸重3g。

经治后症状次第消失，小便镜检亦转阴，痊愈出院。

按语　食管炎与祖国医学所称喉痹相似。喉痹一证，古人指为相火，气热则内结，结甚则肿胀，肿胀甚则痹。证既属火，经云：“火郁者发之，”殆指血出则病已。易曰：“血去惕出。”启发颜老以化瘀热而消内结，亦符散发之义。王清任《医林改错》云：“瘟毒烧烁会厌，血凝不能盖严气门，”意义相同。至于小便镜检转阴性，亦可能心与小肠相表里，心火既除，有利于升清降浊，宜其一举两得。

3. 糜烂性胃炎

周某，女，63岁。病史：胃炎病史多年，脘痛时发。近来胃脘灼痛，食后为甚。经胃镜检查，见胃窦小弯侧糜烂，黏膜肿胀，充血。诊为“慢性萎缩性胃炎伴糜烂”，病理示：重度慢性活动性萎缩性胃炎伴不典型增生。

初诊：胃病有年，经常发作。近10天来胃脘灼痛，痛有定处，按之不舒，食后为甚，舌紫苔黄腻，脉弦细。证属气郁血瘀，化热伤阴。治以理气化瘀，清热养阴。

处方：丹参12g，檀香2.4g，砂仁2.4g，百合9g，乌药6g，生麦芽30g，川楝子9g，玄胡9g，蒲公英10g，姜山栀6g。（六帖）

二诊：服药3天，灼痛显减，再服3天，脘痛即瘥，纳食渐馨，稍有口干，舌稍红，苔薄腻，脉弦细，前法已效，再进善后。

处方：原方继进六帖。

按语 慢性萎缩性胃炎，反复发作，经年不愈，以久病多瘀，痛有定处为瘀，舌紫为瘀，显系血瘀之证，故以丹参饮化瘀和胃为主方；瘀久化热而伤阴，则以蒲公英、山栀泄热，百合养阴；而参金铃子散，理滞止痛。三方合用，热、郁、瘀、虚兼顾，一方而效。若以胃镜下所见辨之，凡黏膜肿胀，充血抑或糜烂，皆属瘀热交结，投丹参饮。

4. 胃切除术后

周某，男，69岁。病史：于8年前因溃疡病胃大部切除术后，常感脘胀不舒，近2月来，上述症状加重，一日只进三小碗粥，头晕目眩，神疲乏力。前医以参苓白术散，脘胀更甚，近3日来每日只服15g葡萄糖，且增腹泻，日2～5次不等，不思饮食，纳谷腹胀，时有胸闷心悸，动辄汗出，口淡无味，夜寐多梦，因病情日重而于1985年9月21日前来就诊。

初诊：术后瘀浊交阻，久病气阴两虚，脾胃运化失司，以致不思饮食，脘腹胀满而泄泻。化源不足，故神疲，面色不华而消瘦。舌质黯淡，苔薄净，脉沉细无力，乃痰瘀交阻，气阴亏虚之征象。虚不纳补，实不堪攻，唯求调复升降以促生化。

处方：炒白术9g，炒枳实9g，蒲公英9g，砂仁2.4g（后入），生麦芽30g，檀香1.5g，陈皮9g，丹参10g，佛手4.5g，炙鸡内金9g，八月扎9g，苏罗子9g。（八帖）

二诊：药后即能进食稀饭，食后饱胀显减，二便渐调，精神亦振，先复升降，再议调补。

处方：上方加补中益气丸9g（另吞）。（八帖）

按语 本例高年，气阴已亏。手术之后，气血更伤，胃之气阴亏虚甚矣。虽经前医参苓白术散出入，纳谷少进，但食后胀满不舒，且大便不实，甚则一日四五次不已，总属虚不纳补。缘由术后瘀浊交阻，升降失职，故以白术为君，健运中土，伍枳实、砂仁、陈皮、佛手等品理气而调复升降之机，稍佐丹参饮以化瘀浊，一方而效者，中其肯綮也。凡高年，慢性病急性发作，多为虚实挟杂，运化失常，以调复气机之升降而收功，也寓"上下交损治其中"之意。

5. 慢性结肠炎例一

朱某，男，33岁。病史：慢性泄泻有年，经医院检查确诊为慢性结肠炎。迭进中西药物治疗及灌肠，效不显，以致消瘦神萎，几乎不能坚持工作，特来求诊。

初诊：脾肾两虚，脏腑开阖失司，泄泻溏而不实，无黏液完谷，少腹幽幽作痛，夜分少寐，形寒消瘦，神萎乏力，食入运迟，舌紫苔薄，脉沉细。治当温运，取附子理中汤加味。

处方：附子10g，党参15g，焦白术15g，干姜2.4g，炙甘草4.5g，茯苓9g，炒升麻10g，葫芦巴9g，石榴皮30g，赤石脂（包）30g，煨葛根9g，山药15g，扁豆9g，四神丸（吞）9g。（十四帖）

二诊：药后泄止，少腹隐痛，夜寐欠宁，神疲乏力，舌紫苔薄腻，脉细缓。再拟前法化裁。

处方：党参15g，附子10g，炙甘草4.5g，干姜2.4g，茯苓9g，炒升麻10g，黄芪30g，白术15g，山药15g，扁豆10g，白芍10g，吴萸2.4g，巴戟天9g，小茴香2.4g。

（十四帖）。

三诊：腹泻年久，脾肾两虚，经附子理中法，益火之源以消阴翳，大便日行一次，成形但少腹隐痛，舌苔薄腻，脉弦数。再健运中州以维生化。

处方：苍术 10g，白术 10g，煨木香 4.5g，砂仁（后入）2.4g，炙鸡内金 9g，生麦芽 30g，檀香 1.5g，白芍 9g，吴萸 1.5g，青皮 4.5g，陈皮 4.5g，防风 6g，茯苓 9g，附子理中丸（另吞）9g。（十四帖）

按语　腹泻日久以致形寒消瘦，神萎乏力，可明仲景所言"此利在下焦"，已由脾及肾，投附子理中为正法。本案用药特点取升麻与防风，或升已陷之清阳，或取风能胜湿，风药参合运脾之品，具升脾胃清气之作用。加入赤石脂一味，一以固久泄之滑脱，一以用土培土，属医者意也（或用伏龙肝，亦即此意）。加入吴萸，取木能生火，可温运脾土，以肝木虚弱，反生枝节，非仅木旺可以克土也。

6. 慢性结肠炎例二

邝某，男，40 岁。病史：腹痛隐隐二年，每年因饮食不节或劳累而加剧，大便日行二、三次不等，时干时稀。近三月来因奔波劳累，腹痛剧烈，大便后稍有缓解，大便日行四、五次，呈糊状，经医院检查诊断为慢性结肠炎。

初诊：病起二年，近三月来腹痛泄泻加剧，痛有定处，按之益甚，大便呈糊状，无白冻脓血，无里急后重感，口苦不渴，纳呆，舌淡红唇紫黯，苔薄白，脉弦细。证属脾胃虚寒，气滞血瘀，治当温阳健脾，化瘀行滞，用膈下逐瘀汤加减。

处方：附子 6g，白术 9g，川芎 9g，枳实 4.5g，当归 9g，炙甘草 4.5g，乌药 9g，香附 9g，红花 9g，赤芍 15g，陈皮 6g，防风 9g，五灵脂 9g。

二诊：药后腹痛即止，按腹已无不适，大便日行一次，成形，舌淡红，苔薄白，脉细。前法奏效，当续进四剂，以资巩固。

按语　病程两年，腹泻反复，痛有定处而拒按，口唇青紫，当为瘀血之证，故投膈下逐瘀汤治之，契合病机而奏效。然泄泻每因劳累而发，舌淡脉细，此脾阳不振之征，投附子以补火燔土。究患者平素急躁易怒，腹痛泻后有减，为肝气乘脾，土木不和之象，用痛泻要方抑肝补土。全方方证相适，两年腹泻顿除。

7. 慢性结肠炎例三

斯某，男，56 岁。病史：泄泻三年，消瘦乏力一个月。曾作钡餐、钡灌、乙状结肠镜检查，提示：胃窦炎、慢性结肠炎。近月来症状加重而入院治疗。

初诊：腹泻三年，夹黏冻，日行数次。腹痛拒按，胃纳不馨。脉细弦，舌质淡、舌苔薄白。脾失健运乃其本，瘀滞交搏乃其标。先以膈下逐瘀汤以清其源。

处方：当归 9g，川芎 9g，桃仁 9g，五灵脂 9g，丹皮 9g，乌药 4.5g，香附 9g，红花 6g，元胡 4.5g，枳壳 4.5g。（四帖）

二诊：大便已无黏冻，腹痛亦瘥。脉小弦，舌苔薄腻。瘀浊初有化机，不宜姑息，原制继进。后以参苓白术散收功。

按语　本证反复发作，久治不愈。王清任在《医林改错》中指出："常有三、五年不愈者，病不知源，是难也。不知总提上有瘀血，卧则津门挡严，水不能由津出，由幽门入小肠，与粪合成一处，粪稀溏，故清晨泻3~5次，用此方逐总提上之瘀血，血活津门无挡，水出泻止，三、五付可全愈。"又云："泻肚日久，百方不效，是总提瘀血过多，亦用此方。"颜老近年来施之于临床，多应手而效。总结经验，用此方需具备以下三个条件：①病程较久；②痛有定处而拒按；③大便黏液。瘀血反应在病理方面，由于循环障碍，必有瘀血、水肿、变形等局部病变。膈下逐瘀汤以当归、川芎、赤芍、灵脂破血逐瘀，配以香附、台乌、枳壳、元胡行气止痛，改善微循环，促进病变愈合。辨证精当，往往三、五帖可愈。

8. 慢性结肠炎例四

夏某，女，38岁。病史：半年来腹痛腹泻反复发作，日渐消瘦，少腹胀满，左侧为甚。经纤维结肠镜检查，诊断为慢性结肠炎。迭投清化湿热、通腑消导、补益脾胃诸法，均不见效，特来求治。

初诊：面色萎黄，形体消瘦，腹痛隐隐，大便日行3~4次，不成形，完谷不化，舌淡苔薄白，脉沉细。脾肾阳虚，火不生土，湿邪乘虚而入，运化功能失司。法当温脾肾之阳气，化中焦之湿浊，犹离照当空，阴霾自散也。

处方：附片6g，吴萸2.4g，干姜2.4g，公丁香2.4g，荜茇2.4g，九香虫2.4g，花椒2.4g，小茴香3g，炙甘草4.5g，没药4.5g，失笑散（包）9g。（十四帖）

二诊：腹痛减，泄泻止，胃纳有增，唯少腹时胀，肛门下坠，咽喉梗塞不利，乳房胀痛，缘于近日心情抑郁所致，舌淡苔薄白，脉细弦。阳气初复，湿浊亦化，然肝气又有横逆之象，转投疏肝活血法。

处方：当归9g，白芍15g，炙甘草3g，川楝子9g，延胡索9g，柴胡9g，枳实9g，川芎9g，醋灵脂9g，高良姜4.5g，生香附9g，桔梗4.5g。（十四帖）

三诊：咽梗、乳痛渐平，然腹痛腹胀又起，泄泻便秘交替而作，舌淡苔薄白，脉小弦。肝木克土，转以痛泻要方化裁，乃轻可去实之意。

处方：防风9g，白术9g，白芍12g，戊己丸（吞）3g，荠菜花9g，荷叶一角，葛根9g，省头草9g，煨木香4.5g，石榴皮30g。（十四帖）

腹痛泄泻日见好转，原方巩固，两月而愈。

按语 本案治疗分两阶段，初期以脾肾阳虚为主，温达得手后，则以肝郁克脾为主，故用痛泻要方轻可去实。然无论在虚在实，组方用药总佐活血化瘀之品，以求气通血活。其中荠菜花有暖肠作用，石榴皮则酸收涩肠，但剂量宜大，方能奏效。

9. 急性肠炎合并中毒性休克

余某，女，47岁。病史：晚进食变质之肉食，入夜即感脘腹不适，泛恶欲吐，继之腹中胀痛，肠鸣辘辘，至次晨共解大便三次，为水样稀便，无赤白黏冻，亦无里急后重。于末次排便后即感形体畏寒，身有发热，神情怠惰，疲乏无力。白细胞总数21.45×10⁹/L，中性粒细胞82%。患者面色苍白，唇色无华，神萎，少气懒言，腹痛绵绵，四肢逆冷，血压60/40mmHg。乃请中医诊治。

初诊：腹痛泄泻，泛恶欲吐，畏寒发热，神疲乏力，面色苍白，唇色无华，神萎少气，四肢逆冷，口中闻及秽浊之气。舌淡苔薄，诊脉沉细。寒湿食滞交结胃肠，胃肠受阻，运化失司。治以温阳助运，化浊降逆。

处方：附子9g，煨姜3g，淡吴萸2.4g，炒白芍12g，小茴香3g，公丁香2.4g，姜半夏9g，茯苓12g，大腹皮9g，陈皮6g，川连4.5g。（二帖）

药后腹痛得缓，能进食，精神渐振，血压正常，血常规亦复正常。

按语　患者因食变质食物而致痛泻，来势凶猛，中阳被阻，面色苍白，四肢厥逆。符合伤寒四逆汤证，温肾运脾以祛寒湿之滞，复中阳之运，一剂而效，温阳解凝，未用任何消炎药物，可反映中医特色。

10. 老年习惯性便秘例一

周某，男，85岁。病史：宿有前列腺增生及冠心病史，反复发作，胸闷及排尿不畅，经治缓解。最近五年出现大便秘结不畅，每需果导、大黄苏打片等缓解一时，但疗效日减，改投中药润肠通腑之剂，效也不显，遂来就诊。

初诊：便秘五年，反复不已，面萎纳少，夜寐欠酣，苔薄腻，脉细软无力，高年气阴两亏，肠液枯燥所致。拟升清降浊，润肠通幽。

处方：升麻9g，苍术9g，白术9g，黄芪15g，生军6g，火麻仁9g，郁李仁9g，生首乌15g，锁阳9g，半硫丸（吞）9g，甜苁蓉9g。（七帖）

二诊：升清降浊，通幽利腑，大腑已得通畅，脉小数，苔薄腻，前制再进。

处方：另用生首乌30g。每日煎汤，冲入蜂蜜及黑芝麻适量，一日二次，以巩固之。

11. 老年习惯性便秘例二

李某，男，60岁。病史：自诉每因大便时，环境要绝对安静，排便尚可通畅，若闻人声、响声或见人则便结难解，多方求治，有曰：肾司二便，阳虚便秘，投肉苁蓉、菟丝子、熟地等品，未效；或曰：年迈津枯肠燥，予天门冬、熟地、火麻仁、郁李仁等滋阴通便，便秘如故。经人介绍，前来就诊。

初诊：便秘时发，随情志而加剧，脉弦滑，苔淡黄，脉证合参，此属肝脾不调，气机升降失司，治拟调肝脾以和气机。

处方：柴胡9g，枳实9g，白芍12g，白术15g，甘草4.5g，当归9g，桃仁9g，佛手4.5g。（七帖）

二诊：药后大便渐至顺畅，不受环境影响，即使人声嘈杂亦能解出，舌红苔薄，脉弦，疏肝调气，义无反顾。

处方：上方再进七帖而愈。

按语　便秘原因众多，如张洁古谓："脏腑之秘，不可一概论治，有虚秘、实秘、气秘、风秘、冷秘、热秘，老人与产后及发汗，利小便过多，气血未复，以致便难等症。"李东垣又谓："治病必究其源，不可一概以牵牛、巴豆之类，损其津液，燥结愈甚，复下复结，极则以致导引于下而不通，遂成不救。"临床体会，老年便秘以虚证为多，但有虚中挟实，不可不辨。如例一便秘五年，阴分已亏，但宿有癃闭、胸痹病史，中气显见不足，故立方旨在升清降浊，辅以润肠通幽，加半硫丸者则取其通阳之义，《类证治裁》云："热药多秘，唯硫黄性缓而通。"阴得阳助而源泉不竭也，故一药而愈。而例二则已投温阳、滋阴之品周效，讯其病证，乃因情志而变，经曰"恐则气下，惊则气乱，"由于外界环境影响，导致气机运行失常，脏腑功能失调遂致便秘，故治疗以调理肝脾为先，其中当归、桃仁、白术又具润肠通便之功，可谓一举而两得。

12. 肠粘连

陈某，男，38岁。病史：患者一年前因乙状结肠癌切除手术，引起肠粘连，经常腹痛绵绵，时作时止，久治不愈。乃转中医诊治。

初诊：术后腹痛，乍发乍止，延绵年余，至以为苦，脉细滑，舌淡苔薄腻，边缘紫块累累。术后必有瘀，瘀血内阻，气滞不宣，故缠绵不愈也。

处方：小茴香3g，延胡索9g，官桂4.5g，生蒲黄9g，五灵脂9g，京赤芍9g，红藤15g，抚川芎6g，败酱草15g，淡干姜2.4g。（七帖）

二诊：小腹阵痛顿减，脉细滑见起，舌红苔薄，加味标本兼施，以速其效。

处方：龙葵30g，蜀羊泉30g，小茴香2.4g，莱菔子18g，蓬莪术9g，蛇莓30g，延胡索9g，生蒲黄（包）9g，五灵脂9g，乳香4.5g，没药4.5g，淡干姜2.4g。（七帖）

前后服药六月，腹痛告愈，体力渐复，恢复工作。

按语　肠粘连多为手术后遗症，常表现为腹部持续性胀痛，恶心呕吐，临床缺少特效疗法，本例由乙状结肠癌术后引起，脉证合参，寒凝气滞，瘀阻少腹，以少腹逐瘀汤加抗癌药如蜀羊泉、蛇莓、龙葵防患未然，标本同治，效果满意。《素问·举痛论》云："厥气客于阴股，寒气上及少腹，血泣在下相引，故腹痛引阴股。"可作为施用少腹逐瘀汤之理论依据。

第五章 肝胆病证

肝胆病之病机包括邪实与正虚两个方面。常用的祛邪方法包括清热利湿法和凉血化瘀法，常用的扶正方法包括健脾益气法和温补阳气法。

传染性肝炎中急性黄疸型肝炎、重型肝炎以及部分慢性肝炎表现为湿热内蕴，此因湿从热化，肝热则郁而化火，故治应清热利湿解毒为主。湿重于热者，常用茵陈蒿汤加虎杖、垂盆草、平地木、对坐草等品；热重于湿者，常用茵陈五苓散加车前子、平地木、对坐草、薏苡仁。慢性肝炎顽固病例，多因湿热毒邪久恋不去，浸淫血分，煎熬血液成瘀，故临床常见面色晦暗、烦躁易怒、五心烦热、舌质紫暗、舌苔黄腻、脉弦、蜘蛛痣、出血点和肝脾肿大等瘀热症候，颜老自拟"犀泽汤"，从凉血化瘀法论治慢性肝炎，有良好效果。

慢性肝病迁延不愈主要因素在于正气虚弱，免疫功能低下；病邪羁留日久，痰瘀内停，互凝肝络，病毒反复迁延，又进一步损伤正气。实脾法，是指运用益气健脾助运的方药调理脾脏，使脾气旺盛，一则可杜绝病邪侵袭，从而达到"四季脾旺不受邪"、"正气存内邪不可干"的目的；二则能补养肝体，使正胜邪退，常用方是柴芍六君子汤，参入苍术一味。朱丹溪谓"苍术治湿，上中下皆有可用，又能总解诸郁，"曾在 20 世纪 80 年代上海地区甲肝流行时期，制成苍术片，广泛用于甲肝预防和善后。大凡医之论治肝胆病，多重视其邪气有余而忽视其正气不足，尤对气虚、阳虚之论述更少，其实这类症候并非少见。治疗当以温阳解凝为先，不必畏忌附桂之类，关键在于辨证准确。

1. 肝硬化腹水例一

刘某，女，44 岁。病史：因长期腹胀乏力，于 1990 年经本院内科诊断为肝硬化。10 月行脾切除术，最近 2 月自觉腹胀尿少，两下肢浮肿。1991 年 1 月 18 日检查"B 超"揭示：肝硬化腹水，肝功能：麝香草酚浊度 16，麝香草酚絮状（4＋），直接胆红素 29.1mmol/L，总胆红素 61.56mmol/L。前医曾用四逆散，茵陈五苓散等治疗，效不佳，反生大便溏泄，胃纳锐减。逐邀会诊。

初诊：面色萎黄，巩膜黄染，下肢浮肿，腹部膨隆，叩诊有移动性浊音，舌红绛苔净，脉弦细，肝病日久，气失疏泄，郁而化热，血流瘀阻，水湿热瘀互结，耗伤气阴，阻滞隧道，遂成臌胀。经曰：肝病传脾，当先实脾，实脾莫过于运化，运化还当重在宣导。

处方：白术 30g，鳖甲（先煎）15g，太子参 15g，茵陈 20g，山栀 9g，熟军 4.5g，枳壳 9g，泽泻 15g，乌药 9g，猪苓 9g，茯苓 9g，泽兰叶 9g，益母草 30g，柴胡 9g，生麦芽 30g。（十四帖）

二诊：药后尿量增多达 2500ml/日，腹胀顿减，下肢浮肿消失，黄疸亦退。B 超检查腹水已消失，肝功能复查麝浊 12，麝香草酚絮状（2＋），继以上方去熟军以善后。

2. 肝硬化腹水例二

顾某，男，61岁。病史：于1962年曾患肝炎，此后多次复发，经治而症情稳定。近2月来，腹部日益胀满，肝区不适，纳呆，小便短少黄赤，下肢日渐浮肿，大便不调，神情怠惰，口唇破溃，口吐唾沫，夜寐不安，检查见腹部膨隆呈蛙状腹，肝大质硬，左肋下可触及脾大8cm，移动性浊音（+），两下肢浮肿，按之凹陷，诊断为"肝硬化腹水"，前医曾用健脾理气和胃之中药，效果不显。

初诊：肝炎病史20余年，近来腹部日益胀满而痛，左胁有肿块可及，纳呆，食后腹胀尤甚，口干不欲饮，大便溏，小便短少黄赤，肢体浮肿，舌微红，苔薄，脉细滑数。肝阴耗损，肝木侮土，脾气虚弱，水湿泛滥，肝气郁结，气滞血瘀成癥，治当气阴两顾。化瘀利水。

处方：白术9g，人参鳖甲丸（吞）9g，赤芍9g，白芍9g，当归12g，泽泻20g，益母草30g，小茴香2.4g，猪苓12g，茯苓12g，莪术9g，车前子10g，带皮槟榔12g，木香6g，陈皮6g，桃仁9g，泽兰叶9g，桑白皮9g。（七帖）

二诊：药后腹胀已减，大便溏薄，每日2～4次，血细胞偏低，加虎杖以化瘀生新。半月后纳谷已馨，小溲畅利，大便成形，腹胀消失，以益气养阴、化瘀消癥法收功。

按语　肝硬化腹水，属中医"臌胀"范畴，为"风、劳、臌、膈"四大难治证之一，臌胀论治，虽有气臌、水臌、虫臌、血臌之分，然病变总以肝脾为中心，初病在气滞血瘀，湿热内蕴，久则耗伤正气，上下交损，故治疗颇为棘手。现代医学研究认为肝硬化腹水基本病理过程是肝细胞弥漫性变性，坏死和再生，结缔组织弥漫性增生和纤维化伴结节形成，另一主要表现为肝脏血液循环障碍，因此活血化瘀和疏肝健脾是两大治疗法则。例一腹胀尿少，浮肿黄疸，纳差便泄，已成上下交损之候，经曰"阴阳俱不足，补阳则阴绝，泻阴则阳脱，如是者，可将以甘药，不可饮以至剂，"故遵叶天士"上下交损治其中"之旨，注重脾运的作用，使脾得斡旋则三焦敷布正常，故方以理中奠土，开启上焦，可佐以葶苈、紫菀，疏浚下焦，或辅以茴香、泽泻，遂使水津四布，五经并行而病得瘥。例二病久肝阴内耗，当防虚风内动，上扰神明，故取气阴两补而化瘀利水，用人参鳖甲煎丸、赤白芍、当归、莪术消癥，泽泻、车前利水，小茴香、槟榔化气利水，桑皮宣肺导气，寓提壶揭盖之意。临床体会，治肝腹水，常用药对如小茴香配泽泻，琥珀配沉香，益母草配泽兰叶，有相得益彰之妙，白术对慢性肝炎的肝细胞恢复作用甚大，剂量宜重，与鳖甲相伍，能明显提高血浆白蛋白，屡经实验，可资参考。

3. 肝硬化脾功能亢进

胡某，男，39岁。病史：曾患无黄疸型肝炎，时见少量鼻衄，近一月复增齿衄，乏力。查肝功能：麝香草酚浊度试验16单位，麝香草酚絮状试验（3+），脑磷脂絮状试验（3+），γ球蛋白43%，食管钡餐示：食管中下段静脉曲张，脾脏肿大5cm，凝血酶原时间28秒，血小板104×10⁹/L，拟为肝硬化、脾功能亢进，收入中医病房。

初诊：低热不退，齿衄反复，神疲乏力，右胁胀痛，劳累益甚，面色黧黑，唇口色紫，皮肤红丝累累，脉沉细，左弦数，舌红苔剥，干而不润。肝肾阴虚，瘀热内阻，脉络损伤，拟滋阴降火，化瘀宁络。

处方：①粉丹皮 9g，生地 12g，当归 9g，京赤芍 12g，桃仁 12g，地骨皮 9g，知母 9g，青蒿 9g，川黄柏 9g，生蒲黄 12g，龟板 15g（先煎），鳖甲 15g（先煎），牛膝 15g（盐水炒）。②每日以生蒲黄（包）30g，煎水漱口。③人参鳖甲煎丸 4.5g，每日三次，吞服。

二诊：上方服用 20 余剂，齿龈渗出减少，脾脏缩小，质变软，复查肝功能：麝香草酚浊度 7 单位，麝香草酚絮状（+），脑磷脂絮状（±），凝血酶原时间缩短为 18 秒，病情好转而出院。

按语　祖国医学对此病认识，系缘肝气郁结，瘀血停聚，或脾虚湿困，积气留积，瘀热壅滞所造致。活血化瘀药物具有软化纤维组织，疏通血管闭塞，改善微循环等作用。因而对软化肝脾，改善肝功能有一定作用，方中人参鳖甲煎丸擅长软坚攻积，亦有卓效。方义中遵循，"扶正积自除"之义，乃立法之中心思想。

4. 重症肝硬化

陈某，男，27 岁。病史：患者多次大量呕血，并伴有腹水而住院，检查发现脾大二指，食管下端静脉曲张，诊断为门脉性肝硬化，经治疗一般情况好转出院。后因大量呕血而入院行脾切除及胃左右静脉结扎术。术后不久又有腹水出现，乃转院行门静脉吻合及肝管结扎术，术后出现腹水加剧，为此转至中医科治疗。入院检查：腹部膨隆，腹围 87.5cm，腹部可见静脉曲张，有移动性浊音及波动感，肝脾未扪及。食管钡餐检查：食管静脉全部曲张。肝功能检查：总蛋白 55.5g/L，白蛋白 20.2g/L，球蛋白 35.3g/L，白球比 0.57∶1，麝香草酚浊度 9，麝香草酚絮状（3+），脑磷脂絮状（3+）。根据患者以往曾住日本血吸虫病流行地区，有河水接触史，故拟诊为血吸虫引起门脉性肝硬化并发手术后腹水。

初诊：病膨已久，屡经药物、手术治疗，俱不为功，大肉日削，腹水膨隆，脉沉细，舌光少苔。经言膀胱藏津液，气化则能出，所谓气化者，即命门之真火，火衰则不能蒸发，肾之关门而水聚焉。拟以附桂八味固本清源，以附桂蒸动其关，积水始下，治水治胀，其要在于通阳而已。

处方：淡附片 4.5g，熟地 18g，山萸肉 9g，茯苓 12g，桂枝 4.5g，山药 9g，丹皮 4.5g，泽泻 6g。

二诊：药后小便增加，每日尿量达 1000ml 以上，腹水渐消，腹围缩少至 80cm 左右，一般情况好转，肝功能也见好转，总蛋白 76g/L，白蛋白 40.8g/L，球蛋白 35.2g/L，白球比 1.16∶1，麝香草酚浊度 4，麝香草酚絮状（±），脑磷脂絮状（±），为肃清余邪，原方再加黄芪 15g，牛膝 9g，车前子 9g，将军干 1.5g，小便量日趋增多，腹水消失，腹围缩小至 74~75cm，肝功能正常，精神食欲恢复而出院，总疗程 1 年有余。出院后仍以附桂八味丸善后，随访多年，疗效巩固，多次复查肝功能均正常。

按语　本例曾两度手术，再度腹水，腹围增至 87.5cm，食管静脉全部曲张，且具有中医所谓"五不治"之症状，经遍用各种方法无效，而达危险之边缘。该病主要与肺、脾、肾三脏有关，如《素问·生气通天论》说："因于气为肿，四维相代，阳气乃竭，"首先提出肿胀由于阳气虚，而引致外邪，致使运化阻滞，阳气衰竭。明代张景岳氏论治法颇为精确："水肿为肺、脾、肾三脏相干之病……三脏各有所主，然合而言之，则总由阴胜之害，而病本皆归于肾，肾为胃关，关门不利，故聚水而从其类也。"本例患者虽青年，但证已经年，曾两度手术，并屡经攻伐，则肺、脾、肾三者俱虚，气化不及州都，治节不行。故经攻伐、化瘀、逐水等治法俱无疗效。唯壮命门之火，滋肾中之火，使下焦之正气化，关门利，水道自通。盖肾为先天生气之源，补命门则元气复，胃气有所本，土旺能生金，水安则火熄，而肺气亦得舒矣。此方双补肾中真阴、真阳，阴盛可以治外来阳水有余之肿胀，阳盛可以治阴水内发过盛之肿胀，复以肉桂化脏气，茯苓、泽泻行水道，肾气充沛，阴阳得其和平，肿胀自消，所以称此方为治肿胀之正治。对久病肿胀，慎勿恋恋于攻伐，而应从本治宜。

5. 肝硬化腹水合并糖尿病

黄某，男，51岁。病史：因反复大量呕血、便血一月余，时而神志不清、谵语而入院。检查肝功能：总蛋白59.5g/L，白蛋白27.5g/L，球蛋白32.0g/L，白球比例0.86∶1，麝香草酚浊度6，麝香草酚絮状（2+），脑磷脂絮状（3+），食管钡餐检查：食管下端及胃底静脉曲张。诊断为门脉性肝硬化并上消化道出血。入院后经输血、补液、止血等抢救后，呕血便血渐止，但旋即出现高热、浮肿、腹水，并迅速加剧。

初诊：向日好饮，酒湿本重，久之郁而化热，血络受损，上吐痰血，下便污浊，以致气阴两伤，经络之气血不行，气壅血瘀，腹大如箦，脐凸，唇黑，神采不振，气促不平，脉沉细不调，舌光少苔，病于中而绵延上下，病已奄奄，姑拟通阳温中，驱锢蔽之阴浊，泻肺利气，以畅水源。

处方：潞党参15g，炙鳖甲（先煎）24g，甘遂6g，禹余粮丸（包）12g，黄芪15g，带皮苓15g，葶苈子（包）6g，葫芦巴15g，白术9g，红枣10个，沉香粉（吞）1.5g，琥珀粉（吞）1.5g。

二诊：药后颇合病机，二便畅利，腹笥随宽，精神胃纳见佳，但脉仍细而无力，舌光少苔，凝浊初化，脾阳未振，朱丹溪之小温中丸治脾虚不能运化之腹胀，最为合拍，据以立法。

处方：潞党参15g，炙鳖甲（先煎）24g，陈皮6g，小温中丸（另吞）12g，生黄芪15g，带皮苓15g，枳壳6g，生白术12g，葫芦巴15g，陈葫芦瓢30g，琥珀粉（吞）1g，沉香粉（吞）0.6g，肉桂粉（吞）0.3g。

药后小便更多，连服10余帖后腹水完全消失，生活行动如常人。四个月后患者突然烦躁、口渴、多尿及轻度昏迷，化验尿糖（3+），诊断为肝硬化合并糖尿病。

三诊：久病伤阴，心肝胃之热移肺，渴饮自救，肺失治节之权，饮水多而膀胱气行不力，腹水消而复起，足背浮肿，复以胃火炽盛，耗伤精血，肌肉无以充养，肌肤枯索，脉细弦，舌红苔薄，拟养阴清热，利水消肿。

处方：生黄芪15g，潞党参9g，葫芦瓢30g，芦根30g，冬瓜皮12g，肥玉竹12g，大生地15g，茯苓15g，白术9g，天花粉12g，泽泻9g，陈皮6g。

上方加减一月后病状好转，多次查尿糖阴性，血糖正常范围，肝功能未见变化。

按语 本例本虚标实，虚不受补，实不受攻，极度危殆。第一方寓攻于补，方用参、芪、术扶正益气，以葫芦巴温肾祛寒，参以泻肺利水，方义源出东垣天真丹化裁，温下而逐水湿，孟河名医马培之最善用此法，其主题思想亦根据经旨"气化则能出焉"而立法。气化有两个含义，一指正气亏损，肾阳不振，命门火衰，不足以蒸动水分；一指气滞湿阻，气分不利而致水不流行，古人早有治水者先治气，气行则水自行，气足则水自化的经验。案中以沉香、肉桂与琥珀同用，寓行水于化气之中，颇有效果。禹余粮丸之参用，亦突出这一意图。叶桂论水肿云："凡病本于阴阳，通表利小便，乃宣经气，利腑气，是阳病治法；暖水脏，温脾肾，补后方以驱水，是阴病治法，治肺以清开上，治脾必佐温通，若阴阳表里乖违、脏真日离，阴阳不运，亦必作胀，治以通阳，乃可奏绩，如禹余粮丸，最为合适。"禹余粮丸有附、桂、姜之温中，以蛇含石、禹余粮、针砂之转利水气，非一味逐水可比。本例延绵日久，阴阳表里乖违，故服上方10余帖后即得通阳之效，小溲日见增多。第二方因虑前方药性偏热，中病即止，改用小温中丸，从健脾佐运着手获效。

6. 乙型肝炎例一

徐某，女，26岁。病史：急性无黄疸型肝炎四月，肝功能检查慢性指标差，转氨酶持续升高，出院时仍高达200单位，乙肝表面抗原（+），转来上海治疗。

初诊：肝痛烦热，经事衍期，脉弦数，舌紫、苔薄腻，肝家瘀热胶着不化，须防延绵。犀泽汤加味主之。

方药：川连3g，银花9g，茵陈30g，夏枯草12g，泽兰15g，平地木30g，对坐草30g，田基黄30g，垂盆草30g，败酱草15g，熟军10g，广犀角粉（吞）3g。（二十帖）

二诊：持续转氨酶偏高经年，经投化瘀泄热，已使顽石点头，翩然下降。经事来潮，脉小数，舌紫苔薄，瘀热初有化机，证虽初定，再当剿其余氛，以免复燃之患。上方加香附9g，益母草30g。

三诊：服上方20余帖，再度复查肝功能全部正常，经事如期至，所患均已见退，神色亦振，脉细数，舌苔薄腻，证势已定，以丸巩固，最合时机。于上方加半夏9g，陈皮6g，共研细末，水泛为丸，每服6g，一日二次，随访经年，乙肝表面持续阴性，情况良好。

7. 乙型肝炎例二

朱某，男，24岁。病史：始而自觉全身乏力，食欲不振，恶心欲吐，厌油腻，右胁隐痛，腹部胀满不舒。检查：肝于肋缘下2cm，质软，触痛，肝功能检查：麝香草酚浊度12单位，麝香草酚絮状（2+），脑磷脂絮状（2+），硫酸锌浊度16单位，黄疸指数4单位，乙肝表面抗原（+）。诊断为急性乙型肝炎。患者自发病后即开始用中药治疗，先后服用茵陈、败酱草、金钱草、大黄、龙胆草、板蓝根、柴胡、红花、桃仁、甘露消毒丹、绛矾丸等清热、利湿、疏肝、活血、泻下诸法组成的复方百余帖，并试用了五味子、垂盆草、满天星等单方，但连查七次肝功能一直没有好转，病程迁延半年之久。

初诊：患者面色灰暗无华，精神不振，胃纳欠佳，右胁时时疼痛，心悸，口干不欲饮，小溲黄赤，脉细弦，舌苔薄白，舌尖红绛，湿毒侵入日久，邪入血分，郁而化热，久病入络为瘀，宜清热化瘀，制丸缓图。

处方：广犀角45g，丹参60g，白芍60g，银花60g，北沙参60g，白术60g，蒲公英60g，苡仁60g，夏枯草60g，天花粉60g，共碾细末，蜂蜜泛丸，每服6g，一日二次。

服丸药一月后，复查肝功能，谷丙转氨酶 76 单位，麝香草酚浊度 6 单位，麝香草酚絮状（±），脑磷脂絮状（±），硫酸锌浊度 12 单位。丸药服完后，复查肝功能，谷丙转氨酶小于 40，麝香草酚浊度 2 单位，麝香草酚絮状（-），硫酸锌浊度 10 单位，乙肝表面（-），患者症状和体征次第消失而停药。

二诊：患者因工作劳累而引起旧疾复发，乙肝表面（+），脉濡弦，舌苔黄腻，湿热瘀未净，停药过早，虑有燎原之势，再取前法煎服。

处方：广犀角粉（吞）1.5g，炒苍术 6g，白术 9g，土茯苓 30g，茵陈 30g，泽兰 15g，平地木 30g，赤小豆 15g，银花 5g，生苡仁 30g，丹参 15g。

至 1976 年 1 月 7 日查肝功能谷丙转氨酶小于 40，乙肝表面抗原（-），嘱患者再继服上方一个月后，再以前丸巩固疗效。凡一年。经多次查肝功能均正常，乙肝表面均（-）。复工已三年，病未复发。

按语 乙型肝炎患者血清中具有较特异的乙型肝炎抗原，病程长，症状顽固，易转为慢性。目前，尚无可靠方法能消除体内乙型肝炎抗原的存在。本二例经辨证论治，均系湿热内蕴，久而不去，"初病在经，久必入络，经主气，络主血。"以致湿热侵淫血分而为患，则以清热化瘀而获救。清代医家王孟英治一例发热身黄患者，诊为湿热之邪扰营，投犀角、元参、菖蒲、银花、石膏等泄卫清营之法而瘳，本二例立法多有神似。李时珍云：犀角能解一切诸毒，能疗诸血及惊狂斑痘之证，临床用于迁延性肝炎之长期转氨酶不降者，颇具效果，但是否对肝炎协同抗原有抑制作用，可进一步探讨。犀泽汤适用于迁延性肝炎、慢性肝炎之活动期。本二例的治疗过程，还提示用中药治疗此病时，在乙型肝炎抗原试验转为阴性后，仍应继续服药一个阶段，以资巩固疗效。

8. 乙型肝炎例三

李某，男，44 岁。病史：患者因肝大二指，查谷丙转氨酶 382u/L，乙肝表面抗原（+），多次反复而入院。

初诊：向日好饮，酒湿本重，脾弱肝强，湿瘀气滞，腹胀有形，二便不利，头昏神呆，口苦溲黄，脉弦数，舌苔薄黄带腻，姑拟清肝泄热，利气化湿祛瘀之法。

处方：广犀角粉（吞）3g，沉香曲 12g，生苡仁 18g，猪苓 12g，赤苓 12g，大腹皮 12g，枳壳 9g，连翘 12g，黑山栀 9g，夏枯草 12g，郁金 12g，桃仁 9g，丹参 12g。

二诊：药后腹胀已减，肝区隐痛，脸部红点，左脉弦数，右部滑数，舌苔腻黄，中部灰黄，瘀有转机，但甲胎试验阳性，症势未定，前法再进。

处方：①广犀角粉（吞）9g，沉香粉（吞）1.5g，生米仁 18g，猪苓 15g，赤苓 15g，连翘 12g，银花 15g，郁金 12g，川楝子 9g，桃仁 12g，枳壳 9g，大腹皮 12g，红花 9g，赤芍 9g。②白花蛇舌草 30g，干蟾皮 9g，龙葵 30g，蜀羊泉 30g，蛇莓 30g，石打穿 30g，半枝莲 30g，七叶一枝花 30g。

以上两方交替服用。

三诊：前药更番继服，颇能安受，复查甲胎试验与乙肝表面抗原俱呈阴性，更增患者服药信心，连续服药数月，肝脾尚大，便溏，纳佳，头昏胸痞，脉弦数，舌苔微黑。肝病传脾，湿毒内蕴，血瘀气滞，仍鼓余勇，以追穷寇。

处方：广犀角（吞）3g，猪苓 15g，赤苓 15g，生苡仁 24g，三棱 9g，莪术 9g，丹参

12g，银花 15g，郁金 9g，北沙参 15g，蒲公英 15g，川楝子 9g，元胡 9g，夜交藤 8g，广木香 4.5g，煅牡蛎 15g。

服上方百余帖，病情稳定，每次复查乙肝表面抗原阴性，已恢复工作。

按语　本病从湿热内蕴，久而不去，初病在经，久必入络，经主气，络主血。以致湿热侵淫血分，而予清热凉血，解毒化湿。以犀角、银花、白芍、泽兰、夏枯草等凉血清热，土茯苓、平地木、赤小豆、茵陈、蒲公英、苡仁等利湿解毒，佐以沙参、天花粉、丹参扶正养阴，收到满意的疗效。其甲胎试验阳性，曾怀疑为肝癌。经投蛇舌草、蟾皮、龙葵、蜀羊泉，生米仁等而转阴，属难能可贵。

第六章 肾系病证

肾为先天生气之源,若肾气不足于下,则胃气必失其所本,而由脾及肺,所谓治节不行,是以水积于下则气壅于上,气不能化,则水必不利。因此,治疗水肿、癃闭等疾病必须重视气化。只有气化功能恢复正常,脾肺肾三脏的生化功能才能复原,因此颜老常用肾气丸、滋肾通关丸,并用小茴香配泽泻、琥珀配沉香,化气导水治疗肾病。同时还结合外治法,如用石蒜、蓖麻子捣烂贴敷涌泉穴治疗水肿,豆豉、山栀及葱、盐、生姜捣烂贴敷关元穴治疗癃闭。至于肾病后期,气血乖违已成为一个干扰正常治疗的因素,病久瘀热交阻,肌肤甲错,舌紫苔白,脉弦而数,治疗时加活血化瘀药必不可少,常用龙葵、蛇舌草、蜀羊泉等祛瘀清热,类西医免疫抑制类投治,可称别治。

在现代医学里,糖皮质激素及细胞毒类药物是目前治疗慢性肾炎的主要药物。虽有疗效,但副作用大,亦为人所共识。颜老曾从中药方面寻找同类药物,以冀取而代之,经使用于临床颇有所获。代激素方:首乌、淮山药、黄芪、太子参、甘草、紫河车各等分,合成散剂,每服1.5g,日3次,开水送下。服用本方过程中,无不适反应,皆取得满意疗效。患者若出现柯兴氏症,则重用生地、知母、甘草以治之。皆为经验之谈,值得重视。

1. 慢性肾炎例一

程某,男,26岁。病史:肾炎病史五年,经常神疲乏力,腰脊酸楚,全身浮肿,劳累加剧,经中西药物治疗,终鲜效果,曾住北京某院拟诊为慢性肾炎。近因操劳过度而致复发,尿检:尿蛋白(2+),红细胞(3+),颗粒管型少许,24小时尿蛋白定量6g,病情加重入院。

初诊:颜面及下肢浮肿,步履艰难,腰府酸痛,精神软弱,头晕耳鸣,口干欲饮,小溲量少,巩膜瘀丝累累,口唇发绀,脉细涩,舌红边紫。脾肾两虚,瘀热交搏,水气不利,拟化瘀清热,滋阴补肾主之。

处方:①生地12g,淮山药12g,山萸肉9g,泽泻9g,丹皮9g,肥知母9g,生蒲黄(包)12g,茯苓9g,益母草15g,龙葵30g,蜀羊泉30g,川黄柏9g,蛇莓30g。(七帖)。②僵蚕粉4.5g,一日两次,开水送服。

二诊:投益肾化瘀之剂,病情渐趋好转,唯纳谷不香,脉细小数,舌苔白腻,湿瘀交困,三焦决渎无权,守原方加味。

处方:同上方加苍术9g,白术9g,生米仁15g,熟米仁15g。

服40余帖后,尿液镜检:蛋白少许,24小时蛋白定量1.5g,肾功正常,出院后继以上方制丸常服,以资巩固。

按语 本案乃据"久病必有瘀"之观念而立章法,病久则气血不畅,气滞血瘀;古人谓:血水同源,有"血不利则为水"之说。肾脏的"血瘀",不仅为导致水肿的原因之一，还可概括病变肾病的肾小球毛细血管阻塞，肾组织缺血、缺氧及纤维组织增生等病理改变。以活血化瘀药，疏通血脉，祛除瘀滞，提高肾血流量，改善肾组织的营养，软化或吸收增生性病变。从而有利于消除蛋白和水肿，这也是恢复肾脏病理改变的基本原则。本例病程较长，脾肾亏虚，湿郁化热，有血瘀指征。提示了肾炎与全身循环障碍有关，故立益肾化瘀之法，加龙葵、蛇莓、蜀羊泉清热散瘀，利湿消肿，益母草、蒲黄行血散瘀，配合僵蚕粉提高蛋白，抗过敏，从而取得了满意疗效。

2. 慢性肾炎例二

郭某，男，12岁。病史：间歇性浮肿，反复发作六次，全身浮肿加剧而入院，经西医内科多方面治疗，均无效果，转中医科时已至弥留阶段。

初诊：全身浮肿如水囊，小便短少，腹围73.5cm，伴发热，体温38.6℃，血压80/60mmHg，尿检：比重1.007，常规蛋白（3+）、脓细胞（+）、上皮细胞（2+）、颗粒管型、红细胞少许。血总蛋白33.5g/L，白蛋白11.9g/L，球蛋白21.6g/L，白球比0.555∶1，X线心肺透视有胸膜炎，两侧横膈升高。脉沉细，舌质淡、舌苔白。以"益肾汤"（经验方）治之，健脾补肾，兼利水湿。

处方：①太子参9g，党参9g，黄芪12g，补骨脂9g，巴戟天9g，炙鸡内金6g，葫芦30g，白术12g，茯苓9g，生地12g。②石蒜、蓖麻子等量捣烂外敷双侧涌泉穴。外扎纱布，一日一换。

药后症状日见好转，尿量最多可达4400ml/日，54贴后浮肿全退，精神转佳。继以防己黄芪汤善后，同时服济生肾气丸6g，每日一次。尿检：比重1.022，常规阴性。白蛋白49g/L，球蛋白25g/L，白球比1.95∶1，痊愈出院。随访20年未复发，已参加工作，健康良好，婚后已育一子。

3. 慢性肾炎例三

侯某，男，34岁。病史：全身浮肿已二年余，曾用中药治疗，肿势屡有进退。尿检：蛋白始终（2+）～（3+），白蛋白20.4g/L，球蛋白22.6g/L。

初诊：面目四肢浮肿，按之凹陷不起，伴腰痛酸重，怯寒神倦，尿量减少，脉沉细尺弱，舌胖质淡、舌苔白。以"温阳逐水饮"（经验方）治之。

处方：鹿角片9g，肉桂3g，巴戟天9g，附片4.5g，黄芪12g，杜仲9g，猪苓9g，商陆9g，黑丑9g，白丑9g，泽泻15g，椒目2.4g，茯苓15g。

药后浮肿尽消，原方去黑丑、白丑、商陆，共服43帖好转。复查尿蛋白少许。白蛋白40.5g/L，白球比1.34∶1，出院回单位工作。多次随访，情况良好。

按语　例二全身间歇性浮肿二年余，反复发作，肺脾肾相干为患。"益肾汤"中太子参、党参、黄芪，白术健脾益气；补骨脂温补肾阳；葫芦利水，以达补而不滞、利而不伐之功。石蒜、蓖麻子通利小便，消肿止痛，捣烂外敷涌泉穴，有相得益彰之功。例三肾阳虚不能化气行水，水气停于肌肤而成水肿。故取附片、鹿角片、巴戟天温补肾阳，椒目、泽泻、黑白丑、商陆逐水而获效。两方除能消肿、消蛋白尿外，还可提高血浆蛋白。防己黄芪汤、济生肾气丸有稳定症状，巩固疗效的作用。

4. 尿毒症

钱某，男，29 岁。病史：慢性肾炎史 10 年，时头晕、泛恶、神倦、颜面下肢浮肿。近日来头晕、恶心呕吐加剧，肾功能检查血肌酐、尿素氮均明显升高，尿蛋白（+），已成氮质血症，请中医会诊。

初诊：近日来眩晕加剧，恶心呕吐频作，腰酸肢软，颜面、下肢水肿，胃纳差，尿量少，舌淡苔薄，脉沉细。肺气失宣，脾失健运，肾阳衰微，气化失司，浊邪上逆已成关格，治当健脾助运，温阳泄浊，化瘀行水。

处方：①附子 9g，生大黄（后入）15g，生半夏（先煎）6g，党参 12g，生姜 3 片，茯苓 30g，姜竹茹 6g，陈皮 4.5g，六月雪 60g，川牛膝 9g，莪术 9g，赤芍 9g，桃仁 9g，苏木 9g。（十四帖）。②灌肠方：生军 30g，六月雪 30g，黑豆 30g。（十四帖）每日煎汤灌肠一次。

二诊：药后泛恶止，尿量增。既已中病，当原方续进，十四帖，并继续每日灌肠。用药月余，诸症悉退，实验室指标逐渐恢复正常。嘱以金匮肾气丸善后。

按语 慢性肾炎发展至尿毒症，为中医"关格"重证。《伤寒六书》云："关则不得小便，格则吐逆。"肾病日久，迁延不愈，致肾阳衰微，湿浊内停，"三焦相溷，内外不通，"为病之渊薮，治疗当以温肾阳，调气化，泄溺毒为原则。方以附子、生姜、党参温阳益气助气化，半夏、茯苓、生大黄、六月雪泄浊解毒止呕，其中尤以生军为降浊要药，使溺毒从大便而去，亦寓通后窍以利前阴之意，加桃仁、莪术等活血化瘀之品，以血水并治。此外，用生军、六月雪、黑豆灌肠在尿毒症治疗中具有重要作用。尿毒症治法在攻补之间，世多争议。本案取温脾汤加活血驱水，以小半夏加茯苓汤和胃泄浊，中病即止，并以金匮肾气丸（或煎汤药）善后，邪去而后扶正，扶正勿忘祛邪，治则中多参祛瘀，皆心得之笔。

5. 前列腺炎例一

顾某，男，62 岁。病史：有高血压、冠心病史，经常头晕，耳鸣，胸闷不适。近 5 年来，小便不畅，排尿困难，经泌尿科确诊为"前列腺增生伴感染"用抗生素治疗，症状时轻时重。近 1 月来，小便淋涩不畅，日益加剧，腹胀难忍，剧则导尿后方能暂缓一时，因不愿手术前来门诊。

初诊：小便点滴而下，面萎少华，舌暗苔薄黄腻，脉小数而弦。花甲之年，气分耗损，湿浊瘀阻，血脉失畅，症属癃闭，治宜升清降浊，活血软坚。

处方：黄芪 30g，升麻 6g，盐水炒黄柏 9g，川楝子 9g，台乌药 9g，石韦 15g，益母草 30g，牛膝 9g，蒲公英 9g，炮山甲 6g。（十四帖）

二诊：小便日见通畅，腹胀亦缓，唯心悸、耳鸣。胸痹、癃闭证虽属二，然气血不通之病机则一，前方加重化瘀通络。

方药：黄芪 15g，升麻 9g，苍术 9g，白术 9g，黄连 2.4g，石韦 15g，炮山甲 9g，蒲公英 9g，磁石 30g，益母草 30g，牛膝 9g，王不留行 9g，路路通 9g，生蒲黄（包）9g，三棱 9g，莪术 9g。

按语 前列腺炎属中医"癃闭"范畴，病变虽在膀胱，实与全身气化功能失调密切相关，由于高年气虚，气机不畅，瘀血内阻，导致气化不及州都。故治疗本病应抓住调节气化与活血化瘀两大关键。改善气化不仅利气，还必须善用补气、升气，老年患者多中气下陷，或努挣气聚下焦，常于处方中加升麻、黄芪，提壶揭盖。活血化瘀当与软坚散结共伍，如王不留行、炮山甲、棱莪术同用，有相得益彰之妙。

6. 前列腺炎例二

罗某，男，60岁。病史：有前列腺增生，前列腺炎病史5年，1981年曾因胃疾行胃大部切除术，小溲失禁，淋漓不止，衣裤浸淫而终日不干。

初诊：小溲点滴或失禁，口干口黏，胃呆，便溏，日行一二次，少腹隐痛，脉细弦，舌苔厚腻。湿热挟瘀，清不升而浊不降使然也。

处方：炒升麻9g，炒茅术9g，炮山甲9g，蒲公英10g，川牛膝9g，天台乌药4.5g，茯苓9g，盐水炒知母9g，盐水炒黄柏9g，焦山楂9g，益母草30g，泽泻9g，石韦9g。

二诊：小溲点滴失禁大减，但痛未已，脉细弦，舌苔见化，当重以化瘀。

处方：同上方加生蒲黄9g，泽兰9g。（七帖）

药后痛即缓解。

按语　本案乃缘脾胃受伤，以致湿热结于下焦，气化受阻，尿道不利，后以术后有瘀胶滞，方取三妙丸加味清其源，初战告捷，后亦以化瘀而收功。李东垣氏认为小便不利有在气在血之分，饮食劳倦，涩血耗气，故治宜燥湿化浊，湿去而瘀凝可除。张锡钝亦云："水饮必随气血流行，而后能达于膀胱，出为小便。"皆说明气血流通为诊治之关键。

7. 前列腺增生例一

顾某，男，68岁。病史：夙有高血压、心脏病史，经常头晕耳鸣，胸闷心悸。近五年来小便淋沥不畅，排尿困难时有尿痛。经某医院检查诊断为"前列腺增生"、"慢性前列腺炎"，给予诺氟沙星、甲硝唑、丹参注射液等治疗，症状时轻时重，迁延不愈。

初诊：近一月来小便淋漓不畅日益加剧，腹胀难忍，甚至靠导尿暂缓苦楚，面色萎黄少华，舌红苔薄黄腻，脉小数而弦。年近古稀，中气不足，湿浊壅阻，血脉失畅，以致清不升而浊不降。证属癃闭，本虚标实之候，以标实为主，治当升清降浊，益气活血。

处方：黄芪20g，升麻6g，盐水炒黄柏9g，川楝子9g，台乌药9g，石韦15g，益母草30g，牛膝9g，蒲公英9g，炮山甲9g，泽兰叶9g。（十四帖）

二诊：经治来，小便日见通畅，腹膨拘急亦消，头晕见轻，尚不时心悸，耳鸣。胸痹与癃闭皆属气机不利，营卫不通，血气并滞者，当以通为治，上方加重化瘀之品。

处方：黄芪20g，升麻9g，苍术9g，白术9g，黄连2.4g，生蒲黄（包）9g，石韦15g，炮山甲9g，蒲公英9g，磁石（先煎）30g，益母草30g，牛膝9g，王不留行9g，路路通9g，三棱9g，莪术9g。（二十八帖）

药后胸痹得宣，癃闭得开，续进90余剂后，作前列腺肛检，增生改善。

8. 前列腺增生例二

吴某，男，66岁。病史：宿有胸痹史，常感胸闷胸痛。近年来逐渐排尿不畅，经检查确诊为"前列腺增生",迭经中西药治疗效果欠佳。

初诊：近右腰部疼痛，尿滴不爽，面浮肤肿，便溏不实，少腹胀满难忍，舌淡苔薄白，脉细缓。高年肾阳虚惫，瘀浊交阻，膀胱气化不利，治当温肾行气化瘀。

处方：淡附子9g，狗脊10g，桑寄生15g，川断9g，补骨脂9g，菟丝子9g，细辛3g，肉桂（后入）2.4g，牛膝9g，小茴香2.4g，泽泻9g。（十四帖）

二诊：药后排尿渐见通畅，面浮肢肿亦退，大便见实。唯腰酸，舌淡苔薄，脉细。肾虚渐复，阴凝化而未尽，治宗原法，原方续进七剂。

按语 前列腺增生可归属中医"癃闭"范畴。早在《内经》中就有类似记载，如《素问·宣明五气论》说："膀胱不利为癃，不约为遗溺。"《素问·标本病传论》也说："膀胱病，小便闭。"故中医言小便点滴不爽为癃，涓滴不通为闭。总括其病机乃由肾与膀胱气化不利，开合失司所致。虚证多为下元肾气匮乏，命门真火不足，膀胱输送无力；实证多系湿热蕴结、瘀浊内停，膀胱气化不展。无论虚实，其气虚血瘀现象必然夹杂，故在辨证基础上或加黄芪、升麻补气升提，间或有加紫菀、杏仁以助肺气，起提壶揭盖之效；而降浊必依仗活血通络之品，药选蒲黄、牛膝、路路通、王不留行等。实验证实，活血化瘀药物能改善前列腺之微循环，促使炎症消除。对高年肾亏患者，善用温阳化瘀法，常择滋肾通关丸或附子、狗肾温肾壮肾，取"离照当空，阴霾自散"之意；并加小茴香、泽泻直达下焦，以利膀胱气化，屡用屡验。病情缓解后，习以济生肾气丸与补中益气丸交替服，有助于增加气化功能，延长缓解期。

9. 阳痿

李某，男，40岁。病史：结婚已10余载，尚未生育，爱人检查无异常，多处求医，迭投温肾补阳之品，终无效果。转来中医科诊治。

初诊：阴茎举而不坚，易怒烦躁，脉沉弦，舌红面紫，苔薄腻。久思得子，肝郁化火，与瘀结交搏于肾，营卫乖违，屡投补肾之味，实其所实，非"衡法"不为功。

处方：单桃仁9g，红花9g，京赤芍9g，当归9g，盐水炒知母9g，盐水炒黄柏9g，玉桔梗4.5g，牛膝4.5g，枳壳4.5g，生地12g，柴胡4.5g，大川芎4.5g，生甘草4.5g。（七帖）

二诊：药后肾经之瘀热初有化机，心烦初减，脉弦亦平，阴茎勃起正常。

处方：同上方加蛇床子9g，韭菜子9g。（十四帖）

服药三周，诸恙随平，恢复健康。

按语 性功能低下多从肾精不足或肾阳不振及湿热下注论治。实不尽然，如本例患者抑郁伤肝、瘀结伤肾。《灵枢·经脉篇》云："肝足厥阴之脉……循阴股，入毛中，过阴器，抵少腹，挟肾属肝……"指出肝肾的密切关系，说明肾精藏泄赖肝之疏泄，肝肾同源，用血府逐瘀汤加知柏以泄瘀热，得效后再加蛇床子、韭菜子温肾壮阳而收良效。"衡法"调整气血，平衡阴阳，从而改善机能失调，增强病人体质，于此益信。

10. 阴囊萎缩

徐某，男，26岁。病史：患者身体素健。近半年来，每于工作紧张或劳累后发现阴囊萎缩，以后竟不复出，伴有心慌、脸红、多梦、头痛、口干等症，经多处治疗无效，由杭来沪医治。

初诊：阴囊萎缩半载，脉细涩，舌紫。此乃王清任所称："气血凝滞，脑气与脏气不接"所致。故症见多梦、头痛、口干不欲饮、心慌、脸红也。

处方：韭菜子12g，蛇床子12g，柴胡4.5g，川芎3g，当归6g，红花9g，桃仁9g，赤芍12g，枳壳4.5g，桔梗4.5g，生地12g，生甘草3g，牛膝4.5g。（十四帖）

服药后即见起色，再服十四帖症状消失。

按语　前医重以兴阳补肾，滋养肾阴，诚如王清任所云："始而滋阴，继之补阳，补而不效则云虚不受补，无可如何。可笑著书者，不分别因弱致病，因病致弱。果系伤寒、瘟疫、大病后，气血虚弱，因虚弱而病，自当补弱而病可愈。本不弱而生病，因病久致身弱，自当去病，病去而元气自复。查外无表证，内无里证，所见之病皆是血瘀之证。"多服补品与病无益，反使病势愈锢愈甚。本例从"怪病必有瘀"立法，临床上也有多梦、口干不欲饮、脉涩、舌紫等血瘀见证。

11. 左侧睾丸肿块

王某，男，56岁。

初诊：患者左侧睾丸肿块一星期，曾用青、链霉素治疗，症状未见好转，且逐渐增大，疼痛难忍，站立时下坠而胀痛更甚，质坚硬如鹅卵大，阴囊皮肤完全紫黑，摸之发冷，畏寒，全身乏力，面部二颧色素瘀斑，苔薄白而黄，舌质有瘀点，脉细涩。寒凝气滞，血瘀阻于肝肾之络，拟疏肝化络，温寒散结。

处方：柴胡4.5g，红花10g，赤芍15g，枳壳5g，牛膝10g，桃仁10g，当归10g，橘核10g，吴萸6g，川楝子10g，小茴香6g，肉桂（后入）1.5g，甘草10g。（七帖）

二诊：药后畏寒减，痛亦好转，阴囊皮肤色转紫红，睾丸肿块未消，脉细，舌紫苔薄。前方加减。

处方：柴胡5g，赤芍15g，桃仁10g，红花10g，牛膝10g，三棱10g，莪术10g，川楝子10g，吴萸6g，小茴香6g，海藻10g，昆布10g，肉桂（后下）1.5g。（七帖）

随访：疏肝化瘀，软坚破结，睾丸肿块明显消散，诸羔均见好转，脉舌亦佳。患者共服二十一剂，左侧睾丸肿块完全消退而告痊愈。

按语　睾丸为外肾之说，足厥阴肝经之络，绕阴器，睾丸为肝肾所系。此例为寒凝气滞，血瘀阻络。《内经》曰："邪客于经络之中则血泣，血泣则不通。"本例显系寒气内结，阳气不运。在辨证论治精神指导下，用"四逆散"疏肝理气，用桃仁、红花、活血行瘀，肉桂、吴萸祛寒温经，初剂中病。后用三棱、莪术增强行气破血逐瘀之功，并用海藻、昆布软坚散结而获效。肉桂温寒通阳，守而不散，偏疝等睾丸疾病患者，每晚口含少许，能防病治病。

第七章　气血津液病证

脾胃为生化之源，血液滋生于脾，而肾主骨生髓，精髓可化血，故其根在肾。另外，心主血，肝藏血，从而构成了较为完整的造血系统。如果肾阳不振，脾失温养，以慢性贫血多见，类似于中医"虚劳"；肾阴虚衰、阴虚火旺，迫血妄行，常有出血见症，类似于中医"血证"、"发斑"。另外，心肝脾三脏关系密切，气与血互相依存。心血不足，出现贫血；脾气虚耗，难以统血，而见出血；肝失疏泄，往往引起气滞血瘀，类似于中医"癥积"。临床上所见的血液病，也以心脾两虚，肝脾不调为常见。故贫血、出血、血瘀往往同时呈现。又由于血液病变使正气虚弱易感外邪，所以常并发感染。

颜老自1956年起即研究中医药治疗血液病的方法。他强调急性期药不厌凉，凉不厌早，习用大剂犀角、羚羊角、石膏同进，紫雪丹同服，每每可使热撤血止，病情趋于稳定。缓解期则脾肾双调，重在治脾，善用升麻、苍术、白术健脾升清。此外，活血化瘀法亦有重要意义，如缪仲淳所说："宜行血不宜止血，"用桃红四物汤为主，根据病情加虎杖、丹参、鸡血藤、升麻，每能出奇制胜。

1. 继发性红细胞增多症

梅某，男，40岁。病史：眩晕年余，迭经检查，发现红细胞$6.2×10^{12}$/L，血红蛋白169g/L，红细胞压积56%，血氧分压114mmHg，B超见左侧肾囊肿增大趋势，骨髓象见有核细胞明显增生活跃，粒系有空泡等退行性变，巨核系亦有轻度增多，嗜酸偏高，成堆血小板多见，诊为继发性红细胞增多症。虽多方医治，无效。

初诊：眩晕每发则面部潮红，有灼热感，头胀如裹，口干欲饮，舌紫红苔薄腻，脉细涩，肝肾阴虚，肝阳夹痰湿，乘风火，上干头面。火郁者发之，木郁者达之，用镇潜苦寒降逆之品俱不为功者，乃不明原由，杂施方药，亟当疏肝解郁，化痰理湿，宣畅营卫。

处方：钩藤1.5g，杭菊炭9g，虎杖15g，生山楂15g，丹皮9g，桑叶9g，薄荷4.5g，白薇9g，地骨皮9g，赤芍9g，白芍9g，川楝子9g，麦冬9g，杞子9g，黑山栀9g，黄芩9g。（14帖）

二诊：头晕逐渐减轻，实验室检查各项指标均有下降倾向，唯舌红口苦，脉弦。血实者决之，方拟抵当汤加味主之。

处方：三棱9g，莪术9g，生蒲黄（包）9g，桃仁9g，大黄9g，丹皮9g，赤芍9g，水牛角（先煎）30g，生地15g，牛膝9g，玉泉散（包）15g，知母9g。（14帖）

眩晕除，实验室检查基本正常。

按语　继发性红细胞增多症与真性红细胞增多症有原则区别，故用药亦宜分辨。本案主证为眩晕，而眩晕之发仍由气血失宣所致，尤要联系到微观之血红蛋白、红细胞、红细胞压积，具有血实之征。丹皮、桑叶代柴胡，出自叶案存真，柴胡劫肝阴一语有一定道理，但木郁、火郁已经伤阴，就不得再投柴胡。桑叶配杭菊炭、钩藤，辛凉柔发；丹皮伍白薇、地骨，轻清宣疏；黄芩、山栀清少阳之郁火，川楝、麦冬滋厥阴之伏热，虎杖、山楂降脂利胆，合之则成清泄、疏达、宣化之妙用。故首诊药后眩晕见减，实验室指标改善，良有以也。二诊以抵当汤合犀角地黄、玉女煎，血实决之，决者以剿其邪主入手，轻药犹杯水车薪，必不能救其焚急，药不得不峻厉有加。

2. 真性红细胞增多症例一

周某，男，73岁。病史：头晕头痛耳鸣反复发作，三年来有日益加重之势，颜面潮红，皮肤色素沉着，思维迟钝，精神萎疲，下肢浮肿。查红细胞高达$6.0×10^{12}$/L，骨髓穿刺确诊为真性红细胞增多症。

初诊：脸红如茶，四肢皮肤老年斑迭布，目赤，巩膜瘀斑累累，思维迟钝，精神萎顿，下肢浮肿，时有齿衄，唇紫，舌紫苔薄白，脉沉迟而涩。肝阳夹热毒侵淫营血，血热炽盛，以致血呈浓、黏、聚状，流速为之受阻，血瘀之属污垢堆积者是。

处方：三棱9g，莪术9g，苏木9g，降香4.5g，红花9g，桃仁9g，赤芍9g，生蒲黄（包）15g，五灵脂9g，川芎9g，水蛭4.5g，川牛膝9g，防风9g。（二十八帖）

二诊：血为百病之胎，当以流通为贵，病则凝滞而不化，无化则无以生，新血为死血所害。投活血破血，消瘀行浊，软坚通络，头晕减半，精神亦振，下肢浮肿几消。查血象未见改善，足证积瘀不能骤化，功在潜移默化耳。

处方：上方去防风，加生山楂15g，虎杖15g，决明子30g（二十八帖）

三诊：诸症减，血象有所好转，原方出入再进二月而愈，复查血象正常。

按语 真性红细胞增多症为造血干细胞的克隆性骨髓增生性疾病，症状多与血容量增加及血黏度增高有关。故面红、头晕、视物模糊，病久可导致动、静脉血栓。以三棱、莪术、海藻等物治血象持久高踞不下，进而则求之水蛭、生蒲黄、生牡蛎之属。考"消瘤丸"之制，移用至此，亦本于火毒热炽，瘀血缘是而沸腾，窜走经络，胶固为患。造血功能过度活跃是症结所在，以往有投雄黄获效者，今从活血破血、消瘀击浊、软坚通络，服药百余剂竟而奏效，此中深旨可资研究者一助。

3. 真性红细胞增多症例二

杨某，男，48岁。病史：高血压史，因头昏，头痛，耳鸣而入院。血压240/110mmHg，查血象：红细胞$7.25×10^{12}$/L；血红蛋白215g/L；白细胞$31.7×10^9$/L；脾大肋下2cm，经骨髓穿刺确诊为真性红细胞增多症而入院。

初诊：脸红如茶，四肢紫斑累累，头昏且痛，目赤心烦，时有齿衄，血色紫红，唇紫，口干不欲饮，便秘，癥瘕，脉弦数有力。肝阳挟热毒炽盛，营血煎熬成瘀，亟为平肝凉血，化瘀解毒。

处方：生石决（先煎）30g，鲜生地30g，当归9g，丹参10g，生川军（后下）6g，川黄连3g，桃仁9g，赤芍9g，三棱9g，莪术9g，白茅根30g，雄黄（冲）0.9g。（四帖）

二诊：大便畅行，血象步降，症状随减，药后有胸痞泛恶，脉弦数略缓，舌紫苔薄，谨守病机，小予增损。

处方：同上方去雄黄，鲜生地改为生地，生军改为制军。

三诊：停雄黄后胸痞泛恶即折，血象略有上升，再用后又降，连服30帖，紫斑退，脸红减，齿衄亦止，血压维持在180/100mmHg，复查血象：红细胞5.5×10^{12}/L；血红蛋白160g/L；白细胞15×10^9/L，卒因胃肠反应而停药，配合磷32治愈。

按语 本例肝阳与热毒侵淫于营分，血热炽盛，乃"血实"也。经从化瘀解毒，平肝清营，初有效果。后以胃肠反应而改弦易辙。但这一法则影响血象，则可供研讨。治疗过程中，除雄黄似有一定之效验外，棱莪术对血象之变化，亦具临床意义。用水蛭粉吞服，治疗真性红细胞增多症，也有近期疗效，皆可参考。

4. 血小板减少症例一

陆某，男，24岁。病史：齿衄有年，经医院检查确诊为"原发性血小板减少症"，迭用西药激素控制，但疗效不显。

初诊：近因劳乏而血泪之不止，齿龈红肿，口秽，渴不思饮，头晕烦热，舌红苔黄，脉滑数，检查血小板52×10^9/L。正值少壮，肾家相火不清。书云：肾主骨，齿为骨之所终。肾火上炎，血随火动，故齿衄渗泪不停。乙癸系于一源，肾阴亏虚，肝阳上亢，以致头晕，相火动而心君不能安守其宫，故而烦躁；阳明蕴积循经上灼，口气作秽，齿龈红肿；热在血分逼津上潮，渴思而不欲饮。少阴不足乃其本，阳明有热为其标，标本同治。

处方：生槐花30g，带心连翘30g，升麻9g，花生衣9g，虎杖15g，生蒲黄（包）9g，阿胶（烊冲）6g，盐水炒知母9g，盐水炒黄柏9g，生地15g。（十四帖）

二诊：齿衄已止，激素未减量，犹加床叠屋，难适本意。

处方：生槐花30g，盐水炒知母9g，盐水炒黄柏9g，连翘心30g，莲子芯4.5g，龟板（先煎）15g，鳖甲（先煎）15g，茅根30g，竹节三七9g，生蒲黄（包）9g，生地15g，升麻9g。（十四帖）

三诊：衄止，激素撤亦无妨，复查血小板，已升至80×10^9/L。

按语 兹从东垣加味清胃散合二甲煎，清滋并施，于多年来依赖激素之血小板减少症得以改善，其功不但得力于专方，专药之作用亦不可泯。升麻代犀角，《千金方》已有定论；无奈傅青主以其"升气升血，于血证不得妄使"而湮没，殊不知血小板减少，正须以药激发其回升。虎杖一药，改善血质有殊勋，至今药理尚属未知之数。花生衣止血必得生蒲黄方能持久，涩血活血相得益彰。若血小板减少作虚论处，久用参芪，一如西药之久用激素，往往气有余变作火，作用适得其反矣。

5. 血小板减少症例二

吾某，男，55岁。病史：一年前两臂突然出现大片紫癜，经当地医院检查，血小板40×10^9/L，确诊为原发性血小板减少性紫癜而作对症治疗，但效不显，血小板徘徊于50×10^9/L～60×10^9/L，特地从乌鲁木齐来沪求治。

初诊：体态壮实，口秽，肌衄于两臂内侧而满布，检查血小板55×10^9/L，肝功能正常，舌紫苔垢腻，脉弦。脉弦主痰主肝失用事，舌苔垢浊主湿主蕴热内扰，舍病从证，乃为上策。

处方：黄连 3g，藿香 9g，佩兰 9g，薄荷 4.5g，川朴 6g，山栀 9g，青皮 6g，枳壳 9g，白术 9g，菖蒲 6g，山楂 9g，神曲 9g，柴胡 9g，蒲黄（包）9g，丹皮 9g。（十四帖）

二诊：药后血小板升至 $80×10^9$/L。

按语 晚近研究原发性血小板减少性紫癜，认为发病与免疫有关。血小板破坏增快，引起血小板减少，其中一个重要原因是免疫炎症过程中抗体介导的变态反应。本案患者形体剽悍，尽管血小板减少，但不得以虚论处。平昔嗜醇酒炙煿，湿热内蕴，热灼营血，迫血妄行。斯时而任白虎、化斑、犀角、大青，又毕竟不同壮热烦渴，面赤如锦，身痛被杖之温毒发斑。取连朴饮之半以解湿热内蒸，丹栀逍遥散之半以发木火之郁，用药选方，两参辨证与辨病。本病定与瘀血相关：从细胞学角度分析，瘀能阻止细胞分裂再生，蒲黄一味，于此尤显功效。

6. 血小板减少症例三

王某，男，34 岁。病史：患者于 1978 年行胆囊切除术后，发现周围血中血小板减少，旋经某医院骨髓穿刺，证实为原发性血小板减少症。经各种疗法治疗，效果不显，血小板最低时仅 $4.0×10^9$/L，始用激素治疗，一度高达 $80×10^9$/L，后将激素减量，血小板随之下降，再恢复原来用量亦不为功，血小板持续维持在 $20×10^9$/L ~ $30×10^9$/L 左右徘徊，而请中医会诊。

初诊：胆囊术后发现原发性血小板减少，经激素治疗三月，一度好转，后即徘徊不前，体形强壮，无明显自感症状，脉细弱无力，舌淡苔薄腻，当拟活血化瘀，以促生化。

处方：虎杖 30g，丹参 15g，升麻 3g，桃仁 9g，红花 9g，生地 12g，当归 9g，赤芍 12g，川芎 3g，红枣 7 枚。

二诊：前方连服三周，复查血小板为 $68×10^9$/L，为近四个月所未有，纳眠均可，精神见振，脉平缓，重取尚有小弦之象，舌红苔薄，按脉而论，生化初有来复之机，前方调整气血，有利骨髓功能之健复，守方不变。

继续服用上方，每日一帖。一月后经随访，血小板已逐步上升，接近正常而出院。

按语 根据资料报道，发现一些活血化瘀药物对血小板有抗 ADP 凝集的作用。某单位以丹参一味治疗后，血小板经 ADP 诱导电泳减缓的效应减弱，因此，活血化瘀药物对血小板的黏附，聚集功能的作用是值得研究的。本例先经西药治疗无效，已拟进行脾脏切除，因患者有顾虑而未果，经用桃红四物汤加味而获效，此方用治周围血象左移与粒细胞缺乏症亦有效果，方中虎杖与升麻的同用，可能有加强抗凝和纤溶或促进代谢与免疫的功能，皆可探讨。衡法之所以能异病同治，乃其具有调整与平衡的特点所致。

7. 粒细胞缺乏症

蔡某，女，44 岁。病史：患者因左眼病毒性角膜白斑而收入院，住院后采用左眼穿透性角膜移植术治疗，手术过程良好，术后使用硫唑嘌呤抗免疫，每次 0.1g，一日三次，以后改为一日四次，共 15 日，计总量 3.4g，检查血象白细胞总数下降至 $2.3×10^9$/L，即行停药，但白细胞总数仍继续下降至 $0.105×10^9$/L，骨髓穿刺：有核细胞总数低于正常范围（400 个），粒细胞系统严重受抑制，原粒、早幼粒未见，成熟红细胞大小、形态无特殊，淋巴细胞、浆细胞和网状细胞相对增高，整个片中可见巨核细胞 42 只，其中 16 只为颗粒巨细胞，26 只为颗核，成堆和散在血小板减小。结论为：骨髓中粒细胞系和红细胞系严重受抑制，巨核细胞系成熟障碍。考虑为药物引起的继发性再障，诊断为粒细胞缺乏症。请中医会诊。

初诊：患者精神萎软，头昏，舌尖破碎，口腔灼热疼痛，不思饮食，面部、指、趾皆有色素沉着，舌红苔薄，脉细数。术后本元不足，瘀滞窍络，加之药物抑制骨髓，生化无权，治以养阴祛瘀，症在危途。

处方：①西洋参 9g 煎饮代茶。②虎杖 30g，鸡血藤 30g，珠儿参 9g，生地 15g，玄参 15g，麦冬 9g，丹参 9g，桃仁 9g，赤芍 9g，升麻 3g，甘草 9g，当归 6g。（二帖）

二诊：脉呈和缓，佳象也，舌尖溃痛减轻，舌淡苔白，白细胞总数已由 0.105×10^9/L 上升至 0.5×10^9/L，0.9×10^9/L，精神状态好转。上方中病，继进观察。

方药：同上方（四帖）。

三诊：精神良好，感染症状已退，脉细缓，苔薄腻，白细胞总数已上升至 1.3×10^9/L，不再生枝则吉。

方药：同上方加玉竹 9g，黄精 12g。（五帖）

药后每日检查血象，白细胞已稳步上升为 3.7×10^9/L，5.4×10^9/L，7.1×10^9/L，中性粒细胞比例 0.68，淋巴细胞比例 0.30，血红蛋白 96g/L，红细胞稳定在 3.1×10^{12}/L，血小板 140×10^9/L。复查骨髓象亦恢复正常。

按语 本病由药物引起骨髓抑制而使粒细胞缺乏，总数仅 10^5/mm³，症在危途。中医认为术后气虚瘀滞，脉络受损，精髓不足，生化无权。根据辨证与辨病相结合的原则，宜填精生髓，升阳清热，活血化瘀。方以西洋参、虎杖、鸡血藤提升白细胞，珠儿参、生地、玄参、麦冬养阴扶正，当归、丹参、桃仁、赤芍活血化瘀，调节细胞。三诊加玉竹、黄精生髓益精。此法治疗同病多人，皆验。升麻对提升白细胞、血小板或血红蛋白，具有一定的促进作用，故颜老治疗此类疾病多常用之。

8. 慢性白血病

桂某，男，26 岁。病史：患者以疲劳、乏力、头晕、低热、骨骼酸痛及盗汗八个月而入院。体检发现肝大肋下 5cm，脾大肋下 12.5cm。外周血象：白细胞 86×10^9/L，并有原粒细胞出现。经骨髓穿刺确诊为慢性粒细胞性白血病。

治疗：入院后，始予中药复方治疗，曾经一度缓解达到四个月左右。后再度复发，白细胞上升到 100×10^9/L 以上，脾脏更见增大，加用西药"马利兰"后白细胞虽下降至 10×10^9/L ~ 20×10^9/L，但脾脏依然平脐。两个月后开始加用"消痞粉"外敷。一周后脾脏开始缩小，二周后已缩小至肋下 2cm。病人感觉为之大快。停药后又有长大趋势，再用仍然有效。

处方："消痞粉"组成及用法：水红花子、皮硝各一两，樟脑、桃仁、地鳖虫各四钱，生南星、生半夏、甲片、三棱、王不留行、白芥子、生川乌、生草乌各五钱，生白附子、延胡索各三钱。上药共研细末。以蜜及醋调成泥，最后加入麝香四分，梅片一钱，外敷脾肿大处，外用单层软皮纸盖上，以纱布扎好，再以热水袋外敷，以促使药力深透。日换一次（药粉脱落后可以重调再用，不再加麝香、梅片）。

按语 脾脏肿大似属中医所称"癥瘕积聚"的范畴。"消痞粉"功能化积散结、活血通络，加蜜调为防止干燥、醋调以加重药物之渗透力，加麝香、梅片更可增强其药力，故能有效。但本方试用于血吸虫病之脾肿大，斑替氏病及肝硬化门脉高压引起之脾肿大，则大多无效。是否本方对白血病患者较为敏感，其治疗机制尚有待进一步探讨。颜老曾以中药"消癌粉"外敷治疗慢性粒细胞性白血病的脾脏肿大7例，其中显效（脾脏较治前缩小5cm以上）者4例；进步（缩小2~5cm）者1例；无效2例。且在有效病例中，多数患者周围血象亦有相应缓解趋势，对红细胞、血小板等则并无抑制作用。一般敷药3~5天开始见效，二周内可明显缩小，三周后则进步较慢。对治疗后复发者，再次敷用，仍然有效。病程长者疗效较差。

9. 周围血象明显左移

陈某，男，10岁。病史：自幼罹患肾病综合征。以泼尼松40mg间日一次治疗，维持已2年，曾先后六次住院，后因再次出现多量蛋白尿，颜面浮肿而第七次入院。入院后用激素加环磷酰胺治疗，二周后尿蛋白消失，浮肿消退，续用环磷酰胺第12天即出现周围血象白细胞总数下降，分类左移，杆状7%，因病情需要未停环磷酰胺，于用药46天前后，杆状升达58%，骨髓细胞学检查报告：粒细胞左移，细胞空泡变性，被迫停用环磷酰胺，并给用西药ATP，辅酶A，利血生，维生素B4，RNA及输新鲜血400ml，后又加用中药马兜铃15g，每日一剂，以刺激血细胞成熟，经治三月余无效，乃考虑为环磷酰胺毒性反应不可逆性骨髓抑制，遂请中医会诊。

初诊：因肾病综合征入院，经激素与环磷酰胺治疗后出现血象左移，杆状曾高达58%，持续3月经治无效，日下仍服激素观察中，自觉神萎，纳差，脉细软，舌红苔薄净，肾病已久，精髓不足，生化受制，拟用强肾、益精、生髓之法。

处方：补骨脂30g，虎杖15g，砂仁拌熟地15g，黄精12g，紫河车9g，杞子9g，鸡血藤15g，甘草5g，大枣5枚。

二诊：36剂药后，面色红润，精神食欲好转，实验室检查小有好转，杆状降至33%~36%。脉细软，舌红苔薄，生化之源未复，原制再进，于原方加炒升麻3g，肉桂1.5g。

三诊：又服24帖药后，杆状曾降至19%，但尚有反复，曾回升达33%，脉细软，舌红，苔薄腻，拟转取活血化瘀改善细胞生成着手，并可兼顾肾病，桃红四物汤加味主之。

处方：虎杖30g，桃仁12g，红花9g，生地12g，赤芍1g，当归9g，川芎9g。（二十四帖）

药后左移明显好转，杆状降至12%，又续服4帖，复查血象，杆状为8%，血生化及多次尿常规检查均已正常，出院续服上方。

按语　患者因用免疫抑制剂引起骨髓严重中毒，周围血象明显左移，经骨髓细胞学检查，证实为粒细胞左移，细胞空泡变性。经小儿科治疗三个多月不效而请中医会诊。开始时考虑以补为主，症状虽有好转，但对骨髓影响不大，第二阶段用桃红四物汤加味，服药28帖即获效，证实活血化瘀疗法对复杂的网状内皮系统，确有其调整的影响。故称活血化瘀疗法为八法之外的一法"衡法"，即于此类病例累见而来。患孩肾功能全部正常，多次尿常规检查均正常，殊属难能可贵。

10. 异型输血

王某，女，28岁。病史：患者因横位产、妊娠中毒症行剖宫产，术中出血较多而误输异型血 200ml。3 小时后多汗少尿，恶心呕吐，血压不升。经处理后好转，但尿量仍极少，六小时后尿量仅 30ml，呈酱油色。术后 48 小时患者多汗、烦躁、高热 39℃，心率 106 次/分，血压 170/110mmHg。血常规：红细胞 2.4×10^{12}/L，血红蛋白 72g/L，白细胞 14.9×10^9/L，中性粒细胞比例 81%，淋巴细胞比例 19%；电解质：钾 3.43mmol/L，钠 132mmol/L，氯 96mmol/L；肝功能：谷丙转氨酶 165U/L，麝香草酚浊度 2，麝香草酚絮状（−），脑磷脂絮状试验（−），蛋白倒置；尿镜检：蛋白少许，红细胞（2+）、白细胞（+），比重 1.1015。已出现肾功能、肝功能、心脏损害，合并肺部感染，邀请颜老会诊。

初诊：高热多汗不解，口干，腹胀，尿少，脘次不适，时有烦躁，脉弦数，舌红苔薄净。产后百脉空虚，异型之血即为瘀，瘀热挟时燥入营分，正虚邪实，拟化瘀清营，理气利尿，扶正祛邪。

处方：皮尾参 9g，麦冬 9g，五味子 4.5g，丹参 30g，丹皮 9g，紫草 9g，桑皮 12g，桃仁 12g，山栀 12g，生山楂 15g，连翘 12g，茯苓 12g，琥珀粉、沉香粉各 0.9g 和匀另吞，紫雪丹（另吞）0.6g 每日三次。（二帖）

二诊：热已稍衰，形寒有汗不解，小溲见利，腹胀随松，仍感脘次不适，似有物梗阻，脉弦数，舌苔黄腐，尖红有刺，时燥未楚，瘀热仍胶滞不化，原守前制。

处方：北沙参 15g，麦冬 9g，五味子 6g，丹参 30g，丹皮 9g，紫草 9g，桃仁 12g，山栀 9g，带心翘 12g，生山楂 30g，薄荷 4.5g，荆芥 4.5g，广犀角粉（吞）1.5g。（五帖）

三诊：热退身安，脘次亦展，多汗，纳差，头昏少寐，行路飘忽，脉细软无力，舌红苔薄，时燥挟瘀热已有退却之机，气阴两虚，转取益气养阴之法。

处方：黄芪 12g，党参 12g，白芍 12g，白术 9g，五味子 9g，麦冬 12g，北沙参 15g，鸡内金 9g，龙牡（各）15g，乌梅 4.5g，另以山参 15g 煎饮代茶。

药来诸恙悉除，肾、肝、心、肺检查皆复正常，有中度贫血，仍多汗，脉弦数，舌红尖刺，阴虚而不敛阳，阳失所护故汗多，拟当归六黄汤加麻黄根、浮小麦而证大定，后以归芍六君加黄芪调理而愈，已出院参加工作。

按语 据文献记载，异型输血引致的后果，溶血反应严重，死亡率约在 25% 左右。本例异型输血量达 200ml，加之产后贫血严重，体质已极端虚弱，由于凝血障碍，引致急性肾衰竭，肝功能受损，肺部感染，心脏亦有损害，临床表现凶险。通过本例观察，体会到活血化瘀是适合异型输血后病理变化的一种治疗方法。因不同血型的血液混合时，凝集原与相对的凝集素互相作用，造成红细胞互相凝集和大量破坏，血红蛋白从红细胞逸出，游离在血浆中，引致广泛性毛细血管渗血，使血液内固有凝血物质消耗过多，血小板、纤维蛋白原及凝血酶原等降低而产生溶血。活血化瘀法能缓解痉挛，改善凝血变化，解除堵塞于肾小管的血红蛋白，有利于急性肾衰竭的缓解，故活血化瘀法在异型输血的病例中探讨其作用是有一定意义的。本例立法于血，不忘益气利气，以丹参、山楂、桃仁、丹皮、紫草活血化瘀，以解除血循环负荷过重，也具有抗凝血、抗过敏的作用，而以生脉散抗休克维护正元，以广犀角、山栀、连翘、紫雪丹抗感染及止血，治病补虚，扶正拨邪，琥珀得沉香畅利气机而得小便，其危随解。

11. 伏饮例一

万某，男，46 岁。病史：肺包虫切除术后，背部形寒，甚则冷而发抖。迭经治疗不愈，实验室检查则未见异常。

初诊：背部形寒，甚则寒颤，历时十月。头昏神乏，舌苔黄腻，脉细数。此为饮病，由阴邪内凝，阳失斡旋所致。许学士曾以单味白术治此，当以效仿，并合小柴胡法共进。

处方：白术 15g，柴胡 9g，白芍 10g，桂枝 4.5g，生姜 3 片，大枣 5 枚，生甘草 4.5g，党参 10g，茯苓 10g，川芎 4.5g。（七帖）

另口服济生肾气丸，每次 6g，一日二次。

二诊：服药七剂，诸症皆除，随访未曾再发。

按语　背寒多责之阳虚或饮邪。本案仿许学士重用白术，取小柴胡驱动枢机，桂枝汤和其营卫，俾使阳气斡旋，运脾化饮；佐以济生肾气丸杜其饮邪之源。方中妙在参入川芎一味，既流动气血，又针对术后有瘀，促使气机调畅，阳气流通，助饮之化解。

12. 伏饮例二

严某，男，37 岁。病史：六天前淋雨后，即产生恐水畏湿感，惧冷饮，不能接触冷水，不然则头晕悸动，肠鸣欲厥，甚则不敢外出。多处求治，未见寸效。

初诊：酷暑遗精饮冷，亢阳受寒饮遏伏，生化失职。触冷水顿感头晕逆冷，心悸动数，肠鸣欲厥，睾紧缩而控痛。舌淡苔白，脉细小。治拟温阳化湿，固本清源，火旺则湿象自化。

处方：附子 9g，苍术 15g，白术 15g，云茯苓 15g，桂枝 9g，甘草 4.5g，葫芦巴 9g，巴戟天 9g，干姜 2.4g，吴茱萸 4.5g，鹿角片 9g，枳壳 9g，狗脊 9g。（七帖）

二诊：从温阳解凝例立法，颇合病机。阳气已有来复之机，脉细已起，手温亦和，渐能近水；终日惶惶，生活工作皆无兴趣。取上法更进一筹。

处方：附子 10g，升麻 10g，苍术 15g，白术 15g，肉桂 4.5g，阳起石 30g，葫芦巴 9g，巴戟天 9g，吴茱萸 4.5g，鹿角片 9g，高良姜 4.5g，炙甘草 4.5g，补骨脂 9g，枳壳 9g。（十帖）

三诊：始而温运，继之升阳，所患日减，已入坦途，阴凝之势得热则化，饮阻经络非火不解，旧疾次第见瘳，佳象也。舌苔薄腻，脉小弦。再拟温肾健脾，促生化而尽善后之策。

处方：附子 9g，桂枝 6g，苍术 12g，白术 12g，泽泻 9g，半夏 9g，陈皮 6g，猪苓 9g，茯苓 9g，葫芦巴 9g，巴戟天 9g，仙茅 9g，生姜 2 片，大枣 6 枚。（十四帖）

按语　本病属"伏饮"范畴。饮证每见奇状，饮伏脾肾，阳气失于斡旋；常法所谓"益火之源，以消阴翳，"乃立方之旨。案中独重用升麻、二术，突出治痰饮以升胃阳，运脾土，阳升阴湿自降。升麻更能振颓起废。每于疑难病中独占功勋，亦一得之愚也。

13. 悬饮

金某，男，18 岁。

初诊：始而咽头梗仄不适，继之白沫痰多，盈盆盈碗已达四月，伴口干咽燥，迭经中药治疗效果不显，病始高考精神紧张，脉小数，舌苔厚腻，形体丰盛，痰湿本重，复因肝郁气滞，拟理气开郁化痰。

处方：苍术 9g，白术 9g，苏叶 9g，苏子 9g，半夏 9g，厚朴 9g，云苓 9g，枇杷叶

（包）9g，旋覆梗（包）9g，代赭石（先煎）30g，苍耳子9g，桔梗4.5g，枳壳4.5g。（十四帖）

二诊：从许学士治悬饮法，症情小可，白沫痰从日吐11瓶减至1～2瓶，脉小数，舌半部腻苔已化，咽头梗仄亦减，痰饮已有化机，岂容姑息，再以前法更进一筹。

处方：苍术15g，白术15g，半夏15g，干姜2.4g，细辛3g，云苓9g，莱菔子9g，苏子9g，川朴6g，公丁香2.4g，代赭石（先煎）30g。（十四帖）

三诊：药尽后白沫痰已止而停药，继以金匮肾气丸、香砂六君子丸，脾肾双调而收功。

按语 年近弱冠，案牍劳累，脾阳不足，水液难以输化，停而为饮，再则肝失疏泄，咽头梗仄，取半夏厚朴以开结化痰，降逆顺气。苍术为足阳明经药，味辛气雄，为除湿之上品，半夏燥湿化痰，降逆止呕，《素问病机气宜保命集》载治痰结咽喉、语音不出者用玉粉丸，也倚重半夏，谓一可治水，二可消痰，再加细辛、丁香温振脾阳，皆为治饮之经验。

14. 肥胖症

陈某，女，53岁。病史：自1963年第二胎妊娠起形体肥胖，产后体重由56kg增至70kg，伴间歇性头痛、嗜睡、神疲。1964年作输卵管结扎术。近10余年发现血压偏高，目前体重已增至80kg。并有头晕、头痛，以头顶及眼眶较明显，头痛呈周期性发作，冬重夏轻，全身酸痛。活动后胸闷气短，嗜睡多眠，口干喜饮，自我控制饮食，大便时干时溏。腹膨隆，下肢稍肿，BP 130/90mmHg。经西医检查诊断为"单纯性肥胖症"。多方治疗无效，前来就诊。

初诊：肥胖症20余年，始于二胎妊娠之时，血压偏高，体重日增已达80kg，头晕头痛，全身关节疼痛，动则胸闷气短，嗜睡多眠，口干喜饮，形体丰满，腹部膨隆，舌质紫黯，苔薄白腻，脉沉细，脾虚运迟，饮食入胃，不能化精而为痰湿，留滞肌腠而致"肥胖"。脾虚则肝失潜藏、横逆上扰而头痛，湿困则嗜卧而神倦，治宜健脾燥湿、化痰祛浊。

处方：半夏15g，苍术15g，白术15g，莱菔子30g，白芥子12g，生山楂15g，川芎15g，茯苓30g，泽泻15g，钩藤（后下）15g。（九帖）

二诊：药后体重减轻3kg，血压稳定（110/70mmHg），精神渐振，嗜睡减轻，头晕头胀好转，口干喜饮，汗出饮多，少腹时有隐痛，大便日行二、三次，舌紫黯，苔白腻，脉沉细，湿浊渐化，脾运稍复，拟上方加减再进。

处方：半夏15g，苍术12g，白术12g，莱菔子30g，白芥子10g，生山楂15g，川芎15g，茯苓30g，泽泻15g，生米仁15g，陈皮6g，藿香10g，佩兰10g，川朴6g。（八帖）

三诊：肥胖又见稍减，精神振而嗜睡瘥，头痛头晕消失，舌紫苔薄白，脉沉细，脾运渐复，痰湿渐消，病久多瘀，前法参活血之味，以著其效。

处方：上方加丹参15g。（十四帖）

药后体重减8kg，无明显不适。

按语 肥胖症，本虚标实，本虚者脾失健运，标实者痰湿内生。故健脾助运，化浊除痰为常用之法，而参以川芎、丹参，此乃痰瘀同治而疗难治性疾病之实例。

15. 男性乳房发育

李某，男，59岁。病史：左侧乳房增大，无结节，自觉局部胀痛，诊断为"男性乳房发育症"，经用丙酸睾酮治疗，遗精反复发作，故中断治疗。兼患前列腺肥大，合并炎症。

初诊：左侧乳房增大肿胀，并有头昏乏力，心烦易怒，腰痛胫软，小便淋沥不爽，舌紫，苔厚腻，脉细弦小数。乳为肝经循行部位，肝郁气滞，瘀热交蕴，当取疏肝清热化瘀之法。

处方：蒲公英12g，王不留行12g，石打穿30g，白花蛇舌草30g，炮山甲4.5g，红花9g，知母9g，黄柏9g，牛膝9g，石韦12g，桑寄生18g，夏枯草12g。

服药49帖，乳房增大消退，自觉症状消失。

按语　男性乳房发育症，是一种比较常见的内分泌病症，多由于睾丸机能低下，雌性激素相对增强所致。祖国医学认为乳房疾患多与足厥阴和足阳明关系密切，肝气郁结，胃热壅滞，血瘀痰凝是引起乳房疾患最常见的几种原因。中医文献有关此病记载少，临床多根据西医观点用补肾软坚之品。本病例中医辨证属于肝火有余，血瘀凝滞，故用夏枯草、蒲公英、知母、黄柏、白花蛇舌草清肝泻火，王不留行、石打穿、山甲、红花、牛膝等活血化瘀，软坚散结。坚持服药一月余而告痊愈。本案用疏肝清热化瘀法而获效，在报道中并不多见，可供参考。

16. 血精

徐某，男，48岁。病史：患者半年来，发现肉眼血精，并有少腹及睾丸隐痛，溲黄，口干，头昏，西医拟为精囊炎，精液常规：计数7900万，活精20%，活动力差，红细胞（3+），脓细胞少许，经抗生素治疗无效而转来中医门诊。

初诊：血精五月，睾丸隐痛，口干，溲黄，有肝炎史，脉弦滑而数，舌淡苔薄。姑从肝肾不足，龙奋于泽，瘀热下注，迫血妄行例立法。

处方：生石膏（先煎）30g，牛膝（盐水炒）9g，炒黄柏9g，生蒲黄（包）9g，知母9g，粉丹皮9g，景天三七15g，大蓟15g，血余炭9g，小蓟15g，水牛角（先煎）15g，陈棕炭9g，茅根30g。

20帖后症状好转，精液常规复查，总数17800万，形态正常，活精50%，红细胞2/HP～3/HP，脓细胞极少。常服知柏地黄丸9g，2次/日。随访年余，复查精液常规多次正常。

按语　血精大多由于肾阴不足，相火偏旺，迫血妄行，精室受扰，亦有缘于局部受湿热熏蒸精室。病因虽异，出血总由于火，见血必有瘀，故处方宗清热化瘀法，方中以石膏、知母、黄柏清热泻火，蒲黄、丹皮、大小蓟活血化瘀，牛膝引火下行，获效后以知柏地黄丸滋阴降火，固本清源，以善其后。

第八章　血脉经络肢体病证

风湿热、静脉炎、多发性大动脉炎、血管瘤、脉管炎、雷诺氏病是常见的血脉经络肢体病证。这些病证多由风寒湿热外袭，导致气血瘀阻、正气亏虚所致。一般早期宜祛除外邪，后期重视补益，古人治疗这些病证往往忽视气血的重要性，直到王清任创制身痛逐瘀汤才为之一变，而颜老则强调调气活血应贯彻始终，甚至用虫蚁搜剔之品而奏效。

如治风湿热，多用清热凉血、祛风宣痹，擅用大黄直降下行，使气机顺畅，同时用生地、赤芍、丹皮以凉血安络。治各种静脉炎、动脉炎、血管瘤，从脉络瘀阻入手，或散寒而活血，或益气以化瘀，或清热而通络，必配伍虫蚁搜剔之品如地龙、蚕沙、全蝎、蜈蚣之类，入络逐血瘀。治脉管炎，需区分阴证阳证，阴证用温阳和营通络法，阳证用清热利湿化瘀法。而雷诺氏病多属寒证，倡用当归四逆汤、阳和汤治疗，颇有疗效。

1. 风湿热

袁某，女，14 岁。病史：始而咽疼，不利饮咽，继之两臂及肩部关节肿痛，不利伸屈，拒按，脸部及胸背大片红斑，边缘清晰，压之不退色，扁桃体红肿，心率 110 次/分，不规则，血压：100/50mmHg，入院前三天曾以手臂肘关节红肿疼痛而住于外科病房。体温 39.5℃，经内科会诊，拟"风湿热"转入中医科治疗。

初诊：风燥之邪入于营分，脉络不利，咽痛，肩臂关节红肿作痛，头脸及胸背红斑成片，痛痒交作，四日不更衣，脉浮数，舌红苔腻。风性善行数变，营血受灼，瘀而成痹，亟须化瘀通腑，疏风泄热。

处方：生军12g，赤芍9g，紫花地丁30g，鲜生地30g，丹皮9g，秦艽9g，连翘9g，桔梗4.5g，生甘草6g，马勃3g，芦根30g，银花9g，六神丸（吞）20 粒，茅根30g。（六帖）

服药六帖，症状全部消失出院，出院时给服甘草粉，每服 1.5g，一日三次，嘱服一个月，多年随访，未复发。

按语　风湿热症状与中医"痹"证类似，痹始见于内经，巢元方引证内经学说加以发挥："风寒湿三气合而为痹，其三气时来，也有偏多偏少，而风湿之气偏多者，名风湿痹也，入腠理虚者，则由风湿气伤之，搏于血气，血气不行则不宣，真邪相击，在于肌肉之间，故其肌肤尽痛……"叙述了风寒湿入络后血行不宣的病理变化，痹即指血气不行。《内经》还有"脉痹"之说，论证本病与血分有关，临床上启用活血化瘀药物亦逐步发展，如宋代《圣济总录》始用没药治痹，明代又增加了全蝎、当归、赤芍，清代又加丹皮、牛膝、威灵仙等，近年来运用更为广泛。本例臂肩关节肿痛与大片红斑，乃瘀热之征，用化瘀药物符合辨证论治。另取甘草缓急止痛，功不可没。

2. 静脉炎例一

丁某，男，58 岁。病史：两下肢肿胀疼痛，局部皮肤逐渐暗黑，青筋暴露，行走不便，已有五载。近五月症情加剧。经外科会诊，确诊为下肢深静脉炎，经治效果不显，改用中药祛风化湿、温阳逐痹之剂，疗效亦差，特来就诊。

初诊：两下肢肿胀疼痛，麻木不仁，肌肤甲错，弯曲不利，行动困难，舌淡红，苔白腻，脉弦。气血运行则四肢百骸和畅，滋营则筋骨脉络顺达。若为寒湿风邪所侵，则气血滞凝，三邪合辙，病久邪深，大有胶困之势，当予温经通络、搜剔瘀积。

处方：制川草乌（各）4.5g，桂枝 4.5g，威灵仙 9g，炙地鳖虫 4.5g，油松节 9g，川牛膝 9g，海风藤 9g，海桐皮 9g，细辛 4.5g，豨莶草 15g，当归 9g，生蒲黄（包）15g。（二十八帖）

二诊：风寒湿三气合而为痹，久痛入络，久病必瘀，乌头煎温阳逐邪，疼痛之势减去大半，酸麻胀感尚存，步履欠利，舌红苔腻，脉沉细。寒湿之邪盘踞深隙之间，原方更进一筹。

处方：制川草乌（各）9g，桂枝 9g，威灵仙 15g，晚蚕沙（包）9g，羌独活（各）9g，海风藤 15g，海桐皮 9g，广地龙 9g，伸筋草 15g，寻骨风 9g，片子姜 6g，刘寄奴 9g，露蜂房 9g，生蒲黄（包）15g。（二十八帖）

三诊：经治来，疼痛消失，酸麻胀感少存，下肢肤色稍柔，步履如初。以丸代煎，以资巩固。上方去地龙，加地鳖虫 4.5g，全蝎 1.5g，蜈蚣 1.5g，细辛 4.5g，蜜丸。每日二次，每次 4.5g，开水送服。

按语 深静脉炎属疑难之病，可归属中医"痛痹"、"寒痹"范畴。因病痛顽固，非大温不能开启其闭痹，非虫蚁不能搜剔其深伏，非化瘀不能攻逐其恶血。故在金匮乌头煎基础上，选择应用地龙、蚕沙、全蝎、蜈蚣、露蜂房等虫蚁药，并强调应按药性次第使用，不能按病程颠倒混使，病轻药重则如杀鸡牛刀，病重药轻犹杯水车薪，俱非确当。活血化瘀，不论寒热、虚实、表里，参合用之，有画龙点睛之妙。

3. 静脉炎例二

章某，男，62 岁。病史：患者阑尾切除术后出现右下肢深部静脉炎，行动后疼痛加剧。由外地转诊来沪住院。

初诊：右下肢深部静脉炎，局部皮温较低，肝掌，自觉胸痞心悸，脉沉涩，舌紫苔薄，证属气滞血瘀，复以高年积劳，气分已虚，气虚则血流不畅，更益瘀血之势，故拟益气化瘀，温通血脉，标本兼施。

处方：生黄芪 15g，当归 9g，红花 9g，桃仁 12g，广地龙 6g，川牛膝 12g，漏芦 9g，威灵仙 12g，川芎 9g，王不留行 9g，桂枝 4g。（四帖）

二诊：药后下肢得汗，但脘次不适，脉右细左弦滑。气分不足，瘀阻络脉。因有胃病史，应予兼顾。

处方：上方加木香 6g。（四帖）

三诊：下肢有汗，为循环来复之机，静时无所苦，活动后微有痛楚，较以往为缓，药后胸宇痞胀亦有好转，脉右细左弦，气虚乃其本，瘀滞乃其标，瘀者淤也，得热则通，取此义而增删。

处方：上方加鹿角 9g，桂枝加为 6g，去漏芦。连服 12 帖，症状完全消失而出院。

4. 静脉炎例三

毛某，女，18 岁。病史：静脉炎，右上肢肿胀疼痛已一年，日以益大，至为痛苦，外科拟截肢，家长不愿意而来沪，经人介绍到颜老处诊治。

初诊：脸色萎黄，右上臂红肿疼痛，周径为 36cm，青筋暴露，肌肉较为紧张，不能取物，有时仅可拿茶杯或饭碗，痛甚时局部红紫，臂侧肿势尤剧，年已及笄，地道未行，脉细小，舌紫苔薄腻，证属"筋瘤"，良由瘀滞血络所致。

处方：潞党参 9g，丹参 12g，桃仁 9g，红花 6g，川芎 9g，威灵仙王 2g，郁金 9g，山甲 9g，当归 9g，王不留行 12g，延胡 9g，茯苓 9g，甘草 4g。头二汁内服，三汁加酒少许、青葱三支，以之外薰，一日二次。

二诊：肿热小褪，活动后则酸楚加剧，青筋仍暴露，脉细弦，舌苔薄腻，病已经年，难求速效。

处方：同上方去郁金，加海藻、昆布各 9g，用法同前。

患者服上方 30 余帖，月经来潮，病情显著好转，局部肿胀消退 13cm，皮色不红，肌肉柔软，右肢比正常左肢肿 1.2cm，皮温两肢基本一样，活动重时偶尔发现右大拇指青筋暴露，但无不适反应。仍以上方改为粉剂吞服，每服 6g，一日二次，再一月，症状全部消失。

按语　静脉炎大都缘于受寒冷，潮湿或外伤等原因，因邪致瘀，痹于气血，久之造致气虚，血行不畅，如不及时宣瘀通痹，势必旧瘀不去，新瘀又生，故治疗以活血化瘀、软坚散结为主。例二因患者年事已高，气分不足，故以补阳还五汤为主，用药亦不离温通范畴。例三因月经未通，气滞血瘀，冲任无权，阻碍气血之生化，乃病之关键，故以通经化瘀为主，服方 30 剂，月经来潮，导致病情豁然开朗。颜老习以海藻、昆布通利月经，往往应手辄效。外薰法之软坚去积，常服粉剂之治久病，俱为可取的治疗方法。

5. 静脉炎例四

朱某，男，32 岁。病史：患者因上感高热，静脉点滴葡萄糖而引起静脉炎，遗留如黄豆大小的栓塞 3 个，疼痛不利活动，用多种抗生素、中药清营败毒以及理疗等法俱无效，外科嘱手术治疗，患者有顾虑而来中医科门诊。

初诊：右臂肿痛已半年多，局部有小结节，触痛明显，举动不便，喜热敷，脉细弦而紧，舌紫，苔薄，久瘀成结，非温不通，据以立法。

处方：附片 6g，桂枝 4.5g，鹿角粉（吞）9g，川芎 9g，红花 9g，赤芍 12g，威灵仙 12g，丹参 15g，王不留行 9g，炮山甲 9g，地鳖虫 4.5g。（四帖）

二诊：服药四帖，症状减轻，欣喜之状，溢于言表，脉细弦，舌紫苔薄，前方合度，仍守之，同上方七帖，头二汁内服，三汁加葱、姜、酒局部熏洗，一日二次。内服外熏至五六剂时局部之栓塞三个全部消失，肿痛全退。

按语　手臂为手六经之交会，若湿阻瘀滞，脉络必将痹塞，非温通不克，急性发作期之有红、肿、热、痛者，应用清营败毒，但亦必加地鳖虫、山甲、地龙之属以通络，后期则需温通为主，较易取效。曾治栓塞性脉管炎、静脉炎多例，皆根据这一观点用药而获效，即使症状上有热象，也不必有所顾虑。如治一56岁之铁路工人殷某，左足趾血栓性脉管炎，疼痛不良于行，局部色紫黑，发热，脉弦数，舌红苔黄，在外院投以四妙勇安汤数百剂而不效，已议截肢后亦以上法治疗而痊愈。外熏法可助内服药之不及，用时应先将药渣煎好后，临用时加葱、姜、酒，不必入煎，以免挥发，有利于药力渗透。

6. 多发性大动脉炎

秦某，女，37岁。病史：于1979年体检时发现两上肢无脉，血压测不到，自觉胸闷胸痛，头晕目糊，游走性关节疼痛，曾发生过昏厥。1988年8月住长海医院诊断为多发性大动脉炎（头臂干型），经服用昆明山海棠及高压氧治疗三月，症情略有好转。1989年初病情反复，晕厥四次，每次约5~9秒。神志不清，复住中山医院，检查结果：头臂动脉造影：左锁骨下动脉、左颈总动脉未显示，无名动脉起始部显示，右锁骨下动脉未显示，右椎动脉显示，起始部狭窄，予以地塞米松治疗效果不明显，患者不同意行颈总动脉扩张术而转来本院，检查：神志清，活动自如，右颈部可闻及粗糙之收缩期3级杂音，心率90次/分，律齐，心尖区可闻及2级吹风样收缩期杂音，肝脾肋下未及。

初诊：先天不足，肝肾亏虚，温煦无权，经脉痹阻，故除无脉见症之外，尚有脉道塞流如胸闷头晕、昏厥之象、舌紫、舌底静脉紫黑、苔薄，治拟温阳宣痹，活血通脉。

处方：淡附块9g，炙麻黄9g，桂枝9g，细辛4.5g，莪术9g，干姜2.4g，威灵仙15g，王不留行9g，川芎9g，红花9g，炙甘草4.5g，人参鳖甲煎丸（吞）9g。

前方加减，服药三月，临床症状全部消失，脉微触及，原法巩固。

按语　现代医学认为本病可能由于感染引起之血管壁上的变态反应或自身免疫反应所致。主要病理为受累动脉的炎症病变，动脉由管壁增厚、变硬、狭窄、血栓形成，最终为闭塞，属于中医学"痹证"范畴，临床仍可按风、寒、湿、热、毒而分型。因于风者多脉道鼓起，狭窄前端有跳动努张之象；寒者主凝敛收引，狭窄远端冰冷；湿者肢体重滞无力，舌苔白腻；热者烦躁气憋冤热；因于毒者每有破溃之处恶血外溢，然总的病机仍不离乎气滞血瘀。临床治疗本病当分阶段用药，活动期用四妙勇安汤加越婢、忍冬藤、虎杖之类，稳定期用黄芪桂枝五物汤合麻黄附子细辛汤；半活动期用血府逐瘀汤、补阳还五汤，可据情酌用三棱、莪术、没药、海藻，甚则用水蛭研粉吞服。本例寒凝血瘀，故用麻黄附子细辛汤加味，仿仲景当归四逆复脉之法，投药三月，诸症亦瘥，仍需续方攻坚。

7. 下肢海绵状血管瘤

杜某，男，49岁。病史：患海绵状血管瘤四载，左下肢腘窝部漫肿色紫，痛麻交作，行动不便，屡治不效，转来门诊。

初诊：左下肢胀痛麻木，皮色发紫，不良于行，面部色素沉着，下肢瘀块累累，脉细，舌紫苔薄，病属筋瘤，血脉瘀滞所致，化瘀通络为先。

处方：水蛭粉（吞）1.5g，京赤芍9g，生牡蛎30g，丹皮9g，威灵仙15g，炙地鳖虫6g，当归9g，川牛膝9g，桃仁9g，红花9g，蚕沙9g。（七帖）

二诊：药后麻木松减，唯疼痛不已，脉细弦小数，舌紫红，苔薄，瘀滞脉络，着而失宣，非攻不克。

方药：蓬莪术9g，泽兰叶9g，鹿角粉（吞）3g，水蛭粉（吞）1.5g，京赤芍9g，威灵仙15g，蚕沙9g，牡蛎30g，粉丹皮9g，牛膝9g，当归9g，红花9g，桃仁9g，炙地鳖虫6g。（七帖）

三诊：化瘀通络，肿胀缩小，疼痛减轻，方药合度，毋庸更张。同上方七帖。

经治三月，下肢瘤肿疼痛十去五六，局部青筋已淡，劳累后稍有不适，前方间日一剂，以资巩固。

按语 《医宗金鉴》称："或软或绵，或硬如馒，皮色如常，不紧不宽，始终只似覆肝……"《外科正宗》论血瘤："微微紫红，软硬间杂，皮色隐隐，缠绵红丝……"这些记述与本病大体相似。殆属血瘀留积脉络所致，收效较慢。本例以活血化瘀，参以温通而取效。同病异治，与异病同治，乃中医之精髓，热衷一方到底，侈谈重复疗效，实中医之门外汉也。

8. 脉管炎例一

夏某，男，36岁。病史：患者右下肢闭塞性脉管炎已10余年。下肢欠温，寒冷时加剧，麻木疼痛交作，不良于行，曾经多方医治，症状逐渐加重，转来门诊。

初诊：右下肢足趾色紫、发冷，舌红苔薄，脉沉细而涩，寒瘀交滞，阳气不能下达，脉络痹阻，气血运行不畅所致，非温通不克。

处方：淡附片9g，鹿角粉（吞）9g，炙地鳖虫4.5g，川芎6g，红花9g，威灵仙9g，刘寄奴9g，苏木9g，甘草6g。（七帖）

二诊：迭投温阳和营，化瘀通络之剂，已能步行较长时间，皮色渐趋正常，已复工。唯二足欠温，时有痛感，舌红苔薄，脉细无力，病久气血亏虚，宜加调补之品。

处方：上方加熟地18g，黄芪15g。（二十帖）

药后症状次第缓解，旋复工。

9. 脉管炎例二

王某，男，37岁。病史：脱疽一载，溃破疼痛，近来增剧，夜不安眠，脉细数，舌红且干，苔薄黄。瘀热交搏，气血运行不畅，脉络阻塞，治拟清热化瘀通络。

处方：金银花15g，京元参15g，当归9g，生蒲黄（包）9g，川牛膝10g，忍冬藤30g，丹参15g，粉丹皮9g，炙乳香4.5g，炙没药4.5g，生草4.5g。

另用中药洋金花浸汁外洗，足趾溃疡基本愈合，下肢疼痛减轻，出院随访。以前方制丸常服，迄未复发。

按语 《灵枢·痈疽论》论此证云："发于足趾名曰脱疽。"《医宗金鉴》亦云："此症多发于足指之间……皮色紫暗，犹如煮熟红枣，黑气浸没，腐烂延开，五指相传，甚则没于脚面，痛如汤泼火燃。"对本证的发病部位、症状均有描述。本病成因多与骤冻、外伤及吸烟等因素有关，因邪致瘀，脉络不通，不论寒湿或热毒，最后为瘀乃是本质。近年来以活血化瘀为主治疗本病的实践颇多。以上两则，因病同证异，方药亦有所侧重，例一为久病寒瘀凝滞，气血不能通畅，而见下肢欠温等寒象，属寒瘀相挟，故治疗以活血化瘀，伍鹿角、附子等温散阴霾而通脉络；例二则为瘀热相搏，脉络阻滞，而见大趾溃破，舌红干，苔薄黄等热象，类似中医"络热"，故用清热化瘀，使热清瘀去，气血通达，溃愈症安。病有尺度，药有分寸，案举水火不同之两例，以示辨证用药之经纬。方中炙地鳖虫活血化瘀，擅于搜剔，能改善脉管炎症状。

10. 脉管炎例三

陈某，女，21 岁。病史：患者于夏季开始左足背出现一个蚕豆之红色结节，胀痛，继而双踝关节处亦出现多个同样结节损害，皮肤组织病理切片，诊断为变应性结节性脉管炎。曾用烟酸、路丁、阿司匹林等治疗未见明显效果，平素健康，月经正常，家庭中无类似病史。

初诊：左足背至踝部有 4 个黄豆大之红色结节，压痛，右足背外侧缘有 3 个同样损害，双手指背可见多个粟粒大斑丘疹，双手、足部皮肤为暗红色，呈凹陷性水肿，温度较低。舌苔腻，边有瘀点，脉弦细。湿热交搏，瘀阻经络，拟以祛湿清热，化瘀活络。

处方：苍术 9g，黄柏 9g，牛膝 6g，当归 9g，赤芍 9g，桃仁 9g，红花 9g，川芎 5g，丹皮 9g，生草 5g。

经上述治疗 12 天明显好转，水肿消退，红斑减轻，结节缩小，继续原方 12 帖，皮疹基本消退，双足皮肤温度正常，观察 10 个月未见复发。

11. 脉管炎例四

蔡某，男，27 岁。病史：始而咽痛发烧，两天后两下肢发生红色结节，自觉疼痛，行走不便；口渴欲饮，以往无类似病史。检查：急性病容，咽部充血，未见脓点及脓性分泌物，扁桃体不大，心肺（－），肝脾不大。两下肢内侧自内踝上至股下三分之一处见索条状淡红色绿豆或黄豆大小结节，沿血管走行排列，两小腿伸侧及足背亦有淡红或暗红色黄豆或蚕豆大小结节，有的呈索状排列，足背动脉搏动良好，触痛明显。血沉 39mm/h。白细胞 7.4×10^9/L，中性粒细胞比例 74%。T 试验（1：1 万）（2+），E-玫瑰花结形成试验 54%；淋巴细胞转化率 37%，免疫球蛋白正常；肝功能正常。皮肤科拟诊结节性脉管炎。

初诊：风燥上犯，始而咽痛，继之湿热下注，血瘀阻络，两下肢结节累累，灼热疼痛，不良于行，脉数，舌质红，苔黄腻，先拟清热利湿、凉血活血。

处方：双花 9g，公英 15g，马勃 3g，生米仁 30g，生地 9g，射干 6g，木通 9g，元参 9g，牛膝 9g，苏木 9g，路路通 9g，伸筋草 9g。（七帖）

二诊：咽痛已止，结节色泽变暗，触痛减轻，舌质红，苔黄腻，脉沉弦，再用活血通络，凉血清热。

处方：当归 9g，丹参 9g，鸡血藤 9g，三棱 9g，莪术 9g，双花 9g，怀牛膝 9g，茯苓 12g，生地 6g，丹皮 9g。（十四帖）

三诊：结节消失，遗有色素沉着，脉沉缓，舌质淡，仍从活血通络论治。

处方：丹参 9g，桃仁 9g，红花 9g，党参 9g，当归 9g，鸡血藤 9g，苏木 9g，生甘草 6g，赤芍 9g。

按语　脉管炎好发小腿、足背，亦可累及背部、臂部等处。损害如黄豆大小皮下结节，表面暗红色，有的可沿血管走行排列成索条状，自觉症状疼痛，但全身症状轻微。

此病慢性经过，反复发作，亦有经 2 ～ 5 周自行消退，遗有色素沉着，一般不形成溃疡。组织病理变化主要位于皮下组织小血管到中等大静脉，管壁增厚，管腔变窄甚至闭塞，血管周围散在淋巴细胞浸润，脂肪层呈现轻度脂膜炎变化，病因以感染与变态反应有关。祖国医学认为湿热挟瘀，滞于经络所致，一般皆以活血化瘀，清热利湿的药物进行治疗。例三因具有浮肿、温度低、苔腻等湿的证候，故以三妙丸为主结合活血化瘀。例四具有咽痛、发烧、舌红、脉数等热的证候，故以清热凉血，活血化瘀，同病异治，均收到满意之效果。

12. 雷诺氏病例一

苏某，女，32 岁。

初诊：年初寒潮来临，两侧对称性手指青紫，手脚麻木和针刺样疼痛，月经量少，腹痛不爽，四肢畏寒，舌质淡白，苔薄白，脉沉细。经络阻滞，治以温养血脉，通利络道。

处方：麻黄 6g，熟附片 6g，桂枝 6g，全当归 12g，北细辛 6g，赤芍 10g，熟地 12g，红花 9g，桃仁 9g，鸡血藤 30g，炙甘草 5g。（三帖）

二诊：药来症减，受寒仍有冷感，脉沉细，舌淡苔薄，加味益气，以利血脉之畅通。

处方：同前方加黄芪 30g，党参 15g。（十五帖）

随访数年，未再复发。

13. 雷诺氏病例二

谈某，男，35 岁。病史：原患下肢关节炎，后因不慎扭伤足部，酸痛更甚，曾进行局封，酸痛好转，但此后两脚出现麻木不仁，不能行走，稍受寒冷，即出现雷诺氏征候。

初诊：两则上下肢苍白青紫，自觉麻木胀痛，手足不用，脉弦细，苔薄白。脾肾不足，寒凝气血，瘀滞经络，治与温阳益气，活血通络。

处方：熟附片 10g，淡干姜 6g，川桂枝 15g，生黄芪 24g，潞党参 18g，焦白术 12g，全当归 15g，赤芍 10g，川牛膝 15g，红花 9g，炙甘草 5g。

二诊：药后逐步好转，服 30 余帖后症状次第消失，改汤为丸，嘱每日进服河车大造丸 6g，一日二次。巩固疗效。

按语 本病是一种血管神经功能紊乱所引起的肢端动脉痉挛性疾病，中医名为"双手青紫症"，或称之为"四肢厥寒"。多因肝郁血虚，脾肾阳气不足外御寒冷而发，治以活血化瘀，益气通络，温阳祛寒，扩张血管而改善症状，促使机体恢复。曾试以通窍活血汤观察一些患者，将方内麝香改为另吞，尚有近期疗效，停用麝香即差，因货源较少，往往浅尝即止，未能系统观察。

14. 色素沉着例一

吴某，男，45 岁。病史：鼻衄二月，继之发现右下肢有一手掌大小，色如深咖啡样之紫斑，久而不退。多方医治无效，而来求诊。

初诊：肝阳本重，血瘀脉络，鼻衄后右下肢色素沉着一方，久久不退，舌紫苔薄腻，脉弦滑数。亟为平肝通络，活血化瘀。

处方：海藻9g，生蒲黄（包）9g，川牛膝9g，生地12g，柴胡4.5g，当归9g，赤芍9g，红花9g，桃仁9g，生甘草2.4g，决明子30g，生牡蛎（先煎）30g。（十四帖）

二诊：从肝阳夹瘀血例立法，自觉顿然开朗，身轻气爽，下肢色素沉着缩小。舌紫苔薄腻，脉小数。瘀血初化，痰滞未消，阻凝生化之继复，治宗上法。

处方：上方加生山楂15g，虎杖15g。（十四帖）

血气已获条达之机，下肢色素沉着全消。

按语　唐容川称出血总有瘀。本案病始鼻衄以后，瘀阻脉络，有失宣化之机。前医仅以清热凉血之剂，实其所实，故下肢色素越见拓广，而色泽则日益深痼。方用血府逐瘀汤化裁，取生牡蛎、海藻软坚通络，以助祛瘀之功，配山楂、虎杖以澄血源，王肯堂所谓"污秽之血"类皆指血脂偏高，具浓、黏、聚等现象者，使此二味较合病机。海藻富"硒"之成分，复及美容之效，故配之。

15. 色素沉着例二

徐某，女，32岁。病史：色素沉着已10余载，开始脸部较为显著，继之集中于面颊、黏膜、齿龈等部位，瘀斑沉着，屡治无效。据检查，诊断为瑞尔氏黑变病。以往月经正常，但有血块、腹痛阵作，已育两胎，无手术史，由常州转来就诊。

初诊：气瘀交搏，失去宣化之机，遂成沉疴。舌边紫块累累，睑下、巩膜、手指均有色素沉着。瘀血交滞脉络，气血不畅，亟当理气化瘀。宿瘀不去，新血不生，主以衡法。

处方：柴胡6g，枳壳4.5g，玉桔梗4.5g，抚川芎9g，京赤芍9g，牛膝9g，红花9g，单桃仁9g，生地12g，当归9g，泽兰9g，甘草3g，桑叶皮（各）9g。（十四帖）

二诊：脸部色素沉着转红，守法继续治疗。

方药：上方柴胡加至9g，桔梗加至9g。（三十帖）

三诊：脸部色素沉着大褪，唯眼圈睑下隐约不著，唇齿色素全褪，仅舌边部尚有半月状一小圈，自觉精神舒畅，喜形于色，判若两人矣。

半年后随访，已痊愈。

按语　瑞尔氏黑变病是临床较为罕见的一种皮肤疾病。以面、颊、耳及前臂等处呈蓝褐色色素沉着，全身乏力为特征。初发时，色素沉着多在毛囊周围，以后逐渐弥散成片，本病经过缓慢，色素可长期存留，亦可逐渐减退，其发病原因尚不明。祖国医学书籍上有"瘢痕"之称，其发病缘由为忧思抑郁，血弱不华，火燥精滞而成，多生于面上。颜老根据《素问·六节脏象论》称："心者生之本，神之变也，故其华在面。"心主血脉，心脉充盛面得濡润，则容颜光泽。脉者，血之府，血府有瘀，瘀血阻滞脉络，气血运行不利，不能上荣于面，故面黑如尘。再结合临床所见：病久，患处有瘀斑，舌边紫块累累，经行腹痛有块，皆瘀血主征。处方取"衡法"为主，宗张思聪："肺主皮毛，故华在毛，充在皮也"的见解，加桑叶皮引经入肺，面面俱到，初未料其效如此之捷耳。

16. 脱发例一

杨某，女，42岁。

初诊：因子宫肌瘤曾行子宫全切术，术后容易脱发，以致头发稀疏，毛发枯燥，无特殊主诉，曾用补益肝肾法，无明显疗效。根据王清任学说，脱发属于血瘀，故拟活血化瘀，佐以补益肝肾。

处方：桃仁9g，红花4.5g，赤芍6g，川芎9g，鸡血藤30g，川断9g，狗脊9g，当归9g，黄芪9g，补骨脂9g。（十一帖）

二诊：发现有新发生长，前方加首乌12g，继续服用至32帖，新发苗盛，其色如墨，疗效满意。

17. 脱发例二

赵某，男，50岁。病史：患者有胃病史，长期消化不良，秋间感冒发烧而后，始有脱发，开始时在早晨梳洗时脱发较多，以后发现在睡眠时亦有大量脱落，甚至以手一摸，即脱落较多，经多方治疗无效而来就诊。

初诊：脱发有年，曾服补肾之品无效，发为血之余，当从血分求之。生发丸主之。

方药：侧柏叶60g，当归60g。两味焙干，研为细末，水泛为丸，如梧桐子大，每晨以淡盐汤送下9g，服用20天为一疗程。经治一个疗程后，即有新发生长，续服一个疗程，药未竟即满头黑发。

按语 脱发症一般皆从补肾方法进行治疗，多不为功。本案所选两例，均从血分立法治愈。第一例重在化瘀补肾，第二例补血活血，殊途同归，疗效满意。考《巢氏病源》说："足少阴肾之经也；其华在发，冲任之脉，为十二经之海，谓之血海，其别络上唇口，若血盛则荣于发，故须发美，若血气衰弱，经脉虚竭不能荣润，故须发脱落。"又说："若血气盛则肾气强，肾气强则骨髓充满，故发润而黑，若血气虚则肾气弱，肾气弱则骨髓枯竭，故发变白而落。"古人认为发之脱落和血分盛衰有关。据此理论，乃从血分药中求之。王清任论脱发皆缘血瘀，适用于病后术后，或兼有瘀血指征者。用活血化瘀或补肾化瘀的疗法，较单纯的用补肾药为优。一般脱发则用"生发丸"较好。秃顶者，中医名为"油风"，又名"鬼剃头"，可用外洗法，一日二次，可促新发生长。（脱发外洗方：川藁本9g，白芷9g，祁艾9g，藿香9g，荆芥9g，甘松9g，防风9g，川芎9g，纱布包，加水300ml，煎热外洗头部，一日二次，每帖可用三天。）

18. 痿病

洪某，女，37岁。病史：患者于1973年作宫外孕手术后，渐感乏力，肢倦，月经色淡量少。去年八月起，握物困难，手足痿软，行走不便，已失却自主生活的能力，经期症状加重，心中懊恼，伴心慌，多汗，多梦。一度低血钾，纠正后症状不见好转，头颅摄片阴性，甲状腺、性腺、肾上腺皮质功能检查阴性。院外会诊，拟为：①自由神经功能失调；②单纯性肥胖症。医治三年，毫无进展。而于1976年收住入院。入院之初，因其体胖，从肥人多痰与术后有瘀例立法，始以化痰祛瘀之治，二月无效，读《痿痹论》后，意有所得，乃转方治。

初诊：形体丰腴，倦怠不能行动，脉沉迟无力，舌紫满布。此乃阳虚体弱，不能畅通气血，宿瘀久滞不化，新瘀又生。即王清任所云："元气虚不能达于血管，血管无气必停留而瘀。"《丹溪心法》论痿症曰："亦有食积死血妨碍，不得下降者。"乃取益气化瘀之法。

处方：桂枝6g，龙骨（先煎）15g，牡蛎（先煎）15g，黄芪30g，党参15g，桃仁

9g，丹参12g，牛膝9g，山甲9g，蒲黄（包）9g，赤芍12g，川芎9g，乌梅4.5g。

服药30帖后，懊侬先除，并能扶持行走，乃去乌梅继续服用，服药100帖后，已能上下楼单独行走，生活自理。

按语　王清任《瘫痿论》云："元气亏五成，下剩五成，周流一身，必见气虚诸态，若忽然归并于上半身，不能行于下，则病两腿瘫痿。"根据患者气虚症状明显，加之术后有瘀，并结合经来量少色淡，舌紫等临床瘀象。故诊断为气虚瘀滞，而以补阳还五汤为主，方用芪、参益气，桃、红、芎等化瘀，桂枝、山甲搜剔窍络之瘀，牛膝引瘀下行，龙牡、乌梅以镇浮阳。王道无近功，立方不变，故取一定疗效。

19. 血管瘤

林某，男，30岁。病史：病经十多年，先后在上下唇、左右颊、颊沟、咽部、右舌部及耳下等有大小不等（大似核桃，小似绿豆）的紫血块，并有隆起。曾在某医院口腔科诊断为血管瘤，认为：①血管瘤部位较分散；②考虑咽、舌、唇的功能及外形，治疗颇感困难，故建议中药治疗。

初诊：遍体大小紫色肿块累累，质软，压痛不明显，皮温正常，二便通调，纳食如常，脉细涩，舌紫，苔薄腻。痰瘀凝滞脉络，营卫流行受阻，姑拟活血化瘀，化痰散结。

处方：单桃仁9g，杜红花9g，京赤芍9g，大川芎4.5g，柴胡4.5g，牛膝4.5g，当归9g，昆布9g，黄药子18g，生牡蛎（先煎）30g，生地15g，海藻9g，大贝母9g，生甘草3g。（七帖）

二诊：局部紫色块转淡，且有收缩之佳象，治有效果，仍守之。

处方：原方加水蛭粉（吞）3g，莪术9g。将原方制丸常服、缓图根治。

按语　龚信《古今医鉴》云："夫青筋之证，原气逆而血不行，俾恶血上攻于心也。"《外科正宗》认为血瘤的病因是"血旺迫血沸腾，复被外邪所搏而肿"。《石室秘录》称"治筋必先治血。"殆指血瘀脉络所致。根据这些文献记载，中医对此证可称之为"青筋"、"血瘤"一类。本案具有病久、紫血块多等特点，可知瘀凝脉络，营血流行受阻引起，处方化瘀散结，辅以柴胡疏泄肝木，乃取筋乃肝之余之义，肝气既除，气血自和。

第九章 头面五官肌肤病证

头面五官肌肤病证包括面瘫、头痛、三叉神经痛、鼻炎、耳源性眩晕、口腔溃疡、咽炎、失音、唇炎，以及各种眼病、皮肤病，多属慢性难治性疾病。颜老常从"头为天象，唯风可到"、"脾主升清"、"肺主皮毛"、"治风先治血"立论，多用祛风药、血分药、肺经与脾经药，多能取得较好疗效。

"头为天象，唯风可到，"治头面疾患，多用祛风药，尤欣赏川芎一药，不仅祛风，且入血分，是治疗面瘫、头痛、三叉神经痛、鼻炎之要药，常重用至 30～60g。治头面诸病，还需重视脾脏的生化功能，若脾能运化，清气上奉头面，诸窍得养。常用补中益气汤、益气聪明汤等方，推崇升麻一味。即使不用东垣诸方，但取升麻用于对证方中，亦能取得很好疗效。治皮肤顽疾则多从肺、从血分入手，常用麻黄、蝉衣、浮萍、苍耳子入肺走表，桃红四物汤养血行血，治皮肤病自拟经验方麻黄蝉衣汤之组方思路大抵如此。如属风热者，则取僵蚕、赤芍、丹皮、水牛角之属，如能配合外洗之法，奏效更速。

1. 面瘫

方某，女，38 岁。病史：右侧面肌瘫痪，历三年之久。局部抽搐不已，月经紊乱，经量不多，且夹血块，久治不愈而来中医门诊。

初诊：右侧脸瘫三载，筋抽不宁，竟日皆然，口舌㖞斜，夜眠多梦，经事紊乱，脉细数，舌红苔薄。贼风羁络，络脉瘀滞，树欲静而风不息，治风先治血，血行风自灭例立法。

处方：川芎 30g，生地 15g，当归 9g，赤芍 9g，红花 9g，莲子芯 6g，菖蒲 6g，白芷 9g，僵蚕 9g，生铁落（先煎）30g，磁石（先煎）30g，羌活 9g，蜈蚣 2 条，全蝎 1.5g（共研末吞）。（三十帖）

二诊：从治风先活血例立法，右侧脸瘫见减，经事已复正常，脉细数，舌红苔薄。药已中病，宜鼓余勇，鸣金尚非其时也。

处方：上方加白附子 6g，蔓荆子 9g。（三十帖）

经治症状逐步消失。

按语 此病属祖国医学"口眼㖞斜"，初病易治，久则客风失宣而瘀胶经络成痼疾。方取桃红四物汤养血祛风，化瘀通络，乃正治之方也。关键在川芎用量 30g，加蜈蚣粉、全蝎粉另吞，搜风之力独胜。《本经》谓磁石治"周痹风湿"，苏荣称铁落能"疗贼风痉"，不仅认此，还参"金能制木"之意，未知然否？民间单方以番木鳖一只捣碎置膏药内，贴耳下 2cm 处，斜左贴右，斜右贴左，一日一换，对急性面瘫收效颇捷。

2. 运动神经元疾病

李某，男，55 岁。病史：1986 年 6 月发现舌肌萎缩，不能语言，进食不能咽下，喉部有痰，吐之不出。经某医院诊断为运动神经元疾病。筋惕肉瞤不能自止，右足乏力，行走艰难，并有"早搏"史，长期服药罔效。

初诊：舌肌萎缩二载，不能伸展，言语受制，吞咽困难，多白沫痰涎，咯之不出，筋惕肉瞤不能自已，右足乏力，行走艰难，脉细滑，舌淡苔薄腻。痰瘀交困廉泉，清阳受蒙，经脉痹阻，取神仙解语丹义加升阳化瘀。

处方：白蒺藜15g，白附子9g，僵蚕9g，蝉衣4.5g，豨莶草15g，白芷9g，菖蒲9g，赤芍9g，红花9g，丹参15g，升麻4.5g，虎杖15g。

一方不变，连服月余，言语稍见清朗，筋惕肉瞤亦见减轻。

按语 《内经》云："唇舌者，肌肉之本也。脉不荣则肌肉软，肌肉软则舌萎。"前贤以为舌萎乃血脉失荣，正虚邪入，必有痰瘀交阻，方取神仙解语丹义。用白附子、僵蚕、石菖蒲等通络开窍，祛痰熄风；白芷辛香善通九窍；佐丹参、红花、赤芍化瘀活络；复以升麻升阳，总领诸药，俾清气升而浊气降，各复其职。正如《素问·经脉别论》所谓："水津四布，五经并行，合于四时五脏阴阳，揆度以为常也。"张元素亦称升麻"脾痹非此不能除。"

3. 三叉神经痛

刘某，男，60岁。病史：拔牙后，出现阵发性右面颊痛，痛如针刺，闪电而作，某医院诊为右第二支三叉神经痛。经多方医治均无显效，专程来沪求治。

初诊：三叉神经痛业已五载，发则咀嚼不利，呈阵发性，痛如针刺，闪电而至，痛无规律，脉细数，舌红苔薄。贼风潜络，久而瘀滞络脉，势难骤化，治当疏风治血，取治风先治血之义。

处方：川芎30g，红花9g，羌活9g，桃仁9g，赤芍9g，石楠叶9g，望江南9g，蜂房6g，生地15g，当归9g，生蒲黄（包）9g，细辛3g。（七帖）

药后症能缓解，续进原方以巩固疗效。

按语 六腑清阳之气，五脏精华之血，皆上会于头，为至清至高之处。本案病由拔牙伤及阳明之络，气血瘀阻，贼风乘之内潜络脉。治以大剂量川芎为君，取其能散血之风，风去而痛可定；石楠叶既能养肾，善逐诸风，李时珍谓之能"治头风"，古人列为治风痹要药。蜂房搜剔络中之风邪，叶天士称"气血瘀痹者，用虫蚁搜逐血络宣通阳气，"叶氏又谓"唯阳气窒塞，独邪得上以据，"配细辛通阳定痛，渊出于此。三叉神经痛为沉疴之疾，治疗颇为棘手。若痛甚不解者，可加生川乌、田草乌取得一时之缓解，但活血化瘀之品必不可少。

4. 糖尿病合并眼底出血

潘某，女，54岁。病史：自1979年始有"三多"症状，1983年因视力下降经它院检查诊断为"糖尿病眼底变化"。就诊前日突然右眼模糊，有黑影、红光，视力左侧0.06，右侧仅见眼前手动，眼底检查示"右玻璃体有团块状积血，周边网膜可见"。

初诊：消渴有年，目暗，右眼几已失明，口苦，便艰，舌红，苔薄，脉弦滑，肝肾不足，阴虚火旺，脾失健运，瘀热上犯清窍，当滋阴健脾，清热化瘀。

处方：知母12g，川柏9g，怀山药20g，山萸肉9g，生地12g，泽泻12g，茯苓9g，丹皮 9g、生大黄（后下）9g、苍术 9g、生蒲黄（包）9g、青葙子 9g、木贼草 12g、玄参12g，十灰丸（包）15g。（十二帖）

二诊：目糊减轻，前法再进一筹。

方药：知母 12g，川柏 9g，山药 20g，萸肉 9g，生地 12g，泽泻 12g，茯苓 9g，丹皮9g，生大黄（后下）9g，苍术 9g，生蒲黄（包）9g，木贼草 12g，玄参 12g，水红花子9g，景天三七 9g，十灰丸（包）15g。（二帖）

三诊：视物模糊明显改善，舌红苔薄，脉小数，肝肾不足为本，瘀滞脉络为标，取养血活血，清肝健脾。

方药：生地 12g，玄参 9g，桑叶 9g，菊花 9g，丹皮 9g，苍术 9g，赤芍 9g，青葙子9g，生大黄（后下）9g，生蒲黄（包）30g，十灰丸（包）15g，水红花子 9g，木贼草 12g。

19 帖后症情稳定，视力恢复至 0.2，眼底检查示"玻璃体积血吸收，眼底隐见乳头血管"，再以原方巩固。

按语 眼底出血为糖尿病常见并发症。本例消渴已属下消，由于肾阴亏损，阴虚火旺，肝阳上扰，瘀结血络。出血总缘于热，血证不离乎瘀，故用生地、蒲黄、十灰丸、水红花子止血不留瘀；生大黄化瘀降火；加用木贼草、青葙子、桑菊，寓明目以疏风之中，风火同治，而安血络；方中苍术，本为眼科要药，独具解"二阳结"之妙，为糖尿病必用药。

5. 过敏性鼻炎

沈某，女，30 岁。病史：患者于 6 年前出现鼻塞不通，鼻孔发痒，喷嚏连连，常流清涕，嗅觉减退，曾到多家医院五官科就诊，诊断为"过敏性鼻炎"，遍用西药抗过敏、消炎药无效，前来就诊。

初诊：鼻鼽多年，喷嚏时作，右颊微肿而有如虫蚁行走，幽幽作痛，巩膜瘀丝累累，脉细涩，舌暗苔薄，久病入络为瘀，拟散风化瘀。

处方：川芎 30g，红花 9g，赤芍 9g，桃仁 9g，当归 9g，生地 9g，柴胡 6g，白芷 6g，贝母 9g，僵蚕 9g，地龙 6g。（七帖）

二诊：药后病情得减，舌苔薄腻，脉细弦，再以前法治之。

处方：上方加蝉衣 9g。（七帖）

三诊：散风化瘀，顿使宿疾冰消，后因感冒引动旧患，两目濡痒。经治虽减，未能痊愈，脉细弦，舌苔薄腻，治风先治血固为上策，然风象未熄，入络潜窍，非虫类不足搜剔。

处方：上方加全蝎 3g，蜈蚣 2 条，羌活 9g，蔓荆子 9g，七帖后诸症向安。

按语 过敏性鼻炎属中医"鼻鼽"范围，论其成因，多责之于外感风寒风热。然该例患者病经六载，缠绵不已，又有面颊微肿，幽幽作痛，巩膜瘀丝累累，久病入络潜窍为瘀，复兼两目濡痒，如有虫蚁行走之"风象"，故方中重用川芎合红花、桃仁、赤芍、当归、生地以养血活血，僵蚕、地龙、白芷、蝉衣以祛风止痛，七帖而症情得减。然六年宿疾，终非一日之功，故三诊加入虫类搜剔，增强活血祛风通窍之力，诸病随安。病虽小疾，然常法求治无效，改投活血化瘀，即使宿疾冰消。可见治疗难证，法中有法，方中有方，切忌胶柱鼓瑟。

6. 耳源性眩晕

陈某，男，51 岁。病史：近两个月来，因工作劳累，头晕头胀加重，并伴胸闷不舒，精神不振，时有心悸泛恶，血压 140/90mmHg。它院拟诊为耳源性眩晕。

初诊：头晕作胀而目眩，胸闷不舒，神疲乏力，时有心悸，泛恶，纳谷不馨，夜寐欠安，二便调畅，口唇色暗，舌暗红苔薄白腻，脉细软，肝肾不足，清阳不升，治以益肝肾，升清阳。

处方：滁菊 9g，熟地（砂仁拌）15g，杞子 9g，茯苓 20g，泽泻 20g，菖蒲 9g，女贞子 30g，料豆衣 9g，潼蒺藜 12g，白蒺藜 12g，荷蒂 5 只，甘草 3g，葛根 9g，白术 30g。（八帖）

经用滋水涵木，升阳健脾之法，头晕神疲，胸闷次第见退，复方八帖痊愈。

按语　本方升清降浊，固本清源，一方而定。组方系以泽泻汤为主体，健脾化浊，导水下行。辅以熟地合白菊滋肾平肝，乃仿叶桂手笔，补而不腻，滋水涵木，药则黑白分明，煞是好观，方亦清灵可喜。加葛根升举清阳，恰到好处。秉先人之余绪而已。

7. 顽固性头痛例一

王某，女，35 岁。病史：患者长期头痛，时发时止，发作时头痛如裂，无呕吐、发热。自觉胸闷不舒，急躁易怒，经治无效而来就诊。

初诊：头痛有年，失眠，多噩梦，经潮时症状加剧，伴有少腹胀痛，血块，色不鲜，脸色晦滞，脉细弦，舌质紫暗，证属瘀滞窍络，清阳受蒙所致。

处方：柴胡 4.5g，生地 12g，当归 6g，赤芍 6g，红花 9g，桃仁 9g，生草 3g，枳壳 4.5g，桔梗 4.5g，牛膝 4.5g，川芎 15g，全蝎粉（另吞）0.9g。（三帖）

二诊：药后症状明显减轻，脉细弦，舌紫初褪，续方三帖，复方后随访症状消失，月经亦即正常。

8. 顽固性头痛例二

宋某，女，32 岁。病史：头痛七年，无法工作，经治无效，转诊来沪。先经五官科会诊，拟为血管性头痛，神经科会诊，拟为偏头痛，头颅摄片（-），议以中药治疗。

初诊：头痛，痛彻头巅，日轻暮甚，甚则彻夜不寐，月经正常，脉细缓，舌苔薄腻。头为诸阳之会，唯风可到，贼风久潜，久病入络为瘀，从"治风先治血，血行风自灭"例立法。

处方：川芎 15g，羌活 9g，当归 9g，生地 12g，赤芍 12g，桃仁 12g，红花 9g。（七帖）

二诊：药后痛减，夜间仍剧，脉细数，舌苔薄腻，邪仍窃据清阳，当加味搜剔。

处方：同上方加全蝎粉、蜈蚣粉各 1.5g，和匀另吞。服药七帖后即痊愈，随访经年未作。

9. 顽固性头痛例三

刘某，女，42 岁。病史：患者偏头痛已 18 年，每于劳累或气候变化时则剧，经事前后易于诱发，经色不鲜，量不畅，腹痛，中西医多处医治无效。

初诊：头痛有年，经期辄作，伴有经来量少，腹痛，脉沉涩，舌紫苔薄。气滞血瘀，冲任不调，内风旋扰清空，桃红四物汤加味主之。

处方：生地12g，赤芍9g，川芎18g，红花9g，桃仁9g，羌活12g，当归6g。（五帖）

二诊：药后适值经潮，量较畅，色亦较鲜，腹痛减轻，头痛小安，脉沉涩未起，舌紫苔薄。潜瘀初化，风邪未除，再取搜剔，以肃余氛。

方药：同上方加蜂房9g，乌梢蛇9g，石楠叶9g，全蝎粉、蜈蚣粉各1.5g，和匀另吞。（五帖）。

三诊：头痛宿疾，十剂而安，脉涩而起，舌紫亦淡，以丸化煎，希竟全功。

处方：①益母八珍丸9g，每晚吞服一次。②川芎茶调散4.5g，每晨吞服一次。

随访经年，病已霍然。

10. 顽固性头痛例四

冷某，男，20岁。病史：头痛之恙已逾七年，性情急躁，情志不遂，睡眠欠佳，头痛时发，夜间为甚。

初诊：两个月来头痛有日益加剧之势，以额、巅为甚，如裹如蒙，胀满不已。面色少华，舌紫苔润，脉弦而细。风邪入络，久留致瘀，经气不通，邪气无有出路。治当祛风通络、活血化瘀。

处方：桃仁9g，红花9g，当归9g，赤芍9g，川芎15g，生地9g，羌活9g，石楠叶9g，露蜂房9g，苦丁茶9g，望江南9g。（七帖）

二诊：痛势初平，但每痛必在晚间，有不堪忍受之苦，时间已短暂，舌紫苔薄白，脉细弦。久痛入络，宜加搜剔之品方能解厄。

处方：上方加蔓荆子9g，全蝎粉（吞）1.5g，蜈蚣粉（吞）1.5g。（七帖）

三诊：治风先治血，血行风自灭。迭进祛风活血，症情豁然开朗，原方续进21剂。随访其苦已失。

按语 王清任氏在血府逐瘀汤项下注解云："查患者头痛者，无表证，无里证，无气虚痰饮等证，忽犯忽好，百方不效，用此方一剂而愈。"王氏所云，即排除了其他病因之瘀血性头痛，可用此方治愈，核之临床，确有功效。《证治汇补》云："瘀血相搏，皆能为痛。"瘀滞窍络，清不升而浊不降，即出现头痛，古人早有发明。近年来用治顽固性头痛，多有应手。例一因兼有许多瘀证，不难识别，故初剂即效。例二瘀证不显，但根据病经七年，"久病必有瘀"与头痛为风之病理概念，以桃红四物汤加祛风之味，收效易捷。例三病程最长，脉涩乃瘀浊与风邪内潜之象，故重投川芎、羌活散风化瘀，初剂小安，脉沉如故，加蜂房、乌梢蛇与全蝎、蜈蚣以搜剔宿氛。脉证皆见缓解，从而获效。全蝎、蜈蚣治头痛颇效，吞服尤佳。例四头痛剧烈，时而阵发，故责之风邪，治风之法，初得之祛风可也，及其久者，即当活血，故善用桃红四物汤加苦丁茶、石楠叶、望江南等。治头痛犹如擒拿，投药多应手而效。痛如抽如掣，或如裹如蒙，石楠叶与川芎为必备之品。故治头痛不论寒热，寒配以白芷、细辛、羌活，热配以苦丁茶、望江南。

11. 阵发性摇头不止

王某，女，28岁。病史：患者阵发性头部摇动及上肢抽动已半年，因在外院医治无效而转来本院。来院时发作频繁，发则头部摇动不已，伴上肢抽动，摇至神怠无力方得小休，经针灸及服药治疗无效。

初诊：头部摇动不止，伴四肢酸楚，入夜乱梦，呓语喃喃，脉弦滑，舌紫不泽。产后瘀滞，筋失所养，血虚生风之象。

方药：①甘草6g，淮小麦30g，大枣6枚，丹参15g，铁落（先煎）30g，龙牡（各）30g，山羊角（先煎）30g，全蝎1.5g。②柴胡4.5g，红花9g，桃仁9g，生地12g，当归6g，赤芍9g，川芎4.5g，生甘草3g，枳壳4.5g，桔梗4.5g，牛膝4.5g。

两方参差服用，住院29天，症状消失而出院，恢复工作。

按语　产后百脉空虚，血不养肝，肝属风木，性喜条达，其变动为震颤强直。论治法肝主急，应甘以缓之。故取甘麦大枣汤加味，养心阴，益心气，柔肝熄风，这是辨证的一个方面。另一方面，产后最易蓄瘀，临床见多梦、呓语、舌紫等血瘀症状，故取攻补兼施之法，亦符合"治风先治血，血行风自灭"之义。查患者先在外院医治半年，补其不足有余，攻其有余不足，故无所获。临床观察，补药太过或杂药乱投的久治不愈病人，势必引起气血乖违，用血府逐瘀汤平衡阴阳，即使辨证方面没有瘀证，也往往易于取效，亦"衡法"的义旨所在。

12. 口腔溃疡例一

黄某，男，17岁。

初诊：口腔溃疡延绵三载，甚以为苦，迭经清心泄热均不为功，脉小数舌胖苔腻。从脾论治，乃变法也。

处方：苍术9g，白术9g，淮山药15g，桔梗6g，扁豆9g，蒲公英9g，党参9g，茯苓9g，清炙草4.5g，制首乌15g，炙乌梅4.5g，土茯苓30g。（十四帖）

二诊：从脾痹立法颇合病机，舌面溃疡大减，舌底仍有新生溃疡，脉小数，舌苔薄腻，守法再进可也。

处方：同上方加炒升麻4.5g。（十四帖）

药后口腔溃疡未再发作。

13. 口腔溃疡例二

严某，男，43岁。

初诊：乙肝史20余载，近年来神萎乏力，失眠，舌面红绛作痛，舌边缘溃疡反复不愈，脉小弦而数，心肝之阴不足，瘀浊之羁未得宣化之路也。

处方：白薇9g，石斛9g，麦冬9g，丹参15g，莲子芯4.5g，生槐米30g，连翘芯30g，淡竹叶9g，海藻9g，生首乌15g，升麻4.5g，生白术12g，蒲公英9g。（十四帖）

二诊：舌红绛，刺痛见减，舌边溃疡小瘥，但病势依然鸱张，痛苦呻吟，取重水救阴之计。

处方：熟地30g，萸肉9g，知母9g，黄柏9g，龟板（先）15g，山药15g，炙乌梅9g，升麻9g，淡竹叶9g，生首乌15g，土茯苓30g，虎杖15g，天冬9g，麦冬9g，莲子芯4.5g。（十四帖）

药后顿然开朗。舌边溃疡仅剩三处，再以上方续服二周，随访半年，未见复发。

按语 口腔溃疡多由外感风热之邪与心脾积热上攻，或因思虑过度，以致心肾不交，虚火上冗而致。传统多从实火、虚火论治。颜老治此，一则喜从脾治；二则习用滋肾救阴；再则擅用土茯苓、首乌、乌梅之类，补肝益肾、养血祛风、育阴生津，有画龙点睛之趣。例一从脾痹立法，重用山药健脾胃，养脾阴，14剂即获疗效。例二长期肝病，肝阴必然不足，故以大剂熟地、龟板而告痊愈。口痹小恙，其苦颇甚，临床一得，可供参考。

14. 口腔溃疡例三

田某，男，49岁。1995年5月8日入院。病史：患者年前左颊黏膜咬合时疼痛，并出现溃疡，当地医院认为属"咬合性创伤"，故以拔牙治疗，但拔牙后溃疡仍反复难愈，疑口腔恶性肿物，二次病检，均为一般炎性改变，曾服用维生素B2、华素片治疗，病情无改善，于1995年2月转入口腔科行手术切除，再次病检，病理报告仍为"炎性溃疡"。经抗感染治疗创面好转，出院后左颊黏膜处仍疼痛，咀嚼受限，张口困难，进餐时疼痛尤甚，经久难愈，西医怀疑其溃疡已恶变，建议再作病检，患者疑惧，故求诊于中医。

初诊：苔黄微腻，脉细弦滑。综合病史及病理检查所见，其恶性肿瘤可以除外。患者多次病检形成瘢痕，瘢痕挛缩以致张口困难，因瘢痕上抵抗力弱，则易形成溃疡，故经久不愈。辨其证属阳明经热，气血瘀滞，日久则成结聚。治以清热泻火，活血化瘀，软坚散结。

处方：①内服加含漱：生石膏（先煎）30g，青黛6g，黄连3g，乳香3g，没药3g，生甘草3g，延胡索10g，赤芍10g，白芷10g，白术10g，水红花子15~30g为基础方，更入三棱、莪术、生牡蛎、穿山甲增强软坚化瘀之力，1日4次口服，并予地骨皮15g，白鲜皮15g，夏枯草15g，水红花子15g，煎水含漱，1日数次，诸药共奏清热化瘀，软坚散结之效。②生肌散（市售）与珍珠粉交替局部涂擦：此二药具有化瘀生新及生肌收口作用，二药作用相辅相成，可以促进溃疡愈合。③进行功能锻炼：在服药与局部治疗的同时，嘱病人经常进行张口运动，目的在于促进局部血液循环，使挛缩的瘢痕伸展，有利于功能恢复。

守法治疗数日后，局部疼痛明显减轻。一个月后，患者张口可容纳三指，溃疡面已近愈合，故出院。嘱其出院后局部继续涂药。三个月后，溃疡完全愈合，黏膜光滑，中心有粉红色黏膜生成，局部无疼痛，瘢痕部位质地变软，张口恢复如常人。

15. 慢性咽喉炎

张某，女，45岁。病史：反复发作音哑已10多年，近两年来常失音，经门诊中西医治疗、理疗与外院治疗后无效而转来五官科住院。专科检查：双侧声带干燥，呈慢性水肿态，并有黏丝，色泽较苍白，肥厚，右侧声带黏膜下呈片状出血。拟为慢性咽喉炎，右侧声带黏膜下出血，乃收入五官科病房治疗，邀中医科会诊。

初诊：咽红而痛，声嘶不亮，缠绵日久，脉弦细小数，舌苔黄腻，干燥不润。久病入络为瘀，瘀热伤阴，风燥内袭，先以祛风润燥，化瘀泄热。

处方：银花9g，蝉衣4.5g，泽泻9g，丹皮6g，赤芍9g，黄芩9g，麦冬9g，玄参9g，北沙参9g，生地12g，桔梗4.5g，甘草3g。

二诊：服药八剂，自觉症状减轻，声带水肿消退，右侧声带黏膜下出血弥散，脉小数，舌苔黄腻尖红。瘀热入营，迫血外溢，仍当化瘀泄热，而安血络。

处方：①生地12g，赤芍9g，僵蚕9g，川芎4.5g，生草3g，红花9g，银花9g，生蒲黄（包）9g，连翘9g，黄芩9g，桔梗4.5g。②复方丹参注射液24g，加止血敏500mg加5%葡萄糖注射液500ml，静脉点滴，一日一次。

二周后，右侧声带黏膜下出血全部吸收，自觉症状消失，随访经年，病未之作。

按语 本病例延绵十余年，以往多用宣肺开音，或养阴清热，多无显效。细考病情，久病必有瘀；其次，局部肥厚、变色乃气血凝聚，脉络瘀阻，即王清任所谓："血受热则煎熬成块"；第三，出血乃瘀阻脉络迫血外溢，止血先当化瘀，故立法时贯彻从"瘀"论治这一思想，第一方祛风润燥，化瘀泄热，即获得退肿之效。对弥漫性出血，根据"血无止法"的观点，除用丹参注射外，内服药还用川芎、赤芍、红花等大剂量活血化瘀之品，卒使出血吸收，声带病变全部消失而痊愈。

16. 失音例一

沈某，女，27岁。病史：失音气急一月，因治疗无效而转来中医科，伴有沉默寡言，多疑多虑。五官科检查：耳语声音，呼吸困难Ⅱ度，但能随意志控制。咽喉部双侧声带黏膜呈珠白色，运动正常，未见小结及息肉，闭合时有裂隙，拟为官能性失音、梅核气，收入病房。

初诊：肝气久郁，气滞血瘀，始而咽喉卡卡不舒，继之失音不亮，脉细涩，舌淡苔薄。咽喉又为肺之门户，痰热久羁，脉络失于宣通，肺气失宣所致。

处方：柴胡4.5g，赤芍9g，红花9g，生地12g，川芎3g，当归6g，牛膝4.5g，桔梗9g，升麻6g，生甘草3g，桃仁9g，枳壳6g。

二诊：服前方七帖，症状消失，复查声门裂隙消失。

按语 失音又名喑症，治分"金实则不鸣"与"金破则不鸣"二种，前者为实，后者为虚。患者青年，病程不长，多思多虑，肝郁气滞，气滞血结，乃肺气失宣而致的实证病变。取方虽宗勋臣，方义实取丹溪，朱丹溪论六郁，特别重视气血之郁，善于解郁散结的治疗方法，对后世治疗神官、神衰、癫病以及某些精神病、妇科病影响较大。血府逐瘀汤解郁化瘀，倍桔梗宣畅肺气，疏肝解瘀，既解气郁又除血瘀，加升麻升阳益气，有利于声带闭合功能恢复，此方用治一般梅核气多验。

17. 失音例二

陈某，男，46岁。病史：患者于1966年大合唱时突觉胸压重物，无法发音，怕群众怀疑责难，越急越唱不出声，为逃避唱歌，以至请假在家，由其爱人陪来就诊。

初诊：脉沉迟而涩，苔薄腻，巩膜瘀斑累累，舌底静脉怒张，焦虑之情，溢于言表，已数晚不得安睡矣。杨士瀛《仁斋直指方》："大惊入心，则败血顽痰，填塞心窍，故喑不能言。"颇符此症，血府逐瘀汤主之。

处方：柴胡4.5g，桔梗9g，生地12g，生甘草2.4g，桃仁12g，牛膝4.5g，红花9g，当归6g，赤芍9g，川芎3g，枳壳4.5g，菖蒲4.5g。

服方三帖，豁然开朗，病即霍然。

按语 心为声音之主，肺为声音之门，患者缘于意外刺激，大惊入心，致血瘀清窍，肺气不利，而致卒然无音。心主血脉，脉者血之府，血府有瘀，为血府逐瘀汤之主证，故具有心经症状的血瘀患者，服此方多效，加菖蒲引药入心，倍桔梗宣肺开音，收效颇捷。前案缘于肝郁，后案大惊入心，证同因异，血府逐瘀汤加减化裁，可治多种疾病，师古而不泥古，庶可议辨证论治。

18. 失音例三

江某，男，52岁。

初诊：声带息肉术后咽部梗阻，音嘶不亮，咽痛，口干苦，口臭，唇干，牙龈破碎，五官科检查声带闭合不全，脉弦数，舌紫、苔黄腻。病经四载，反复发作，久病入络为瘀，复以术后瘀热上干清窍，清气遏而不升所致。

处方：柴胡4.5g，生地12g，赤芍12g，桃仁12g，生甘草3g，牛膝4.5g，当归6g，升麻6g，川芎2.4g，桔梗6g，枳壳4.5g，石膏30g。（五帖）

二诊：从化瘀升清之治，音嘶豁然开朗，痛势亦退。患者声称过去反复发作，疗效从未有如此神速，亦未有如此轻松。五官科复查，闭合不全明显好转，脉小数，舌红苔黄。瘀热已宜，再以前法肃其余氛。

处方：同上方加黄芪15g，去石膏。

药后症状全消，随访良好。

按语 本例为瘀阻清窍而致之失音，特征为病程长与手术后，这两点为用活血化瘀疗法之主要依据。因其内热重而加石膏，用升麻后闭合功能恢复不满意者可加黄芪，提示辨证论治的加减法则，皆为有效之经验。

19. 白塞氏病

吉某，女，34岁。病史：六年前先有口腔溃疡，继则下阴溃疡，此起彼落，反复不已。经检查诊断为"白塞氏病"，虽经中药及"激素"治疗，病情仍有反复。

初诊：近期劳累后，口腔及下阴溃疡加剧，心烦易怒，神萎乏力，胃纳不馨，月经延期，血块累累，舌红苔黄腻，脉小数。湿热毒邪浸淫营血，气血运行失常，致湿毒与瘀热互结，治当清热解毒、凉血化瘀。

处方：黄连2.4g，徐长卿30g，七叶一枝花30g，黄芩9g，黄柏9g，熟军6g，桃仁9g，红花9g，赤芍9g，蚤休15g，银花9g。（七帖）

二诊：投清热解毒、凉血化瘀之品，口腔、下阴溃疡渐见减轻，余症亦有好转。唯中脘痞胀，食入运迟，原方加味以鼓舞中州。

处方：上方加苍术9g。（十四帖）

按语 白塞氏病可归属中医"狐惑"范畴。历代多从湿热毒邪立法，如张仲景以"甘草泻心汤"治之，可谓典范。本病除与湿热毒邪有关，还与"瘀血"密切相关，故每于清化湿热剂中加入活血之品，疗效更佳。本案所用方药为三黄合桃红四物汤加减，除用于白塞氏病外，对阳明热结之糖尿病也有较好效果，可资借鉴。

20. 肉芽肿性唇炎

赵某，女，57岁。病史：口唇肿大肥厚一年余，病理检查确诊为肉芽肿性唇炎，曾多方治疗无效，以致唇黏膜纤维化，患者因惧手术，故求诊于中医。

初诊：下唇肥厚肿大，呈外翻状，唇黏膜皮肤暗红干燥，触诊质硬，主诉口唇时有麻木感，每食辛辣刺激之品，症状加重，舌质暗红，舌苔薄白，脉象沉细，症属脾经湿热，气血瘀滞，治宜健脾化湿、活血化瘀、软坚散结。

处方：生黄芪30g，生牡蛎30g，生苡米30g，元参30g，水红花子30g，生地10g，赤芍9g，当归9g，白术9g，穿山甲10g，夏枯草10g，茯苓15g，泽泻15g。

依法治疗3个月后，病情已见好转，口唇肿大程度减轻，质地变软。在原方基础上减泽泻、夏枯草，将生牡蛎加至50g，更入三棱10g，莪术10g，桃红10g，泽兰15g，以加强化瘀通络之力。守方连服数月，口唇黏膜质地柔软，恢复如常人，追访二年余，迄今未复发。

按语　肉芽肿性唇炎中医称之为"茧唇"。其病因病机：①脾经风热，脾开窍于口，其华在唇，脾受风热侵袭，营血不和，气血内滞，而生唇病。②脾运失司，水湿停滞于肌肤而肿胀。③饮食不节，过食辛辣油腻之品而生湿热。古人云："诸湿肿满，皆属于脾。"可见唇肿与湿有关，其唇舌暗红乃是有瘀之证，治以健脾利湿，活血化瘀软坚散结，方中以茯苓、白术、泽泻、生苡米健脾益胃，利水去湿，通皮间风水，当归、元参活血消瘀，并重用牡蛎、夏枯草、水红花子及三棱、莪术之品，以加强软坚散结之力，使其血脉通顺，诸症乃除。

21. 视网膜静脉阻塞

黄某，女，48岁。病史：左眼视力突然下降，经眼科检查诊断为"视网膜静脉阻塞"已有两个月，左眼视物模糊，易于疲劳，时喜闭目，伴有头痛眩晕，心烦易怒，口燥咽干，心悸失眠。检查视力：右眼1.5、左眼0.1，双眼外观端好。眼底检查：视网膜动脉变细，静脉充盈迂曲，颞上枝阻塞，网膜出血呈暗红色，来中医门诊求治。

初诊：左眼视力下降两个月，头痛心烦，脉弦数，舌红苔腻。水亏木旺是其本，瘀热迫络乃其标，急拟育阴活血，以冀复明。

处方：生地20g，杞子12g，滁菊花10g，女贞子10g，决明子30g，茺蔚子10g，川芎10g，红花10g，桃仁10g，车前草30g，丹参10g，生蒲黄（包）9g。（三十帖）

上方加减治疗3月，诸症逐渐减轻，左眼视力提高到0.9，眼底出血已见吸收。

按语　视网膜静脉梗塞，相等于中医"视瞻昏渺"、"暴盲"、"青盲"等范畴。目所以能视万物，必赖五脏六腑精气上注于目，临床所见，多为肝肾阴亏，虚火上升，煎熬血液成瘀，以致脉络涩阻为常见的病机。故本例以生地、杞子、女贞子等滋肾养阴；菊花、决明子、车前草等清肝明目；茺蔚子、川芎、红花、桃仁、丹参等活血通络，诸药共奏养阴通络之力，屡治多验。其中蒲黄能使出血吸收，不留痕迹，不可或缺。

22. 球后视神经炎

袁某，男，56岁。病史：患者在1985年某日晨感二眼眶疼痛，眼球牵动作痛，视力逐渐减退，昏糊不清，仅能见到物体轮廓，当时拟诊为球后视神经炎，予以抗生素、激素、神经营养剂等治疗，但无效而来本院。眼科检查：视力左、右仅见手动，双眼不充血，目光迟钝，角膜光泽，前房深浅正常，瞳孔散大，大小约6mm，对光反射消失，晶体反光增强，眼底视神经乳头界尚清，色淡，动脉纤维反光增强，网膜无血渗出，黄斑反光消失。

初诊：肝肾两亏，精髓不足，血少目失濡养，患者形体肥胖，平素过食肥甘，痰湿偏重，而致中焦脾胃运化失常，水谷不能化为精微，清阳不升，浊阴不降，李东垣曰："阳气不升，则阴火上升。"脉弦数，舌红苔腻。先宜升阳降浊，益气聪明汤加减。

处方：葛根9g，升麻9g，蔓荆子9g，党参9g，黄柏6g，炙甘草3g，生石决（先煎）15g，炙黄芪12g，柴胡6g。（四十帖）

二诊：肝为血海，开窍于目，视盘处淡白不华，皆血不能上荣所致，加活血药希速其效。

处方：当归身9g，川芎3g，升麻9g，党参9g，黄柏6g，白芍9g，熟地30g，葛根9g，炙黄芪12g，柴胡6g，蔓荆子9g，杞子9g。（二十四帖）

三诊：眼科复查，视力左、右：0.03，双眼同视：0.04，两侧瞳孔大小约4mm，对光反射存在，眼底变化不大，视野仍较窄，脉弦数已缓，舌苔薄腻，守方更进一筹。

处方：同上方去蔓荆子、黄柏。加茯苓12g，淮山药9g，泽泻9g，山萸肉9g，丹皮6g，五味子3g，白术6g。（一百帖）

患者已能看清拳头大小的字迹，视力左、右：0.05，眼底双视盘色淡，动脉轻度硬化，予以门诊随诊，带回中药断续服用。一年后患者从家乡来信，自诉双眼视力在出院后有进一步好转，刻下视力左、右：0.08，生活自理，一般情况好。

按语 球后视神经炎，现代医学尚无满意的治疗方法，预后较差，中医称之为"青盲"。《难经》云："肝气通于目，肝和则能辨色。"《内经》指出："肾虚则目眦目芒无所见。"气血充足，肝气上升，则目中即有主宰，五脏之精，各展其用，而肾司其明，肾气肾水必须充满，眼才能发挥视觉作用。故立法以培补肝肾为主，参以活血行血，使药得其所收效倍捷，原缘于此。俗谚有"眼百帖"之称，意谓论治目疾，最少要百帖才有效果，信不诬也。

23. 眼内出血例一

黄某，男，8岁。病史：右眼三天前被同学击伤，眼痛，视力消失，转来中医科。住院检查，视力右眼光感，左1.2，右球结膜充血（2+），睫状充血重，前房充满积血，见不到瞳孔及虹膜，右眼压5.5/3.5＝22.38mmHg，X光摄片：右眼内未见异物。诊断：①外伤性前房及玻璃体出血；②继发性青光眼。在局麻下行前房穿刺术，放出前房少量积血，眼压正常，右眼玻璃体大量混浊物，视力仍未进展，遂请中医会诊。

初诊：患儿右眼外伤，血贯瞳神，视力消失已两周，时有心悸气短，烦躁，脉细数，舌质红润。离经之血瘀于眼内，血蓄于上，当活血化瘀，清肝明目，引血归经。

处方：桃仁9g，红花4g，生地12g，赤芍9g，夜明砂（包）9g，当归9g，川芎4.5g，蝉衣4g，牛膝4.5g，草决明9g，生蒲黄（包）9g。（三帖）

药后24小时即见眼前指数，三剂后，视力可见五米以外人物，连服20剂，右眼视力增至0.8，后以育阴健脾调理，出院后随访二年，视力1.2未变。

按语 经云"目得血而能视"，古人早已认识两目直接与血分有关。李梴为此作了注解，指出："行血为治目之纲。"又云"血为目之主，血病则目病，血凝则目胀，血少则目涩，血热则目肿，"根据临床体会，还可加注"血瘀则目眜。"李梴又云："古今治者，只以活血凉血为上策，而以滋阴降火以收功，此盖治目之大纲，因无积而必收十全之功，医者不可以不审也。"明·徐春甫《古今医统》称此为"血灌瞳仁。"注云："此因外物击伤，不曾散行败血，以致血灌瞳仁，或肿或胀，疼痛难开，不治则失明。"皆为经验之谈。

24. 眼内出血例二

郭某，女，74岁。病史：高血压、糖尿病史10余年，左眼外伤失明已九年。一个月前又因跌仆，右眼眼内出血，视力顿失，诊为"右眼玻璃体出血"，在门诊曾服中药、西药治疗，视力一度改进，后又因出血而再度降低，仅有光感而收住中医病房。

初诊：血虚肝旺，外伤后血灌瞳仁，眼前仅有光感，历时三旬，心烦心悸，脉小弦，舌红苔薄白腻。血瘀肝络，治以活血化瘀，柔肝潜阳。

处方：丹皮9g，赤芍9g，生地12g，红花9g，杞子9g，生蒲黄12g，杭菊9g，谷精草9g，珍珠母30g，草决明18g，生决明15g，牛膝6g。

一二剂后可见到30米外的篮球架，能辨颜色，唯近视尚觉模糊，嘱服杞菊地黄丸巩固疗效。

按语　眼外伤最易导致视力功能障碍，出血或渗出等可使透明组织发生混浊，视力受到影响，如病理物质不吸收，在眼内机化、结瘢，威胁眼球安全。对眼内积血吸收，组织的修复，防止感染，减少机化的形式等方面，中医活血化瘀疗法有较好疗效。例一治疗及时，无后遗症；例二则缠绵反复，可资佐证。

25. 眼底出血例三

潘某，女，54岁。病史：自1979年始有"三多"症状，1983年因视力下降经它院检查诊断为"糖尿病眼底变化"。就诊前日突然右眼模糊，有黑影、红光，视力左侧0.06，右侧仅见眼前手动，眼底检查示"右玻璃体有团块状积血，周边网膜可见"。

初诊：消渴有年，目眚，右眼几已失明，口苦，便艰，舌红，苔薄，脉弦滑，肝肾不足，阴虚火旺，脾失健运，瘀热上犯清窍，当滋阴健脾，清热化瘀。

处方：知母12g，川柏9g，淮山药20g，山萸肉9g，生地12g，泽泻12g，茯苓9g，丹皮9g，生大黄（后下）9g，苍术9g，生蒲黄（包）9g、青葙子9g，木贼草12g，玄参12g，十灰丸（包）15g。（十二帖）

二诊：目糊减轻，前法再进一筹。

方药：知母12g，川柏9g，山药20g，萸肉9g，生地12g，泽泻12g，茯苓9g，丹皮9g，生大黄（后下）9g，苍术9g，生蒲黄（包）9g，木贼草12g，玄参12g，水红花子9g，景天三七9g，十灰丸（包）15g。（二帖）

三诊：视物模糊明显改善，舌红苔薄，脉小数，肝肾不足为本，瘀滞脉络为标，取养血活血，清肝健脾。

方药：生地12g，玄参9g，桑叶9g，菊花9g，丹皮9g，苍术9g，赤芍9g，青葙子9g，生大黄（后下）9g，生蒲黄（包）30g，十灰丸（包）15g，水红花子9g，木贼草12g。

19帖后症情稳定，视力恢复至0.2，眼底检查示"玻璃体积血吸收，眼底隐见乳头血管"，再以原方巩固。

按语 眼底出血为糖尿病常见并发症。本例消渴已属下消，由于肾阴亏损，阴虚火旺，肝阳上扰，瘀结络脉。出血总缘于热，血证不离乎瘀，故用生地、蒲黄、十灰丸、水红花子止血不留瘀；生大黄化瘀降火；加用木贼草、青葙子、桑菊，寓明目以疏风之中，风火同治，而安血络；方中苍术，本为眼科要药，独具解"二阳结"之妙，亦为糖尿病必用药。

26. 喉淀粉样变

王某，男，51 岁。病史：反复声音嘶哑一年半，于二月前在全麻下行喉镜检查并作病理切片提示"喉淀粉样变"，予手术治疗。术后未及二月，音复声嘶不扬，于 1994 年 8 月 10 日再次复查喉镜提示"左侧声带前端呈黄豆大小突起，右侧声带中段绿豆大小突起，声门 3mm 缝隙。"诊断为"喉淀粉样变病"。

初诊：反复声嘶一年半，术后更甚，喉镜检查见喉部新生物，舌紫苔薄腻，脉小滑。术后留瘀，痰瘀交阻肺门，蕴结成块，拟宣肺化痰，软坚消肿。

处方：炙麻黄 6g，葶苈子（包）15g，山慈姑 9g，僵蚕 9g，赤芍 9g，桃仁 9g，威灵仙 9g，白前 9g，大贝母 9g，海藻 9g，昆布 9g，生牡蛎（先煎）20g，大力子 9g，胡黄连 4.5g，牛黄醒消丸（吞）3g。（十四帖）

二诊：药后自觉咽喉较爽。发音亦亮，新增咳嗽有痰，右胁隐痛、脉小数，苔薄腻，前方合拍，加味以进。

处方：同上方加橘络 4.5g，桔梗 4.5g，生甘草 3g。（十四帖）

注：经服药 28 帖，于 1994 年 8 月 14 日复查喉镜"左侧声带肥厚增生，未见明显淀粉样瘤新生物"。

按语 喉淀粉样瘤较少见。目前西医尚无根治办法，术后复生，治更棘手，文献中亦有引起恶变之报导。根据其临床表现属中医学"喉痹"范畴，"痹者，不通也。"从术后留瘀、痰瘀交阻肺系、蕴结成块，投以泻肺实、逐痰瘀，一方不变而取速效。其中一味白前，作为引经之品，以"脏真高于肺，以行营卫阴阳也，不行焉则为厥为积矣，"白前"主胸胁逆气，咳嗽上气，呼吸欲绝"甚当。牛黄醒消丸乃治糜肿圣药，借其走窜之性，加强营卫之流行，以达气通血活之目的。

27. 咽部淀粉样变

刘某，男，57 岁。病史：患者常感咽部不适，痰多，经五官科检查，发现声门下新生物，多次直接喉镜检查及活检为"慢性炎症"。后因症状加重，音嘶不响，故又再次活检，结果为"淀粉样变形"。请中医会诊。

初诊：音嘶半载，咽头灼热作痛，多语则剧，干槁喜饮，大便维艰，脉细弦小数，舌紫苔薄，金实则不鸣，所谓实者，乃痰瘀胶结不化所致。取化瘀软坚，祛痰开音。

处方：香白薇 12g，赤芍 15g，丹皮 9g，生牡蛎（先煎）30g，海藻 9g，昆布 9g，蝉衣 4.5g，炙兜铃 9g，生诃子肉 12g，葶苈子 9g，花粉 12g。

上方断续服用半载，曾加减用过桔梗、甘草、射干、紫菀、贝母及小金片。五官科复检，局部肿块有缩小，但症状时有反复，咽痛甚时如撕裂状，至以为苦，西药常用抗生素未已。

二诊：咽头梗阻，痰黏不爽，痛则如裂，音嘶不亮，诸症此起彼落，脉细弦小数，舌红苔薄，所以然者，殆火郁未已之故。

处方：川连 2.4g，水红花子 9g，紫草 12g，丹皮 9g，赤芍 12g，僵蚕 9g，黄芩 9g，生甘草 3g，芦根 30g，桃仁 9g，桔梗 9g。

服此方三月，症状稳定，即复工。工作时侃侃而谈，亦不觉其苦。用此方后即未用抗生素。一度加细辛、川芎、丹参等通阳化痹，服之尚能安受。自觉症状基本消失。

按语 喉头淀粉样变性，较少见，现代医学无根治疗法，文献中亦有转为恶变之报告。颜老试据"喉痹"病理，从痹阻不通例立法以化痰祛瘀之法开其结。但因患者反复感染，初未有效，后乃加；黄连、黄芩、水红花子、芦根等先去火郁，使痰瘀之邪失去火炎之势，随见苟安之局。病经七年，坚持工作。

28. 牛皮癣

严某，男，32 岁。病史：银屑病反复不已，以入秋为茂，平时血胆红素偏高，由四肢延及鼻唇周处，历 20 余年，逐渐加重而多处求治，尚无寸效。

初诊：风湿热毒久羁腠理，银屑病 20 余载，面及四肢红色皮疹脱屑。比增脘胁隐痛，脉小数，苔花白，治当疏风化瘀、清热化湿而通络脉。

处方：麻黄 9g，桂枝 9g，茵陈 30g，山栀 9g，生军（后下）9g，柴胡 9g，川芎 9g，对坐草 30g，平地木 30g，徐长卿 30g，拉拉藤 15g，苍术 15g，白术 15g，枳壳 9g，土茯苓 30g，白蒺藜 30g。（二十一帖）

二诊：面部银屑已一扫而光，偶尔胸痞，再守原法。

处方：同上方加川朴 6g。（二十八帖）

四肢银屑见好转，前方出入，以资巩固。

按语 牛皮癣痼疾，反复发作。本案年甚一年，波及周身，且兼杂胆红素偏高。以茵栀黄为主方，颇具巧思使湿热瘀从下趋解，又用麻桂作用于表，内外分消。其中以徐长卿、拉拉藤、土茯苓、白蒺藜四味为主药而重用，取白蒺藜之主风、主气、主化，又可通邪，其性宣通，能运能消，宣散风热甚有效力；土茯苓取其入络，搜剔湿热之蕴毒；而徐长卿则散风胜湿；拉拉藤《别录》认为"主瘀血，"四味协同则风湿热瘀由肌腠而外达，故其效著。案中苍白术健脾运湿，护中土而利吸收，用量独重，皆取效关键。

29. 神经性皮炎

张某，男，35 岁。病史：患者于 6 月前夜间乘凉受风，时感全身轻度瘙痒，一周后瘙痒逐渐加重，全身散在红色粟样皮疹，搔破后流血水，痒痛不堪，如坐针毡，痒剧时须用皮刷遍刷全身，方能止痒片刻，旋踵又作，曾在多家医院皮肤科就诊，诊断为"过敏性神经性皮炎"。虽有小效，停药即发，遂来就诊。

初诊：全身皮肤血水淋漓，坐立不安，时时瘙痒，面色晦暗，形体消瘦，舌紫暗苔薄白，脉细涩。久病入络，瘀血阻滞，阴血暗耗，虚风内生，"治风先治血"，桃红四物汤加减。

处方：当归尾 15g，桃仁 9g，红花 9g，赤芍 9g，川芎 15g，生地 12g，荆芥 9g，防风

9g，蝉衣9g，蜂房9g，白鲜皮12g，川连3g。（七帖）水煎服，三汁去渣外洗。

二诊：药后全身痒痛大减，血水渐干并结痂，心烦亦除，唯感腹胀纳差，舌苔薄腻，脉细。前师已使顽石点头，当宜击鼓再进。

处方：上方加苍术9g，七帖而安。

按语　神经性皮炎归纳于"血风疮"范畴，《医宗金鉴》曰："血风疮证发通身，粟形瘙痒脂水淫，肝脾二经风湿热，久郁燥痒抓血津。"此证多由风邪外袭，或感受湿热毒邪，郁于肌表，以致湿随毒行，浸淫全身，风甚者则痒愈剧，初起可以祛风利湿为主。然由于风邪郁久不解，必使血瘀内停，暗耗营血则虚风内生，内外合邪而呈虚实夹杂之局，宗"治风先治血，血行风自灭"之旨，用桃红四物汤加味，使瘀血得以祛除，邪毒得以疏解，常有桴鼓之应。本例用桃仁、红花、赤芍、川芎活血化瘀；生地、当归养阴补血；荆防、白鲜皮、露蜂房、蝉衣祛风解毒。并配合外洗，内外同治其效更佳。

30. 顽固性湿疹

刘某，男，25岁。病史：有遗传性湿疹病史17载。乃父同病。八岁时起病，红疹遍布全身，初起细瘰如粟米，瘙痒流脂，蔓延成片，累累焮红，遍访名医，鲜有成效。

初诊：红疹肿胀，遍及全身，瘙痒难忍，入夜更甚，难于入寐，或梦中因瘙痒而醒，烦躁，搔破处溃烂成片，滋水外溢，夹杂血浊，痛痒迭加。舌红而绛，苔黄，脉弦滑而数。急性皮肤病有渗出者，多取宣肺散风法，慢性皮肤病用活血化瘀法，乃取"治风先治血，血行风自灭"意，此证古称"血风疮"或"浸淫疮"，一属风，一属湿。河间云："疮者毒之外候也。"创双解散、通圣散，合驱风、散湿、消瘀、解毒于一炉，颇有深意，今取其意而不泥其迹。

处方：麻黄15g，紫草9g，生大黄（后下）4.5g，水牛角（先煎）30g，黄连4.5g，连翘心30g，防风9g，苍术9g，黄柏9g，土茯苓30g，黄芩9g，水蛭3g，海藻9g，龙葵15g，蛇莓15g，蜀羊泉15g。（七帖）另取生杏仁30g，捣烂，敷最痒处；玉竹250g煎汤浴体。

二诊：药后症势见轻，药症合拍。

处方：宗原法续进14帖。连续治疗二月，症情基本控制。

按语　《诸病源候论》曰："肺主皮毛，脾主肌肉，气薄腠理，风邪夹湿乘入，化为热毒，侵食肌肤，浸渍血脉，延扰日久，浅则外淫而脂液不停，深则内寄而烦躁不安。"故治主外化秽毒，内清积毒；但药峻多伤气血，而药缓邪毒留恋，欲弥其患，仿河间双解、通圣意，治愈多种皮肤顽疾，其效胜于河间原方。若瘙痒干裂，白屑杂以血迹，则去生军、黄连，加生首乌30g。思路新颖，外用药物立意奇特。

31. 带状疱疹

华某，男，68岁。病史：左胁带状疱疹3年，局部疹疮，红势虽退，而胸胁皮肤疼痛不已，胜似火燎，久治不愈，前来就诊。

初诊：左胁缠腰蛇丹3年，局部疱疹已消，红势亦退，患处疼痛如灼，不能触按，大便干结不畅，舌暗红，苔薄，脉弦数，诸痛痒疮，皆属于心，而胸胁为肝之分野，当以清心凉血，泻火解毒。

处方：生地黄15g，水牛角（先煎）30g，丹皮9g，赤芍9g，白芍9g，紫草9g，胡黄连4.5g，七叶一枝花30g，连翘芯9g，生甘草9g，当归9g，绿豆衣9g。（十四帖）

二诊：药后大便得以畅解，痛势一度减轻，而局部仍有灼热，舌暗红，苔薄，脉弦数，心肝之火仍炽，前方加味再进。

处方：上方加龙胆草9g，蒲黄（包）15g。（十四帖）

三诊：大便已畅，灼热亦退，唯疼痛未已。舌暗红，脉弦细无力。火热大势已挫，而久病气营亏虚，表气不固，余邪难以尽解，当扶固表气而清余邪。

处方：黄芪30g，白术9g，防风9g，当归9g，芍药15g，甘草4.5g，丹皮9g，丹参15g，失笑散（包）9g，珠黄散（吞）1支。（十四帖）

四诊：前以扶正固表，清营化瘀，痛势顿消，脉数见和，精神豁然开朗，三年之顽疾得以解除，为图巩固，原方续进。

按语 缠腰火丹，又名火带疮、蛇串疮，即今之带状疱疹。其临床表现主要为皮损、疱疹和疼痛。然其皮损易愈，疱疹易消，唯疼痛不仅剧烈而且持久，年龄越大，疼痛越缠绵难已，病人痛苦不堪，医者竟至技穷。临床体会，首先根据燎灼之痛，当属心经之邪火，故清心凉血解毒当为基本治法。病久必定入络为瘀，故化瘀活血之品必不可少。本例以玉屏风散合当归芍药甘草汤加蒲黄与珠黄散，寓扶正拔邪之义，竟使三年痼疾获效，虽属伴中，其义可取。中医易为而难学，信然。

32. 皮肤阵发性潮红

胡某，男，46岁。病史：患者一年来突然全身皮肤发红发热，活动或看书后即明显，开始时发作较稀，一月1至2次，数天后自退。近来发作频繁，甚则可持续数天不退，以面部、胸部、上肢潮红较着，伴发麻、火烫等感觉，始诊为"划痕症"，"自由神经功能紊乱"，后经脑电图检查，发现有异常波，拟为癫痫反应。

初诊：面红如火，波及胸颈，脉数，舌紫。古人认为红点、血缕、红丝皆属瘀症，乃从瘀热入营例立法。

处方：丹参18g，红花9g，山甲9g，桃仁9g，赤芍9g，丹皮9g，川芎4.5g，泽兰12，生地12g，牛膝9g，生首乌12g，广犀角粉（吞）3g。

每日一剂，另用丹参注射剂，每日肌注2ml，服药50帖后，症状基本消失，皮肤偶有潮热感，已不发红。

按语 中医认为面红如荼，赤晕如霞的症状，皆属血分有热。本病例诊断其具有瘀血之依据有四：久病，感觉异常，脑电图异常，舌紫。因此，即以清营化瘀之法。清·薛立斋称这类疾病为"赤白游风"，其病因为肝火内热，阴虚火动，外邪所乘。古为今用，处方亦守其义，方寓犀角地黄汤镇肝育阴、参以化瘀清热，用治同病，多有效者。曾治宝应县王某一例，较顽固，后投羚羊合全蝎平肝熄风，再加水红花子、紫草、丹皮、生地、赤芍凉血化瘀而获效。故研究活血化瘀的法则，要多掌握一些变法，才可提高疗效。

33. 色素性紫癜性苔藓样皮炎

董某，男，55岁。病史：开始于右足背出现多数针头大之红色皮疹，呈小片状，轻度瘙痒，一月后左足背亦出现同样损害。此后皮疹逐渐增多，发展到双小腿，曾应用抗过敏药物，未见效果。家庭中无类似病史。

初诊：右小腿伸侧有 10 处 1～2cm 直径之皮损区，边界清楚，表面呈轻度苔藓样变，中央及边缘可见多个针尖大小之紫癜分布及黄褐色色素沉着。左小腿亦有六处同样损害，舌质暗红，苔净，脉弦。血瘀内阻，溢于外络。拟疏肝利气，清热化瘀。乃衡法也。

处方：桃仁 9g，红花 9g，赤芍 9g，川芎 4g，当归 9g，生地 30g，枳壳 9g，柴胡 6g，桔梗 9g，牛膝 9g，生草 6g。

服药 20 帖，大部分紫癜损害消退，瘙痒减轻，继服 20 帖，皮疹消退，仅遗留色素沉着。

按语 本病属慢性紫癜病之一种，其病程缠绵多年不愈，西医无特效疗法。祖国医学认为此病乃系由于血瘀内阻，溢于外络而见发斑，郁久血燥伤阴则肌肤失养，故有皮肤粗糙而作痒的症状。治以活血化瘀，宣肺清热。本例使用血府逐瘀汤贯通气血，以消瘀滞，方中重用生地清热润燥，倍桔梗畅宣肺气，因肺主皮毛，为不可缺少的引经药物。

34. 寻常疣

胡某，男，24 岁。病史：突然发现右手食指端伸侧和中指端侧缘生出两个绿豆大小的淡红色丘疹，质中度硬，触之微痛，边缘清楚，表面粗糙不平。两个月来，丘疹表面皮肤转为淡黄色，且逐渐增大。西医诊断为寻常疣。

初诊：右手食、中指起刺瘊已两月有余，质硬，压之疼痛，不易挖除，舌红苔薄，脉弦而细。热毒之邪入侵血分，血受热煎熬成瘀，久久不退而成疣，治宜活血软坚，清热解毒。

处方：生牡蛎（先煎）30g，煅牡蛎（先煎）30g，赤芍 9g，红花 6g，桃仁 9g，大青叶 15g，板蓝根 15g，紫草 l5g，土茯苓 30g，连翘 9g，生甘草 6g。

七帖后已缩小一半，后则全部消退，不留痕迹而痊愈。

按语 寻常疣是常见的病毒性皮肤病。祖国医学称之为"千日疮"、"枯筋箭"、"木刺瘊"，俗称刺瘊或竖头肉，多因热毒侵淫营血，煎熬而成。薛立斋称："疣属肝胆少阳经，风热血燥，或怒动伤肝，或肝客淫气所致，盖肝热水涸，肾气不荣，故精亡而筋挛也。"颇有见地，临床多见用平肝软坚，活血清热之法而获效。如本例以牡蛎、赤芍、红花、桃仁平肝软坚、化瘀通络，重用大青叶、板蓝根、土茯苓、紫草、连翘、生甘草等祛除热毒。用治寻常疣、扁平疣等病毒性皮肤病，都可取得较好的疗效。

第十章 妇科病证

"女子以肝为先天"，肝与人体气血关系最密，故颜老常从气血论治妇科疾病。其常用治法有五：①解郁活血法，适宜于月经提前或延后，经水或少或多，有血块，经来腹痛，伴胸胁肋隐隐胀痛，喜怒无常，举止乖违者。此类证候常由于肝气郁积，血海有瘀，每用血府逐瘀汤加减而取效。②散寒活血法，适宜于经来少腹疼痛，痛势剧烈，畏寒，喜温喜按，经来色暗，有血块，舌紫苔薄，脉紧者。证属寒邪致瘀，常见于女科痛经、不孕、附件炎、宫外孕等。常用少腹逐瘀汤、生化汤、自拟经验方化瘀赞育汤等治疗。③祛痰活血法，适宜于妇人形体肥胖，闭经，带多，少腹痛，舌紫苔白腻，或黄腻，脉弦滑，西医诊断多为多囊卵巢综合征、卵巢囊肿、子宫肌瘤等。常用祛痰软坚药如海藻、昆布、半夏、南星、橘络、白芥子、山慈菇、牡蛎、黄药子等。④清热活血法，适宜于盆腔炎、附件炎、宫颈炎症见少腹疼痛、带下黄赤臭秽、内热烦闷、急躁易怒、舌紫苔黄、脉弦数，证属瘀热内结者。常用桃红四物汤，加女科常用之红藤、败酱草清热活血，土茯苓、墓头回清热化湿，多能奏效。⑤补奇活血法，临床凡产后或小产，以及崩带、癥瘕日久，奇经八脉损伤，虚而不复者，最宜用之。此法乃由清代名医叶天士所创用，颜老用于崩漏不止、带下绵绵、胞宫癥瘕、小腹下坠、腰酸腿软、舌体瘦、脉细涩者多验。

1. 痛经例一

方某，女，16岁。病史：自14岁初潮后，每于月经来潮即感少腹剧烈疼痛，难以忍受，伴有恶心呕吐，经来不畅，紫暗挟块，多方求治未效。

初诊：痛经二载，每于行经发作，经量少而色紫，一周方净，脉沉细，舌淡紫苔薄，证系冲任寒冷，瘀阻胞宫，治拟温经活血，通络止痛。

处方：当归12g，川芎9g，白芍9g，赤芍9g，桃仁9g，益母草10g，玄胡索9g，五灵脂9g，茯苓4.5g，小茴香3g。（七帖）

二诊：药来经痛大减，血色转红，血块亦少，呕吐已瘥，可每于行经前期调理。

处方：上方加白术9g，香附9g，桂枝4.5g。

按语 痛经病因有虚有实，有寒有热，有郁有瘀，症状颇为复杂，如再合并兼证，辨证更难。宋·陈自明《妇人良方》云："妇人经来腹痛，由冷风客于胞络冲任。"本例系青年女子，由于经期受寒，气血阻滞，胞络不畅，不通则痛，故致痛经。在治疗时，宜遵温通原则，所以用五灵脂、小茴香之性温，能通利血脉而散瘀血，当归为补血调经之要药，配川芎、赤芍、桃仁、益母草活血行瘀，延胡索化瘀止痛。二诊加白术健运脾土，与归芍养血敛阴，固本清源，乃治青春期痛经之应具步骤。亦少腹逐瘀汤治痛经之变法，录之以备参考。

2. 痛经例二

朱某，女，47岁。病史：痛经10余年。每届经期，少腹疼痛逐渐加重，时因疼痛难忍而呼号叫喊，甚则昏厥。多方医法，痛终未减，影响工作，至以为苦。

初诊：经色暗红，时夹血块，腹冷痛，右胁痞胀作痛。舌紫，苔薄，脉细涩。瘀浊交搏，冲任无权，拟投少腹逐瘀汤加减。

处方：官桂4.5g，小茴香3g，元胡9g，甘松4.5g，没药4.5g，五灵脂9g，红花9g，当归9g，甘草6g，生蒲黄（包）9g。（七帖）

二诊：药后痛势大减，月经已净，右胁痞胀作痛，不宜再事攻伐，转以疏肝理气。

处方：柴胡4.5g，川楝子6g，元胡6g，生香附9g，枳壳4.5g，川芎4.5g，桔梗4.5g，当归9g，白芍6g，甘草3g。（七帖）

按语 经期腹痛为经血不通之候。多因情志不舒，气滞血瘀，感受寒邪，嗜食生冷而致血脉凝滞，或素体阳虚，阴寒内盛，血被寒凝，乃致血瘀经脉而腹痛。少腹乃厥阴之界，厥阴乃寒热之脏，肝失疏泄，气滞血瘀，其痛遂作矣。治疗之法以通为主，多用温经逐寒，祛瘀止痛，少腹逐瘀汤化瘀止痛，效果特著。经净后，右胁痞胀作痛，乃肝气郁滞之象，故易方疏肝理气，病逐痊愈。

3. 卵巢囊肿

朱某，女，45岁。病史：右乳腺癌术后，两月中经来四次，B超发现：卵巢囊肿，约4.1×4.1cm。因不愿手术治疗，而来门诊。

初诊：足厥阴经抵少腹，环阴器。术后瘀热挟痰浊循经下注，结聚于少腹，苔薄腻舌紫，脉弦滑。当化瘀祛浊，软坚散结，扶正祛邪。

处方：当归9g，赤芍9g，生蒲黄（包）9g，黄药子15g，莪术9g，威灵仙9g，路路通9g，黄芪15g，生牡蛎（先煎）30g，生香附9g，川牛膝9g，海藻9g，昆布9g，王不留行9g，制南星9g。（三十四帖）

二诊：药后经医院检查，原有囊肿已消失，因存疑虑，复去长海医院检查证实，遂以桃红四物汤善后。

按语 卵巢囊肿属中医"癥积"范畴，该患者因月经异常而检出。活血化瘀，软坚散结乃正治之法。其中黄药子一味，取其入足厥阴领诸药而散血、解毒、消癥。而黄芪、生香附二味相伍，有相辅相成之妙。盖生香附乃足厥阴肝、手少阳三焦之气分主药，香窜能兼通十二经气分，与莪术、威灵仙相合则气行血亦行，湿化痰不聚；黄芪益气扶正，气旺能行血，气旺亦能化湿行痰，故其效甚捷。凡治癥积，当补益攻伐相兼并进，方为正治。

4. 更年期综合征

陆某，女，61岁。

初诊：患者二三年来，每感心中烦懑汗出，多语亦面赤汗濡，夜间阵热，汗出如蒸，遍治无效。初诊时除主症外，艰于入寐，胸胁隐痛，厌与人交往，头痛悸惕。舌紫苔腻，脉小数。心肝二经瘀热交搏，营卫乖违，法当疏肝清心，化瘀泄热。

处方：柴胡 9g，山栀 9g，川连 2.4g，生地 12g，当归 9g，桃仁 9g，红花 9g，赤芍 9g，枳壳 6g，桔梗 6g，牛膝 6g，川芎 9g，青皮 6g，莪术 9g，海藻 9g。

二诊：服药 14 帖，热溅汗蒸悉除，再以原方续服 14 帖，自感身轻体捷，缠绵三年之苦恼即告痊愈。

按语　以天地之雨而名之，医者多以清法、补法、摄纳法、固密法治，难以取效者多在辨证不清。妇女绝经前后之更年期综合征，汗出冤苦烦溅，其与心绪密切相关，守气血调畅之旨，治以疏肝化瘀，宣导郁结所实。海藻咸能软坚、引火归宅，与川连相佐，有泻南补北之效，山栀、青皮、莪术擅发木郁，且苦能泄实，服药 28 剂，宿疾则解，贵在药与证合，以中医辨证为准绳。

5. 产后痹症

徐某，女，39 岁。

初诊：高龄难产，百脉空虚，风寒乘隙而入，头痛，下肢浮肿，四肢关节疼痛，屈伸不利，脉濡弦，舌苔薄腻。外邪不去，慎于投补，亟当疏风调卫，养血护营。

处方：麻黄 4.5g，桂枝 4.5g，细辛 4.5g，白术 9g，附子 9g，泽泻 9g，猪苓 9g，茯苓 9g，白芷 9g，苍耳子 9g，蔓荆子 9g，防己 9g，羌活 9g，独活 9g，益母草 30g，地鳖虫 4.5g。（四帖）

二诊：痹证脉络为风寒所侵，夹以痰浊，阻滞不通，药后痛势已减，仍形寒，四肢拘挛，冒风则痛，面色萎而不华，脉沉细，苔白腻，取前法加活血化瘀。

处方：上方加川芎 12g。（四帖）

三诊：五积散加减，暂使痹证少缓，刻值气候寒热不定，又萌下肢浮肿，脉沉细，舌苔白腻，温经通络，驱风逐湿可也。

处方：川乌 9g，草乌 9g，桂枝 6g，细辛 6g，生紫菀 9g，乌梢蛇 9g，羌活 9g，独活 9g，防风 9g，防己 9g，当归 9g，生米仁 30g，川草薢 9g，赤芍 9g，白芍 9g，清炙草 4.5g。（七帖）

四诊：服乌头煎后，疼痛已瘥，舌苔薄腻，脉细，改独活寄生汤加黄芪、续断为丸，调治之。

按语　产后体痛当以痹证治，经曰"风寒湿三气杂至，合而为痹，"然产后又有百脉空虚之特点，故治当标本兼顾。因百脉失养，经脉拘急，属风者易入易出，属寒者易入难出，属湿者必挟风寒，更难治。故有"湿性黏滞"之谓。本例以寒湿为重，五积散先解经中寒湿，再以乌头煎攻逐络道寒湿，步调并然，然因于产后之虚，复以当归、芍药甘草汤殿后，以当归养血，芍药和血，甘草宁血，此方与生化汤、当归补血汤呈三足鼎立之势，产后百病，无不从兹化裁而获效者。

6. 功能性子宫出血

仲某，女，42 岁。病史：月经过多，来潮时伴有心烦失眠，经来色紫，久治无效，中药曾服归脾汤、逍遥散、甘麦大枣，皆不为功，妇科拟诊为子宫功能性出血。

初诊：经来淋漓 10 多天方净，已三年。经潮前伴有全身不适，乳房发胀，腹痛，经来有块，色不鲜，平素潮热，烦躁。脉紧而弦，舌红紫，苔薄，血海本有蓄热，服"归脾"太早，瘀热滞而不化，营卫乖违，亟为之疏泄。

处方：生地24g，柴胡6g，枳壳4.5g，桔梗4.5g，生甘草3g，川芎2.4g，当归6g，赤芍6g，红花9g，桃仁9g，牛膝4.5g。

二诊：服方二周，此次经行较畅，七天净，兼证均有减轻，脉仍紧，舌红紫未退，血海之瘀热依然未净，原当疏理。

方药：同上方继续服用。

患者持续服用上方至60剂，观察月经两次来潮情况，所患顿失，以后月事即行正常。

按语 查治疗子宫功能性出血投补为多，以活血化瘀之法则治愈者尚不多见。本例患者平时潮热、烦躁、乳房发胀，为肝郁气滞，久而化热之象。经来不鲜，血块、腹痛、淋漓，皆瘀宿血海所致，服归脾汤等实其所实，瘀热一日不化，则血海一日不宁，故病延三年。血府逐瘀汤解气分之郁，行血分之瘀，倍用生地者，着重一个"热"字，贯彻疏肝、清热、化瘀三大法则，二个月即愈此顽症，可供探索。

7. 慢性盆腔炎例一

李某，女，42岁。病史：患者以畏寒发热，伴有持续性腹痛35小时，经妇科门诊检查，发现子宫增至七周大小，触痛明显，附件增厚，拟诊为慢性盆腔炎亚急性发作，合并炎性包块而收住院。入院后开始用青霉素治疗，痛未止，以后改用中药。

初诊：寒热腹痛，时作时止，脉小弦，舌苔腻，气瘀交滞，久潜胞宫，冲任失调，拟利气活血，化瘀清热治之。

处方：①当归12g，赤芍12g，丹参12g，生蒲黄（包）12g，桃仁9g，香附9g，延胡9g，川断12g，桑寄生12g，三棱12g，莪术12g。头汁保留灌肠，二汁口服。②外用方：归尾12g，红花9g，透骨草24g，乳香9g，赤芍12g，防风12g，追地风6g，五加皮12g，独活6g，桑寄生15g，艾叶24g，川椒6g，羌活6g，白芷6g，血竭6g，千年健6g，川断12g。上方研细末，纱布包，隔水蒸透，外敷下腹，一日一次。

经治匝月，腹痛消失，妇科复查，子宫体已由七周大小恢复正常，精神食欲良好而出院。

8. 慢性盆腔炎例二

蒋某，女，52岁。病史：始有左下腹疼痛，此后每半年左右发作一次，逐渐加重，后发作频繁，每发作前，白带增多，有时发烧39℃以上，先后住院四次，均以抗生素治疗控制症状而出院，此次入院前四天开始腹痛，肛门胀痛，小溲困难，喜蹲而不喜卧，食欲差、便结。宫外孕史，施行右侧输卵管切除术，已绝经。曾流产四次。妇科检查，子宫后位，正常大小，左侧可触及6×5×4cm大小肿块，界限不清，不活动，压痛明显。拟诊为慢性盆腔炎亚急性发作，左侧附件炎症肿块。除肌肉注射庆大霉素外，并以中药治疗。

初诊：腹痛带多，反复缠绵，脉细数，舌红苔薄，气滞血瘀，久之成积，挟有湿热交蕴之象，拟内外同修之法。

处方：①莪术9g，乳香9g，没药9g，三棱9g，败酱草12g，公英15g，红藤15g，紫花地丁15g，鸭跖草15g。浓煎成100ml，加1%普鲁卡因10ml，保留灌肠，二汁口服。

②外敷药：透骨草 15g，追地风 12g，防风 9g，荆芥 9g，当归 9g，艾叶 9g，白芷 9g，良姜 9g，苏木 9g，花椒 9g，寻骨风 15g。研粗末，包好，隔水蒸透，敷于下腹，每日一次。

经上法治疗后 16 天，腹痛消失，一般情况好转，20 天后检查盆腔肿块已扪不到。仅感左侧附件有增厚感，无压痛，痊愈出院。半年后随访检查，左侧附件稍增厚外，余无其他发现。

9. 慢性盆腔炎例三

于某，女，34 岁。病史：有慢性盆腔炎。1972 年始感经来腹痛，量多，有血块，反复缠绵。妇科检查右侧有 7×5cm 大小的肿块，质硬。收住中医病房。

初诊：经来腹痛，量多，色不鲜，挟有血块，反复发作，形体日衰，脉细弦，舌苔黄腻，边缘色紫，巩膜瘀斑累累，睑下色素沉着，少腹拒按，脉弦数，舌红苔薄，气滞血瘀，瘀热交阻，冲任无权，有形之积已成，先当疏肝清热，化瘀软坚。

处方：①柴胡 6g，延胡 9g，败酱草 15g，红藤 15g，丹参 12g，赤芍 9g，白芍 9g，当归 9g，没药 4.5g，甘草 3g，桃仁 9g，小茴香 2.4g。②人参鳖甲煎丸 9g，一日一次。

服药 20 帖，症状次第消失，再请妇科复查，肿块界限不见，已平坦，仅有一增厚组织，随访四年，未复发。

10. 慢性盆腔炎例四

华某，女，38 岁。病史：因人工流产引起附件炎，炎性肿块，腹痛持续存在，经来更甚，久治不愈，曾服疏肝理气、凉血清血或健脾养血、调血益气之剂达数百剂不效，症状日剧，转来门诊。

初诊：术后有瘀，顿失宣化之机，瘀血内潜，久而成积，自非调养可愈矣，少腹逐瘀汤主之。

处方：小茴香 3g，官桂 4.5g，没药 4.5g，生蒲黄 9g，五灵脂 9g，赤芍 9g，川芎 6g，干姜 2.4g，当归 9g，延胡 9g。

连服两月，经来不痛，复查炎性包块消失，随访数年，未复发。

11. 慢性盆腔炎例五

石某，女，45 岁。

初诊：有血吸虫病史，肝脾肿大，左侧附件炎性包块如鸡蛋大小，经来量多，少腹痛，需周许方能缓解。来潮时发现白细胞偏低：$1.5×10^9/L$ ~ $2.1×10^9/L$，脉细缓，舌紫苔薄，气阴两亏，瘀浊交搏，势成癥瘕，拟疏泄肝气，化瘀软坚。

处方：①柴胡 9g，生牡蛎 30g，昆布 9g，当归 9g，没药 9g，赤芍 12g，黄药子 9g，川牛膝 9g，丹参 12g，官桂 3g，失笑散（包）12g，小茴香 3g，海藻 9g。（平时服）。②潞党参 12g，生黄芪 12g，龟板胶 9g，生白术 9g，生地 12g，鸡血藤 9g，丹参炭 9g，益母草 12g，炙升麻 3g，广陈皮 5g，白芍 9g，当归 9g，熟地 12g。（来经时服）

二诊：攻补兼施，已经三月，妇科检查，附件炎症性包块已消失，月经量多，经后腹痛减而未除，白细胞总数仍低，脉细缓，舌苔薄腻，以桃红四物汤加味兼顾。

方药：桃仁 12g，红花 9g，当归 9g，赤芍 9g，生地 12g，川芎 6g，丹参 9g，虎杖 30g。

20 帖后复查血象多次，稳定在血红蛋白 9g，白细胞 3.1×10^9/L 以上，月经量已减少，腹痛消失，已复工。

按语 慢性盆腔炎，炎性肿块，最易反复发作，祖国医学认为冲任督脉同起胞宫，系于带脉，约束下焦。致病之因，可由于分娩流产，手术创伤，损伤冲任，气血失调，或外感湿热，客于胞脉，留滞下焦，更损冲任，气血凝滞而成肿块，前者为内因，后者为外因。慢性炎症临床表现主要为气滞血瘀，恶血凝结，用活血化瘀药物结合清热解毒，颇有疗效。而活血化瘀药如丹参、芍药、苦参、大蓟等兼有抗感染作用，对金黄色葡萄球菌、大肠、痢疾、伤寒杆菌均有不同程度的抑菌作用，常在调节机体反应性的基础上，直接或间接地达到抗菌的目的。其中如川芎、红花、乳香、没药等又有较好的止痛作用。综合了清热、软坚、止痛、扶正等多方面的效能，较单纯消炎观点更适合病机，故其效必显。

12. 人工流产后恶露不净

张某，女，34 岁。

初诊：人工流产后 40 余天，恶露未净，迭经补益，以致生化受滞。两下肢酸楚，头手发麻，多汗，食入运迟，脉细涩，舌紫苔薄腻。产后百脉空虚，湿瘀胶结为患，当取生化汤加味。

处方：当归 9g，炮姜 3g，红花 9g，桃仁 9g，赤芍 9g，苍术 9g，白术 9g，茯苓 9g，桂枝 4.5g，甘草 2.4g，川芎 4.5g。（五帖）

二诊：恶露减少，下肢酸楚，口苦口甜，胸宇痞闷，大便 3~4 天一行，脉濡涩，舌紫苔腻，产后湿热交阻，运化失常，湿浊不循常规而溢于体外乃外汗，亦非止涩之治，前法参五苓散化瘀利浊。

处方：桃仁 12g，红花 9g，炮姜 3g，赤芍 9g，甘草 2.4，白术 9g，桂枝 3g，川朴 4.5g，泽泻 9g，茯苓 9g，猪苓 9g。（五帖）

血止汗敛，舌紫亦淡，它症均折。

按语 本例症状以恶露不净与多汗为主，病人妄投补益，已犯实实之戒，脉细神萎，每易误作虚象，实质是瘀湿交困，应予宣化。临床每见舌腻而多汗者，投五苓散导其水源，不止汗而汗自止。傅山治产后诸症皆以生化汤化瘀生新为主，本例具有"瘀血"的许多指征：①人流后必有瘀；加之产后百脉空虚，脉虚则气虚，帅血无力更使瘀阻；②40 天恶露不净，瘀血不去，新血不生；③脉细涩、舌紫，均为血瘀之象。抓住辨证要点，是取得正确治疗的先决条件。

13. 乳房癌转移

吴某，女，42 岁。病史：患者乳房癌，三年中两次手术，第二次手术时发现已有转移，作姑息性手术后，给予放射治疗，白细胞长期降低在 2.0×10^9/L 左右，每次月经来潮如崩，甚则休克，故经来时曾多次住院抢救。检查：白细胞 2.4×10^9/L，红细胞 2.4×10^{12}/L，血红蛋白 50g/L。

初诊：乳房癌术后，瘢痕边缘肿硬，按之作痛，面㿠不华，颈项淋巴结累累，脉细苊，舌淡红少苔。乳房为血海之乡，肝阳偏旺，气郁化火，湿瘀热毒阻络，血热妄行，故经来如崩，拟扶正清肝，化瘀败毒。

处方：生黄芪 30g，银花 15g，半枝莲 30g，当归 6g，生首乌 12g，赤芍 9g，白芍 9g，夏枯草 15g，煅牡蛎（先煎）24g，蒲公英 30g，炙甘草 6g，大生地 15g，金橘叶 9g。（十四帖）

二诊：药后无不适，脉小数，舌苔薄净，原防血崩，再取化瘀安络。

处方：同上方加蒲黄（包）12g，参三七（另吞）3g。当归、银花、生地、赤芍改炒。（七帖）

三诊：经来四天即净，量中，无以往之苦，脉小数，舌苔薄净，湿瘀热毒尚未化楚，仍取前义，以肃余氛。

处方：继续服初诊之方。

每次月经前服第二诊处方七剂，血崩即安。以后即坚持服初诊处方加蛇舌草、石见穿与蜀羊泉，每日一帖。随访二年，月经正常，白细胞维持在 4.0×10^9/L 左右，经肿瘤科随访八年无复发现象，健康如常人。

按语 患者为恶性肿瘤转移合并血崩，继发性贫血，症势较为严重，基本上以一方而解决血崩，同时控制转移与抗贫血，疗效较为满意。方义以当归补血汤益气养血扶本；赤芍、牡蛎活血软坚；结合蛇舌草、石见穿、蜀羊泉控制癌症转移；半枝莲、银花、公英清火泄热，橘叶疏肝利气，引经而折其余，乃不可或两少之笔。经前加服活血止血之味，而非见血止血，此方提示对防止癌症转移有一定作用。

14. 子宫肌瘤

张某，女，32 岁。病史：患者已婚，近年来月经来潮量多如涌，腹痛，有血块，妇科内诊子宫隆突约七周大小，附件双侧阴性。印象：子宫肌瘤。因对手术有顾虑，而来中医科会诊。

初诊：气瘀搏结，冲任损伤，经来腹痛，胸痞腰酸，脉细弦，舌紫苔薄，症属癥瘕，体质尚壮，疏肝利气，活血化瘀为先。

处方：①柴胡 6g，没药 6g，鳖甲 12g，生牡蛎（先煎）20g，香附 9g，淡昆布 9g，川芎 6g，赤芍 9g，当归 9g，泽兰 9g，牛膝 6g。（每日一帖）。②针灸：关元、归来、中极。每隔日选针二穴。

前方不变，经两个半月之治疗，复查肌瘤已明显缩小。

按语 妇科包块，皆属中医"癥瘕"范畴。子宫肌瘤的病因乃属气郁血凝，留而成结。多用利气活血软坚散结之剂，但往往促使经来如涌，故颜老治此，尝以养正除积之法，即平时服"攻"剂（如本例处方），经来前则加参、芪、术、草扶正祛邪，凡七剂，可以补不足。针灸在这方面有较好的推动气化作用，具有一定临床意义。加用黄药子与鳖甲煎丸，增强软坚之力。疗效尚待提高。